胆道微创外科学

主　编　刘京山　张宝善

编　者　（按姓氏笔画排序）

王秋生　冯秋实　刘京山　孙文生

严　昆　何　山　邹英华　张　滨

张阳德　张宝善　张澍田　陈敏华

尚存海　金　斗　周望先　赵期康

胡乃海　雷福明

北京大学医学出版社

DANDAO WEICHUANG WAIKEXUE

图书在版编目（CIP）数据

胆道微创外科学/刘京山，张宝善主编. —北京：北京大
学医学出版社，2014.1（2017.4 重印）

ISBN 978-7-5659-0584-1

Ⅰ. ①胆…　Ⅱ. ①刘…②张…　Ⅲ. ①胆道疾病—外科学
Ⅳ. ①R657.4

中国版本图书馆 CIP 数据核字（2013）第 106794 号

胆道微创外科学

主　　编：刘京山　张宝善
出版发行：北京大学医学出版社
地　　址：（100191）北京市海淀区学院路 38 号　北京大学医学部院内
电　　话：发行部 010-82802230；图书邮购 010-82802495
网　　址：http://www.pumpress.com.cn
E - mail：booksale@bjmu.edu.cn
印　　刷：北京画中画印刷有限公司
经　　销：新华书店
责任编辑：冯智勇　药　蓉　　责任校对：金彤文　　责任印制：罗德刚
开　　本：889mm×1194mm　1/16　印张：21.5　字数：612 千字
版　　次：2014 年 1 月第 1 版　2017 年 4 月第 2 次印刷
书　　号：ISBN 978-7-5659-0584-1
定　　价：188.00 元

本书由
北京大学医学科学出版基金
资助出版

序　言

内镜技术的问世是医学史上的一次革命，具有划时代的意义。内镜技术又是微创外科的基础和手段，组成了目前极为盛行的内镜微创外科学。

内镜一词从何而来，众说纷纭。最初英文译为"endoscope"或"endoscopy"，兼有"窥见之意"，故早期又称"内窥镜"。顾名思义，内镜最初应用于临床，只是用于窥探、检查有腔脏器内部的面貌，不能用于治疗，加之技术落后，不能弯曲，成像模糊，故未能受到临床医生的重视，外科医生亦然。

内镜技术真正受到重视是 20 世纪 50 年代。1957 年美国医生 Hirschowitz 发明了纤维胃镜以后，内镜镜身可以随意弯曲，成像清晰；更重要的是经内镜可以治疗腹部外科的某些疾病，开创了内镜治疗的新纪元。由胃镜衍生出了各种纤维或电子胆道镜、十二指肠镜、结肠镜等新内镜，种类繁多，令人眼花缭乱，加之腹腔镜仪器问世，使内镜微创外科学走进一个新的时代，成为 21 世纪现代医学发展的重点。

目前医学界有关内镜技术和微创外科领域的专著不少，但大都内容凌乱，且不深入，缺乏实用指导意义，更缺乏包括胆道镜、十二指肠镜、胆道子母镜、腹腔镜技术等全面的、综合诊治的内容。《胆道微创外科学》恰恰包涵了上述内镜外科的内容，弥补了上述专著的不足。本书凸显了目前胆道外科临床的前沿课题，其中不少项目为我国独创，达世界领先水平，胆道镜技术尤为突出，如肝内结石的手术、内镜综合治疗，胆管狭窄的内镜治疗，胆囊结石治疗的新概念，胆囊息肉治疗的新思维和新标准，肝移植术后的胆道镜新发现等，都是胆道外科的新课题。其中关于肝内结石的治疗，由于内镜技术的介入，避免了各种肝叶切除的重创治疗，使得过去被认为是"良性病的不治之症"变为"易治之病"，治愈率高达 97%，达到了真正的微创治疗；胆囊结石治疗的新思维凸显了内镜微创保胆取石术的高科技、新技术、新概念；胆囊息肉治疗的新技术是目前治疗该病的合理、科学、安全的方法；胆道镜技术对肝移植术后的诊断和取栓治疗，避免或减轻了肝移植术后的严重并发症。

因此，肝内结石的内镜治疗，胆囊结石和胆囊息肉治疗的新思维、新概念，是医学史上一次传统观念的变革，开创了内镜微创外科和内镜微创保胆理论的新时代！

本书承蒙国内著名的放射影像学、超声、腹腔镜、胆道镜、十二指肠镜、胃镜及外科专家参与编写，汇总了他们宝贵的临床经验和心得，在此我们表示衷心的感谢。

同时，因为本书编写时间较短，编者深感仓促，加之内容广泛，并且大都涉及当前医学界的新事物、新观点，难免国内同道有不同观点和认识，我们希望百家争鸣、百花齐放，更希望国内外的专家与同道提出批评，不吝指教，在此一并感谢。

又因，本书难免有文字、逻辑方面的瑕疵纰漏，还望广大读者和同道包涵，并提出宝贵意见，以利下一次再版。

北京大学第一医院
张宝善
2014 年 1 月于北京

AFP	α-fetal protein	甲胎蛋白
BUS	B ultrasound	B超
CBD	common bile duct	胆总管
CCK	cholecystokinin	缩胆囊素
CCK-PZ	cholecystokinin-pancreozymin	缩胆囊素-促胰酶素
CT	computerized tomography	计算机化断层显像
CTVE	spiral CT biliary vertical endoscopy	螺旋CT仿真胆道内镜
DGR	duodenogastric reflux	十二指肠肠液反流
EMBE	endoscopic metal biliary endoprosthesis	内镜下金属支架内引流术
ENBD	endoscopic nasobiliary drainage	内镜下鼻胆管引流术
ERBD	endoscopic retrograde biliary drainage	内镜下胆道内引流术
ERCP	endoscopic retrograde cholangiopancreatography	内镜逆行胰胆管造影
ERPD	endoscopic retrograde pancreatic drainage	内镜下胰管内引流术
EST	endoscopic sphincterotomy	内镜下十二指肠乳头括约肌切开术
EPT	endoscopic papillotomy	内镜下十二指肠乳头切开术
FSE	fast spin echo	快速自旋回波
GBEF	gallbladder ejection fraction	胆囊排空分数
GCP	graft cholangiopathies	移植物胆管病
Gd-DTPA	gadopentetate dimeglumine	钆喷酸葡胺
GRE	gradient echo	梯度回波
HASTE	half-Fourier acquisition single-shot turbo spin echo	半傅里叶采集单次激发快速自旋回波
IVC	intravenous cholecystolangiography	静脉胆道造影
LC	laparoscopic cholecystectomy	腹腔镜胆囊切除术
LCBDE	laparoscopic common bile duct exploration	腹腔镜胆总管切开探查术
MEBC	microexplosion of biliary calculi	微爆破碎肝胆管内结石
MIP	maximum intensify projection	最大强度投影法
MPR	multiple planar reconstruction	多平面重建
MRCP	magnetic resonance cholangiopancreatography	磁共振胰胆管造影
MRI	magnetic resonance imaging	磁共振成像
OCG	oral cholecystography	口服胆囊造影
PDT	photodynamic therapy	光动力治疗
POC	post-operative choledochofiberscopy	术后胆道镜技术
PSC	primary sclerosing cholangitis	原发性硬化性胆管炎
PTA	prothrombin activity	凝血酶原活动度
PTBD	percutaneous transhepatic biliary drainage	经皮经肝胆道引流术

PTC	percutaneous transhepatic cholangiography	经皮经肝穿刺胆道造影
PTCD	percutaneous transhepatic cholangial drainage	经皮经肝穿刺胆道引流术
PTCS	percutaneous transhepatic choledochofiberscopy	经皮经肝胆道镜技术
RARE	rapid acquired of relaxation enhancement	快速采集弛豫增强序列
ROI	region of interest	感兴趣区
SCTC	spiral CT cholangiography	螺旋CT增强静脉法胆道造影
SSD	shaded surface display	表面遮蔽法
T1WI	T1 weighted imaging	T1加权成像
T2WI	T2 weighted imaging	T2加权成像
TAC	time-activity curve	时间活性曲线
TPN	total parenteral nutrition	全胃肠外营养

目　　录

第一章
胆道微创外科学的发展现状与展望

21世纪医学发展的方向和重点是微创外科（腔镜技术）、器官移植和生物医学工程。

胆道外科是普通外科的重要组成部分，在此领域中的某些疾病的诊断和治疗是该领域的疑难课题。例如肝内结石和胆道术后残余结石病的治疗，尽管手术方式几经改革，但其治疗效果至今不甚满意，甚至成为良性的"不治之症"，亟待临床解决。

对于胆道恶性肿瘤疾病因为难以早期诊断，往往失去了根治的机会，造成了虽受开刀之苦但收效甚微的悲观局面。

然而，自从20世纪70年代初，临床上开展和普及内镜技术以来，开阔了医生的眼界，术者可以直视消化道，特别是胆道腔道内部的真实面貌，并且还可以直接取活体组织做病理确诊。内镜技术的飞跃，在胆道外科具有划时代的意义，它可以早期发现胃和十二指肠黏膜肿瘤；可以在未出现黄疸症状以前发现十二指肠乳头癌变，大大提高了胰十二指肠切除术的成功率。另外，由于胆道镜可以直视胆道内部黏膜的真实情况，可以确诊胆道肿瘤、胆管畸形、胆管狭窄、胆道异物和残余结石的存在；可以发现胆囊息肉的大小、数目，甚至发现外科手术所发现不了的病变——壁间结石。总之，内镜技术大大促进了胆道外科的诊断水平。

不仅如此，在胆道疾病治疗方面，由于十二指肠镜技术的发展，对于胆总管结石可以利用内镜下十二指肠乳头括约肌切开术（endoscopic sphincterotomy，EST）经口直接将结石取出体外，免除了患者遭受手术之苦；又如，对于胆道梗阻性黄疸可以放置各种支架，解除梗阻，改善症状，延长寿命。这是内镜外科微创技术的又一贡献。

内镜外科的另一重要分支——胆道镜技术在胆道外科的应用更为突出：过去对于胆道术后残留结石的治疗，即便是带有T型引流管（T管）者，也只能等待下一次再手术取石治疗；即使再一次手术，也不一定能够取净结石治愈。然而，胆道镜治疗带T管的残余结石却十分简单，犹如探囊取物。而且不麻醉，不禁食，不住院，在门诊即可治疗。

胆道镜技术的另一个重要贡献是开创了内镜微创保胆取石、取息肉的新纪元（详见后述）。

因此，内镜技术的问世是医学史上的一次革命，具有划时代的意义。之所以如此高地评价内镜技术，乃因为它在诊断方面一改过去抽象的、模糊的、复杂的、难懂的对比方法，变为可以直视胆道腔内各种病变，一目了然。而且在胆道外科治疗方面，终于实现了不开刀也可以治疗外科疾病的梦想，甚至起到了外科手术方法所起不到的作用，内镜微创外科的发展推动了胆道外科的巨大进步！

第一节　胆道镜外科技术

胆道镜技术在微创外科临床出现最早，要早于十二指肠镜技术和腹腔镜检术，从Widian Volf硬性胆道镜应用于临床已有70余年的历史。1965年美国Shore发明了软性胆道镜并应用于胆道外科临床，使胆道镜技术飞速发展，成为典型的内镜外科技术。

一、胆道镜在肝内胆管结石症治疗方面的贡献

肝内胆管结石症的治疗是胆道外科临床的疑难课题，其主要困难是肝内胆管解剖十分复杂，且位于肝的深部，外科手术器械不能直视胆管内

部情况，更看不到结石的数目、形状和位置，加之肝内胆管常常有多处狭窄，结石不能自行排出，外科手术常不能取净结石，残余结石形成在所难免，故难以彻底治愈。因此临床上称之为良性病的"不治之症"！肝内结石症在我国仍然是一种常见病，故临床亟待解决。

外科手术对肝内胆管结石症治疗效果不佳，甚至不惜牺牲患者的肝进行肝叶切除术，更有甚者行肝移植术处理。然而，胆道镜技术与外科手术相结合，可谓如虎添翼，相辅相成，起到了单纯手术所起不到的作用，实现了保护肝，取净结石，治愈此症的最佳效果。外科手术为胆道镜技术治疗建造通向胆管的窦道径路（如 T 管胆总管引流）。要求 T 管的窦道要短、粗、直，有利于胆道镜取石；而胆道镜则发挥照明、直视和随意弯曲的优点，可以做到哪里有结石，胆道镜就可以到达哪里取石。加之碎石技术的发展，克服了胆道镜对巨大结石和嵌顿结石的取石困难，大大提高了胆道镜取石的成功率，达到 98% 左右。不仅如此，我国在肝内胆管结石治疗领域还发明了肝内胆管结石症的"彗星征定律"。"彗星征定律"是指"在肝内胆管，有彗星征必有结石和狭窄，但不能逆反。"此定律在胆道镜治疗肝内结石方面具有十分重要的临床意义。认识"彗星征"就可以避免肝内结石的诊断遗漏；认识"彗星征"就能提高胆道镜取石的成功率；认识"彗星征"就可以认识到胆道镜取石的难度；认识"彗星征"就可以预测该病例的治疗愈后。如此，总结了一整套治疗肝内胆管结石的取石经验，将此"疑难之症"变为"易治之病"。目前，在肝内胆管结石治疗领域，该技术在国际上位居领先地位。

二、胆道镜在胆总管术后残余结石治疗中的贡献

胆总管术后残余结石患者系指带有胆道引流管的病例，是外科手术不能取净结石造成的。其原因是因外科手术器械不能直视胆总管内部，常常不能取净结石，形成了胆总管术后残余结石病症，无奈，只有等待 3 个月后再次手术取石。当然，下一次取石还不能保证取净结石。如此，也成为胆道外科的一大难题。

如今，对于胆总管残余结石的治疗，胆道镜可以轻易地经 T 管窦道进入胆总管取石，犹如探囊取物，一一取净！并且不住院，不麻醉，不禁食，在门诊即可治疗。免除了此类患者遭受再次开刀之苦，成为外科疾病不需开刀而治愈的典型"内镜外科"代表。

当然，单纯胆总管残余结石，也可以用 EST 技术治疗；但在有胆道外引流管的情况下，胆道镜取石要比 EST 治疗更安全和更容易，应当提倡前者，不要滥用 EST 治疗。

三、胆道镜在肝内胆管狭窄治疗中的贡献

在胆道镜治疗肝内胆管结石的过程中，发现肝内胆管结石常伴有不同程度及多处肝内胆管狭窄，发生率约为 38.77%，这是肝内结石的特殊的病理生理机制，也是外科手术治疗效果不佳的原因。北京大学第一医院胆道镜室在此领域做了大量深入细致的研究；并提出了肝内胆管狭窄的分级、分类理论，以及相应的内镜治疗的方法和经验，取得了较好的效果，得到了国内同道的认可。

从内镜的观点，为了认识肝内胆管狭窄，便于治疗胆管狭窄，北京大学第一医院内镜外科将肝内胆管狭窄分为膜状狭窄和管状狭窄，其中膜状狭窄是近年来提出的新概念。因为胆道镜下可以看到胆管内极度狭窄的开口，四周被覆半透明的薄膜，结石被挡于胆管的远端，影响结石和胆汁的排泄，构成了肝内结石的主要病理改变。此时通过胆道镜应用活检钳，直视下将此薄膜撕破，解除肝内胆管的狭窄为其独到之处。

对于肝外胆管狭窄的处理，外科手术多采用切除狭窄部分，行胆肠吻合术（Roux-en-Y 式吻合术）。此种术式既要切断肠管，又要横断胆管，且舍弃了重要的 Oddi 括约肌功能，故创伤较大；但是内镜下的气囊扩张和支架治疗，往往起到意想不到的治疗效果。特别是对于那些体弱病危、已经不能耐受手术打击的患者，更有其独到之处。

四、胆道镜在内镜保胆观念革命中的巨大贡献

关于胆囊结石治疗的争论已经 100 多年了，其争论的焦点主要为切胆和保胆之争。

切胆理论乃由一代名医德国医生 Langenbuch 所创。Langenbuch 在医疗技术条件极端落后的条件下，总结出当时旧式保胆取石方法术后"复发率极高"，片面地主张胆囊结石治疗一律行胆囊切除，一切了之，以绝复发后患。此种观点后人称为"温床学说"，影响了几代外科医生的认识观念，其实这是个极大的误区！

100 多年以后的今天，科学技术得到飞速发展，特别是内镜技术的问世和普及，开阔了人们对于胆囊外科的眼界。外科界不少有识之士，对于温床学说提出了异议和挑战。解开了旧式保胆术后复发率极高的秘密，带来了外科医生对胆囊结石治疗观念的转变。

北京大学第一医院保胆取石协作组利用现代胆道镜技术，对于保胆取石的方法、术后复发率、胆囊切除术后的种种弊病，进行了认真、细致、深入的探索和研究。经过 20 年的新式保胆取石方法临床实践，发现保胆术后的结石复发率并不高，复发率在 2%～10%。新式保胆取石方法指出：旧式保胆取石方法是"盲人取石"，无法看到胆囊内结石的数目和形状，根本无法取净结石，遗漏结石在所难免，故误认为保胆术后的"复发率"极高，其实是将绝大部分的残留率误报为复发率，从而揭开了旧式保胆取石复发率极高的秘密。

研究人员同时对胆囊切除术后大宗病例的种种弊病进行了随访和探索，研究中发现：胆囊切除术后易患消化不良、反流性胃炎、胆总管结石、大肠癌、胆道术后综合征，其中最重要的是术中对于胆总管的损伤，这是最严重的胆囊切除术的并发症，是外科医生永远的痛！

新式保胆取石方法经过了 20 年的随访，近万例病例的实践，揭示了新式保胆取石方法复发率不高的事实；认识到切胆理论的主要缺陷是忽略了胆囊功能的存在，视胆囊可有可无；认识到温床学说不全面，不准确，不可提倡。因此，内镜微创保胆的新理论、新观点被越来越多的外科同行所认识和接受，迎来了内镜微创保胆观念的新时代。

五、胆道镜在内镜保胆取息肉中的贡献

胆囊息肉是长在胆囊壁黏膜上的有生命物

质，有癌变的可能性。因此外科医生都主张切除胆囊以绝后患，过去对此似乎没有太大的争论。但过去苦于术前无法诊断出息肉是良性或恶性，借口防"癌变"的理由，不管良性或恶性，一律行胆囊切除。因为胆囊息肉大部分为良性息肉，许多学者指出，这种"一律切除"的观点不宜提倡。后来又提出了一条不成文的规定："胆囊息肉大于 1cm 者行胆囊切除；小于 1cm 者，则暂行观察，不予处理"。细分析起来这种规定毫无科学道理，难道 1cm 以上的息肉都是恶性病变？反之，1cm 以下的息肉就没有恶性变者，都为良性病变？当然不是。新的保胆学说认为：决定胆囊息肉的性质，决定胆囊的去留，应以息肉的病理报告为准绳；不能以"想当然，大概，可能"等唯心论的猜测为标准。

正如本书保胆取石章节所述，基于胆囊切除术后的长期副作用，因此去除胆囊息肉、保留胆囊的观念同样是非常重要的理念。临床实践证明，内镜保胆治疗胆囊息肉的技术是目前胆道外科科学、安全和合理的方法。

六、胆道镜在胆道肿瘤治疗中的贡献

对于胆道肿瘤（肝内外胆管癌、胆囊癌）的治疗，如果早期发现，应当手术切除根治。但对于晚期肿瘤，发生梗阻性黄疸的患者，已不能耐受手术的打击，此时通过经皮胆道镜、术中胆道镜和术后胆道镜技术，扩张由于肿瘤引起的胆管狭窄，放置各种类型的胆道支架治疗，解除梗阻，减黄减压，解除痛苦，延长寿命是非常有效治疗方法，有时会起到外科手术所起不到的作用，为其独到之处。

七、从内镜的观点对肝内结石治疗
　　手术术式的评价

因为肝内胆管解剖复杂，常有肝内胆管多处狭窄将结石牢牢地兜住并形成结石→梗阻→炎症→狭窄→结石的恶性循环，致使肝内结石无法自动向肝外胆管脱落和移动；更由于外科手术在肝内胆管有其盲区和局限性，故手术无法取净肝内结石，术后残余结石在所难免。

以往对肝内结石的复杂性认识不够，总是幻想肝内结石能够自由地滑入肝外胆管，因此人们

设计了各种治疗肝内结石的手术方式。现在从内镜治疗的观点来看，这些术式的设计初衷虽用心良苦，但收效甚微。

应当指出的是，本节评论只限于针对治疗肝内结石的各种术式评价，并非包括治疗胆道肿瘤的各种手术方法。

（一）Oddi 括约肌成形术

Oddi 括约肌切开成形术的设计初衷是希望经 Oddi 括约肌成形术后，胆总管的开口无疑扩大了，想象肝内结石能够自动滑入胆总管，然后再掉入十二指肠内。但事实并未如愿，因肝内胆管有多处狭窄，牢牢地兜住肝内结石，结石不可能掉入胆总管排出体外，肝内结石依然存在。相反，由于失去 Oddi 括约肌的功能，导致十二指肠液的胆管内反流。目前此种术式很少采用。

（二）胆总管-十二指肠侧侧吻合术

基于上述观点，希望吻合口距离肝内胆管更近一些，或许更多肝内结石能够掉入胆总管，再经侧侧吻合口掉入十二指肠，排出体外，一劳永逸；可惜，我们发现肝内结石不但没有掉入十二指肠，却发生肠液内容反流至肝内胆管，甚至镜下可见胆管内有饭粒、菜叶存在。如此更易引起严重的胆管炎等并发症，甚而导致死亡。该术式现已被废弃。

（三）肝总管-空肠吻合术（Roux-en-Y）

在总结了上述两种术式的缺点以后，为了避免发生反流性胆管炎，有人又设计了在肝门将肝总管横断，并与空肠行端侧吻合术（Roux-en-Y）。以期胆汁排除与空肠蠕动方向一致，减少肠液反流胆管的弊病。然而，肝内结石还是掉不下来，因为肝内胆管有多处狭窄，结石死死地嵌顿在肝内胆管；甚至有时即使胆道镜套住结石，用力向外拉拽结石，也拉不出来，何谈肝内结石自动掉入空肠？结石仍在肝内胆管，仍然达不到排石的目的。

（四）肝胆管剖开取石术和肝门盆式吻合术

此种术式乃为中国医生所创。外科医生仍然迷恋于肝门胆肠吻合的幻想，但已经发现肝内结石不易掉入肝门，估计吻合口还不够大，于是又提出了在近肝门的肝内胆管将其剖开，再行肝门胆肠盆式吻合术，以期肝内结石顺利掉入肠腔。

其结果仍然是因为肝内胆管狭窄没有解决，即使切开部分胆管也不起多大作用；相反，该术式带来了更多的并发症和死亡率，热闹一时，就销声匿迹了。

（五）肝叶切除术

在上述术式都不满意的情况下，有的外科医生针对肝内结石藏于肝内胆管难以取出，采取了悲观的想法和消极的态度。只注意结石，忘记了保护患者肝的功能，干脆将该侧肝叶连同肝内结石一切了之。本法去除结石无可怀疑，倒是痛快；但对于左右两叶都有肝内结石的患者又如何选择呢？当然是无能为力了。更何况丢掉了微创的观念和整体概念，换来了手术的并发症，死亡率无疑升高；只要手术完成，患者能够活下来就算成功。而对患者的生活质量、工作能力丧失等重要问题都被忽略了。遗憾的是如今仍有不少外科大家对"切肝手术"十分迷恋，认为是能力的象征，且有越切越大趋势，这是一种极大的误区。

（六）肝移植术

更有甚者，鉴于肝叶切除的局限性，对于单侧肝叶结石尚可对付，但对于两侧肝叶都有结石的病例，却一筹莫展。于是少数外科医生不管患者肝功能好坏，是否已达肝功能的终末期，提出了肝移植的"根治方法"。姑且不谈肝移植术手术复杂，对患者创伤巨大，费用昂贵；肝移植的并发症、死亡率、术后成活率与胆道镜取石方法相比，就有天壤之别；即使肝内结石病例不做手术，多数患者肝功能大都还在正常或代偿范围，患者也不会在 5 年内死亡，更何况我国肝移植技术还远未能普及，有许多问题还没有解决。既然有治疗肝内结石的"手术、胆道镜综合治疗的新方法"，又何必非要做如此重创的肝移植手术呢？故此方法不可取、不可提倡！

（七）目前认为比较合理的术式

1. 胆总管探查与胆道镜取石相结合　综上所述，胆肠吻合手术后肝内结石不可能自动掉入肠腔；肝叶切除虽然可以解决少数病例的问题，但对患者来说，肝叶切除却是重大创伤了，此法与胆总管探查手术后胆道镜取石相比，其创伤程度有天壤之别。肝叶切除，特别是右肝切除术后，对患者创伤极大，何时恢复体力还很难说；

术后并发症、死亡率明显增高；更不用说住院时日延长，治疗费用增高了。相反，胆总管探查术后，留有短、粗、直的 T 管窦道等待胆道镜取石，特别是随着胆道镜设备的改进以及胆道镜碎石技术的发展，如今胆道镜取石成功率高达98%，收效快，安全易行，并且无严重并发症和死亡率。特别是在胆道镜取石术后，可以完全恢复体力，大都完全可以胜任原来的工作，是目前肝内结石最合理、最科学的治疗方法，是其他术式所不能比拟的。

2. 胆肠吻合、皮下盲袢固定结合的胆道镜取石术　虽然在讨论"胆肠吻合手术"中，幻想等待肝内结石自动掉至肠腔只是空想，但在胆道镜技术高度发展和普及的今天，胆道镜却可以通过空肠造瘘窦道经胆肠吻合口进入肝内胆管进行取石；更有学者把胆肠吻合的空肠盲袢固定于腹壁并做记号，以备将来肝内结石复发时，外科医生可在原肠袢腹壁固定处，透视下找到原标记的投影处，行局部麻醉下穿刺进入盲袢腔，直接插入胆道镜进行胆道镜取石。从为了防止肝内结石复发的观点出发，此法是治疗肝内结石复发病例值得推荐的手术方法。

北京大学第一医院外科经过 20 余年的反复探索与研究，经过反复实践，对于肝内结石病例，不做复杂的胆道术式，大都施行胆总管探查，T 管引流，术后通过胆道镜室处理，十分简单、方便。为了防止肝内结石复发，可行胆肠吻合、皮下盲袢固定术。

肝内结石的治疗原则应该是取净结石，解除胆管狭窄。但是，由于外科手术在治疗肝内结石时具有一定的盲区和局限性，一次手术难以取净所有肝内结石和解除深部多处胆管狭窄，因此，单凭外科手术治疗肝内结石，术后残余结石发生在所难免。而此时加用纤维胆道

镜技术治疗此病，可发挥内镜外科技术的优点，克服外科手术的盲区；而外科手术为内镜治疗建造一条通向胆道的径路，如此两者相辅相成，无疑会取得最佳效果，使过去的疑难之病一跃变为易治之病，这已为 30 余年纤维胆道镜临床实践所证实。这是内镜外科带来的巨大进步。因此，胆道外科临床手术和内镜综合治疗的新时代已经到来。

八、胆道镜的其他用途

（一）经皮肾盂造瘘治疗肾盂输尿管结石

日产肾盂胆道镜与纤维胆道镜构造基本相同，临床上常用纤维胆道镜，经皮肾盂造瘘行胆道镜取肾盂结石和上部输尿管结石，即使外科手术难以取净的肾盂结石，胆道镜却可得心应手，简单安全，成功率达 90% 以上，如此免去了患者遭受切肾之苦。

（二）胆道镜确定小肠出血部位

对于小肠部位出血，特别是急性出血病症，临床上难以确定出血部位，胃镜检查和结肠镜检查均难以达到出血部位，即使开腹探查也难以找到出血病灶。然而应用纤维胆道镜，小巧玲珑，小肠小切口即可插入胆道镜，一目了然，很快找到出血部位，从而有助决定治疗方案。

（三）胆道镜在腹部各种窦道探查中的应用

在普外科临床中，腹部常因外伤、手术或特殊感染形成复杂的溃烂窦道，而窦道的深部病变不能确诊，长期不愈，影响治疗，或成为顽症。胆道镜纤细、弯曲灵活且有照明的作用，可以到达窦道行深部探查，常可找到线头、钛夹等异物，也可找到遗留在胆管窦道中的胆石等，如此取出异物，久治不愈的窦道很快闭合，常可收到奇效。

第二节　十二指肠镜技术

一、十二指肠镜检查早期发现 Vater 壶腹癌

十二指肠镜的物镜是侧视镜面，对于观察十二指肠肠壁十分方便，这对观察十二指肠乳头外

形和开口具有十分重要的临床意义，它可以早期发现 Vater 壶腹肿瘤，并且可以直接取活体做病理确诊，从而大大提高了壶腹癌根治手术的成功率，为胆道外科做出了很大的贡献。

二、ERCP 在胆胰疾病诊断中的应用

在 B 超（B ultrasound）、计算机化断层显像（computerized tomography，CT）、磁共振胰胆管造影（magnetic resonance cholangiopancreatography，MRCP）等技术问世以前，胆道外科临床确诊胆石、胆管肿瘤、胆管狭窄等病变十分困难。十二指肠镜却可以找到胆总管、胰管在十二指肠内的开口，并且经此注入造影剂行胰胆管造影，又称内镜逆行胰胆管造影（endoscopic retrograde cholangiopancreatography，ERCP），也称为诊断性 ERCP，可以诊断胆道术后残余结石、胆管狭窄、胆道肿瘤、胆道蛔虫等，成为诊断胆道疾病和胰腺疾病的"金标准"，是 B 超、CT、MRCP 技术所不能比拟的。

三、EST 技术在胆胰疾病治疗中的应用

ERCP 技术不仅应用在诊断方面，而且衍生出了治疗性的 ERCP，即 EST 技术，又称内镜下十二指肠乳头切开术（endoscopic papillotomy，EPT），是内镜外科技术的典型代表。

过去对于胆总管结石形成的急性、梗阻性、化脓性、重症胆管炎的治疗，必定是开腹行胆总管切开引流取石、T 管引流术等手术。但在内镜技术高度发展的今天，可行 EST 技术从口内即可将胆总管内的结石取出体外，解除梗阻，降低胆道压力，减轻黄疸，缓解症状，使患者转危为安，充分体现了内镜微创外科的优势。

四、ERBD、ENBD 技术在胆胰疾病诊疗中的应用

利用十二指肠镜技术，经十二指肠镜可放入特制的各种胆道引流管，将胆汁引入十二指肠或体外，起到减黄、减压，解除胆道梗阻的效果，此即为内镜下胆管内引流术（endoscopic retrograde biliary drainage，ERBD）。如果将引流管经鼻孔中引出，又称内镜下鼻胆管引流术（endoscopic nasobiliary drainage，ENBD）。ENBD 对于急性梗阻性化脓性胆管炎、急性胰腺炎的治疗，可先行减压、解黄、缓解症状，将急诊手术变为择期手术，大大提高了手术的成功率，减少了并发症的发生，降低了手术的死亡率。

另外，临床上常会出现在拔除胆道 T 管时，发生窦道拔断，形成胆汁性腹膜炎。以往常规处理的方法是再次开刀，再次胆总管探查，重放 T 管。现在可以不必开刀手术，利用 ENBD 技术，将胆道引流管放至胆总管，经鼻孔引出，实行胆道减压，减少胆汁流入腹腔，腹膜炎大都自行痊愈。这在胆道外科临床具有十分重要的意义。

五、ERPD 技术在胆胰疾病治疗中的应用

由于内镜下胰管内引流术（endoscopic retrograde pancreatic drainage，ERPD）技术能够插管进入胰管，也可将引流管经鼻孔中引出体外，对于解除胰管梗阻，治疗急性胰腺炎十分有效；并且对胰腺外分泌的研究具有重要的临床和科研价值。

六、胆道子母镜技术

既往如果不经开刀或非创伤的方法进入胆管内、胰管内进行检查是不可能实现的。如今，可经过胆道子母镜直接经口进入胆管或胰管内进行检查。用来非手术检查和确诊胆道肿瘤、肝移植术后的胆管狭窄的治疗和胆管缺血性损害的胆泥治疗。当然，这种方法较为复杂，需要有两个医生同时操作完成（详情见本书相关章节专述）。

第三节　腹腔镜技术

腹腔镜检查术在 20 世纪 50 年代早有应用，但只是应用于腹腔脏器的表面检查，并未开展治疗技术，故未被重视。然而从 1987 年法国里昂私人诊所医生 Mouret 在妇科手术中，同时利用腹腔镜完成了首例胆囊切除术后，轰动欧洲及全世界，方被外科界高度重视，迎来了外科界、妇科界的腹腔镜大潮。腹腔镜技术 1990 年 5 月传入日本（山川达郎）；1990 年 6 月传入中国香港（钟尚志）；1991 年 2 月传入中国内地（云南荀祖武）。中国人在此领域，后来者居上，发展迅速，不管在病例总数上还是手术种类方面都居世界前列。有关腹腔镜在普外科的应用，本书已有专章叙述，

不再赘述。但就在胆囊疾病方面做一简单介绍。

一、在内镜保胆手术领域中的应用

腹腔镜技术传入中国，起初主要是用来胆囊切除，在中国迅速发展开来，形成了所谓的胆囊切除的大潮！然而，在内镜微创保胆取石术开展和普及的今天，腹腔镜技术又成为腹腔镜胆道镜保胆取石的新高潮！在内镜微创保胆取石、取息肉的过程中，尽快找到胆囊并且决定皮肤切口是保胆取石手术的第一关键。因为有时胆囊的位置有不同程度的变异，或左、或右、或高或低，寻找胆囊十分困难。如果利用腹腔镜检查，视野宽阔，寻找胆囊十分容易，有利于决定右上腹进入

腹腔的皮肤切口选择，节省手术时间。因而产生了腹腔镜辅助下的腔外胆道镜保胆取石方法或完全腹腔镜胆道镜腔内保胆取石的新方法。

二、完全腹腔镜下胆道镜腔内保胆手术

如上所述，腹腔镜腔内胆囊切除术临床应用非常普通。然而腹腔镜技术不但能用来切除胆囊，而且还能用来保胆取石，保留胆囊。腹腔镜直视下，经右上腹 troca 插入胆道镜进入胆囊行保胆取石术或保胆息肉摘除术。如此是真正的密闭式腹腔内的保胆手术，扩大了腹腔镜的新用途。

（张宝善）

参考文献

［1］张宝善. 纤维胆道镜的临床应用. 实用外科杂志，1982，1：19-20.

［2］张宝善. 胆道镜にょる术后胆管遗残结石 111 例の治疗经验. 外科诊疗，1984，26：776-780.

［3］张宝善. 经 T 管窦道应用纤维胆道镜治疗术后残余结石. 中华外科杂志，1982，20：352-353.

［4］张宝善. 经皮经肝胆道镜的临床应用. 中华外科杂志，1985，6：353-354.

［5］张宝善. 纤胆镜治疗胆道结石. 内镜，1990，4：196-197.

［6］张宝善. 胆管狭窄的纤维胆道镜治疗. 中华医学杂志，1991，5：286-287.

［7］张宝善. 肝内残余结石的胆镜治疗. 实用外科杂志，1991，11：566-567.

［8］黄延庭. ERPD 对胰腺外分泌的研究. 中华外科杂志，1991，4：104-106.

［9］张宝善. 胆道子母镜的临床应用. 中国现代医学杂志，1992，2：30.

［10］张宝善. 胆管狭窄的内镜治疗. 中国现代医学杂志，1992，2：73-74.

［11］张宝善. EPT 在胆胰外科中的应用. 腹部外科，1993，4：149-150.

［12］张宝善. 肝内遗残结石の胆道镜治疗. 日本消化器内视学会雜誌，1994，12：2532.

［13］周望先. 胆道镜取石 の "ESWL" の应用. 日本消化器内视学会雜誌，1994，12：2554.

［14］张宝善. 内镜在胆胰疾病方面的应用. 中华消化

内镜杂志，1998，6：323-324.

［15］张宝善. 肝内胆管 "彗星征" 的临床评价. 中国实用外科杂志，1997，3：182-183.

［16］张宝善. 纤维内镜在胆胰疾病诊治方面的应用现状. 中国现代普通外科进展，1992，1：30-31.

［17］冯秋实. 疑难肝内结石的胆镜治疗. 中华肝胆外科杂志，2000，3：168-169.

［18］张宝善. 胆道镜治疗疑难肝内术后残余结石. 中国普外基础与临床杂志，2001，2：111-112.

［19］张宝善. 内微创保胆取石术治疗胆囊结石. 中国内镜杂志，2002，8（7）：1-4.

［20］张宝善. 内镜微创保胆治疗胆囊息肉. 中国内镜杂志，2002，8（3）：1-2.

［21］张宝善. 关于胆囊结石治疗的争论—与 Langenbuch 理论商榷. 中国医刊，2007，5：1-4.

［22］张宝善. 内镜微创保胆取石 1520 临床分析. 中华普外科手术学杂志，2009，3（1）：410-414.

［23］张宝善. 腹腔镜微创保胆取石新思维的讨论. 腹腔镜外科杂志，2009，14（4）：241-243.

［24］刘京山，张宝善. 纤维胆道镜下胆囊切开取石保胆治疗胆囊结石 612 例随访结果分析. 中华外科杂志，2009，4：279-281.

［25］张宝善. 内镜保胆取石术的讨论. 中华消化外科杂志，2009，6：406-408.

［26］刘国礼. 现代微创外科学. 北京：科学出版社，2003：441-457.

第二章
胆道系统的组织发生学

由肝向十二指肠输送和储存胆汁的管道，称为胆道系统。胆汁经由此系统输入十二指肠，参与脂类物质的消化。它分为肝内胆道和肝外胆道两部分。肝内的胆小管，逐渐汇合成较大的胆管，最后汇合成左、右肝管，从肝门出肝。左、右肝管出肝后汇合成肝总管；肝总管和胆囊管汇合成胆总管，在十二指肠降部左后壁，与胰管汇合共同开口于十二指肠乳头。组织发生学中为消化系统的一部分。本章按照以上分类方法讲述胆道系统的组织发生特点。

第一节　胆道组织学特点

一、肝与肝内胆道

肝是人体中最大的腺体，它产生的胆汁经胆管输入十二指肠，参与脂类物质的消化，通常被列入消化腺。但是，肝的结构与功能有别于其他消化腺。肝细胞的排列分布特殊，不形成腺泡而形成肝小叶；肝内有丰富的血窦，供应肝营养的肝动脉的分支与之相连，另外门静脉及其分支也汇入其内。由胃肠吸收的物质（除脂质外）全部经门静脉及其分支输入血窦内，然后在肝细胞内进行合成、分解、转化、储存。其可合成多种蛋白质和脂类物质后再回入血窦内。肝细胞产生的胆汁，则排入由肝细胞所围成的胆小管内，因此肝是机体进行物质代谢的重要器官。此外，肝内还有大量的巨噬细胞，是清除从胃肠道进入机体的有害物质的重要结构。

肝表面覆以致密结缔组织被膜，并富有弹性纤维，被膜表面大部分有浆膜覆盖。肝门处的结缔组织随门静脉、肝动脉和肝管的分支伸入肝的实质，最终成为许多肝小叶。

（一）肝小叶

肝小叶（hepatic lobule）是肝的基本结构单位，成人肝有 50 万～100 万个肝小叶。

成人的肝小叶中，肝细胞以中央静脉为中心单行排列成板状，称为肝板（hepatic plate）。肝板凹凸不平，大致呈放射状，相邻肝板吻合连接，形成迷路样结构。肝板之间是肝血窦。血窦经肝板上的孔洞互相通连，形成网状管道。在切片中，肝板的断面呈索状，称肝索（hepatic card）。肝细胞相邻面的质膜局部凹陷，形成微细的小管，称胆小管。胆小管在肝板内互相连接成网。

1. 肝细胞（hepatocyte）　肝细胞体积较大，单排肝细胞紧密排列成肝板。肝细胞相互连接，相邻肝细胞之间又有胆小管，故肝细胞有三种不同的面：血窦面、细胞连接面和胆小管面。

肝细胞是一种高度分化并具有多种功能的细胞，胞质内各种细胞器丰富且发达，并含有糖原、脂滴等内含物。细胞器和内含物的含量与分布常因细胞的功能状况或饮食变化而变动。在 HE 染色切片中，肝细胞质呈嗜酸性，并含有散在的嗜碱性物质，为粗面内质网组成的结构。

老年人的肝细胞数量逐渐减少，细胞体积增大，细胞内的线粒体、微体和滑面内质网减少，与生物转化和药物代谢等相关的酶也减少，故老年人肝细胞生物转化和药物代谢功能减弱。

2. 肝血窦（hepatic sinusoid）　肝血窦位于肝板之间，互相吻合成网状管道。血窦宽大而不规则，血液从肝小叶的周边经血窦流向中央，汇入中央静脉。血窦壁由内皮细胞和肝巨噬细胞组成。

（二）小叶间胆管

相邻肝小叶之间呈三角形或椭圆形的结缔组织小区，称门管区（portal area），每个肝小叶的周围一般有3～4个门管区，其中可见三种伴行的管道，即小叶间静脉、小叶间动脉和小叶间胆管，合称门三联管（portal triad）。小叶间胆管是肝管的分支，管壁由单层立方或低柱状上皮构成。在肝切片中，可在肝小叶周围的角缘处见到此结构。除三联管外门管区还有淋巴管和神经纤维。

（三）肝内血液循环

进入肝的血管有门静脉和肝动脉，故肝的血供丰富。门静脉是肝的功能性血管，将从胃肠吸收的物质送入肝内。门静脉在肝门处分左、右两支，分别进入肝左、右叶，继而在肝小叶间反复分支，形成小叶间静脉。小叶间静脉分出小支，称终末微静脉，行于相邻两个肝小叶间。终末微静脉的分支与血窦相连，将门静脉血输入肝小叶内。

肝动脉血富含氧，是肝的营养性血管。肝动脉的分支与门静脉的分支伴行，依次分为小叶间动脉和终末肝门微动脉，最后也通入血窦。小叶间动脉还分出小支，供应被膜、间质和胆管。

因此，肝血窦内含有门静脉和肝动脉的混合血液。肝血窦的血液，从小叶周边流向中央，汇入中央静脉。中央静脉的内皮外无平滑肌，只有少量结缔组织。若干中央静脉汇合成小叶下静脉，它单独行于小叶间结缔组织内，管径较大，管壁较厚。小叶下静脉进而汇合成2～3支肝静脉，出肝后入下腔静脉。

（四）肝内胆汁排出途径

胆汁经胆小管从肝小叶的中央流向周边，于小叶边缘处，胆小管汇集成若干短小的管道，称为闰管或Herring管。闰管较细，由立方细胞组成，细胞着色浅，胞质内细胞器较少。闰管与小叶间胆管相连，小叶间胆管向肝门方向汇集，最后形成左、右肝管出肝。肝内胆管上皮细胞腔面有微绒毛，胞质内有吞饮小泡，细胞可重吸收胆汁中的水和电解质，使胆汁浓缩。上皮细胞还能分泌氯和重碳酸盐等电解质，并受胰泌素的调节。

（五）肝淋巴系统和神经

肝产生大量淋巴，胸导管内的淋巴有25%～50%来自肝。肝淋巴管分布于被膜内和小叶间管道的周围，肝小叶内无淋巴管。肝的淋巴主要来自窦周隙的血浆。在小叶的边缘，窦周隙的血浆沿血管周围间隙，流至小叶间结缔组织内，继而被吸收入淋巴管，成为淋巴，故肝淋巴富含蛋白质。当肝细胞坏死或胆道阻塞时，胆汁溢入窦周隙，肝淋巴也含胆汁成分。

交感和副交感神经纤维沿血管周围入肝并发出分支，神经末梢分布于血管壁，调节血管的舒缩。

（六）门管小叶和肝腺泡

以中央静脉为中心的肝小叶，为肝结构的基本单位。此外还有门管小叶和肝腺泡两种肝结构单位的概念。如图2-1-1所示。

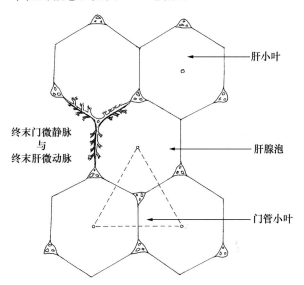

■ **图2-1-1　门管小叶、肝小叶和肝腺泡**

1. 门管小叶（portal lobule）　门管小叶的概念是强调肝的外分泌性质，认为肝结构单位应与一般外分泌腺相似，以导管为小叶的中心。门管小叶内的胆汁，从周边流向中央，汇入小叶中央的胆管，即前述的小叶间胆管。

2. 肝腺泡（hepatic acinus）　肝细胞是行使肝功能的主要成分，肝细胞的代谢活动与肝内血循环关系密切。肝腺泡是肝结构单位的一种较新的概念。肝腺泡是应用肝血管灌注法，根据肝细胞与肝内微循环血流的关系而建立的。其体积约为肝小叶的1/3。每个肝腺泡接受一个终末血管（门静脉系和肝动脉系）的血供，故它是以微循环为基础的肝最小结构单位。

二、胆囊和胆管

（一）胆囊

胆囊壁由黏膜、肌层和外膜三层组成（图2-1-2）。

1. 黏膜　形成许多高而发达、分支成网的黏膜皱襞，彼此重叠，成为肉眼可见的皱襞网。皱襞可随胆囊壁的扩张程度而改变其高度，胆囊收缩排空时，皱襞高大，胆囊充盈时，皱襞减少变矮。上皮为单层柱状，细胞游离面有许多微绒毛，胞质内线粒体和粗面内质网较发达，顶部胞质内可见少量黏原颗粒。上皮细胞的高度与胆囊的充盈状态有关，一般高20～52μm。上皮下为基膜。固有层较薄，为薄层结缔组织，有较丰富的血管、淋巴管和弹性纤维。皱襞之间的上皮常向固有层内延伸，形成深陷的黏膜窦，类似黏液腺，称Aschoff窦，可分泌黏液。窦内易有细菌或异物残留，引起炎症。另外，胆囊壁无黏膜下层及黏膜肌层。

2. 肌层　较薄，平滑肌纤维呈螺旋形排列。一般为内纵外环，但不甚规则，肌束之间的结缔组织内有较多弹力纤维，可称为无确定层次的肌层——弹力纤维网状组织。胆囊底及颈部的肌肉特别发达。

3. 外膜　较厚，大部分为浆膜，为疏松结缔组织，富有小血管、淋巴管与神经等。胆囊与肝相接触的部分为纤维膜，而胆囊的游离面则为浆膜，此浆膜与肝浆膜相移行。此外，在胆囊与肝相接处的外膜内常有一种管状结构，可能是胆道系统在发生过程中的残留物，称为胆囊下肝管。

胆囊的功能是储存和浓缩胆汁。

肝细胞产生的胆汁经肝管排出，一般先在胆囊内储存，胆囊腔的容积为40～60ml。胆囊上皮细胞能主动吸收胆汁中的水和无机盐，主要是Na^+、Ca^{2+}、Cl^-和重碳酸盐，使胆汁浓缩。胆囊每小时吸收水30ml，使胆汁浓缩4～10倍。上皮细胞顶部吸收的溶质经细胞侧面转运入细胞间狭长而弯曲的间隙内，间隙内的高渗液体从上至下呈垂直梯度流动，将高渗区吸收的水转运入固有膜内的血管内。在吸收活跃时，上皮细胞间隙增宽，在吸收静止时，间隙变窄。上皮细胞分泌物中含有黏液，胆囊每日分泌黏液大约20ml。当发生慢性胆囊炎时，上皮内出现杯状细胞，胆囊分泌的黏液增多。

胆囊的收缩功能使胆汁排出，同时调节胆管内的压力。胆汁自肝内排出后，由于胆管括约肌为收缩状态，胆汁经胆囊管流入舒张的胆囊进行储存和浓缩。进食后胆囊持续收缩30～60分钟，胆管括约肌则松弛，将胆汁排入肠腔。胆囊的分

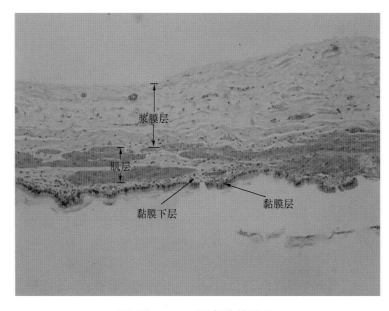

■ **图 2-1-2　胆囊壁的结构**
（HE 染色，4×100）

泌、吸收和收缩排空受神经与体液的调节。进食尤其在高脂肪食物后，在小肠内分泌细胞（I细胞）分泌的缩胆囊素-促胰酶素（cholecystockinin-pancreozymin，CCK-PZ）作用下，胆囊持续强烈地收缩，排空胆汁，同时使胆管括约肌松弛，胆汁排入肠腔。

（二）胆囊管

胆囊管的黏膜有许多螺旋形皱襞，黏膜的单层柱状上皮内散在着少量的杯状细胞，固有层内有黏液腺。肌层较厚，以环形为主。

（三）胆管

肝内胆管为单层立方上皮，管壁无平滑肌，从肝门处的胆管开始逐渐出现平滑肌。

肝外胆管包括左右肝管、肝总管与胆总管，管壁较厚，由黏膜、肌层和外膜组成。胆总管黏膜有纵行皱襞，上皮为单层柱状，有杯状细胞，固有层内有黏液腺。肝管和胆总管上段（约1/3）肌层很薄，平滑肌分散；胆总管的中段肌层较厚，尤其是纵行平滑肌增多；胆总管的下1/3段肌层平滑肌呈内环行和外纵行两层肌束，较分散。胆管的纵行平滑肌收缩可使管道缩短，管腔扩大，有利于胆汁通过；外膜为较厚的疏松结缔组织。

胆总管的下端穿入十二指肠肠壁与胰管汇合之前，环行平滑肌增厚形成发达的胆总管括约肌。胆总管与胰管汇合穿入十二指肠壁后所形成的肝胰壶腹（即 Vater 壶腹）处环行平滑肌更增厚，形成肝胰壶腹括约肌（Oddi muscle）。这些括约肌的收缩，可阻止胆汁流出，使胆汁储入胆囊，进食后，胆总管括约肌和肝胰壶腹括约肌松弛，胆汁输入十二指肠。倘若肝胰壶腹括约肌收缩过强，可使胆汁逆流入胰腺，引起胰腺炎。

第二节　胆道系统的发生

肝和胆道的发生属于消化系统发生的一部分。消化系统和呼吸系统有着相同的胚层来源，其大多数器官都由原始消化管分化而成。

人胚发育至第3周，三胚层胚盘的周边向腹侧卷折，头端形成头褶，尾端形成尾褶，两侧形成侧褶，致使胚体由盘状变成柱状。内胚层与脏壁中胚层位居胚体内，形成一条纵行的管道，称原始消化管（primitive gut）。原始消化管的中份腹侧与卵黄囊通连，称中肠（midgut）；原始消化管的头侧份和尾侧份分别称前肠（foregut）和后肠（hindgut）。前肠的头端膨大成原始咽，与口凹相对处被口咽膜封闭；后肠的尾端膨大成泄殖腔，其腹侧与肛凹相对处有泄殖腔膜封闭。口咽膜和泄殖腔膜分别于胚胎发育第4周和第8周破裂消失，致使原始消化管的头尾两端与外界相通。随着胚体和原肠的增长，卵黄囊相对变小，卵黄囊与中肠的连接部逐渐变细，形成卵黄蒂（vitelline stalk）。

随着胚胎的发育，前肠分化成为咽、食管、胃和十二指肠的上段；还衍化出呼吸系统的原基。从十二指肠中段至横结肠的右2/3部，由中肠分化而成；从横结肠的左1/3至肛管上段，由后肠分化而来（图2-2-1）。

一、消化系统的发生

消化系统由消化管和消化腺组成，其上皮成分大部来自内胚层，其结缔组织和肌肉组织均由中胚层分化而成。甲状腺、甲状旁腺、胸腺等器官虽然不属于消化系统，但其原基也来自原始消化管内胚层。舌的上皮也来自原始消化管内胚层。

二、肝和胆的发生

在胚胎发育至第4周时，前肠与卵黄囊蒂交界处的内胚层上皮增生，向腹侧面突出一囊，称肝憩室（hepatic diverticulum），是肝与胆的始基。肝憩室迅速增大，很快长入原始横膈，其末端膨大，并分为头、尾两支。头支较大且生长迅速，其上皮细胞增殖，形成许多细胞索并分支吻合，是为肝索。肝索上下叠加，形成肝板。肝板围绕中央静脉呈放射状排列，形成肝小叶。肝板在胎儿后期较厚，由3～5层肝细胞组成，出生后肝板逐渐变薄，至5岁左右才形成单层细胞肝板。胎肝小叶直径约0.33mm，出生时约0.5mm。肝小叶的生长包括肝细胞体积和数量的增长以及肝血窦的相对变小。新生肝小叶的发生是从原有肝小叶分割而成的。中央静脉生长发出侧支或局

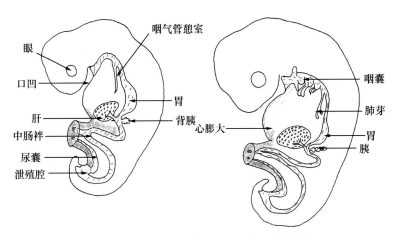

■ 图 2-2-1　原始消化管的早期演变

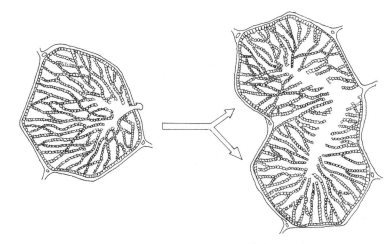

■ 图 2-2-2　肝小叶及其导管发生图解

部血窦扩大，在血流注入增大的影响下，基底组织增生并向肝小叶内伸入，一个肝小叶逐渐分为两个并行的肝小叶（图 2-2-2）。胚胎第 2 个月，肝细胞之间形成胆小管，内胚层上皮也相继形成肝内胆管。原始横膈中的间充质分化为肝内结缔组织和肝被膜。

胚胎肝的功能十分活跃。胎肝很早就开始合成和分泌白蛋白等多种血浆蛋白质，还合成大量甲胎蛋白（α-fetal protein，AFP）。胚胎第 6 个月前，几乎所有的胎肝细胞都能合成甲胎蛋白，此后逐渐减少。出生后很快停止合成甲胎蛋白。

肝憩室的尾支发育为胆囊和胆囊管，肝憩室的根支则发育为胆总管。最初，胆总管开口于十二指肠的腹侧壁，随着十二指肠的转位及右侧壁的发育快于左侧壁，致使胆总管的开口逐渐移至十二指肠的背内侧，并与胰腺导管合并共同开口于十二指肠（图 2-2-3）。

三、肝胆畸形

在消化管的发生过程中，管壁上皮细胞在一定时期过度增生，致使消化管某部的管腔闭锁或狭窄。之后，过度增生的细胞发生程序性死亡，上皮变薄，狭窄或闭锁的管腔随之恢复正常。如果过度增生的上皮不发生程序性死亡，上皮不再变薄，就会形成消化管某段的闭锁或狭窄。常见于食管和十二指肠，肝胆也可发生闭锁和狭窄。

在肝、胆的发生中，肝内外形成连贯的胆汁排放管道。在胚胎早期，原始胆管已经形成，以后胆管上皮增生，闭塞管腔，进入实心期。在正常情况下，胆管中间出现许多空泡并相互融合，胆管重新空化贯通，形成正常胆道。如果在胚胎 5～10 周期间，胆管空化贯通发生障碍，则形成胆道部分或全部闭锁，如果肝内胆管不通，称肝

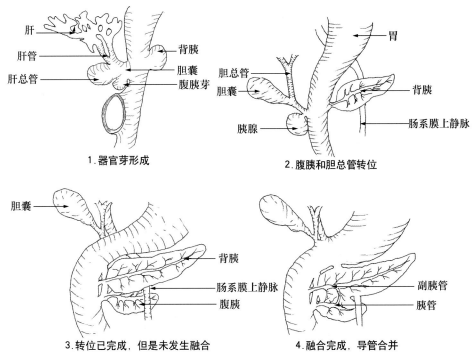

肝
肝管
肝总管
背胰
胆囊
腹胰芽

1.器官芽形成

胃
胆总管
胆囊
胰腺
背胰
肠系膜上静脉

2.腹胰和胆总管转位

胆囊
背胰
肠系膜上静脉
腹胰

3.转位已完成,但是未发生融合

副胰管
胰管

4.融合完成,导管合并

■ **图 2-2-3 胆道的发生**

内胆管闭锁(intrahepatic biliary atresia);如果肝外胆管不通,称肝外胆管闭锁(extrahepatic biliary atresia)。由于胆汁不能排放,便出现先天性新生儿梗阻性黄疸。

(雷福明)

参考文献

[1] 成令忠. 现代组织学. 上海:上海科学技术出版社,2003:786-897.

[2] 成令忠. 组织学彩色图谱. 北京:人民卫生出版社,2000:131-144.

[3] 高英茂主译. 奈特人体胚胎学彩色图谱. 北京:人民卫生出版社,2004:131-151.

[4] 刘斌,吴江声. 组织学与胚胎学. 北京:北京大学医学出版社,2005:169-182.

[5] 邹仲之. 组织学与胚胎学. 7版. 北京:人民卫生出版社,2008:231-240.

[6] 郭振武. 胆道外科疑难危重症学. 2版. 天津:天津科学技术出版社:2002:1-20.

[7] 唐军民. 组织学与胚胎学彩色图谱. 北京:北京大学医学出版社:2003:95-112.

[8] Mark Feldman. Gastroenterology and Hepatology. Current Medicine, Inc. Philadelphia, 1998:14-25.

[9] William James Larsen, Lawrence S. Sherman, S. Steven Potter. Human Embryology. 北京:人民卫生出版社,2002:268-332.

第三章
胆道解剖学

胆汁分泌、储存和输送的器官和结构包括肝、胆囊和胆管。肝外胆道系统是指走出肝门之外的胆道系统，包括胆囊和输胆管道；后者包括左肝管、右肝管、肝总管和胆总管。胆囊和胆总管又称为肝外胆管。这些结构将肝分泌的胆汁输送到十二指肠，消化食物。

第一节　胆　　囊

一、胆囊形态

胆囊呈长梨形，长 8～12cm，宽 3～5cm，容量 40～60ml，为储存和浓缩胆汁的器官。其位于肝下面的胆囊窝内，其上面接疏松结缔组织与肝相连，易于分离；其下面和两侧面由肝表面的腹膜延续覆盖，并且与结肠右曲和十二指肠上曲相邻。胆囊位置较深，甚至完全位于肝实质内，即肝内胆囊；有时胆囊仅凭系膜和胆囊窝相连，活动范围较大，可引起胆囊扭转。胆囊颈部梗阻时胆囊容量明显增大，可为正常容量的数倍。

胆囊分为底、体、颈、管部 4 个部分（图3-1-1）：

1. 胆囊底　为胆囊突向前下方的盲端，自肝前缘的胆囊切迹处露出。胆囊内充满胆汁时，胆囊底贴近前腹壁，此处为盲端，易发生缺血坏死，造成胆囊穿孔。体表投影位于右侧锁骨中线与右侧肋弓交点处；胆囊发炎时，该处压痛，即 Murphy 征（＋）。胆囊底及胆囊体下面紧邻十二指肠球部和降部，甚至与横结肠起始部接触，在胃十二指肠溃疡或者胆囊炎时，可造成十二指肠胆囊瘘或者横结肠胆囊瘘，胆囊结石可经过此瘘口进入十二指肠或者横结肠。壶腹周围癌造成梗阻性黄疸时，可在此处行胆囊十二指肠吻合术，以缓解胆道梗阻症状。

2. 胆囊体　为胆囊的主体部分，与胆囊底无明确分界。胆囊体向后逐渐变细，在肝门右端附近移行为胆囊颈。胆囊体上方靠疏松的结缔组织与肝相连，结缔组织内含有小血管，偶尔有小胆管相连（胆囊肝管）；分离此处组织，可将胆囊自胆囊床分离。胆囊急性炎症时，此处充血、粘连较重，不易分离，出血相对较多。

3. 胆囊颈　是胆囊体向下延续并且逐渐变细的部分，常以直角向左下弯转，移行为胆囊管，胆囊动脉在此处进入胆囊壁。胆囊颈为胆囊体与胆囊管之间的狭窄部分，呈漏斗状，称 Hartmann 囊。通常认为是胆囊体的一部分，其紧密地位于胆囊管下面，常常把胆囊管隐蔽起来。有时与体之间有一缩窄可将其明显分开；若结石位于此处，造成胆囊管梗阻。

4. 胆囊管　移行自胆囊颈，长 3～4cm，直径0.2～0.3cm，于距十二指肠上缘约 2.5cm 处在肝十二指肠韧带内与位于其左侧的肝总管汇合形成胆总

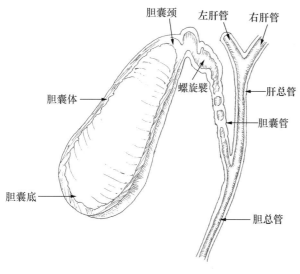

■ **图 3-1-1　胆囊**

左肝管　　右肝管

胆囊颈

螺旋襞

肝总管

胆囊体

胆囊管

胆囊底

胆总管

管，其连接处是胆总管与肝总管的分界。胆囊管长短不一，与肝总管汇合的部位和途径也多变。

胆囊下面和两侧面外膜为浆膜，其他部分为一层较厚的纤维结缔组织。肌层由纵行、环行和斜行的平滑肌束组成，混杂纤维结缔组织。胆囊内面被有黏膜，其中胆囊底部和体部的黏膜呈蜂窝状，而衬于胆囊颈和胆囊管处的黏膜皱襞呈螺旋状，突入腔内，形成螺旋襞，可控制胆汁的流入和流出。较大的结石可由于螺旋襞阻碍造成嵌顿。

二、胆囊血供、淋巴回流

胆囊血供主要来自胆囊动脉，其中75%～90%来自肝右动脉，常有变异。如图3-1-2所示，胆囊动脉自肝右动脉发出后，在胆囊三角内靠近胆囊管，分为前、后两支进入胆囊壁，供应胆囊。胆囊动脉还可来自副肝右动脉、肝固有动脉、肝中动脉、肝左动脉、胃十二指肠动脉。

然而，胆囊静脉不与胆囊动脉伴行，而是通过胆囊肝面血管丛进入肝实质，注入肝静脉。胆囊肝面静脉血由一些小静脉支引流，经胆囊窝底穿入肝内，不形成单一的"胆囊静脉"；胆囊游离面浆膜下，胆囊底和胆囊体处形成一小静脉注入肝门静脉右支或者门静脉干，但此小静脉也可与胆囊颈和胆囊管上部以及肝管等处的一些小静脉交通，与来自胆总管上的静脉一起进入肝内，汇入门静脉。

胆囊壁的全层都贯穿着淋巴丛，如图3-1-3所示。胆囊淋巴结位于胆囊三角内。胆囊体左半的淋巴引流终于胆囊淋巴结，胆囊体右半淋巴引流直接到胆总管淋巴结，再汇入胰上前和上后淋巴结，最后一站是腹主动脉旁和胰十二指肠下前和下后淋巴结。

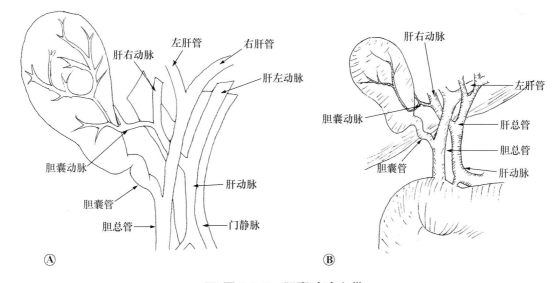

图 3-1-2 胆囊动脉血供

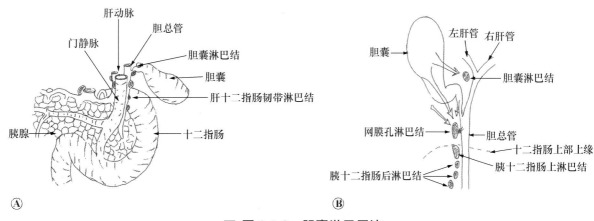

图 3-1-3 胆囊淋巴回流

三、胆囊神经支配

胆囊有丰富的神经支配：迷走神经来自前迷走神经干的肝支，递质为乙酰胆碱；交感神经来源于腹腔神经丛，递质为去甲肾上腺素，皆含传入与传出纤维。胆囊还有自由神经的第三分支——肽能神经纤维支配，递质为血管活性肠肽。浆膜下及黏膜下均有神经丛，神经纤维在胆囊壁内形成广泛的网络。交感神经受刺激时，会使胆囊肌肉发生舒张，胆囊松弛；迷走神经受刺激时，会使胆囊肌肉发生收缩，使胆囊内储存的胆汁排出。

胆囊的神经支配，含有迷走神经与第7、8、9胸脊髓节的交叉神经纤维，右侧膈神经的神经纤维也加入肝丛，随着肝丛分布于胆囊，所以胆囊炎时患者出现右肩部的牵涉性疼痛。

第二节 肝外胆管

一、肝外胆管形态学

（一）左肝管

左肝管长约1.6cm，由左内、外叶肝管汇合而成。左肝管主要引流左半肝和尾状叶左段的胆汁。左肝管的合成有多种类型，引流范围亦不恒定，特别是左内叶肝管的变化较大。左肝管的合成类型主要有（图3-2-1）：（1）L1所示：左外叶上、下肝管合成左外叶肝管，后与左内叶肝管汇合构成左肝管，为常见类型，占76%。（2）L2所示：左外叶上肝管与左外叶下肝管合一总干后，与右肝管合成肝总管，左内叶肝管汇入右肝管，此型占16%。（3）L3所示：左外叶上肝管与左外叶下肝管合一总干后，与右肝管合成肝总管，左内叶肝管汇入右前叶肝管，此型占3.4%。（4）L4所示：左外叶上肝管与左外叶下肝管合一总干后，汇入左后叶肝管，再与左前叶肝管汇合为右肝管后，再与左内叶肝管汇合为肝总管，此型无典型的左外叶肝管，占4.1%。（5）L5所示：左外叶下肝管与左内叶肝管合为左肝管，左外叶上肝管汇入右肝管，两者汇合为肝总管，此型占5.3%。

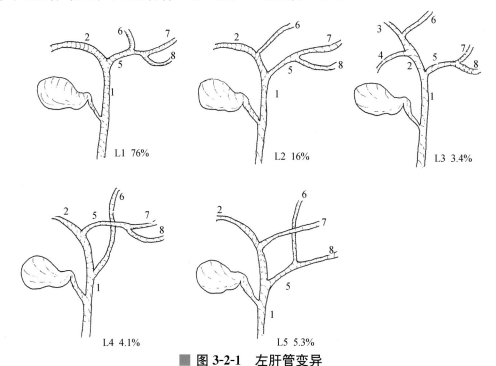

L1 76%　　L2 16%　　L3 3.4%

L4 4.1%　　L5 5.3%

■ 图3-2-1　左肝管变异

1.肝总管；2.右肝管；3.右前叶肝管；4.右后叶肝管；5.左肝管；
6.左内叶肝管；7.左外叶上肝管；8.左外叶下肝管

（二）右肝管

右肝管长约0.8cm，由后叶上、下段肝管组成的右后叶肝管和右前叶肝管汇合而成。右前后叶肝管常在肝门右切迹内、门静脉右干的深面汇合成右肝管。右肝管又接受1～2支尾状叶右段肝管。右肝管的合成引流范围变异较多（图3-2-2）：（1）R1所示：右前叶肝管和右后叶肝管汇合为右肝管后，与左肝管汇合为肝总管，为常见类型，占62.6％；（2）R2所示：右前叶肝管和右后叶肝管以及左肝管汇合为肝总管，占19％；（3）R3所示：右后叶肝管汇入左肝管，再与右肝管汇合成肝总管，占11％；（4）R4所示：左肝管汇入右前叶肝管合成一主干后，再与右后叶肝管合成肝总管，占5.8％；（5）R5所示：左肝管和右后叶肝管汇合成肝总管，右前叶肝管汇入胆囊管，此型占1.6％；（6）右前叶肝管、右后叶肝管和左内叶肝管、左外叶肝管四者共同汇合为肝总管，即图中的四分叉形，此型较少见。

（三）肝总管

由左肝管、右肝管在肝门稍下方，在肝十二指肠韧带内汇合构成。下行和胆囊管汇合构成胆总管。其汇合方式及变异较多。

如图3-2-3：（1）如图A所示：右前叶和右后叶肝管汇合为右肝管后，再与左肝管汇合成肝总管，占57％，是最常见的类型；（2）如图B所示：右前叶和右后叶肝管汇合，与左肝管三者汇合成肝总管，占12％；（3）如图C1所示：右后叶肝管和左肝管汇合后，再与右前叶肝管汇合为肝总管，占16％；（4）如图C2所示：右前叶肝管和左肝管汇合后，再与右后叶肝管汇合为肝总管，占4％；（5）如图D1所示：右后叶肝管汇入左肝管，再与右前叶肝管汇合为肝总管，占5％；（6）如图D2所示：右前叶肝管汇入左肝管后，再与右后叶肝管汇合为肝总管，占1％；（7）如图E1所示：没有肝总管汇合处，左内叶、左外叶上、左外叶下肝管和右后叶肝管汇合一主干，再与右前叶肝管汇成肝总管，占2％；（8）如图E2所示：左内叶、左外叶上、左外叶下和右后叶肝管共同汇合一主干，占1％；（9）如图F所示：左肝管和右前肝管汇合成肝总管，右后叶肝管直接汇入胆囊管，占2％。

（四）副肝管

当肝的某一叶或者一段肝管与左、右肝管结合的位置较低，而在肝外结合时，在肝外的叶或

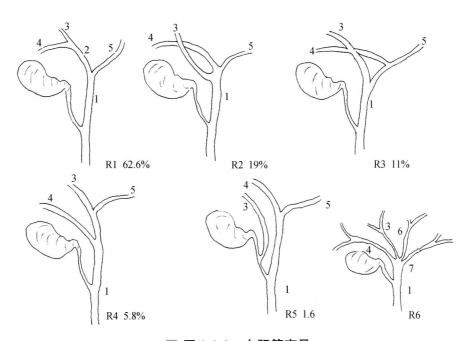

图3-2-2　右肝管变异

1. 肝总管；2. 右肝管；3. 右前叶肝管；4. 右后叶肝管；
5. 左肝管；6. 左内叶肝管；7. 左外叶肝管

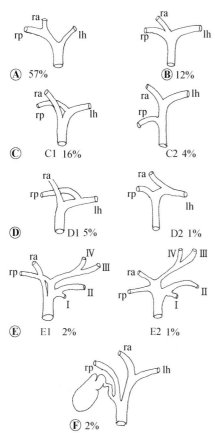

图 3-2-3　肝总管汇合变异

ra，右前叶肝管；rp，右后叶肝管；lh，左肝管

段肝管就称为副肝管。由于左肝管在肝内结合的位置较高，所以左侧副肝管较少；而右前叶肝管和右后叶肝管结合成右肝管的位置较低，故右侧副肝管常见。右侧副肝管可开口于肝管、肝总管、胆囊管、胆总管或者汇入胆囊，或者直接汇入十二指肠。约90%的副肝管走行在Calot三角内。

（五）肝门区解剖

肝门位于肝横沟内，是左右肝管、肝动脉分支、门静脉分支以及神经淋巴管出入肝的区域。在此区域内，胆总管、肝固有动脉和门静脉在肝十二指肠韧带内呈"品"字形排列。左右肝管汇合点位置最高，肝总管和胆总管位于肝十二指肠韧带的右前方，肝固有动脉位于肝十二指肠韧带的左前方，其分支最低。门静脉分叉居中，位于胆总管和肝固有动脉后方偏左。若肝右动脉来自肠系膜上动脉，经胆总管右后向上走行入肝。

胆囊三角左界是肝总管，右界是胆囊管，上界是肝下面。三角范围内有肝右动脉右支，其分支胆囊动脉以及在其浅面的胆囊淋巴结。三角内

有时有"迷走"肝右动脉、行程弯曲的肝右动脉（毛虫驼背样动脉）、右前叶肝管。这些结构均包被于肝十二指肠韧带上部两层之间。胆囊或者胆总管手术时应当注意胆囊动脉、肝固有动脉右支起始点和行程有无变异，以及有无变异的肝管（如副肝管等），以防损伤。

（六）胆总管

胆总管由肝总管与胆囊管汇合而成，长7～9cm，直径0.6～0.8cm，在十二指肠韧带内向下，经十二指肠上部后方、胰头后方，向下斜穿十二指肠降部后内侧壁与胰管汇合，穿十二指肠降部后内侧壁，在十二指肠大乳头处开口于十二指肠，共分四段，各段均有其解剖特点：

1. 十二指肠上段（图3-2-4）　此段自胆囊管和肝总管汇合处至十二指肠上，位于肝十二指肠韧带右缘，其特点是表浅易剥离。此段长2～5cm，为胆总管最长的一段，通常为疾病探查、引流或探查切开部位。胆总管的右侧常有一大淋巴结，称为网膜孔淋巴结或网膜孔前缘淋巴结。

2. 十二指肠后段　此段自十二指肠上部至胰头上缘，位于十二指肠上部后，游离或者部分固定于十二指肠，长1.0～2.0cm。通过网膜孔可探查此段。解剖位置靠近胰十二指肠上动脉、中结肠动脉。术中要注意避免损伤这些血管，以免造成大出血。

3. 胰腺段　此段位于胰头内或胰头后面的沟内，胰与十二指肠降部之间的后方下行，长约3cm。手术时可将十二指肠降部和胰头向左翻起（Kocher手法），分离胰腺组织或间隙，暴露胆总管。此段可分为四种情况，详见图3-2-5。

4. 十二指肠壁内段　此段为胆总管分段中最短的一段，长约1.5cm。胆总管斜穿十二指肠降部后内侧壁，最后与胰管汇合后形成略膨大的局部管腔，即肝胰壶腹，开口于十二指肠大乳头。详见本章第三节。

二、肝外胆管的血运

为描述肝外胆管的血运，Northover和Terblanche将肝外胆道分为：门管（即左肝管、右肝管）、十二指肠上胆管（即肝总管、胆总管的十二指肠上段和十二指肠后段）、胰后胆管（胆总管胰腺段）。胆总管血供如图3-2-6所示。

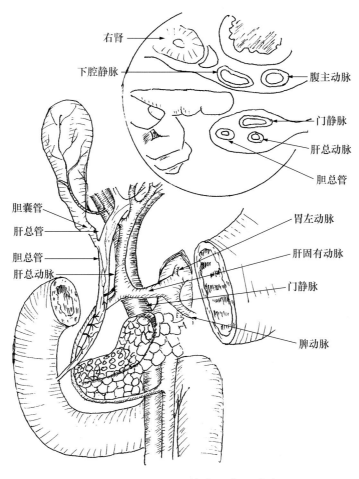

图 3-2-4 胆总管十二指肠上段

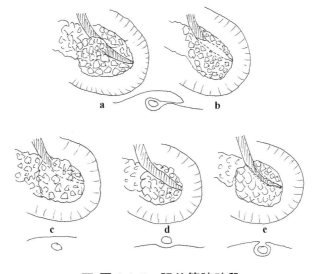

图 3-2-5 胆总管胰腺段

a、b. 胆总管部分为胰腺组织舌片掩盖，但是有裂隙；c. 胆总管完全被胰腺组织包埋；
d. 胆总管完全没有被掩盖；e. 胆总管被 2 个胰腺组织舌片掩盖，但是有裂隙

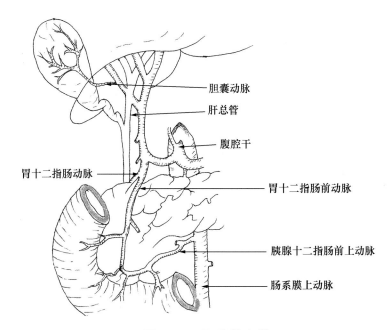

胆囊动脉
肝总管
腹腔干
胃十二指肠动脉
胃十二指肠前动脉
胰腺十二指肠前上动脉
肠系膜上动脉

■ **图 3-2-6　胆总管血供**

（一）动脉供应

1. 十二指肠上胆管　由邻近该段的 8 条动脉，即十二指肠后动脉、肝右动脉、胆囊动脉、胃十二指肠动脉及其分支（包括十二指肠后动脉）、门静脉后动脉（起自腹腔干或者肠系膜上动脉）、肝左动脉、肝固有动脉分出的小动脉供血。这些小动脉沿该段胆管两侧缘形成两条轴血管，分别称为 3 点钟动脉和 9 点钟动脉。十二指肠上胆管血供的 60% 来自于下部上行的大血管，38% 来自于肝右动脉或者别的下行动脉，2% 来自于肝固有动脉（横向分支）的非轴血管。轴血管以及其他小血管等发出小支围绕胆管形成胆管周围丛，由丛发出的小支伸入壁内广泛自由吻合形成壁内动脉丛，由此丛发出的小支至黏膜内形成黏膜毛细血管丛。

门静脉后动脉，如图 3-2-7 所示：门静脉后动脉起自腹腔干或者肠系膜上动脉根部，或者同时起自这两条动脉。可分为两型：Ⅰ 型：右行至门静脉、胰头后方达十二指肠上胆管下端，与十二指肠后动脉合并，门静脉后动脉发出许多小分支达胆总管后方；Ⅱ 型：门静脉后动脉干紧贴胆总管背面右缘上行，与肝右动脉合并，沿途发出分支连与胆管周围丛，此型门静脉后动脉从上方供应十二指肠上胆管。

2. 门管动脉　肝左、右管靠近肝左、右动脉，接受这两条动脉发出的许多分支，在管表面形成丰富的血管丛，并且与十二指肠上胆管的血管丛连接。有时 3、9 点钟动脉可向上延续达门管

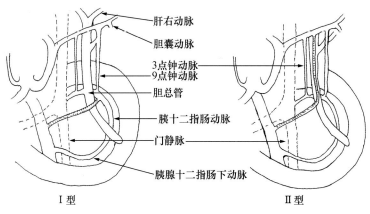

肝右动脉
胆囊动脉
3点钟动脉
9点钟动脉
胆总管
胰十二指肠动脉
门静脉
胰腺十二指肠下动脉

Ⅰ 型　　　　　　　　　　Ⅱ 型

■ **图 3-2-7　门静脉后面观**

部分。动脉在肝左、右管壁内分布与胆总管相同。

3. 胰后胆管　其动脉供应与门管相似，由其邻近并平行的十二指肠后动脉的多个小血管，围绕胰后段胆总管形成血管丛。其壁内分布与十二指肠上胆管相同。

4. 肝外胆管动脉的临床意义　因为肝外胆管多个来源供血，所以在进行胆总管手术时，仅结扎某一个血管远不能解决出血问题。将胆总管向左或者右翻开，对出血部位的上下部分附近做较宽的确定性缝扎可能止血，但是要注意的是避免损伤3点、9点钟轴向动脉。Ⅱ型门静脉后动脉紧贴胆总管后壁上行，所以胆管炎时炎性溃疡可能侵及门静脉后动脉，引起大出血。此外在手术分离胆总管或者肝移植取材时，尽量不要靠近胆总管，并且对上下分离的范围要有限定，以免损伤胆总管轴性动脉，造成缺血、吻合口漏或者术后胆管狭窄。

（二）静脉回流

胆总管的静脉血大部分是由沿胆总管和肝总管上行的小静脉回流，这些小静脉在胆总管和肝总管周围形成胆管外静脉丛，向上进入肝内；胆总管下部的静脉可直接汇入肝门静脉。由于胆囊管表面无静脉丛，外科医生可借此确认胆总管，排除胆囊管。

三、肝外胆管的淋巴回流

肝外胆管的淋巴回流入网膜孔淋巴结，进而至胰十二指肠淋巴结。此淋巴结经腹主动脉前的腹腔淋巴结或者经胰头后的一些小淋巴结（胰十二指肠后淋巴结）至位于肠系膜上动脉根部的肠系膜上淋巴结。

四、肝外胆管的神经支配

肝外胆管由内脏运动神经和内脏感觉神经以及膈神经的感觉纤维支配。可分为外源性神经及内源性神经两部分。

（一）外源性神经

1. 交感神经　交感神经节前纤维起自脊髓胸4～10（或12）节侧角细胞，节前纤维经相应的脊神经、胸交感干而形成的内脏大神经和内脏小神经至腹腔神经节，终止于节后神经元。节后纤维由此发出，形成肝前丛和肝后丛，肝前丛围绕肝动脉形成一个致密的神经网，肝后丛靠近门静脉和胆管，这两个神经丛发出纤维支配胆道系统以及血管。

胆总管下端接受胃十二指肠神经和胃十二指肠神经丛的支配。前者由左、右腹腔神经节的分支会合，后者为肝丛分支。胃十二指肠神经丛纤维和胰十二指肠上动脉、胃十二指肠动脉伴行。胃十二指肠神经纤维终止于胆总管的内在神经丛。

2. 副交感神经　起自脑干迷走神经背核等，节前纤维参与构成迷走神经，后随迷走神经前干的分支——肝支、迷走神经后干的分支——腹腔支至肝动脉，参与构成肝丛、胃十二指肠神经丛，之后发出分支至胆道系统，形成壁内神经丛并与丛内神经元接触。

一般认为交感神经使得括约肌和血管平滑肌收缩，而副交感神经使得胆囊和胆管壁平滑肌舒张，抑制括约肌。

内脏感觉神经：内脏感觉神经纤维有随交感神经而行的、来自胸4～10（或12）脊神经后根细胞的纤维；随迷走神经交感神经节前纤维而来的来自迷走神经下节纤维。

（二）内源性神经

胆管壁内有三个壁内神经丛：浆膜下丛、肌丛和黏膜丛。各丛内均有神经节细胞，节细胞数从浆膜下丛到黏膜丛是逐渐减少的。其和外源性神经系统一起组成一个不可分割的整体，调节肝外胆管的功能。

第三节　胆肠结合部解剖及其临床意义

胆总管、胰管汇合部是肝、胰消化液的出口"咽喉"部，其处在肠道正常污染区的边缘，组织结构特殊，内膜上细密的绒毛样皱襞间常有胆汁潴滞，并易藏纳污垢和微生物，损伤时极易受感染。胆肠结合部是指胆管及胰管汇入十二指肠所在的部位，一般位于十二指肠的第二段，其结构主要包括十二指肠降部内侧壁的乳头、Vater壶腹、胆总管壁内段、胰管末端以及围绕其周围的括约肌复合体。

一、十二指肠乳头

十二指肠乳头是由胆总管或者胆总管与主胰管汇合斜行穿入十二指肠降部内侧壁，十二指肠黏膜皱襞向肠腔形成乳头状突起，距幽门约10cm，距切牙约75cm。其开口部位多在十二指肠降部中 1/3（66%），也可在十二指肠降部下 1/3（27%）和十二指肠降部上 1/3（3%），也可位于十二指肠水平段起始部（4%）。十二指肠乳头形状可为半圆形（14.0%）、圆柱或者圆锥形（77.8%）、扁平状（8.2%）。内镜下十二指肠乳头位于纵行皱襞与横行皱襞相交形成的"T"字形处。这些特征对于内镜术中寻找十二指肠乳头有着非常重要的指导意义。

术中对开放的十二指肠过度牵拉以及十二指肠憩室靠近乳头、"T"字形结构不明显、乳头部分被横行的折叠部覆盖等因素可能造成寻找十二指肠乳头困难。

二、胆胰管汇合

在十二指肠壁内胆总管末端与主胰管汇合后形成扩张部分，即 Vater 壶腹。其外有括约肌即 Oddi 括约肌。肝胰壶腹最大直径约 3mm，大部分胆胰管汇合后形成的共同通道长约 5mm，而其出口口径仅约 2mm，所以胆结石多嵌顿于此。扩张部很小或者根本不存在。根据 Michels 的分类，分为三型：

Ⅰ型：胆胰管汇合点至十二指肠乳头的距离各不相同，存在或者没有扩张部（85%）。

Ⅱ型：胰管和胆总管在十二指肠乳头的开口非常接近，但是各自分离（5%）。

Ⅲ型：胰管和胆总管各自开口于肠壁的不同部位（9%）。

其中Ⅰ型约 75% 的个体存在真正扩张的"壶腹部"，而Ⅱ型和Ⅲ型不存在扩张的"壶腹"部。

另外在胆胰合流的情况下，有一部分人存在由胆总管和胰管上壁融合形成的黏膜性隔膜。胰管在与胆总管汇合前，先位于胆总管的左后下方，然后开口于壶腹的后内侧壁，所以在肝胰壶腹括约肌切开时，应在其前外侧壁进行，避免损伤胰管开口处。

三、Oddi 括约肌

了解肝胰壶腹括约肌的分布及解剖关系对于内镜外科医师是非常重要的。Oddi 括约肌肌纤维构成比较复杂，目前大多数学者认为其有一个由环形或螺旋形平滑肌纤维组成的复合体。1888 年，Oddi 最早描述了肝胰壶腹括约肌，所以又称为 Oddi 括约肌。1936 年和 1957 年，Boyden 又详细介绍了此括约肌，所以又称为 Boyden 括约肌（图 3-3-1）。

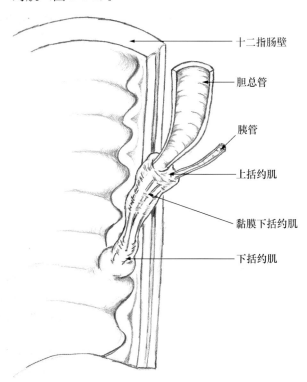

十二指肠壁
胆总管
胰管
上括约肌
黏膜下括约肌
下括约肌

■ 图 3-3-1 Boyden 括约肌

根据 Boyden 的描述，此括约肌分为：①上括约肌：包绕即将和插入十二指肠壁的胆总管和胰管上端，位于十二指肠外，部分位于胰腺实质内，其收缩可使胆总管和胰管管道关闭，胆汁和胰液不能排入十二指肠；②黏膜下括约肌：包绕胆总管和胰管的十二指肠壁内部分，黏膜下括约肌的下半就直接在黏膜下层内，即位于十二指肠肌层内侧；③下括约肌，包绕 Vater 壶腹，构成十二指肠大乳头。

分布于十二指肠壁段胆总管的上括约肌较短，但肌力较强，收缩时可使胆汁排出完全停止。作为胆总管主要部分的中括约肌呈漏斗状，环行肌发达，肌力较上括约肌弱，该部胆管易受压力扩张。乳头开口附近的下括约肌不发达，肌力亦弱，但此处胆总管黏膜皱襞及黏膜下组织发达，相对成为胆总管终末部的主要括约肌。

目前最常用的分类把 Oddi 括约肌分为胆总管括约肌、胰管括约肌和壶腹括约肌（图 3-3-2）。其中以胆总管括约肌最重要，在进餐间期，胆总管括约肌收缩，胆总管下段关闭，胆汁不能排入十二指肠，而流入胆囊；进餐时，胆总管括约肌舒张，胆总管下段开放，胆汁排入十二指肠。

Janes 认为 EST 时，需要切断包绕汇合部的全部括约肌（包括壶腹括约肌部和单纯包绕胆总管末段的 Boyden 上括约肌），其目的是造成胆总管下段开口永久开放。但是 Boyden 上括约肌有部分包绕于胆总管肠壁外段，若强调完全切断时，切口必然超出肠壁，可引起肠瘘和胆瘘，且可导致较严重的出血并发症。

实际解剖见 Boyden 上括约肌仅为短薄的肌鞘，约为壶腹括约肌厚度的 1/3，且不完整，括约功能并不大，对胆汁的引流无大影响。胆总管

肠壁内段长度：成人 1.13±0.49cm，儿童 0.82±0.47cm，临床可以把这一长度作为括约肌切开长度的参考标准。胆总管肠壁内段长度与胆总管入十二指肠角呈负相关，做 EST 时要判断胆总管切开长度还可参考术前或术中胆管造影显示的胆总管入十二指肠角，入角小时可稍切长些，入角大时稍切短些，无特殊需要时切口以不超出肠壁为宜。

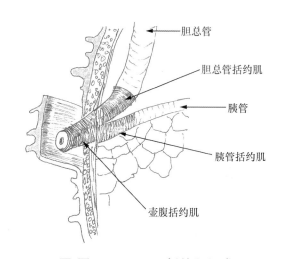

胆总管
胆总管括约肌
胰管
胰管括约肌
壶腹括约肌

■ 图 3-3-2　Oddi 括约肌组成

第四节　胆道变异及其临床意义

肝外胆道及肝外血管，尤其是胆道系统的解剖变异较常见。胆道和肝外血管变异时，可导致胆道术中意外损伤和术后并发症。一旦发生，若不及时发现和正确处理将会给患者带来严重后果。因此，仅对正常解剖知识的掌握是不够的，还应对不同的解剖变异进行充分了解和研究，这对防止肝胆手术中的意外损伤及术后并发症有极其重要的意义。

一、胆囊变异

胆囊的变异较少见，儿童占 0.37%，成人占 0.03%～0.07%。胆囊变异种类很多，可单独存在或多种变异共存，还可伴有其他脏器变异。胆囊变异分为胆囊位置变异、形态变异、数量变异以及体积变异等。

（一）胆囊数量变异

正常胆囊只有一个。偶见双胆囊，一大一小，大为正，小为副。双胆囊可有一条胆囊管与胆总管连通，也可各有一条胆囊管。另外胆囊也可先天性缺如，即没有胆囊。

（二）胆囊体积变异

一般胆囊长 8～12cm，宽 3～5cm，容量 40～60ml。当胆囊体积成倍或数倍增大时为巨大胆囊，胆囊底有时达右髂窝。巨大胆囊炎容易误诊为阑尾炎。相反胆囊体积过小，不及正常胆囊的 1/3 或更小时，称小胆囊，但需与因慢性胆囊炎引起的胆囊萎缩相区别。

（三）形态变异

常见的如图 3-4-1 所示。

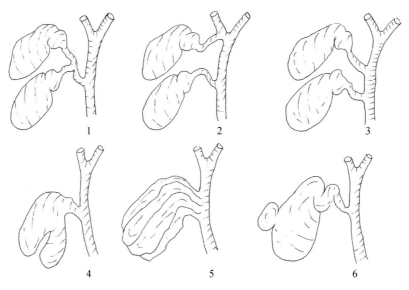

■ 图 3-4-1　胆囊变异

1. 双胆囊（汇成一个胆囊室）；2. 双胆囊（两个胆囊管，一个胆囊管汇入右肝管，另一个汇入胆总管）；3. 双胆囊（两个胆囊管汇入胆总管）；4. 胆囊分割；5. 帽形胆囊；6. 胆囊憩室

（四）位置变异

常见有四种：

1. 左位胆囊　可以是内脏转位所致，少见的为胆囊单独转位而位于肝左叶下面，胆总管多数连于右肝管，少数连于左肝管。

2. 横位胆囊　即胆囊不在肝右叶腹面近肝门处的胆囊窝内，而在肝内其他部位由肝实质包绕或成悬垂状而胆囊底后伸至腹膜后，此型胆囊的显露和切除难度较大。

3. 浮动胆囊　腹膜完全包绕胆囊，形成胆囊系膜，系膜可附于胆囊全长或者附着于胆囊管处，此种胆囊容易造成胆囊扭转甚至胆囊梗死。

4. 肝内胆囊　胆囊部分或者完全隐匿在肝实质内，给手术带来很大困难，可考虑顺胆囊管追溯至胆囊，剥去肝实质可见胆囊，此种情况不适于腹腔镜手术。

（五）胆囊管变异

较为常见，其长度差异取决于胆囊管和胆总管汇合的形式和部位。胆囊管汇入胆管的位置变化非常多见（图 3-4-2）。连接的主要形式有：

1. 如图 A 所示：胆囊管以锐角汇入肝总管右侧壁者（所谓正常型），占 59.6%。

2. 如图 B 所示：胆囊管与肝总管向下平行走行一段距离，占 19.1%，平行的距离为 0.5～2.3cm，平均 1.2cm 以上。

3. 如图 C 所示：胆囊管在肝总管前方跨过而汇入肝总管左侧壁，占 6.4%。

4. 如图 D 所示：胆囊管在肝总管前方跨过而汇入肝总管左前壁，占 4.3%。

5. 如图 E 所示：胆囊管汇入肝总管右前壁（胆囊管很短），占 4.3%。

6. 如图 F 所示：胆囊管斜过肝总管前方至其左侧，再向右下而汇入肝总管右前壁，占 2.1%。

7. 如图 G 所示：胆囊管紧贴肝总管后壁平行向下至十二指肠球部后方才汇入肝总管，占 2.1%。

8. 如图 H 所示：胆囊管汇入右肝管，占 2.1%。

另外还有人报道胆囊管斜过肝总管后方汇入肝总管左侧和胆囊管直接单独开口于十二指肠第二部等罕见类型。

二、肝外胆道变异

（一）副肝管

包括狭义副肝管和广义副肝管两重概念。狭义副肝管是指当肝的某一叶或某一段肝管低位与肝外胆管汇合时，肝外部分的叶或段肝管称为副肝管。副肝管常见于右侧，多为一条，平均长 1～1.5cm，口径 0.25cm。其中 41.2% 与肝总管

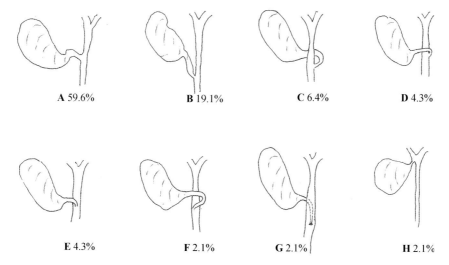

A 59.6%　　　B 19.1%　　　C 6.4%　　　D 4.3%

E 4.3%　　　F 2.1%　　　G 2.1%　　　H 2.1%

■ **图 3-4-2　胆囊管变异**

或胆囊管等粗，往往经胆囊三角（Calot 三角）汇入肝总管右侧缘、肝总管同胆囊管汇合处或胆囊管全程，与胆囊、胆囊管关系十分密切。故在胆道手术中，应对副肝管有所警惕。由于它独自引流肝某一叶或某一段的胆汁，若被结扎，可导致相应肝叶或肝段胆管梗阻引起肝纤维化、肝萎缩甚至胆汁性肝硬化，也可因反复感染形成局限性肝脓肿。

粗大的副肝管损伤后可能造成阻塞性肝功能损害，细小的副肝管结扎或夹闭后虽不会导致严重的问题，但未结扎或夹闭却可引起漏胆。由于副肝管的存在与否一般是不可预知的，故腹腔镜胆囊切除术中欲避免损伤粗大副肝管只能靠手术原则和技巧：充分敞开 Calot 三角区以观察其内有无隐蔽的肝总管或粗大副肝管；确认胆囊壶腹与胆囊管的交界部；于三角区内和壶腹内上方分离时不可大束切断组织；有粘连时采用安全的钝性冷分离；一切分离均应紧贴胆囊壁进行；不做过多的胆囊管远端分离，等等。胆囊管切断后于三角区发现的粗大副肝管，必须用术中造影与肝总管相鉴别，并了解其引流肝组织的范围。如已发生粗大副肝管损伤，应根据造影显示的引流肝组织范围大小决定夹闭抑或胆道重建。此种情形下，中转开腹常常是不可避免的。非常细小的副肝管往往在将其切断引起胆漏后方能证实。避免术后胆漏的办法是在结束手术前仔细观察肝门，即使少量的胆汁漏出也不能忽视。腹腔镜胆囊切除术结束前常规电灼胆囊床，可避免漏夹的细小副肝管或迷走胆管。

（二）迷走肝管

迷走肝管为胚胎时肝内胆管，在发育中肝实质的某些区域不明原因消退，或是远端胆管异常增生，使原处于肝实质的胆管显露在肝外而成。已失去同肝实质的关系，不引流某一特定的肝区域，但是它和肝内胆管是连续的。它常见于下腔静脉、镰状韧带和冠状韧带与肝表面之间的结缔组织内，偶见脐静脉窝和脐静脉导管附近。它不属于胆管树的解剖学变异，而是胆管树的一种形态上的异常；它并非恒定出现，但却相当常见。迷走肝管细小，直径通常不足 3mm，管径常不规则，但在左三角韧带尖端的迷走肝管较粗，故在食管腹段外科中切断左三角韧带、游离肝左叶时，应重视迷走肝管的存在和处理，以免术后胆汁渗漏，导致胆汁性腹膜炎；胆道有阻塞、高压时常会破裂，形成"自发性"或"原发性"胆汁性腹膜炎。

（三）肝总管极短或缺如

胆囊管在左、右肝管汇合处或稍下方汇入胆总管，即构成极短肝总管或肝总管缺如，腹腔镜手术中稍不留意即可将胆总管甚至右肝管当做胆囊管游离出来，造成胆管横断性损伤。如正确地分离了胆囊管，也可能在剥离壶腹时伤及紧邻的右肝管。

预防此种变异时胆管损伤的要点，是在解剖

胆囊管时严格遵循先在胆囊壶腹与胆囊管交界部位分离的原则。此交界部分离，解剖清楚后，胆囊管远端深入肝门的走向已可基本看清。由于此种情况下三角区的显露常不满意，故应尽量钝性分离解剖三角区，充分游离壶腹的外下方有利于胆囊管的骨骼化。只要胆囊管的远侧有足够上夹的一段长度，即无必要再向肝门方向分离胆囊管根部。

（四）长肝总管

当胆囊管与肝总管低位汇合时，即构成长的肝总管和长胆囊管。长的肝总管本身对腹腔镜胆囊切除术的影响并不大，但与肝总管并行的长胆囊管却容易被术者误认为胆总管。在追踪胆囊管远端的过程中，容易造成与其紧邻的肝总管损伤。

确认长胆囊管的正确方法不是去追踪其远侧的三管汇合部，而是充分敞开三角区，仔细观察：三角区内有无隐蔽的肝总管，在充分敞开的三角区外侧界，如果仅见胆囊壶腹部的胆囊壁，而未见与之相连的管状结构，便可判定壶腹远侧分出的长管道为长胆囊管无疑，必要时可行术中胆道造影，有条件的医院还可用腹腔镜术中超声加以确认。

（五）先天性胆道闭锁

先天性胆道闭锁是胆道最严重的畸形。闭锁是管道发育过程中经历一个黏膜上皮增生，使管腔暂时变狭窄或闭塞，而后又再通的过程，如发育停留于某阶段即可致管道发育不全、狭窄或成为一个结缔组织纤维索状。胆道闭锁可分为三类：①肝管从肝出来以后，其以下各管闭锁；②肝管离肝门处已闭锁，且以下各段管也不扩张；③肝内肝管闭锁，肝外胆道有或没有闭锁。

三、胰胆管汇合异常

胰胆管汇合异常是指在解剖学上胰胆管共同开口于十二指肠乳头之前，形成一过长的共同管，在十二指肠外汇合的一种先天畸形。在行 ERCP 的患者中，胰胆管汇合异常的发现率为 1.56% ～ 4.5%，女性多见，东方人多于西方人。其是先天性胆总管扩张的原因，近年研究发现，几乎 100% 的先天性胆总管扩张患者都合并此畸形。

1991 年日本胰胆管汇合异常学会提出的诊断标准为胆管和胰管在十二指肠外汇合，共同管道大于 15mm，并且某些后天因素如十二指肠乳头炎、胆管或者胰管结石不在此列。对于共同通道的长度，个体差异较大，且受年龄影响较大。若小儿大于 4mm，成人超过 8mm，应该考虑到胰胆管汇合异常的诊断。Komi 按影像学变化将其分为 3 型（图 3-4-3）：Ⅰ型：胆管-胰管型（B-P 型），其汇合角度为 $96.5°±11.2°$；Ⅱ型：胰管-胆管型（P-B 型），其汇合角度为 $38.8°±13.6°$；Ⅲ型：复杂型，即胰胆管汇合异常的同时合并副胰管且显影。若同时合并共同通道扩张者为 a 亚型，无共同通道扩张者为 b 亚型。

胰胆管汇合异常患者胆囊癌、胰腺炎、胆道结石的发病率明显升高。多数学者主张对于此类患者可预防性地切除胆囊，防止胆囊癌变。

四、胆囊动脉的变异

胆囊动脉的解剖变异范围很广，典型的胆囊动脉如前所述。据国内资料报道，此典型的胆囊动脉仅占 50% ～ 70%，其余的是双胆囊动脉或不典型的胆囊动脉。胆囊动脉的异常解剖主要表现在数目、起源和行径三方面。

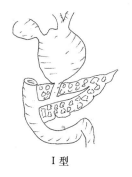 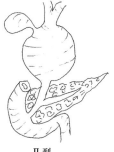 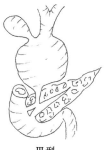

Ⅰ型　　　　　　　　Ⅱ型　　　　　　　　Ⅲ型

图 3-4-3　胰胆管汇合异常分型

（一）胆囊动脉的数目变异

胆囊动脉除单支型外，还可出现双支型或不典型支。

（二）胆囊动脉的起源变异

胆囊动脉除起源于肝右动脉外，还可起源于肝左动脉、肝固有动脉、肝中动脉、胃十二指肠动脉及肝左、右动脉分叉处等。

（三）胆囊动脉走行变异

如图 3-4-4 所示，胆囊动脉发源于肝总管或胆总管的左侧，并横跨其前方或后方至胆囊。分为：单支胆囊动脉在肝总管浅表走行；单支胆囊动脉在肝总管深部走行；单支胆囊动脉走行于胆囊管前方；单支胆囊动脉走行于胆囊管后方；单支胆囊动脉走行于胆囊管上方；单支胆囊动脉直接进入胆囊体；单支胆囊动脉较早分出前后支；迷走胆囊动脉等。

胆囊动脉的起始、行径、与胆管的位置关系等变异甚多（至少50%的人存在变异）。Benson 等（1957）把变异简化、归类为三种有外科意义的形式：①有副胆囊动脉，②毛虫驼背形肝右动脉，③肝右动脉或胆囊动脉经过肝总管之前至胆囊。对这些变异，在开腹胆囊切除术时要仔细解剖避免损伤动脉。但是在腹腔镜胆囊切除术时限于视野等因素分离困难。Philiips 等（1990）从腹腔镜胆囊切除手术角度进一步将该区域动脉变异简化为两型：①低位或后位胆囊动脉；②弯弯曲曲的或毛虫驼背形肝右动脉。

参考 1992 年 Scoit-Conner 总结的腹腔镜胆囊切除术时胆囊动脉的解剖：

1. 前位胆囊动脉 即正常的胆囊动脉，70%～75%的个体如此（图 3-4-5）。1 支胆囊动脉，在胆囊三角内起自肝右动脉，达胆囊的左侧面，分为浅、深两支。浅支至胆囊的下面，即游离面（即腹膜遮被面）；深支至胆囊上面（即胆囊附于胆囊窝的面）。在腹腔镜下浅支是寻找胆囊动脉的标志，顺着浅支向左即可见靠近腹腔镜的是较粗的胆囊管，而胆囊动脉较细，且离腹腔镜较远。

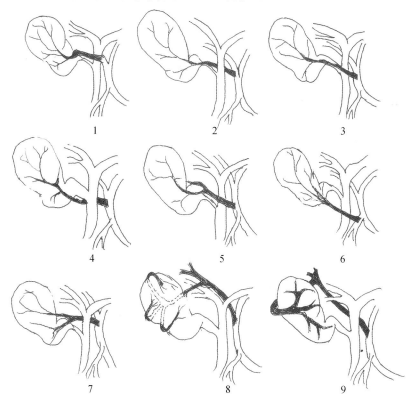

图 3-4-4 胆囊动脉走行变异图示

1. 单支胆囊动脉在肝总管浅表走行；2. 单支胆囊动脉在肝总管深部走行；3. 单支胆囊动脉走行于胆囊管前方；4. 单支胆囊动脉走行于胆囊管后方；5. 单支胆囊动脉走行于胆囊管上方；6. 单支胆囊动脉直接进入胆囊体；7. 单支胆囊动脉较早分出前后支；8、9. 迷走的胆囊动脉

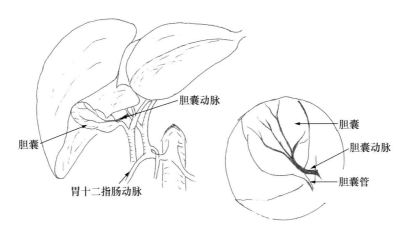

■ 图 3-4-5　前位胆囊动脉

2. 后位胆囊动脉　亦称低位胆囊动脉（图3-4-6），即当胆囊动脉异常起于肠系膜上动脉或胃十二指肠动脉时，胆囊动脉在胆囊管右前下方，斜向右上较早地上升达胆囊，这样在腹腔镜下，当胆囊蒂被显露时，胆囊动脉就是第一个所看见的结构，故此在腹腔镜下有"胆囊管与胆囊动脉调换位置"这样一句最贴切的描述。所谓"调位"即指胆囊动脉最靠近腹腔镜，它占据了正常情况下（指胆囊管与胆囊动脉位置关系）胆囊管的位置。此种变异国人约有7.7％，国外报道4％～12％。

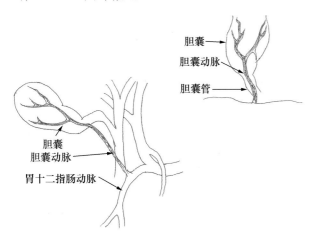

■ 图 3-4-6　后位胆囊动脉

3. 弯弯曲曲的或毛虫驼背形肝右动脉　国外报道6％～16％的个体如此（图3-4-7）。这样的肝右动脉完全靠近胆囊管和胆囊而行，并可能发出多个小支至胆囊（不同于正常胆囊动脉）。在腹腔镜下毛虫驼背形肝右动脉位于正常胆囊动

脉的位置，但是管径粗得多，这点给腹腔镜外科医生提供了一个很重要的"暗示"，即应当注意此管是否是异常的肝右动脉。此型肝右动脉在腹腔镜胆囊切除用激光或电刀分离时很容易被误伤，或易被误当做胆囊动脉而结扎。

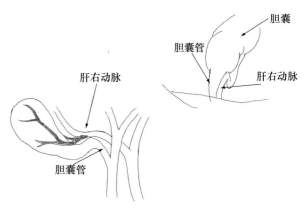

■ 图 3-4-7　毛虫驼背形肝右动脉

1993年，Price报道了另一例极少见的胆囊的动脉供应变异。患者因胆囊炎而行胆囊切除术时，在胆囊管内侧1cm处见一直径2～3mm的血管从前方横过肝总管而达胆囊的内侧壁，外观似胆囊动脉，从胆囊窝顺行分离胆囊，即清楚可见该血管不是胆囊动脉而是肝右动脉，其在胆囊窝内前行7～8cm后，做180°急转弯而反向行向肝门入肝。该例无明确的胆囊动脉，而是由肝右动脉发出5～7支小血管至胆囊。

（雷福明）

参考文献

［1］郭允希，刘志民. 腹部外科基础与临床. 北京：中国医药科技出版社，1994：281-373.

［2］裘法祖. 腹部外科临床解剖学. 山东：山东科学技术出版社，2001：127-249.

［3］陈训如. 微创胆道外科手术学. 北京：军事医学科学出版社，2000：9-25.

［4］郭振武. 胆道外科疑难危重症学. 2 版. 天津：天津科学技术出版社，2002：1-20.

［5］黄志强. 黄志强胆道外科手术学. 山东：山东科学技术出版社，1998：6-21.

［6］Townsend CM，Beauchamp RD，Evers BM，et al. Sabiston Textbook of Surgery. 17th ed. New York：Elsevier，2004：1513-1642.

［7］Chamberlain RS，Blumgart LH. Hepatobiliary Surgery. Landes Bioscience，2003，1-17.

第四章
胆道生理学

胆道具有分泌、储存、浓缩与输送胆汁的功能，是胆汁生成、储存与排入肠管的通道。胆汁是机体一种重要的体液，它不仅参与脂质和脂溶性维生素的消化吸收，而且参与体内许多代谢产物和内、外源性有害物质的排泄。胆道的生理功能，包含着整个泌胆、排胆及胆汁代谢等过程。

第一节 胆汁生理

一、胆汁的生成

成人每日分泌800～1200ml胆汁，呈中性或弱碱性，主要有以下生理功能：①乳化脂肪，促使脂肪、胆固醇和脂溶性维生素 A、D、E、K的吸收；②胆盐有抑制肠内致病性细菌生长繁殖和内毒素形成的作用；③刺激肠蠕动；④中和胃酸。

胆汁的形成主要涉及三个环节：原料物质向肝细胞运送、肝细胞性胆汁的生成、胆管性胆汁的生成。

（一）原料物质向肝细胞运送

这一环节包括肝窦内血液循环和物质通过肝窦内皮细胞向肝细胞膜的转移。

1. 血运　肝接受肝动脉及门静脉的双重血液供应，位于小叶外周即腺泡中央的肝细胞（Rappaport Ⅰ区，汇管区）首先受到血流灌注，而靠近中央静脉（Ⅲ区）即腺泡外周的肝细胞则最后受到灌注，介于其间的肝细胞为Ⅱ区。研究证明，位于Ⅰ区的肝细胞摄取的溶质要比Ⅲ区的多，存在着小叶梯度，所以Ⅰ区产生的胆汁比Ⅲ区多。在胆汁酸的摄取、转运及胆汁酸依赖性胆汁分泌上也存在这种小叶梯度。胆汁酸被肝细胞摄取的速度与其在肝窦和门静脉血内的浓度成正比。因为肝细胞间的阻力并不一致，动脉血也可偶尔或间歇地直接进入Ⅱ区或Ⅲ区，所以这些区带的血运及胆汁生成情况是处于能动状态。Ⅲ区生成的胆汁，可以对来自Ⅰ区含有高浓度溶质的胆汁起稀释与调整作用，通过两者的协调补充，从而得到合适的胆流。

2. 肝窦内皮　其细胞膜间有很大的空隙，血液内的许多溶质可以通过这些细胞间隙，加上内皮细胞表面有许多微绒毛突入管腔，增加了转运面积，进而使这些物质更容易通过细胞膜。

（二）肝细胞在胆汁生成中的作用

肝细胞自肝窦的血流内摄取的各种物质，通过载体系统进入细胞内，经处理后形成胆汁的各种成分，分泌排入毛细胆管。

1. 肝窦侧细胞膜（窦侧膜）对胆汁成分的摄取

窦侧膜是能进行双向物质交换的膜结构，约占整个细胞膜的37%，膜上具有许多不规则的微绒毛，增加了交换面积。通过此层膜，肝细胞制造的白蛋白、脂蛋白、凝血因子，得以分泌进入肝窦；而血浆中与白蛋白结合较紧的胆红素、酚四溴酞钠（BSP）及结合较松的胆汁酸，则进入肝细胞内。在这一过程中，前述的肝窦内皮细胞孔隙为血浆蛋白的直接通过提供了孔道。窦侧膜主要由蛋白质及脂质组成，后者包括糖脂、磷脂及主要为胆固醇的中性脂肪。磷脂的亲水头端由膜的外面伸入血窦，其疏水尾端朝向膜的内面。磷脂分子之间有一定的孔隙，它们为细胞两侧的物质交换提供了条件。

2. 胆汁成分在肝细胞内转运

溶质进入肝合成和分泌胆汁，是一个经历了摄取、转运、细胞内传递和改造以及毛细胆管分泌等的复杂过程；溶质在细胞内转运，有连接蛋白、微管、微丝、滑面内质网及高尔基复合体等各种细胞器的参与。摄取与分泌均是有载体中介的饱和过程，而分泌、排泄还是一个浓缩过程。在上述复杂的过程中，很容易在结合、合成、分泌、排出等多环节上遭受影响，进而影响胆汁的分泌量和性状，而各种溶质之间的相互影响，也是关系到溶质进入胆汁的重要因素。而在肝内外胆管内流动的胆汁是由肝细胞和胆管共同作用后的混合胆汁。

二、胆汁的性状及其主要成分

胆汁由于其所含的胆汁色素不同而呈不同色泽。正常人肝胆汁的渗透压与血浆相等，约为 $300mOsm/(kg \cdot H_2O)$（肝胆汁组成见表 4-1-1）。胆汁的成分和性状，又因肝胆汁与胆囊胆汁而不同（肝胆汁与胆囊胆汁的比较见表 4-1-2）。

表 4-1-1　肝胆汁的成分

溶质	浓度
Na^+	132～165mmol/L
K^+	4.2～5.6mmol/L
Ca^{2+}	1.2～4.8mmol/L
Mg^{2+}	1.4～3.0mmol/L
Cl^-	96～126mmol/L
HCO_3^-	17～55mmol/L
胆汁酸	3～45mg/dl
磷脂	25～810mg/dl
胆固醇	60～320mg/dl
蛋白质	300～3000mg/dl

（一）胆汁酸

胆汁酸是胆汁中主要的脂质成分之一，约占固体总重量的53%。它是由胆固醇在肝细胞微粒体上经多个酶促作用转化而成，每天大约有800mg的胆固醇转变为胆汁酸。人肝生成的胆汁酸为胆酸（CA）和鹅去氧胆酸（CDCA），两者合称为初级（或原生性）胆汁酸。它们进入肠道在细菌的作用下，分别变为去氧胆酸（DCA）和石胆酸（LCA）。尚有部分胆酸转变为熊去氧胆酸（UDCA），它们总称为次级（或继生性）胆汁酸。大部分胆汁酸在肠道内被吸收，重新返回肝，即所谓胆汁酸的肠肝循环。上述胆汁酸主要以甘氨酸和牛磺酸的结合型钠或钾盐的形式排入胆汁。因此，在胆汁中至少有10种结合型胆

酸，分别称为甘氨酸胆汁酸和牛磺酸胆汁酸。这两种结合型胆汁酸在胆汁中的比例（G/T）视食物的性质而异，素食者以甘氨酸结合型为主，肉食者主要为牛磺酸结合型。正常人 G/T 为 3～4。

表 4-1-2　肝胆汁与胆囊胆汁的成分、性状比较

性状和成分	肝胆汁	胆囊胆汁
色泽	金黄色	棕褐色，浓绿色
比重	1.010	1.040
pH	5.7～6.6	7.1～8.5
水分（%）	96～97	80～96
总固体（%）	3～4	14～20
结合型胆汁酸（mmol/L）	2.35～2.94	4.41～15.1
游离型胆汁酸（mmol/L）	0.61～1.24	4.9
胆红素（mmol/L）	34.2～51.3	513
胆固醇（mmol/L）	0.517～4.55	13
卵磷脂（mmol/L）	80.72	986.7
蛋白质（mmol/L）	1800	4500
脂肪酸（mmol/L）	3.52～15.84	2.81～56.32
黏液性物质（氨基己糖）（mmol/L）	57＋49	83＋53
钙（mmol/L）	2	2.5～3
氯（mmol/L）	90～100	25
钠（mmol/L）	140	210
钾（mmol/L）	3～12	3～15
重碳酸盐（mmol/L）	20～25	10

各种胆汁酸均为双亲性分子，在其环戊烷多氢菲的羟基、羧基或磺酰基都为亲水基团，它们位于 α 侧，β 侧的甲基和烃核则为疏水基团。这种立体构型赋予其很强的界面性，从而使胆汁中的脂肪酸、胆固醇等疏水分子得以溶解于胆汁酸的胶粒中。每 30mmol/L 的胆汁酸可溶解 1mmol/L 的胆固醇。胆汁酸特别是牛磺酸胆汁酸，还可增加胶粒双电层结构间的 δ 电位，从而增加其稳定性。加入卵磷脂能增加胆汁酸溶解胆固醇的能力，卵磷脂和胆汁酸的亲水基团朝向胶粒的外侧面，其疏水基团与胆固醇分子聚结，被包裹在胶粒的内部。以界面性而言，具有三羟基胆汁酸＞二羟基胆汁酸，结合型胆汁酸＞游离型胆汁酸，牛磺酸胆汁酸＞甘氨酸胆汁酸。

由于胆囊具有容纳吸收和分泌作用，使其内胆汁较胆管内胆汁成分有所变化（其各种胆汁酸的组成情况见表4-1-3）。

表 4-1-3　胆囊胆汁中胆汁酸的组成

胆汁酸种类	游离型		结合型	
	含量（mmol/L）	%	甘氨酸型（mg/L）	牛磺酸型（mg/L）
胆酸（CA）	75.6＋30.7	37.1＋8.3	292＋92	64＋30
鹅去氧胆酸（CDCA）	78.7＋31.5	39.8＋11.0	274＋53	70＋14
去氧胆酸（DCA）	41.3＋30.8	19.4＋12.4	209＋97	31＋18
熊去氧胆酸（UDCA）	5.6＋5.3	2.9＋2.4	24＋27	1＋2
石胆酸（LCA）	0	0	9＋7	1＋2

（二）胆固醇

胆固醇占胆汁固体成分的 3%～11%，除少量胆固醇脂外，主要为游离型胆固醇。正常时肝分泌到胆汁中的胆固醇量，依赖于胆汁酸的分泌量。当胆汁酸的分泌量 >5μmol/min 时，两者呈直线相关；但在胆汁酸分泌减少时，这种线性关系就消失，表现为胆固醇分泌量的迅速增加。胆固醇是疏水物质，它之所以能溶于胆汁，有赖于与胆汁酸和卵磷脂形成的混合胶粒。当胆汁中的胆汁酸含量降低或胆固醇的含量增高时，胆固醇在胆汁中的溶解情况受到影响。另外，当游离型胆红素增加时，也会影响胆固醇在胆汁中的溶解。实验表明：给兔喂食高胆固醇饮食可使胆汁中胆固醇的含量增高；人在饥饿时胆汁分泌减少，而胆固醇的含量却显著升高；同时晚间分泌的胆汁呈胆固醇过饱和状态，其内的胆固醇呈液晶状态。在胆汁酸分泌相同的情况下，胖人胆汁内的胆固醇含量要比普通人大 1 倍。肝胆汁中的胆固醇呈过饱和状态，有形成与析出结晶的趋向。

（三）磷脂

胆汁中的磷脂主要为卵磷脂，占胆汁固体成分的 9%～21%，还有少量脑磷脂、神经（鞘）磷脂和溶血卵磷脂。根据体外实验，胆汁酸、卵磷脂与胆固醇三者的最佳比例关系，可用三角坐标加以显示（Small 三角，图4-1-1）。当胆汁中胆汁酸及（或）卵磷脂降低，或胆固醇含量升高，达到临界浓度，胆固醇结晶析出。这种胆汁称为胆固醇过饱和胆汁，或称为成石性胆汁。三角坐标中临界浓度或称胶粒区带，在界内胆固醇可稳定溶解于水相的胆汁中。

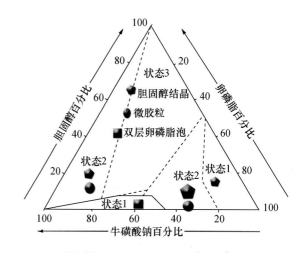

■ 图 4-1-1　Small 三角示意图

（四）胆色素

胆汁中胆色素占固体成分的 0.4%～2%。胆红素是血红蛋白、肌红蛋白、细胞色素等的正常代谢产物。血红素或亚铁原卟啉在网状内皮细胞内经脱铁、开环、加氧、还原等复杂过程生成胆红素，以与白蛋白结合形式在血液内转运，构成血浆中的游离型（非酯型）胆红素，经肝细胞摄取、酯化后排入胆汁。因此，在正常情况下，胆汁中的游离胆红素仅为 4%，绝大多数为酯型，其中约有 80% 为胆红素葡萄糖苷酸酯，呈硫酸酯型者约为 10%，与其他酸基结合者占 10% 左右。

（五）蛋白质

正常人胆汁中蛋白质含量为 300～3000mg/L，其组成成分包括白蛋白、糖蛋白、铁蛋白以及 IgG、IgA 等多种免疫球蛋白。胆汁中的黏液物质，分析表明含有中性糖蛋白、唾液酸糖蛋白、硫酸糖蛋白和酸性黏多糖，糖蛋白是大分子蛋白质,具有数百个共价键,主要的糖基是半乳糖、果糖和 N-乙酰糖氨,其中硫酸糖蛋白是线状有机物,它具有凝聚钙盐、胆固醇、胆色素等成核,促进结石形成的作用。

(六)无机离子

胆汁中有很多种无机离子,有些无机离子如 Na^+、K^+、HCO_3^-、Cl^- 等通过化学及渗透压平衡,使胆汁中的含量与血浆中相似。Cu、Fe、Si、Mu、Zn、Mo、Sn、Cr、Pb、Ag、Al、Ba 等是由肝细胞通过胆汁清除,钙离子可由胆囊黏膜分泌,在胆汁中的浓度可因不同情况而异。胆汁中的钙一部分是结合型的,一部分是超滤型的。胆汁中的钙离子可与胆汁酸单独形成可溶性复合物,也可与胆汁酸、卵磷脂形成混合胶粒,而使游离的钙离子减少,溶解性增大。肝胆汁中的钙 80% 呈胶粒状态,而胆囊胆汁中仅 50% 呈胶粒状态。当与混合胶粒结合减少时,游离钙即增多,其发生沉淀的趋向即增加。当胆囊内的钙含量增加时,在胆汁 pH 升高的条件下,形成胆红素钙、碳酸钙、脂肪酸钙或磷酸钙的形式沉淀析出,加上糖蛋白的凝聚黏合,则有形成结石的可能。

三、胆汁分泌的调节

胆汁分泌受神经和内分泌以及胃肠激素的调节。迷走神经兴奋胆汁分泌增加,交感神经兴奋胆汁分泌减少。促胰液素、促胃液素、胰高血糖素、肠血管活性肽等可促进胆汁分泌;生长抑素、胰多肽等则抑制胆汁分泌。最强的促进胆汁分泌的是促胰液素。胃酸、脂肪和蛋白质的分解产物由胃进入十二指肠后,刺激十二指肠黏膜分泌胰液素和缩胆囊素(cholecystokinin,CCK),两者均引起胆囊平滑肌收缩和 Oddi 括约肌松弛。

四、胆汁的代谢

胆汁代谢中有重要临床意义的是胆汁酸(盐)、胆固醇、胆色素、磷脂酰胆碱的代谢及其含量的变化。胆固醇不溶于水而溶于胆汁,因为胆汁中的胆盐和磷脂酰胆碱形成的微胶粒将胆固醇包裹其中,而使其溶解。溶解 10 分子胆固醇

需要 60~70 分子的胆汁酸和 20~30 分子的磷脂酰胆碱。当胆盐与磷脂酰胆碱的比例为(2~3):1 时,胆固醇的溶解度最大。再者,胆汁中的 Zeta 电位越高,微胶粒的稳定性越大。20 世纪 80 年代中期发现,胆汁中还存在一种由磷脂酰胆碱和胆固醇按比例组成的球泡,亦称为胆固醇磷脂泡,其中无胆盐。球泡溶解胆固醇的能力比微胶粒大 10~20 倍,可溶解 70%~80% 肝胆汁中的胆固醇,而仅有少于 30% 的胆固醇是以微胶粒形式溶解的。但球泡的数量随着胆盐的浓度增高而减少,当胆汁中胆盐的浓度超过 40mmol/L 时,球泡消失。胆汁中球泡愈少,胆固醇愈不稳定,更易于析出形成结石。成石性胆汁中,球泡和微胶粒可同时存在。当胆盐浓度增高时,胆固醇以微胶粒的形式溶解;当胆盐浓度降低时,胆固醇则以球泡的形式溶解。

胆汁酸(盐)由胆固醇在肝内合成后随胆汁分泌至胆囊内储存并浓缩。进食时,胆盐随胆汁排至肠腔,其中 95% 的胆盐能被肠道(主要是回肠)吸收入肝,以保持胆盐池的稳定,称为"肠肝循环"。当胆盐的肠肝循环被破坏,胆汁中胆盐减少,或胆固醇增加,则胆固醇易于析出形成结石。胆汁酸代谢见图 4-1-2。

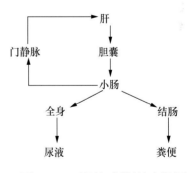

图 4-1-2　胆汁酸代谢路径图

胆红素在肝内与葡萄糖醛酸结合,结合胆红素为可溶性。如胆色素在肝内未与葡萄糖醛酸结合,或当胆道感染时,大肠埃希菌所产生的 β 葡萄糖醛酸酶结合性胆红素水解成非结合胆红素,易聚结析出与钙结合形成胆红素钙,促发胆色素结石形成。

第二节　胆道的运动及功能

胆管的主要生理功能是输送胆汁至胆囊和十二指肠，但胆管还可以分泌胆汁；胆囊通过吸收、分泌和运动而发挥浓缩胆汁、储存和排出胆汁的作用；而在调节胆汁流量和成分方面起关键性作用的则主要是毛细胆管。胆囊的充盈由肝分泌胆汁的速度和Oddi括约肌所造成的胆管下端的阻力决定。胆管输送胆汁至十二指肠则由胆囊和Oddi括约肌协调完成。正常情况下，空腹时因为Oddi括约肌的压力远高于胆总管和胆囊管的压力，从而迫使胆汁流入胆囊；进餐后，胆囊收缩，括约肌松弛，胆汁排入十二指肠。胆汁的分泌是持续的，而胆汁的排放则随着进食而断续进行，这主要是通过胆囊平滑肌收缩和Oddi括约肌松弛来实现，两者的协调运动则受神经系统和体液因素（胃肠道激素、代谢产物、药物等）的调节。另外，每次排胆的时相长短还与食物的种类和量有关，高蛋白食物（蛋黄、肉等）引起胆汁流出最多，高脂肪和混合性食物次之，糖类食物的作用最小。妊娠期胆囊对缩胆囊素（CCK）的敏感性降低，故常有胆汁淤滞、胆囊增大。

胆汁的流动取决于胆汁分泌率，胆囊、胆道括约肌及十二指肠的舒缩状态，其流向依赖于管腔各处的压力梯度，其流速则与驱动压成正比、与阻力成反比。

一、胆道内压

一般在消化期间，胆囊充盈情况下，胆总管内压为 $9.81\sim14.7kPa$（$100\sim150cmH_2O$），平均 $11.8kPa$（$129cmH_2O$）。胆道内压与胆汁分泌率，胆囊、胆道括约肌的张力，以及十二指肠内压、胆道附近的腹内压等因素有关。

人的胆汁生成率与食物种类有关，为 $0.2\sim5ml/min$，肝胆汁的最大分泌压为 $28.4\sim38.2kPa$（$290\sim390cmH_2O$）。如胆汁、胰液经共同通路进入十二指肠，则胆道内压还与胰液的生成率有关。

二、胆道括约肌张力及其运动

胆道括约肌有四种功能：①调节胆汁流入肠道；②阻止肠内容反流入胆管；②控制胆囊充盈；④使十二指肠乳头勃起，产生挤射胆流的活动，以助胆道内胆汁的排空。在消化期间的静息情况下胆道括约肌处于收缩状态，保持一定的张力。用直接测压法测得人的胆道括约肌静息压为 $8.83\sim22.6kPa$（$90\sim230cmH_2O$），平均为 $12.7\pm6.86kPa$（$130\pm70cmH_2O$）。

三、胆囊与胆道括约肌的协调运动及调节

在正常情况下，胆囊收缩时即伴有胆道括约肌的舒张，胆囊舒张时则出现胆道括约肌的收缩。两者协调进行，才能使胆汁通畅地排入肠道或储存于胆囊、胆道内。这种功能上的协调关系称为 Meltzer 定律。

四、胆囊的运动调节

胆囊运动受神经与体液的双重调节，至少有三种类型的迷走神经末梢支配，胆碱能、缩胆囊素能与血管活性肽能，可能是作为神经介质起作用。自主神经纤维从肝蒂进入肝门内，随着血流分布到肝内。胆道的神经支配犹如消化道脏器，有外在神经和内在神经。

1. 外源性神经支配　支配胆囊和胆管系统的外源性神经为自主神经系统，副交感神经来自迷走神经，交感神经来自左、右腹腔神经节，其节前神经来自左、右交感神经干上第7～10胸神经节。胆道也含有丰富的传入神经纤维，大部分是经内脏神经和迷走神经而到达胆道，少部分传入神经是右膈神经。

2. 内源性神经支配　胆囊及肝外胆管壁内有内源性神经丛，这和肠管的内源性神经丛相一致。胆道内有两个神经节丛，分别位于上皮下和肌肉内。神经节丛的神经细胞均呈胆碱酯酶阳性反应，属于副交感神经系统，而交感神经则来自胆道以外的交感神经节。研究证实胆囊及胆道系统的内在神经丛内含有多种肽能神经纤维，它们在协调胆道的生理功能上可能起到一定的作用。

进食动作或者食物对胃、小肠的刺激可通过神经反射引起肝胆汁分泌的少量增加，胆囊收缩

也轻度加强。反射的传出神经是迷走神经，切断两侧的迷走神经或用胆碱能受体阻断剂，均可阻断这种反应。迷走神经还可通过引起促胃液素释放而间接地引起胆汁分泌和胆囊收缩。

3. 除了上述的神经调节，胆囊运动尚受到体液因素的作用。

（1）缩胆囊素（cholecystokinin，CCK）：是调节胆囊运动的主要激素。引起缩胆囊素分泌的因素由强到弱为：蛋白质分解产物、脂肪酸、盐酸、脂肪，糖类几乎没有作用。在上述因素的刺激下，小肠黏膜分泌的缩胆囊素通过血液循环兴奋胆囊平滑肌使胆囊收缩，而 Oddi 括约肌的紧张性降低，其兴奋作用较强，因此可促使大量胆汁排放到十二指肠。另外缩胆囊素对胆管上皮细胞也有一定的刺激作用，使胆汁流量和 HCO_3^- 分泌量轻度增加。研究发现此激素的作用部位主要为 C 端的 8 肽，人工合成的这种 8 肽，称"8 肽-缩胆囊素"（OP-CCK）。静脉注射 OP-CCK 后，可立即引起胆囊显著变小，其作用是直接的，可使离体胆囊收缩。这种兴奋胆囊的作用可被受体阻断剂和神经阻断剂所阻断。

（2）促胃液素（gastrin）：是胃窦和小肠上段黏膜中的 G 细胞释放的一种肽类激素。促胃液素可通过血液循环作用于肝细胞和胆囊，促进肝胆汁分泌和胆囊收缩。促胃液素也可先引起胃酸分泌，后者通过作用于十二指肠黏膜，引起胰泌素释放而促进肝胆汁分泌。

（3）促胰腺激素（pancreatrophin）：对胆囊无直接作用，但它可加强缩胆囊素-促胰酶素（cholecystokinin-pancreozymin，CCK-PZ）的作用，同时可使胆总管末端括约肌松弛，降低胆管压力。

（4）胰泌素（secretin）：是位于小肠上段黏膜内的 S 细胞产生的。盐酸是引起胰泌素分泌的最强的刺激信号。蛋白质分解产物和脂肪酸也可以刺激其分泌，而糖类则几乎对其分泌不产生影响。胰泌素主要作用是刺激胰液分泌，也有一定的刺激肝胆汁分泌的作用。胰泌素主要作用于胆管系统而非作用于肝细胞，因此它引起的胆汁分泌量和 HCO_3^- 含量增加，而胆盐的分泌并不增加。

上述胃肠道激素及多肽类物质，虽都有使胆囊收缩的作用，但其强弱不等，有人在同一实验中比较，发现胆囊收缩作用 OP-CCK＞CCK-PZ＞促胃液素Ⅰ、Ⅱ＞4 肽促胃液素＞5 肽促胃液素。

（5）胆盐：胆盐通过肠肝循环可以刺激胆汁分泌，但它对胆囊的运动无明显作用。

4. 某些药物对胆囊运动的影响 肾上腺素、垂体后叶素、组胺、乙酰胆碱有兴奋胆囊平滑肌的作用，吗啡、麦角胺、阿托品则有抑制作用。胆囊切除后，胆管可稍有代偿性扩大，管壁增厚，黏膜腺体肥厚增多，从而使胆汁在通过胆管系统时可得到一定的浓缩。

五、影响胆流动力学的因素

如上所述，胆汁在胆道系统的流动情况，取决于胆汁的驱动力与阻力。胆汁的驱动力来源于肝胆汁的分泌与胆囊的收缩，胆汁流的阻力来源于液体流动时的摩擦力，与胆管的内径以及胆汁的黏稠度等有关。管腔的内径越小，胆汁越黏稠，胆汁前方的阻力越大，即在其他条件相等的情况下，如管径缩小 1/2，则其阻力增大 2.5 倍。同时，根据流体动力学原理，流量不变。管腔扩大一倍，则液体流速变慢，仅为原来的1/4。所以，胆管的狭窄和扩张，对胆流的影响很大。特别是胆肠吻合手术后的胆道流体力学改变，应引起临床医生的注意。

胆囊及胆管内胆汁的流动，在管腔变大或缩小时，液流的流线就会在管壁的外侧发生分离性旋涡。液流在分离区，在一定状态下不能与主流汇合，形成滞留区或死水区，液流中的颗粒进入中心区，相互撞击而发生集聚。因此，有人认为胆囊胆汁的涡流机制，是胆囊结石的成因之一。

六、胆囊的储存和浓缩功能

肝每天分泌胆汁 800～1200ml，但胆囊的平均容量仅为 40～70ml，而 24 小时内能接纳约 500ml 的胆汁，因此，胆囊每天几乎将肝分泌的胆汁的 50％储存起来，其余则通过 Oddi 括约肌的舒缩推送进入十二指肠。之所以能够接纳如此多的胆汁，是因为胆囊黏膜有很强的选择性吸收水和钠、氯的功能。进入胆囊的胆汁，90％的水分被胆囊黏膜吸收，可使胆汁浓缩 5～10 倍而储存于胆囊内。研究证实胆囊胆汁含水约 84％，固体成分为 16％，而肝胆汁的水分占 97％，固体成分占 3％。正常胆囊黏膜上皮细胞侧缘的质膜上，有三磷酸腺苷酶，水解 ATP 后提供能量，以主动转运来吸收水分，这是胆囊浓缩胆汁的组织学基础。而在这一过程中，水分转运最大的特点，是胆囊黏膜细胞的 Na-Cl 以 1∶1 的方式偶联运输进入黏膜细胞，继而通过渗透压梯度会吸收水分。胆囊浓缩胆汁吸收水分的速度很快，3～4 小时内，进入胆囊的肝胆汁 90％ 的水分即被吸收，水分被吸收后，胆囊内胆汁的胆盐、胆色素、胆固醇的浓度比肝胆汁高 5～10 倍。

七、胆囊黏液的分泌

胆囊黏膜每小时分泌约 20ml 黏液性物质，近年研究这种黏液物质 60％～80％ 为碳水化合物，15％～25％ 为蛋白质，内含多种单糖。黏液可以保护胆囊黏膜，增加胆汁滑润性，利于胆汁的排出。在胆囊炎症时黏液分泌增加，凝聚结合作用增强，形成黏液团，是胆石核心的基础；胆囊管梗阻，胆汁中的胆红素被吸收，胆囊黏膜的分泌功能增加，胆囊内积存的液体呈无色透明，称为"白胆汁"。积存"白胆汁"的胆囊称为胆囊积水。当胆囊存在炎症和梗阻时，胆囊还可以分泌钙。胆囊黏膜慢性炎症时，钙盐从细胞内向胆囊腔泌出，胆汁内含钙量增高，如果大量钙盐与积蓄的黏液混合成石灰样，称"石灰样胆汁"。

第三节　内镜下十二指肠乳头括约肌切开术术后胆道生理的变化

近年来，EST 已成为治疗胆总管结石的首选方法之一，但 EST 切断了 Oddi 括约肌，势必要引起胆汁代谢及排泌方面发生某些改变，下面将做简要介绍。

一、EST 后胆流动力学的改变

EST 一般需切开十二指肠乳头 10～15mm，成功的 EST 胆总管括约肌应几乎完全切断。不管是用灌流法还是微传感器法测定均可发现原 Oddi 括约肌相应区存在的高压区域之压力明显下降（基础压及峰值收缩压相应下降 1/5～1/4）。随之胆总管压力亦大幅下降甚至与十二指肠内压之差为零。临床上时常出现肠道内容向胆道的反流现象，X 线表现为胆道积气征。胆道菌群也出现变化。随着时间的推移，EST 切口可收缩变小，如 Geenen 等测定了 EST 后 1 年乳头切口的大小与 EST 术后 1 周时对照平均缩小了 3mm。然而长期随访测压表明 EST 后 Oddi 括约肌收缩压及胆总管内压的下降是持久的。

二、EST 对胆汁成分及肝肠循环的影响

成人每日由肝合成原生性胆汁酸经胆管排入肠道后，在厌氧菌的作用下，转变为次生性胆汁酸。两种胆汁酸在体内的总量称为胆汁酸池，为 2.5～4g，在消化间期约有半数以上储存在胆囊中。

Oddi 括约肌能使胆总管维持适当的压力从而利于胆囊充盈储存胆汁。EST 使该肌的功能消失，致使胆总管压力几乎与十二指肠内压相等，造成胆汁不经储存即大量排放。Sauerbruch 等用 ^{14}C 胆酸稀释法测定了有胆囊或已切除胆囊患者 EST 后 6～9 个月胆汁酸池的容量，发现有胆囊者胆汁酸池由 EST 后 3 天的 95.3±14.0μmol/kg 体重降低到 18.6±8.1μmol/kg 体重；而无胆囊病例原来的胆汁酸池已随着胆囊的摘除明显减小了，EST 仅使其进一步缩小。鉴于胆酸池与胆汁的肝肠循环次数呈反比关系，因此 EST 后胆汁酸池的明显缩小是肝肠循环加速进行的结果。

就 EST 对胆汁成分的影响，有数位学者从不同角度进行了研究。Stellaard 等测定了已行 EST 后 1 年以上的 13 例患者及 12 个正常成人胆汁中胆汁酸、胆固醇和磷脂的浓度以及胆固醇饱和度，两个组间比较无明显差异；对照胆汁酸中各组分的浓度仅有鹅去氧胆酸 EST 组较高于正常组，其他如胆酸、去氧胆酸、石胆酸以及熊去氧胆酸浓度两组间均无差异。Sauerbruch 比较了 EST 后早期和 6～9 个月后胆汁中各种成分的

改变，未能发现有统计学意义的变化。还有人对一组 7 例患者分别追踪测定了 EST 前、EST 后 1～2 周和 EST 后 0.5～1 年胆汁内胆汁酸浓度、胆汁酸内各组分的浓度、胆固醇浓度以及磷脂的浓度亦未见到有明显变化。

（雷福明）

参考文献

［1］小川芳明，田中雅夫. 内视镜的乳头切开术（EST）. 临床外科，1993，48（5）：851-857.

［2］郭振武. 胆道外科疑难危重症学. 2 版. 天津：天津科学技术出版社，2002：29-86.

［3］郭允希，刘志民. 腹部外科基础与临床. 北京：中国医药科技出版社，1994：281-373.

［4］钱立武，孙保德，白俊绥. 经内镜乳头括约肌切开术后胆道的生理生化改变. 中华消化内镜杂志，1998：15（6）：9-12.

［5］黄志强. 黄志强胆道外科手术学. 山东：山东科学技术出版社，1998：6-21.

［6］Qian LW, Konomi H, Kimura H, et al. Recurrence of common bile duct stones correlates with stenosis following endoscopic sphincterotomy. Dig Endosc，1995，7（2）：171-174.

［7］Slivka A, Carr-Locke DL. Therapeutic biliary endoscopy. Endoscopy，1992，24（1-2）：100-119.

［8］Geenen JE, Toouli J, Hogan WJ, et al. Endoscopic sphincterotomy：follow-up evaluation of effects on the sphincter of Oddi. Gastroenterology. 1984，87（4）：754-758.

［9］Hawes RH, Cotton PB, Vallon AG. Follow-up 6 to 11 years after duodenoscopic sphincterotomy for stones in patients with prior cholecystectomy. Gastroenterology，1990，98（4）：1008-1012.

［10］Funch-Jensen P, Csendes A, Kruse A, et al. Common bile duct and Oddi sphincter pressure before and after endoscopic papillotomy in patients with common bile duct stones. Ann Surg. 1979，190（2）：176-178.

［11］Townsend CM, Beauchamp RD, Evers BM, et al. Sabiston Textbook of Surgery. 17th ed. New York：Elsevier，2004：1513-1642.

［12］Sauerbruch T, Stellaard F, Paumgartner G. Effect of endoscopic sphincterotomy on bile acid pool size and bile lipid composition in man. Digestion. 1983，27（2）：87-92.

［13］Stellaard F, Sauerbruch T, et al. Bile acid pattern and cholesterol saturation of bile after cholecystectomy and endoscopic sphincterotomy. Digestion. 1983，26（3）：153-158.

第五章
胆道疾病的基本检查方法

病史是疾病诊断的重要依据，一份写得好的、描述典型的胆道疾患患者的病史，有时从主诉中即可明确诊断，故准确地收集病史就显得非常重要。作为一名临床医生需要将病史、体格检查及必要的实验室检查和特殊检查所获得的资料进行综合分析和判断，要通过这些过程，对患者的疾病作出合乎客观实际的结论，要通过疾病的现象去探索疾病的本质，只有这样才能不断提高临床诊断水平。

第一节　胆道疾病的资料收集

正确的诊断是通过临床资料的收集和分析得来的，其中包括病史询问、体格检查、必要的实验室检查和特殊检查。病史的收集十分重要，应能从病史的书写中反映出疾病的特点。例如，一位胆囊切除术后 2 年病史的患者，有反复发作的上腹疼痛、发热、突发寒战，伴黄疸、恶心、呕吐，则胆管结石伴急性胆管炎的诊断基本成立。近年来虽然新的诊断方法不断发展，许多胆道疾病早期就可以通过 B 超等检查而确定诊断，病史的书写有被忽视的倾向，但是病史是诊断的重要依据这一点无论何时都是不会改变的。因此，胆道疾病的病史仍应被当做重要的基本检查方法来考虑。

根据大量临床资料观察分析，确有不少患者的临床主诉症状并不典型，根据北京大学首钢医院外科的资料，在入院患者中只有三分之一有典型的胆道疾病病史，因此在进行病史分析时，必须要区分胆道疾病的典型表现和不典型表现。

第二节　胆道疾病的典型临床表现

虽有相当部分的胆道疾病患者的临床表现不典型，但在胆道疾病急性发作时，仍可有较典型的临床表现。以临床上较为常见的胆石症为例，多见于中年女性，且好发于体型较为肥胖者，常表现为右上腹或中上腹疼痛，此病也可以持续性隐痛，伴有阵发性加重或绞痛，向肩部放散，多在进食油腻或刺激性食物后夜间发作，发作时常伴有恶心、呕吐等消化道症状，继发感染时伴有发热，如伴有胆管结石时，可出现黄疸、寒战、发热以及全身中毒症状，若发生重症胆管炎时，可出现血压下降、休克，或出现烦躁不安、嗜睡及神志障碍，甚至昏迷等精神神经症状，大便多秘结，小便色深，呈茶褐色。

胆石症疼痛发作时常呈绞痛性质，即所谓的胆绞痛，其发作时间长短不一，可几个小时或 1～2 天，其部位多在右上腹或中上腹。而胃、十二指肠溃疡疼痛发作时虽部位可与胆绞痛部位相同，但呈绞痛者少，且发作时间较长，可持续 1～2 周或更长。胆石症腹部疼痛发作往往很快缓解，只有在结石嵌顿时，并发严重感染，病情加剧恶化，而来急诊就医，往往需手术治疗。

胆囊或胆管结石常在进食油腻食物后诱发急性腹痛。患者由于惧怕发作常会习惯性地禁食或厌食油腻食物。典型病例常有反复发作的特点，病史从几个月到十几年或更长。除进食油腻食物外，精神紧张忧虑、兴奋或疲劳过度都可诱发发作。

第三节　胆道疾病的不典型临床表现

胆石症的临床表现常不典型，有时可以无任何临床症状，称为静止结石，有时也可以表现一些消化道症状，如右上腹隐痛或胀痛，亦可表现为类似消化道功能紊乱的一些症状，如消化不良、便秘、腹泻、嗳气和呃逆等，常被诊断为"胃病"而进行治疗，且经过治疗往往疗效不佳而反复发作。有时胆石症可表现为所谓原因不明的低热、体重下降等非特异性的消化道以外的症状。临床医生在患者就诊时往往没有考虑到是胆道疾病，直到患者发作严重出现典型症状或经过偶然的其他检查如 B 超等才被证实是胆石症，一旦诊断明确并经过治疗后，临床症状也往往很快缓解。

肝内胆管结石的临床表现较肝外胆管结石更为多变，往往不典型，有些患者仅表现为低热，而无任何特异性症状，有时可表现为全身乏力、消瘦等全身的非特异性表现，早期临床不易确诊，诊断较为困难。但此类患者往往早期就会出现隐性黄疸，且 B 超或 CT 等影像学检查往往可以确诊。

无论肝内胆管结石还是肝外胆管结石，当结石逐渐淤积、阻塞胆管时，即可导致梗阻性黄疸。有时患者只表现为黄疸而无其他任何症状，患者在无感染时也不会有发热，所以临床上需要进行仔细鉴别方可确诊。患者在出现梗阻性黄疸时，大便可呈灰白色，小便色深。由于胆红素对末梢神经的刺激，往往有皮肤瘙痒，导致全身皮肤可有抓痕。

第四节　胆道疾病的体格检查

首先需要强调的是，对于胆道疾病的患者一定要做全身的、细致的体格检查，不应有任何的遗漏。体格检查应当是全面的，包括脉搏、血压、体温、精神状态、头部器官、颈部、胸部、脊柱四肢关节等。在本节内着重介绍与胆道疾病有关的体征。

1. 精神状态　胆道疾病患者在急性发作时往往精神状态较差，由于腹痛，患者往往呈被迫蜷曲体位。

2. 皮肤和巩膜　胆石造成胆总管梗阻时可引起黄疸，表现为皮肤、巩膜黄染。由于胆红素早期就与位于巩膜上的弹性蛋白结合，故肉眼可见的黄疸往往最先从巩膜被发现。

3. 腹部体征　胆道疾病在急性发作期往往体征比较明显突出，急性胆囊炎患者右上腹肋缘下可出现腹肌紧张、腹部压痛，同时可伴有反跳痛或 Murphy 征阳性。

Murphy 征：医生以左手掌放于患者右侧肋缘部，将拇指放于右侧腹直肌外缘与肋弓交界处，首先以拇指压迫腹壁，然后嘱患者深呼吸，此时发炎的胆囊触及正在加压的拇指引起疼痛，患者因疼痛可突然屏气，此为胆囊触痛征，又称 Murphy 征阳性，多见于急性胆囊炎患者。有时可触及肿大的胆囊或肿大的肝，伴有触痛或深部压痛，胆囊或肝区可有叩击痛。

慢性胆囊炎和胆道疾病的缓解期一般很少有阳性体征表现，但当胆囊结石嵌顿于胆囊壶腹部或胆囊管时，如胆囊黏膜未被炎症破坏，胆囊黏膜可吸收胆汁中的胆盐且分泌黏液，黏液积聚可使胆囊逐渐膨胀，体检时即可触及肿大的胆囊，这种情况临床上称之为胆囊积水。患者往往无压痛，触诊时在右上腹可触及，呈浮球感，无压痛，称为库瓦济埃征（Courvoisier 征），此时胆囊内储存的是白胆汁。

长期的慢性胆囊炎可引起肝的间质感染，肝可肿大，体检时可扪及肿大的肝。

在长期胆管梗阻，尤其是肝内胆管结石时，可引起胆汁性肝硬化，体检时可见到黄疸、腹水、脾大、蜘蛛痣、肝掌等肝硬化的体征。

第五节 胆道疾病的实验室检查

胆道疾病尤其是在急性炎症发作期，实验室检查在诊断中占有重要的位置。

一、白细胞检查

在胆道系统急性炎症时，外周血中白细胞会有明显升高，白细胞分类中性粒细胞升高较明显，感染严重时，可出现核左移，会出现中毒颗粒。在胆道的感染性疾病中，白细胞计数可以作为急性炎症的诊断依据，而且上升的幅度还可反映病变程度和估计预后。

二、血清胆红素测定

血清胆红素是红细胞代谢产物，包括间接胆红素（游离胆红素）和直接胆红素（结合胆红素）。

有关胆红素的代谢在第四章已有叙述，在此不再重复。任何类型的黄疸都有血清胆红素的增多。但在外科梗阻性黄疸血清中以结合性胆红素增高为主，即所谓的外科黄疸。但是，若胆道长期梗阻导致肝内淤胆严重，可使肝功能严重受损，血清中间接胆红素和直接胆红素均增多。

定期、连续测定血清中的直接胆红素和总胆红素的数值对鉴别黄疸的类型有重要的参考价值。胆管结石若是间歇性地阻塞胆管，血清中的胆红素呈现上下波动；在伴有急性炎症或胆管梗阻加重时，胆红素急剧增加；在炎症消退后，虽结石犹在，但胆汁已可排出，胆红素则明显下降或趋于正常。而肿瘤引起的梗阻性黄疸，表现为血清胆红素持续性升高。这一点对于鉴别黄疸的病因甚为重要。

胆红素的变化可以反映疾病预后的情况。当胆道肿瘤切除、结石取出，梗阻解除后，血清胆红素会很快下降，提示预后良好；若梗阻解除后，血清胆红素下降缓慢或持续不退，有时甚至是继续升高，提示肝功能受损严重，往往预后不良。

三、血清碱性磷酸酶测定

正常人的碱性磷酸酶大部分来自肝和骨骼，小部分来自肾、小肠及胎盘组织。碱性磷酸酶由胆道排入十二指肠。测定碱性磷酸酶在血液中的含量有助于肝胆疾病的诊断。在梗阻性黄疸时，无论是肝内或肝外胆道的梗阻，均可使胆汁排泄不畅，导致酶排泄受阻，反流入血。故此时血清碱性磷酸酶明显升高，且常于黄疸出现前即可升高，其增高程度与阻塞的程度和持续时间呈正比。

肝内占位性病变、肝细胞性黄疸及肝的其他病变、骨骼病变均可引起碱性磷酸酶升高。

四、天冬氨酸氨基转移酶（AST）和
丙氨酸氨基转移酶（ALT）测定

此两种酶主要存在于心肌细胞和肝细胞中，当肝组织受到损伤或细胞膜通透性增加时，此两种酶即释放到血液中，使血液中酶的活性增高，尤以 ALT 升高为著。

五、凝血功能测定

在发生梗阻性黄疸时，可导致维生素 K 缺乏，同时由于肝功能受累，可使肝合成凝血因子减少，故可导致凝血功能障碍。

六、尿胆红素检查

在胆道发生梗阻时，血液中直接胆红素增高，可通过肾小球滤过而出现在尿中，测定尿液中胆红素的含量也是临床常用的检查方法之一。有时尿胆红素的测定，在未见明显黄疸以前，可较早地辨认梗阻性黄疸。梗阻性黄疸时尿胆原减少或全无，在急性胆囊炎时，尿胆原常升高，而正常人尿液中含尿胆素甚少。

（胡乃海）

参考文献

[1] 孙衍庆. 外科学 . 北京：北京大学医学出版社，2005：378-398.

[2] 张树基，王巨德. 诊断学基础. 3 版. 北京：北京大学医学出版社，2008：194-216.

[3] 熊正南，陈治贵. 诊断学. 北京：北京大学医学出版社，2005：387-397.

第六章
胆道疾病的普通 X 线检查

第一节　腹部 X 线平片

腹部 X 线平片检查是胆道疾病 X 线诊断中基本而初步的检查手段，可作为独立检查，但更多的是作为在胆囊造影前的常规 X 线检查。

胆系腹部 X 线平片检查前，应做好清洁肠道的准备。这极为重要，否则肠内容物的干扰会严重影响对病变的观察。胆系腹部 X 线平片摄影以右侧第 12 肋下缘为中心（可显示脊柱及肝中下部），位置多采用仰卧前后位（左侧抬高 20°摄片），或俯卧后前位（右侧抬高 20°摄片）。其目的是与造影片相对照以避免单纯依靠造影进行诊断所发生的片面性，并可以作为造影时的定位参考。

胆系腹部 X 线平片摄片范围应包括右膈顶部、右髂嵴、右腹侧壁和脊柱。摄片条件应采用较高电压和短曝光时间，并用活动滤线器，使照片能清晰地显示出肝下缘、肾及腰大肌的影像。腹部 X 线平片摄影可以使含钙结石显影，同时避免在胆囊造影片上由于对比剂密度过高而掩盖了结石阴影。此外，胆囊壁钙化与肝寄生虫钙化也可在平片上显示。

一、胆系腹部 X 线平片正常表现

胆囊和胆管在 X 线下呈软组织密度，一般不易分辨出胆系阴影，局部无异常钙化及液面，可有少量气体见于邻近结肠和小肠，但无扩张和液面形成。

二、胆系腹部 X 线平片异常征象

（一）异常软组织阴影

1. 肿大胆囊阴影　胆囊可因多种原因增大，如因结石及肿瘤引起的胆道梗阻，胆囊积液、积脓或积血等。肿大的胆囊可见于肝下面，可与肾

阴影区别开。

2. 胆管扩张　比较大的扩张的胆管也在右上腹显示为密度均匀的软组织阴影。充气的十二指肠可被扩张胆管推向左下方，充气的结肠也可被推向下方。

（二）异常钙化灶

1. 钙化的结石阴影　大部分胆囊内胆固醇结石无钙盐沉着，在平片上不能显示，使平片诊断受到限制。只有含钙量较高的结石（大部分为胆色素类结石）才能在平片上显影。

2. 肝内胆管结石　在我国肝内胆管结石发病率较高，以胆色素类结石为主，但一般由于钙盐分布均匀且含量低，在平片上也不易显影。

（三）胆系异常气体

1. 胆囊内气体　多见于由产气细菌感染造成气肿性胆囊炎。平片表现为右上腹部肝下方、结肠上外侧椭圆形密度减低区，边缘光滑，轮廓清楚。

2. 胆管内气体　平片发现胆管内有气体可有以下几种情况，必须结合具体情况进行鉴别。①十二指肠壶腹部、胆管、胆囊等部位的癌肿，致使气体反流到胆道内；②胆囊或胆管肠瘘（多由胆结石继发感染所引起）；③手术后，如胆总管括约肌切开术及胆总管十二指肠吻合术等；④胃溃疡穿入胆管。

三、胆道疾病腹部 X 线平片表现

（一）胆道结石

胆道结石为胆道系统最常见的疾患，依据部位可分为胆囊结石、肝内胆管结石及肝外胆管结石。按结石化学成分可分为：胆固醇类结石，以胆固醇为主，含量可占 80% 左右，并含少量钙

盐、蛋白质及胆红素；胆色素类结石，此类结石在我国较多，呈沙粒状或桑葚状；混合类结石，此类结石为上述两种结石的混合。

1. 胆囊结石及胆汁淤泥　70%～80%的胆囊结石为各种胆固醇类结石，其余为色素性及混合性结石。

腹部X线平片可发现胆囊阳性结石，表现为右上腹部大小不等、边缘高密度、中间低密度的环形、菱形、多角形高密度影，在胆囊内聚集成堆时形似石榴状或桑葚状（图6-1-1）。阴性结石X线平片不能显示。

2. 肝外胆管结石　肝外胆管结石多位于胆总管中、下段，其来源有两种：一种来源于胆囊结石或肝内胆管结石，最常见，结石特点是多发或单发，形态、大小、性状与共存的胆囊结石或肝内胆管结石相似；另一种肝外胆管结石是原发性的，特点是形状各异，质软、易碎，状如细沙，是以胆红素钙为主的色素性结石。

普通X线平片摄影常无明显表现。

3. 肝内胆管结石　肝内胆管结石多为胆色素混合性结石，多发，有形状不整、质软、易碎、大小不一的特点，也可呈泥沙样积聚在扩张的胆管内。好发于左、右肝管汇合部或左肝管内。其近端胆管可扩张，甚至形成肝内脓肿。

普通腹部X线平片诊断较困难，腹部X线平片上看到肝区有明显的钙化点，提示可能为肝内胆管结石。

（二）胆道炎症性疾病

1. 急性胆囊炎（acute cholecystitis）　急性胆囊炎与结石嵌顿的发生有密切关系，蛔虫堵塞也可引起胆囊管的梗阻从而导致胆囊急性炎症发生。胆囊管发生梗阻后，内容物排泄停滞，胆囊膨胀，内压增高，压迫血管和淋巴管，继而发生囊壁的供血不足，因而引起抵抗力下降从而产生急性炎症。

急性胆囊炎分为以下几种病理类型：

（1）急性单纯性胆囊炎：胆囊黏膜水肿、充血及炎细胞浸润。

（2）急性化脓性胆囊炎：炎症累及胆囊壁全层导致胆囊壁水肿、增厚，浆膜面纤维素渗出，并形成小脓肿。

（3）急性坏死性胆囊炎：胆囊出现坏死灶或出血灶，可以合并穿孔或局限性腹腔脓肿。

腹部X线平片多呈阴性结果，如显示阳性结石，提示可能有胆囊炎。急性胆囊炎时，可引起周围的肠管淤胀，偶尔可把增大的胆囊衬托出来。

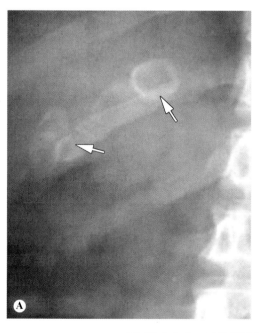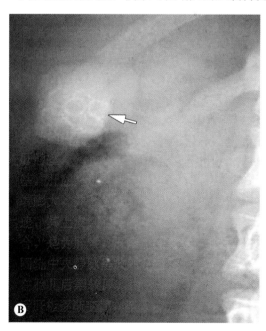

■ 图6-1-1　示胆囊阳性结石（腹部X线平片）

A. 右上腹部大小不等、边缘高密度、中间低密度的环形致密影；

B. 右上腹部胆囊轮廓内高密度石榴状或桑葚状结石

2. 慢性胆囊炎（chronic cholecystitis） 慢性胆囊炎常有诱因，包括感染、结石等导致的胆汁淤积及代谢异常等。病理表现为：

（1）胆囊缩小，黏膜萎缩，周围有粘连，如胆囊内胆汁淤积，胆囊可增大。

（2）胆囊壁纤维组织增生而导致囊壁增厚，伴或不伴钙化。

（3）胆囊功能下降。

腹部 X 线平片多无异常表现，如伴有胆囊阳性结石，可能会显示。

3. 米利兹综合征 米利兹综合征（Mirizzi syndrome）是由于胆囊结石嵌顿在胆囊管或颈部，常伴有胆囊炎症，压迫肝总管致肝总管阻塞而发生的胆道梗阻综合征。米利兹综合征有 4 个特征：①胆囊管较长并与肝总管平行；②胆囊管及胆囊颈部嵌顿性结石；③胆囊明显增大；④肝总管阻塞，肝外胆管扩张，可伴有肝内胆管轻度扩张。本病实质是一个或多个结石嵌顿在胆囊管或胆囊颈，引起慢性胆囊炎的反复发作，导致胆囊与肝总管的炎性粘连，引起狭窄梗阻。嵌顿胆石压迫胆囊壁过久时形成溃疡，进一步坏死则形成胆囊胆总管瘘。

腹部 X 线平片仅可显示胆囊区近肝门处的结石，位置固定。

4. 化脓性胆管炎 化脓性胆管炎由胆管不完全性梗阻及感染引起。梗阻原因近年来多见于胆管结石、胆管肿瘤、寄生虫感染、管内支架及胰腺病变等。本病的特点是肝内、外胆管扩张，胆汁淤积和胆管腔内出现脓性胆汁。

病理表现为胆管扩张，其内充满脓性胆汁，管壁炎性增厚，伴或不伴有肝内多发小脓肿。

腹部 X 线平片显示病变困难，主要依赖 B 超、CT 和磁共振成像（magnetic resonance imaging，MRI）进行诊断。

5. 原发性硬化性胆管炎 原发性硬化性胆管炎（primary sclerosing cholangitis，PSC）：是一种原因不明的以肝内、外胆管慢性炎症和纤维化为特征的慢性胆汁淤积性肝病，又名纤维性胆管炎或闭塞性胆管炎。

病理学上显示肝内、外胆管外径变化不明显，而管壁明显增厚及纤维化。管腔极度狭窄，甚至闭塞，呈节段性或弥漫性分布，约 80% 的病例肝内、外胆管同时受累，20% 仅累及肝外胆管。约有 54% 的硬化性胆管炎合并有肝内较大的增生结节，结节直径多 >3cm，一般出现在肝门区附近，故也称中心区增生结节，常伴肝叶楔形萎缩和肝尾叶的代偿性肥大。小部分硬化性胆管炎并发肝内弥漫性小结节性肝硬化。

腹部 X 线平片显示病变困难，主要依赖 B 超、CT、MRI 及 ERCP 进行诊断。

（三）胆道肿瘤与瘤样病变

1. 胆囊癌 胆囊癌是胆道系统中最常见的恶性肿瘤，原因可能与胆囊结石和慢性胆囊炎的长期刺激有关系。

胆囊癌好发生于胆囊底部或体部，分别约占 60% 和 30%，胆囊颈部少见，仅占 10%。其中绝大部分为腺癌，占 70%～90%，少数为鳞癌，其他类型如胶样癌、未分化癌极为少见。

胆囊腺癌主要分为以下几种类型：

（1）浸润型：最多见，约占 70%，早期在胆囊壁内浸润性生长，胆囊壁不规则增厚，晚期广泛浸润使胆囊壁环形增厚，甚至形成肿块，使胆囊腔完全闭塞。

（2）乳头型：约占 20%，肿瘤呈乳头状从胆囊壁向腔内生长，易发生坏死、溃烂、出血和感染。

（3）黏液型：是胆囊恶性程度最高的肿瘤，较少见，约占 8%，表现为瘤细胞胞质内及其所围成的腺腔内充满大量黏液，胆囊壁呈广泛浸润性生长，肿瘤为胶状，易破溃，甚至引起胆囊穿孔。

腹部 X 线平片对本病的诊断受到一定限制。

2. 胆管癌 胆管癌起源于胆管上皮，80% 为腺癌，主要是分化好的硬化性腺癌，少数为鳞癌。按照肿瘤的大体形态分为结节型、浸润型、乳头型，其中以浸润型最为常见。结节型和乳头型肿瘤在胆管内生长，形成肿块。浸润型引起胆管局限性狭窄，无肿块形成，常发生胆道梗阻，患者常常因并发症及转移而死亡。病理上，胆管癌依据发生部位可以分为 3 种类型：

（1）外周型胆管细胞癌：肿瘤位于末梢肝内胆管或左、右肝管。

（2）肝门型胆管细胞癌（即 Klatskin 瘤）：肿瘤位于左、右肝管汇合部，是最常见的胆管癌类型。

（3）肝外型胆总管癌：肿瘤位于肝总管会合部以下的胆管，包括肝总管和胆总管。

腹部 X 线平片诊断困难，偶可见明显扩张的胆管在右上腹显示为密度均匀的软组织阴影。

3. 壶腹周围癌　肿瘤起源于 Vater 壶腹、Oddi 括约肌、壶腹周围十二指肠、远端胆管段和胰头时，被认为是一组肿瘤，定义为壶腹周围癌，这一组肿瘤均引起胆总管和胰管的梗阻，表现为梗阻性黄疸。

普通腹部 X 线平片不能显示肿块。

4. 胆囊腺瘤与胆囊息肉

（1）胆囊腺瘤：很少见，一般为单发，多发生在胆囊体部，较息肉稍大。女性多见，多合并胆囊慢性炎症和结石。病理上分为两种亚型：乳头状腺瘤和管状腺瘤，大体均表现为胆囊壁黏膜的增生隆起，有蒂或无蒂，呈褐色或红色。如绒毛皱襞增生突起明显，形成乳头，即乳头状腺瘤。管状腺瘤则由紧密排列的腺体和腺管组成，内衬单层立方或柱状细胞，间质较稀少。

（2）胆囊息肉：为增生的纤维结缔组织，约占胆囊良性肿瘤的 67%，胆囊息肉分为胆固醇息肉和炎性息肉，直径多在 1cm 以内，可单发或多发，多发生在胆囊底部，形态一般不规则，可以带蒂，其中以胆固醇息肉最为多见。

①胆固醇息肉：主要是胆囊上皮细胞基底膜内胆固醇的沉积，组织细胞过度膨胀，形成泡沫细胞而形成。少数患者可伴有胆囊结石，无恶变倾向。

②炎性息肉：属于反应性疾病，发病年龄较轻。男女无明显差异，可单发或多发，直径 5～8mm，无蒂或蒂较宽，可伴有胆结石和慢性胆囊炎，一般不发生恶变。

普通腹部 X 线平片无明显表现。

5. 胆囊增生性病变　胆囊增生性病变指胆囊非炎症性、非肿瘤性的一些增生或变性的良性肿瘤病变，包括胆囊腺肌症、胆固醇沉着症、胆囊纤维增生症、胆囊脂肪增生症和胆囊透明钙化症等疾病。

（1）胆囊腺肌症（adenomyomatosis of the gallbladder）：又称为胆囊壁内憩室、壁内息肉、腺瘤、腺肌瘤病等。病理表现为胆囊黏膜上皮过度增生、肥大，由于缺乏黏膜肌层，增生的上皮直接突入肌层甚至达浆膜面，形成很多小囊状突出，类似胆囊壁内的小憩室，称为罗 - 阿窦

（Rokitansky-Aschoff sinus）。窦的直径常小于 0.8cm，少数可达 2cm，窦内胆汁淤积，有胆固醇沉积或小结石形成。同时伴有胆囊缩小、变形，囊壁增厚及囊腔内的小结石。病变可累及全部胆囊或呈节段性，但常常仅累及部分胆囊，可见胆囊底部分胆囊壁增厚，壁内有小憩室样突出。

胆囊腺肌症临床分为局限型、节段型和弥漫型 3 种类型：

①局限型病变亦称为胆囊腺肌瘤，好发于胆囊底部，黏膜呈局限性增厚，为块状或半月形隆起的结节伴有中心部脐样凹陷。

②节段型较常见，病变较局限，呈斑块状侵犯胆囊底部或体部，胆囊变形。

③弥漫型少见，表现为胆囊壁增厚，切面可见囊样结构，亦称胆囊腺肌病。组织学特点是胆道上皮和平滑肌增生，上皮增生在病灶中心最明显，周围腺体呈囊状扩张并充满黏液，扩张的腺体内可有钙质沉积，间质中有轻度的慢性炎性细胞浸润。

（2）胆固醇沉着症（cholesterinosis）：由于胆固醇代谢障碍，使胆汁中的三酰甘油、胆固醇等物质沉积于胆囊黏膜固有层的巨噬细胞内，逐渐在胆囊黏膜表面形成黄色小结节，呈息肉样突出于黏膜表面。此症多见于 40 岁以上患者，女性多于男性，此症分为局限型和弥漫型两种，局限型又称胆固醇息肉，弥漫型表现为"草莓状胆囊"。病理表现为胆囊黏膜表面突起的黄色小结节，大小不等，多在 1cm 以下，可弥漫性或局限性分布，可带蒂，亦可无蒂，多数合并结石。

胆囊增生性病变腹部 X 线平片常无异常表现，需 B 超、CT 和 MRI 才能诊断。

（四）胆管囊性病变

胆管囊性病变即胆总管囊肿，或称为先天性胆总管囊状扩张症，主要是由于发育畸形导致的解剖结构缺陷，表现为肝内或肝外胆道呈球形、梭形或憩室样向外扩张，多见于女性婴幼儿。

本病分为 5 型（图 6-1-2）：Ⅰ型囊肿是累及肝外胆管全程的囊性（I_A）、局部节段性（I_B）和梭形（I_C）扩张，胆囊管汇入囊肿，此型最常见，占 85%～90%。Ⅱ型囊肿是胆总管的真性憩室，少见。Ⅲ型囊肿表现为胆总管远端呈囊性疝入十二指肠，胆总管和胰管两者经囊肿进入十二指肠，Ⅳ型囊肿包括多发的肝内、外胆管囊肿

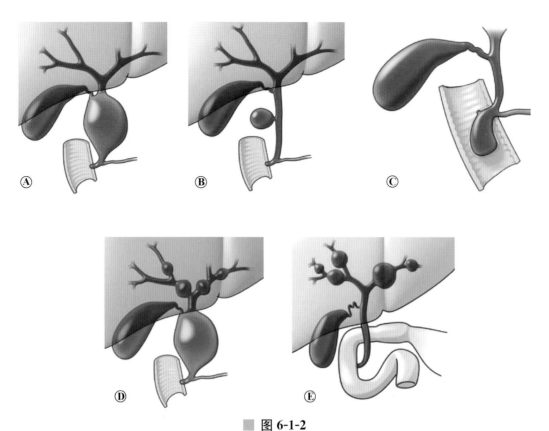

■ 图 6-1-2

A. Ⅰ型囊肿；B. Ⅱ型囊肿；C. Ⅲ型囊肿；D. Ⅳ型囊肿；E. Ⅴ型囊肿

（ⅣA）或多发性的肝外胆管囊肿（ⅣB）。Ⅴ型囊肿表现为肝内胆管的多发囊性扩张，也称为Caroli病。累及的肝内胆管可以是一个局部、一个段、一个叶或双侧肝内胆管。扩张的肝内胆管走行迂曲，根据部位不同，还可呈丛状或树枝状。囊状扩张的胆管互相连通，同时可见伴行的门静脉是其突出特点。本病分为单纯型和汇管区周围纤维化型两种。单纯型多伴有肝内胆管结石，临床表现为反复发作的胆道感染。汇管区周围纤维化型在我国少见，此型多数同时伴有先天性肝纤维化，临床上以肝脾肿大、门静脉高压、上消化道出血为特点。

囊肿较大时，腹部 X 线平片可见右上腹肿块阴影。

第二节　口服胆囊造影

口服胆囊造影（oral cholecystography，OCG）主要用于观察胆囊的位置、形态和胆囊对胆汁的浓缩、排空功能。它对胆囊结石的诊断率为98%，对胆囊不显影者难以做出具体病因诊断。其操作简单，准确性较高，但随着 B 超、CT 及MRI 技术的进步，其应用现在是较少。

一、造影剂

（一）口服胆囊造影剂必须具备的条件

1. 造影剂易于被小肠吸收而进入血液内。

2. 造影剂进入肝后，由肝细胞转运，把对比剂排泄到胆汁内。

3. 造影剂在胆囊内经浓缩后在 X 线片上显影。

（二）造影剂在体内转运的原理

目前国内常用的口服胆囊造影剂为碘番酸（iopanoic acid），为三碘化合物的片剂。每片含碘 0.5g，成人单次剂量为 3g。碘番酸口服后胆囊显影高峰为 12～14h。

口服后大部分从粪便排出，小部分从肾排出。碘番酸在肠内的溶解与吸收的程度与肠道的pH 有关，在碱性环境易于吸收而酸性环境则不易于吸收。通过肠黏膜的碘番酸经门静脉进入血液循环，部分由肾排出，大部与血浆蛋白相结合后转运至肝。碘番酸在肝与白蛋白分离，游离的碘番酸被肝细胞吸收，进入肝细胞的碘番酸被转化成一种水溶性碘番酸葡萄糖醛酸，然后排入微胆管的胆汁内，再经过肝管，通过生理通道到达胆囊内。排泄到胆汁中的碘番酸葡萄糖醛酸小部分进入十二指肠，大部分在胆囊内与胆汁共同被浓缩而在 X 线下显影。

二、造影方法

（一）造影前的准备工作

1. 为了使胆囊显影良好，在前一日或中午进食一次高脂肪餐，以使胆囊收缩，排出胆汁。

2. 肠道清洁　不能用药物清洁肠道，泻药会影响造影药物吸收及胆囊显影。应采用灌肠的方法清洁肠道，同时尽量避免将气体驱赶至结肠肝曲而影响胆囊的观察。

3. 肝肾功能的检查　做口服胆囊造影之前，如患者有肝病或黄疸，必须检查血胆红素及肝功能。有严重肝肾功能不良者不宜进行反复检查及双剂量法检查。

（二）服药方法

1. 常规口服法　检查前一日进食无油或少油晚餐，晚 8 时开始服药，每 5min 1 片，分 6 次服完，后禁食。

2. 双剂量法　在午餐后先服 3g（6 片），另 3g 在无脂晚餐后服下，次日凌晨 8 时开始拍片。双剂量法一般很少使用，尤其对肝肾功能不良者要慎重使用。

（三）拍片常规

共拍两次片子，第一片在口服造影剂后 14h 拍，多采用俯卧位，右侧稍抬高 15°～20°。投照条件应采用低电压高电流技术，以提高对比度。第二片在口服造影剂后 16h 拍，条件同第一片，如胆囊显影良好，可服脂肪餐，餐后再拍片以观察胆囊收缩功能。

个别患者为了观察胆囊内是否有漂浮性结石，可于立位进行拍片。如果在透视下进行压迫拍片，还可观察胆囊内充盈缺损阴影。

三、口服胆囊造影剂的副作用

口服胆囊造影剂一般无明显副作用。偶见个别病例服药后有恶心、呕吐、腹泻等症状。一般不需要特殊处理。有的病例报道发生肾功能损伤，此为较严重的反应，轻者为尿闭或尿少，血中尿素氮、肌酐等升高，多在数日后恢复，重者可导致肾衰竭而死亡。

四、口服胆囊造影的适应证与禁忌证

（一）适应证

自 B 超推广以来，人们多将超声作为胆囊的首选检查方法，但胆囊造影仍被为视为安全、可靠的影像学检查方法，有广泛的适应证，特别是可以在保胆术前评价胆囊的浓缩功能。在排除胃肠道和肝功能的影响后，X 线诊断胆囊功能异常者皆有病变。胆囊造影对结石的诊断准确率为 80%，胆囊不显影者（排除技术干扰）97% 有异常。

（二）禁忌证

严重肝、肾功能不良者及严重甲状腺功能亢进者禁用此项检查。

五、口服胆囊造影的表现

（一）正常胆囊表现

1. 胆囊形状　一般为圆形、卵圆形或梨形。胆囊形状与人的体型有关，一般强壮体型多为圆形，无力型则多为细长型。胆囊形状还受体位和胆囊收缩的影响。

2. 大小　正常胆囊容量约为 40ml，长 7～10cm，宽 3～5cm，大小可随体位变动而不同。

3. 位置　一般在第 12 胸椎到第 4 腰椎水平。强壮体型者位置较高，很靠近肝下缘，无力型者可以下垂。体位变化可随之略有移位，在侧位片，一般在前腹部，也可居于中部，甚至个别病例靠近腰椎前缘。胆囊由底部、体部、漏斗部和颈部组成。

4. 胆囊轮廓外缘　口服胆囊造影一般可见胆囊密度均匀、轮廓光滑、外缘锐利。

5. 胆囊颈部和胆囊管　一般在服脂肪餐后 10～20 分钟后开始显影。胆囊管长 40～100mm，宽 2.5～3.5mm。胆囊管起始部黏膜皱襞形成瓣膜，呈螺旋状，称为螺旋瓣或海斯特瓣（Heister's valve）。胆囊颈部较小，呈圆锥状；颈部与漏斗部之间有括约肌。

6. 胆囊浓缩功能　口服胆囊造影必须利用

胆囊本身有吸收水分浓缩胆汁的功能方可使造影剂达到能够显影的程度，所以胆囊显影的浓淡可以反映胆囊功能（排除其他方面干扰以后）。如何鉴定胆囊显影的浓淡程度，一般以肋骨密度为标准，如果与之密度相同则为显影优良，如与肝密度相同则为显影不良。

7. 胆囊的收缩与排出功能　常规检查在进食脂肪餐以后，胆囊产生收缩。正常收缩功能在进食脂肪餐后 5～30min 开始，此时胆囊缩小，密度增高，胆囊管、胆总管均可显影。位置也向上、向内侧移动。一般在 6h 以后可以排空，超过 6h 则被认为有排出障碍（图 6-2-1）。

（二）胆囊异常征象

1. 形状异常　胆囊可呈不规则形状，外缘不光滑，有时呈幕状突起，此多为周围炎症后粘连所致；有时呈扁帽状，为先天性畸形所致；也可看到双胆囊、双房胆囊、胆囊憩室等先天异常。

2. 大小改变　一般长径超过 10cm、宽径超过 6cm，考虑胆囊有增大可能。原因可能为颈部结石引起不全性梗阻，胆囊积液和慢性胆囊炎所致。胆囊缩小，也可显影，多为慢性纤维化收缩所致。

3. 位置异常　正常胆囊位置变异很大，可升高位于肝内，也可以下达髂窝，如胆囊全为腹膜包绕，形成胆囊系膜，则活动度大，称为游走胆囊。

4. 密度异常　造影后有些结石含钙量较高，可见异常钙化阴影。胆囊壁也可发生钙化形成所谓瓷器样胆囊，此乃由于长期慢性炎症造成，密度减低区可能由阴性结石、肿瘤或腺肌增生所致。

5. 外形、边缘、轮廓异常　此种异常征象可有多种表现，典型改变为胆囊周边可见多数细小致密斑点，如同小花环围绕胆囊，此为腺肌症的特殊改变。如果缺损较大则可能为胆固醇沉着症或良性肿瘤所致。胆囊癌的充盈缺损较大且表面不规则。

6. 胆囊不显影　在排除肝胆系统以外的因素或技术原因之后，不显影原因如下：

（1）肝胆系统以外原因：①由于消化道梗阻或未吸收药物；②严重贫血或血浆蛋白过低，肝排泄量减少。

（2）技术因素：①患者未服药或药量不足；②胆囊清理准备不够；③摄影条件差，暗室冲洗技术不良；④异位胆囊，照片过小，误认为胆囊未显影。

（3）肝胆系统本身因素：①肝排泄功能下降；②胆道有梗阻如胆囊管颈部阻塞、Oddi 括约肌松弛或胆肠间有瘘管致使胆汁不断进入十二指肠，而不能充盈胆囊；③胆囊为胆石、肿瘤组织所占据或完全萎缩；④胆囊浓缩功能障碍，如胆囊炎、胆石或胆囊肿瘤时，胆囊黏膜破坏，吸收功能丧失，而不能显影；⑤先天性胆囊缺如，女性多见。

胆囊不显影如排除了肝胆系统以外因素及技术因素，诊断价值是比较可靠的。

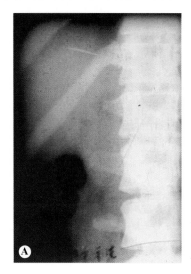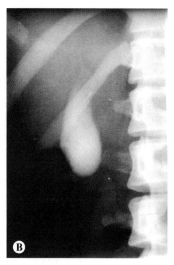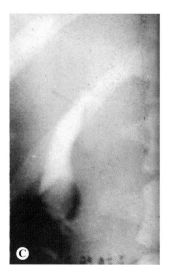

■ 图 6-2-1　口服胆囊造影前（A）、造影后（B）及服用脂肪餐后（C）的正常胆囊表现

（三）胆道疾病口服胆囊造影表现

胆囊结石多为阴性结石，需做胆囊造影才能发现。由于胆囊结石多并发慢性胆囊炎，胆囊黏膜破坏而失去浓缩功能，或有胆囊颈部水肿，胆囊管、胆总管结石梗阻，使造影剂不能进入胆囊而不显影。所以许多胆囊结石只表现为胆囊不显影。如胆囊内结石显影，则表现为圆形或椭圆形的充盈缺损或透光影，边缘清晰（图 6-2-2，图 6-2-3）。卧位片多位于胆囊体部及底部，呈花瓣状或串珠状排列，亦可成堆或散在分布。立位片

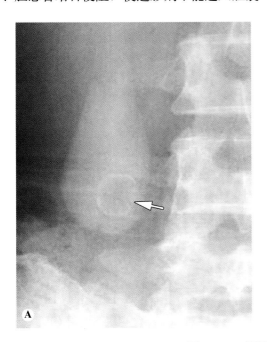
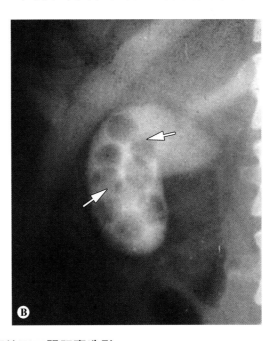

■ **图 6-2-2　胆囊结石口服胆囊造影**
A. 胆囊内单发圆形、边缘高密度结石；B. 胆囊内多发类圆形充盈缺损（结石）

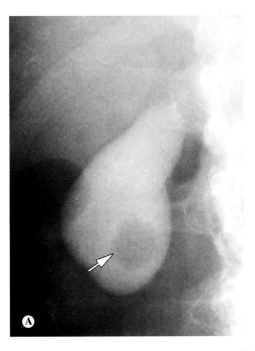
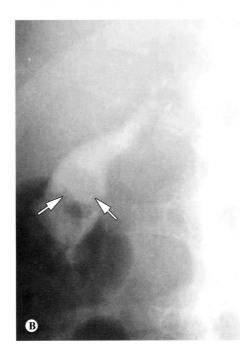

■ **图 6-2-3　胆囊结石口服胆囊造影**
A. 胆囊底部圆形充盈缺损；B. 脂肪餐后，胆囊缩小，充盈缺损大小未见变化

可因胆汁与胆结石比重的不同而出现不同的表现。胆石较少、比重较轻时可漂浮在漏斗部、颈部，如小皂泡状，称为漂浮结石。胆结石比重较大则沉积在胆囊底部。

几乎 2/3 的胆囊癌患者由于胆囊管阻塞而不显影，如显影则表现为分叶状充盈缺损，位置固定。

胆囊腺瘤和胆囊息肉在口服胆囊造影时可形成小的圆形充盈缺损，可与结石混淆。但在脂肪餐胆囊收缩后摄片，充盈缺损均与胆囊壁相连，位置固定。

胆囊腺肌症在口服胆囊造影时表现为：①弥漫型：表现为进食脂肪餐胆囊排空后，胆囊腔周边满布许多小斑点状致密影，大小不等，由针尖大小至 8～10mm，一般为 2～3mm，形态不一，可为圆形、椭圆形或不规则形，为罗-阿窦内造影剂存留的影像（图 6-2-4）。②节段型：胆囊壁节段性腺肌增生，使病变区域胆囊腔变得狭窄，突入胆囊腔的增生组织呈三角形、半月形或带状影，位于胆囊腔的一侧或两侧。

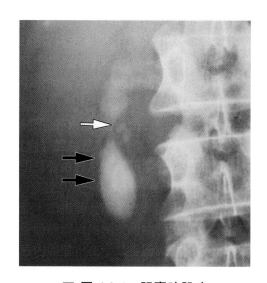

■ 图 6-2-4　胆囊腺肌症

口服胆囊造影示典型的胆囊腺肌症表现：胆囊壁增厚、变形（白箭头所示），可见罗-阿窦内残存的造影剂（黑箭头所示）

胆固醇沉积症也表现为充盈缺损，一般呈圆形，直径小于 1cm，轮廓光滑，位置与形态固定。

第三节　静脉胆道造影

静脉胆道造影（intravenous cholangiography，IVC）是静脉注射胆影葡胺，不需要胆囊浓缩而使胆管和胆囊显影的方法。其显影较淡，不是十分清晰，自从经皮经肝穿刺胆道造影（percutaneous transhepatic cholangiography，PTC）、ERCP 以及 B 超等检查技术应用以来，其诊断价值已经不大。

一、造影剂

常用造影剂为胆影葡胺，由含 3 个碘原子的苯甲酸环组成，为无色透明或呈微黄色的水溶液。一般用 50% 溶液，每瓶 20ml。使用剂量为 0.3ml/kg。本药 90% 从肝排泄，10% 从肾排泄，在使用中比较安全。

静脉注射法与口服法胆道造影相比，造影剂在胆汁内的浓度比较高，可以使胆总管易于显影。

二、胆影葡胺在体内运转过程及显影原理

胆影葡胺注入静脉后大部分同血浆白蛋白相结合，结合后的造影剂不能经肾小球排泄而需经过肝排泄，同时也不能透过血-脑屏障。到肝后肝细胞对胆影葡胺的摄取及排泄与口服造影剂碘番酸相同，所不同之处是胆影葡胺不与葡萄糖醛酸相结合，而以原形排入胆汁中。进入胆道的造影剂不被正常胆道黏膜吸收，进入肠道后，也不被吸收而直接从肠道排出。

未被结合的胆影葡胺经肾排泄，所以尿中排泄量与肝、肾功能有关。一般肝功能正常时，经肾排出量较少，为 6%～18%。如肝功能受损，经肾排出量可增加到 50%。

基于上述原理造影剂注入量不宜过大，注射速度也不宜过快。否则血中药物浓度过高，从肾排出增多，这样会增加肝、肾负担，胆道显影也并不满意。一般以 0.3ml/kg 剂量为宜。静脉点滴比直接注入显影良好。

三、造影方法

（一）造影前准备

1. 检查前须做药物过敏试验。

2. 如胆囊未切除，检查前一天需进高脂肪餐，如果胆囊已切除可用一般晚餐。

3. 检查前晚服泻剂。

4. 晚 10 时以后及检查当日禁止饮水。

5. 检查当日摄片前透视，如肠内气体过多，干扰造影，应做清洁灌肠。

（二）造影技术

先经静脉注入 1ml 造影剂，等候 3min 后如无任何反应，将其余造影剂缓慢注入（至少在 10min 内注完）。在注完造影剂后，于 20～120min 内分别摄片 3～5 张。胆囊、胆管显影良好者一般在摄片后可给患者用脂肪餐。胆囊切除患者则无须给脂肪餐。如胆囊显影很淡而胆管显影较好时，可加摄 6h 或更长时间的延迟照片，以观察胆囊的充盈和浓缩功能。照片条件同口服法。

对黄疸患者如血清胆红素高于 $68\mu mol/L$ 者可用静脉点滴法。将 50% 胆影葡胺 20～40ml 加入 80～250ml 的 5%～10% 葡萄糖液，在 30～120min 内缓慢静脉点滴。此法虽较费时间但显影效果良好。由于药物进入血液内缓慢，造影剂可充分与血浆蛋白结合，而结合型造影剂易于经肝分泌使胆管显影良好。

四、静脉胆道造影剂的副作用

胆影葡胺的副作用发生率比口服造影剂高。轻度反应有恶心、呕吐、皮肤荨麻疹等，发生率从 5% 到 20% 不等。严重者可出现喉头水肿、支气管痉挛、呼吸困难；可出现血压下降、出冷汗、四肢冰凉等循环系统症状；有时还可见抽搐症状。出现这些反应时应及时处理，否则会导致严重后果。

五、静脉胆道造影的适应证与禁忌证

（一）适应证

1. 口服法胆囊未显影者。

2. 胆囊切除后综合征患者。

3. 进行胆囊切除前，检查是否有胆管结石者。

4. 急诊患者急需了解胆管情况者。

5. 怀疑肝门肿瘤者。

6. 黄疸患者，寻找病因。

（二）禁忌证

1. 造影剂过敏者。

2. 有严重心、肝、肾功能损害者。

3. 严重梗阻性黄疸者。

六、静脉胆道造影的表现

（一）正常胆管表现

胆管一般分为 3 部分，即肝管、胆囊管和胆总管（包括壶腹和十二指肠乳头部）。

1. 肝外胆管的正常形态及位置　静脉注入造影剂以后 20～30min，肝管、胆囊及胆总管均开始显影，有时十二指肠内也可见少量造影剂进入。正常肝外胆管一般位于脊柱右侧，自上微向内下方斜行，靠近末端时微向外方进入十二指肠乳头。

2. 肝外胆管的长度和宽度　以胆囊管为界，胆总管比肝总管要长，但变异较大。一般肝总管约为 40mm，胆总管为 60～70mm。胆总管宽度各人说法不一；据国内王氏测定，在胆囊管入口下方，正常宽度为 7mm 以下，8～12mm 时不能肯定有无梗阻，但有或曾有过胆总管疾患，13mm 以上则肯定有梗阻存在。

胆囊切除以后，肝外胆管可有不同程度的扩张，直径可达 9～10mm。

3. 正常胆囊表现　静脉胆道造影，胆囊显影比口服法密度高。胆囊形状、大小等与口服法表现相同，经常出现分层现象为静脉法的特点。

（二）胆管异常征象

1. 管径大小异常

（1）肝外胆管扩张：①轻度扩张：胆管直径为 8～15mm，可能由于胆囊或胆管结石、胆道蛔虫症及胆管炎症造成。Oddi 括约肌功能障碍或狭窄、周围淋巴结肿大外压、胆管肿瘤以及胰腺疾病等均可引起胆管扩张。②中度以上扩张，多为先天性胆总管囊肿或胆管结石造成。

（2）胆管狭窄：静脉法显示胆管狭窄较困难，常见狭窄部位在胆总管远端，多比较局限，一般为炎症引起的良性狭窄，比较光滑，呈鼠尾状。

2. 充盈缺损　肝外胆管内充盈缺损可由阴性结石、蛔虫、肿瘤引起。结石多呈圆形、椭圆形，有时呈多角形。蛔虫体一般为细长形。肿瘤则为表面不光滑、形状不规则的充盈缺损。

3. 胆总管外形异常　正常胆总管有一个轻度向左凸出的弯曲弧度，如果此曲度方向相反应考虑有异常。原因可能有炎症粘连、胰头部肿瘤压迫等。

4. 功能障碍　可用测量胆道显影后的密度与造影剂排泄的速度曲线分析胆道排泄功能。非梗阻性病例的最高密度的时间为注射造影剂后45min；而有胆管梗阻病例的最高峰在 45～120min，排泄功能延迟。

（三）胆管疾病静脉胆道造影表现

肝外胆管结石的静脉胆道造影表现为肝外胆管扩张，亦可显示出肝外胆管下端狭窄梗阻。部分患者显影延迟，注射 60min 后才显影。有的最初只见扩张的肝内胆管显影，而肝外胆管未显影，或肝外胆管虽显影，但显影断断续续，经过一定时间后，才逐渐形成一个连续管状影。肝内胆管的静脉胆道造影的显影时间较短，且不清晰，表现为肝内胆管充盈缺损，形态不一，为豆状、串珠状、铸型，有时充盈缺损显影不清，只发现扩张的肝内胆管显影不均匀。

胆管炎静脉胆道造影时，肝内胆管显影浅淡，肝外胆管显影较容易，可见肝外胆管狭窄，狭窄以上胆管扩张，狭窄多为节段性。不同于硬化性胆管炎，其肝内胆管不扩张，胆管分支稀少。

胆管癌往往有严重的梗阻性黄疸，所以静脉胆道造影难以显影。

（张　滨　尚存海）

第四节　术中胆道造影

术中胆道造影是直接法胆道造影的一种，造影时直接将造影剂注入胆道，造影较间接胆道造影清晰。因此术中胆道造影是一项能够指导手术、避免损伤、提高手术效果的有效方法。

一、术中胆道造影的适应证与禁忌证

（一）适应证
各种类型的胆道手术均可行术中胆道造影术。

（二）禁忌证
对造影剂过敏者禁行术中胆道造影术。

二、术中胆道造影的设备

1. 注射器、造影导管。

2. 碘造影剂　由于碘化钠对胆道黏膜有刺激性，现已不用，现临床上多用有机碘造影剂，如泛影葡胺或碘普罗胺（优维显）等。

3. X线机　现多用带有影像增强设备及电视屏幕的 C 型臂 X 线机，且手术床带有装片装置，使术中胆道造影更为方便，图像显示更为清晰。但若在无此条件的基层医院，使用普通50mA 的床边机，普通手术台也可拍出清晰的胆道造影片。

三、术中胆道造影的途径与步骤

（一）经胆囊造影
经胆囊造影是临床上最常用的术中造影途径，术中将胆囊切开后，吸净胆汁，将胆囊内结石等取净，把造影管送入胆囊内，尽量靠近胆囊管注入造影剂 10～20ml 后拍片 1～2 张（图 6-4-1）。

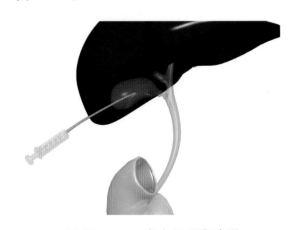

■ **图 6-4-1　术中经胆囊造影**

（二）经胆囊管造影

术中先将胆囊、胆囊管显露清晰，将胆囊切除后用牵引线将胆囊管提起，将造影管插入胆囊管内，用丝线结扎 1～2 道，由于胆囊管为螺旋瓣状结构，有时造影管插管比较困难，此时需有耐心地变换插管方向，旋转前进，一般均可成功（图 6-4-2）。

（三）经肝内胆管造影

此种方法多在肝叶切除术中使用，将肝叶或肝段切除，寻找胆管断端，插入造影导管，然后注入造影剂拍片（图 6-4-3）。

（四）经胆总管穿刺造影

术中暴露胆总管后，使用细针穿刺胆总管，抽得胆汁后，证实为胆总管，注入造影剂拍片。对于仅行胆囊切除，为确定胆管无异常时，最好不用穿刺法造影，因此法在术后常会有少量胆汁自穿刺孔漏入腹腔。为防止不良反应，如果不做胆总管探查，仅做穿刺造影者，应在穿刺附近放置引流管，引流 2～3 日后再拔除引流管（图 6-4-4）。

（五）经 T 管造影

胆总管胆管探查放置 T 管引流后，缝合胆管切口，经 T 管引流管注入造影剂拍片（图 6-4-5）。

（六）造影剂浓度

造影剂不宜过浓，一般造影剂的浓度为 20％～30％即可，但需要考虑胆总管的直径，有胆总管扩张者，造影剂宜更淡一些，造影剂过浓容易掩盖胆管内的微小病变，造成误诊。

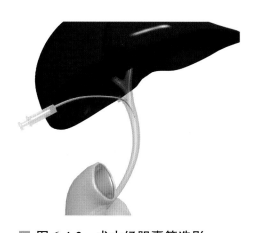

■ **图 6-4-2　术中经胆囊管造影**

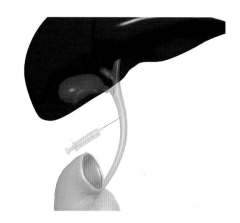

■ **图 6-4-4　术中经胆总管穿刺造影**

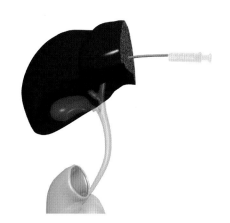

■ **图 6-4-3　术中经肝内胆管造影**

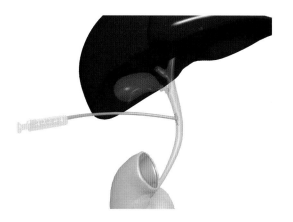

■ **图 6-4-5　术中经 T 管造影**

（七）造影剂用量

一般胆道术中造影时注入造影剂 5～10ml 应摄取第一张 X 线片。根据透视下胆道充盈的程度注入造影剂 5～10ml，拍摄第二张 X 线片。若胆道扩张明显，则需酌情增加造影剂注入的量。

（八）注意事项

所有胆道手术前应估计到术中胆道造影的可能，应做好碘过敏试验，并准备好碘造影剂。

注意手术野中金属器械遮挡，应当移出照相视野，以免留下阴影，干扰 X 线片的效果。

X 线片应做左右体位标记。

注意要确保显影的部位造影剂充盈良好，要让肝内胆管充盈良好，可选择头低脚高位，若要充盈左肝管则需要将患者右侧抬高，若要胆总管的影像不与脊柱重叠，需要将患者左侧抬高。

造影完成后需用生理盐水将胆道内造影剂冲洗干净，防止酸性造影剂对组织的刺激。

四、术中胆道造影的临床意义

术中胆道造影是各种术前胆道影像检查的重要补充，具有图像清晰、直观的特点，近年来已被广泛应用，并日益被外科医师所重视。

术中胆道造影可以明确胆道内的结石、蛔虫、肿瘤及狭窄等，特别是可以发现肝内胆管的病变，对手术具有指导意义，还可发现一些隐匿的结石。据国外资料证实，胆道手术后残留结石的发生率可达 20%～30%，许多胆道结石尤其是肝内胆管结石，单靠切开胆总管使用器械盲目探查，导致术后胆道结石残留率颇高。术中胆道造影则可帮助发现这些结石，从而减少结石残留率。

术中胆道造影可以明确胆道是否存在畸形或解剖异常，可提高手术质量并减少手术并发症。

术中胆道造影可以明确胆道内结石是否取净，是否有残余结石。

术中胆道造影可以明确胆道是否有损伤以及损伤的部位。

术中胆道造影有助于避免不必要的胆道探查，特别是胆囊结石患者合并有轻度黄疸者，此种患者术中常见胆管无扩张或轻度扩张，此时若行胆道造影，就可避免不必要的胆管探查。

第五节 术后 T 管造影

胆道术后经 T 管胆道造影术是一项重要的胆道影像学检查，它可以发现许多我们术中未能发现的问题，为下一步处理提供依据。

需要强调的是，胆总管探查术后放置 T 管，并非意味着治疗完结，对于部分患者而言，其只是治疗的一个环节。通过术后 T 管造影可进一步明确胆道的病变，指导我们采取相应的治疗措施。故术后 T 管造影发现肝内和肝外胆管结石、胆管肿物等，是相当常见的术后问题，也是难以避免的。

术后经 T 管胆道造影的方式虽然与术中基本相同，但由于术后造影可在大型 X 线机下进行，显影较术中清晰很多，同时由于术后造影可在透视下动态观察，且可变动体位，使各支胆管显影清晰，拍得满意的 X 线片，可发现术中造影不易发现的病变。所以即使是术中已造影的患者，术后仍需再行 T 管造影，以防遗漏病变。

一、术后 T 管造影的适应证与禁忌证

（一）适应证

所有胆总管探查术后 T 管引流的患者，术后均需行 T 管造影。

（二）禁忌证

1. 严重肝肾功能障碍者禁止造影。

2. 胆道严重感染尚未有效控制者不宜造影。

3. 非胆道疾患引起的发热者，应暂缓造影。

二、术后 T 管造影的目的

1. 了解胆道内有无残余结石，有无胆管狭窄、蛔虫。

2. 了解胆道吻合口是否通畅，有无梗阻。

3. 了解 Oddi 括约肌的功能，胆管下端是否通畅。

4. 了解胆道有否畸形。

5. 能够进一步了解胆道目前的病理情况，为制定下一步治疗方案提供依据。

三、术后T管造影的造影方法

（一）造影前准备

一般无须特殊准备，也无须空腹，部分碘造影剂需做碘过敏试验。

（二）造影剂选择

现多用有机碘造影剂：

1. 复方泛影葡胺（urografin） 为最常用的有机碘造影剂，浓度为60％、76％两种，使用时一般需用生理盐水稀释为25％的浓度，此浓度的造影剂，既可以清晰显示出胆道的各支胆管，也不至于由于造影剂过浓而遮挡病变。

2. 胆影葡胺（chologfin） 专门用于胆道的造影剂，由于此药可激活胰蛋白酶，若进入胰管易引起胰腺炎，现已很少使用。

3. 碘海醇（omnipaque） 为现在常用的有机碘造影剂，因其不需要做碘过敏试验，故使用方便，胆道造影时的常用浓度为25％。

（三）操作步骤

一张好的T管造影X线片应当显示胆系的全部胆管。要做到这一点，造影的方法十分重要，特别是体位要求，要通过适当的体位来使各支胆管充盈良好，若某一支胆管不显影，病变胆管就在于此。

1. 体位要求 T管造影时患者应取俯卧位，头低30°位，T管管口周围严格消毒，先用生理盐水冲洗T管及胆道，抽净T管内空气，然后经T管缓缓注入造影剂，边注药边透视观察，待左侧胆管尤其是左外叶胆管显影清晰后，拍摄第一张X线片（图6-5-1）。之后患者仰卧，仍取头低30°位，再次缓缓注入造影剂，待右肝管各支显影清晰后，拍摄第二张X线片（图6-5-2）。然后患者取平卧位，再缓缓注入造影剂，待肝外胆管显影清晰后，尤其是胆总管末端及十二指肠显影清晰后再拍摄X线片一张。

2. 注射造影剂的量 因每个患者胆道内容积不同，不可能注入药量完全相同，要根据不同的患者情况注入不同的药量。胆道扩张的患者，注入造影剂量要大一些，反之就应小一些，一般注入药剂为10～15ml，应边注药，边询问患者

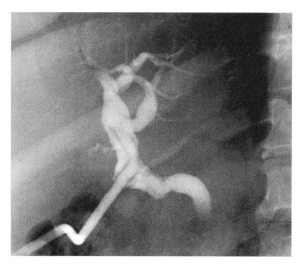

■ **图6-5-1　T管造影第一步：俯卧位注药，左肝管显影，右肝管显影不全**

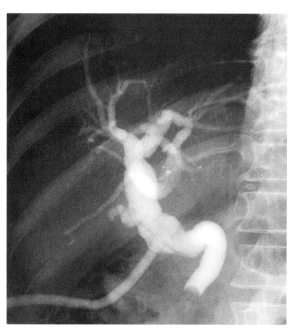

■ **图6-5-2　T管造影第二步：仰卧位注药，右肝管显影，左肝管显影**

的感觉。当患者感觉右上腹稍有胀感时即可停止注药，此时胆道各支显影适度，不可压力过高，4级以下胆管显影即可，若4级以上胆管显影，则说明压力过高，应避免。

（四）造影后处理

1. 造影成功摄片完成后，为减轻造影剂对胆道的刺激，应立即用生理盐水冲洗胆道2～3次，此种方法可有效地减轻造影后并发症。

2. T管造影后应将T管开放引流12～24h，并观察记录引流液的量和性状，若患者无不适，方可夹闭引流管。

四、术后T管造影的并发症及其预防

（一）寒战、发热

大多发生在造影后几小时，多是由于造影时，注药压力过高、速度过快，引起胆汁逆流入血所致，亦有可能由于胆道感染未完全控制引起逆行感染所致，严重时可引起胆源性败血症甚至感染中毒性休克。所以注药不可压力过高，也不要速度过快，造影前已夹闭T管者应先抽吸胆道内胆汁，将引流管内陈旧性胆汁抽净，胆道内压力减轻后方可注药，必要时先用生理盐水冲洗胆道后再注药造影。若发生造影后发热，应给予抗生素治疗并开放引流，对症处理，必要时给予适量激素治疗，一般很快即可缓解。

（二）右上腹疼痛

此种症状多在造影注药时即刻发生，多是由于造影剂对胆道黏膜刺激所致或由于造影剂温度过低引起胆道痉挛。

因此造影剂不可过浓，浓度以20％～25％为宜，在寒冷季节应将造影剂加热至接近人体温度再缓慢注入。若发生右上腹疼痛应立即停止注药，用生理盐水冲洗胆道，开放引流，并适量应用解痉药物，多可缓解。

（三）急性胰腺炎

T管造影后个别患者偶可引起急性胰腺炎，表现为造影后发生上腹部疼痛、恶心、呕吐、腹胀，伴有发热、血淀粉酶升高等一系列急性胰腺炎的症状，严重者可发生重症胰腺炎。预防的方法为注意推注造影剂的压力不可过高，推药速度应缓慢，必要时应在透视监视下注药，若发现胰管显影应适可而止，不可盲目追求造影片的完美漂亮。一般T管造影发生急性胰腺炎的可能性是很小的，只要控制好注药的速度和压力，这种并发症可明显减少。一旦发生急性胰腺炎，除通畅T管引流外，应同时给予保守治疗，一般均可迅速缓解。

（四）造影剂过敏

造影剂可引起个别敏感患者的过敏性反应，表现为恶心、呕吐、心悸、皮疹，甚至喉头水肿、血压下降、脉搏细数，一旦发生应立即停止推注，抽出已注入的造影剂，并用生理盐水冲洗胆道，给予激素和抗过敏药物，若发生过敏性休克应立即抢救。预防的办法为造影前一定要做碘过敏试验。值得提出的是，个别碘过敏试验阴性的患者在进行造影时仍有发生过敏性反应的可能，甚至休克，故造影前一定要做好抢救准备，以防万一。

五、T管造影X线片的阅片要点

正确、完整地阅读T管造影X线片是至关重要的，准确地阅读一张X线片是胆道外科医师的重要基本功，当我们看到一张T管造影X线片时不能只看到胆总管下端通畅，十二指肠内有造影剂即可，要应用解剖知识，通过X线造影片对胆道的整体情况全面了解。

（一）肝内胆管

当我们面对一张T管造影片时，首先要看肝内胆管各支是否显影完全，肝内胆管首先分出的是左肝管、右肝管，有些时候还分出肝方叶胆管和尾状叶胆管，左肝管又可分为左外侧叶胆管和左内侧叶胆管，右肝管可分为右前支胆管和右后支胆管。当我们阅片时应注意以上各支胆管是否显影完全，胆管内是否有气泡、充盈缺损、梗阻，胆管有无狭窄，局部胆管有无扩张，某支胆管是否未显影等。

（二）肝外胆管

在T管造影片上观察肝外胆管应注意肝门部胆管有否狭窄，与左、右肝管移行是否顺畅，胆总管末端是否通畅，有无狭窄、结石，十二指肠内有无造影剂，十二指肠乳头旁有无憩室等。正常胆总管末端呈现光滑的逐渐变细的显影，直至十二指肠。实际上变细的部分就是胆总管的十二指肠壁内部，此处易隐藏结石，有时与壶腹癌的早期不易鉴别，应仔细观察、认真阅读。

（三）T管造影的常见X线表现

1. T管造影正常X线片　肝内胆管各支：左内侧支、左外侧支、右前支、右后支、肝尾状叶胆管，应显影清晰、完整，胆管充盈良好，走行顺畅，无狭窄、扩张及充盈缺损，左、右肝管连续完整。若胆囊已切除，可见残留的胆囊管。胆管内可见T管横臂轮廓，胆总管末端与十二指肠连接完整、自然，十二指肠腔内可见造影剂，有时可见部分胰管显影（图 6-5-3）。

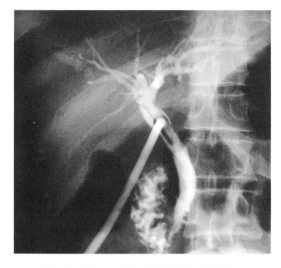

■ **图 6-5-3　T 管造影示胆系正常**

2. 胆总管结石　胆总管结石是术后 T 管造影最常见的病变，应予以重视，仔细辨认。虽胆总管结石是 T 管造影的常见病变，但临床上误诊、漏诊亦属常见。胆总管结石的 T 管造影像

常表现为胆总管内充盈缺损的阴影，可呈方形、圆形或不规则形状，在透视下可见结石上下移动，有时结石沉于胆总管末端，特别是较小的结石，医生应认真阅片，要注意胆总管末端与十二指肠的连接部，其过渡应平滑顺畅，连续完整。若结石嵌顿于胆总管末端，在造影剂衬托下，胆总管末端常呈倒口杯状，或胆总管与十二指肠连接部中断，十二指肠内无造影剂（图 6-5-4）。

T 管造影漏诊胆总管结石的常见原因：一是造影剂过浓遮盖结石，预防的方法是造影剂的浓度应控制在 20%～25%，以在透视下或 X 线片上能够看到 T 管的轮廓为宜，此浓度不易遗漏结石。二是医生认为十二指肠内有造影剂则提示 Oddi 括约肌通畅，而没有认真阅看胆总管，特别是没有注意胆总管末端的连续性、完整性、顺畅性，导致遗漏病变。十二指肠内有造影剂只是证明胆总管下端通畅，并不能证明胆总管内无结石。故浓度适宜的造影剂和显影完整的造影图像至关重要。

3. 肝内胆管结石　肝内胆管结石在临床亦

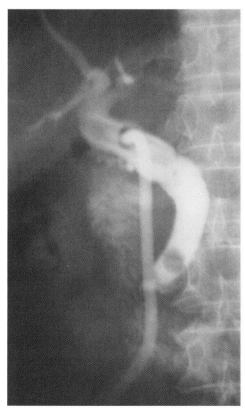
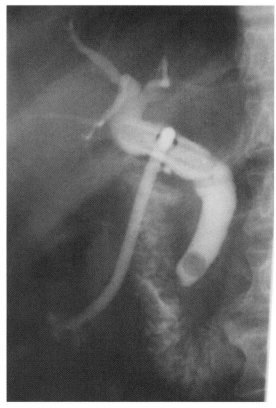

■ **图 6-5-4　T 管造影示胆总管结石**

属常见病，术后正确的 T 管造影是确定肝内胆管结石的关键。

肝内胆管结石的 T 管造影表现有以下几种：

（1）肝内胆管某一支或数支内出现充盈缺损的结石负影，呈圆形或不规则形。

（2）肝内胆管某支出现狭窄，其狭窄远端的胆管扩张，扩张的胆管内有时可见结石负影。

（3）某一支肝内胆管缺如不显影，其原因为结石将该支胆管起始部完全堵塞，导致该支胆管不显影。

（4）肝内某一支胆管呈串珠样改变，其内结石负影不明显，此处胆管内充满细碎结石（图 6-5-5，图 6-5-6，图 6-5-7）。

4. 胆总管下端肿瘤　此处肿瘤多为恶性，T 管造影表现为胆总管下段中断，其断端呈水平状，梗阻以下胆管不显影，十二指肠内无造影剂，大便呈灰白色（图 6-5-8）。

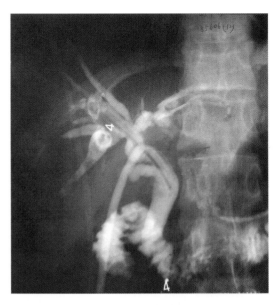

■ 图 6-5-5　T 管造影示肝内胆管结石

右肝管结石，右肝管内多发充盈缺损

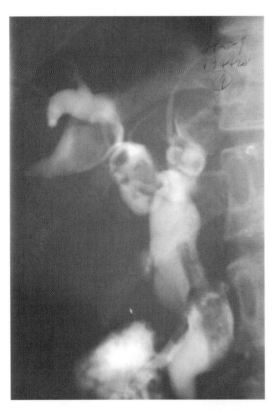

■ 图 6-5-6　T 管造影示肝内胆管结石

右肝管结石，狭窄远端胆管扩张

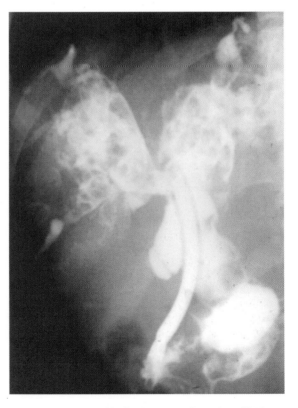

■ 图 6-5-7　T 管造影示左、右肝内胆管结石

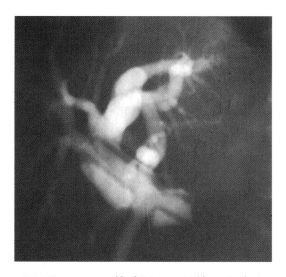

图 6-5-8　T 管造影示胆总管下端肿瘤

胆总管下端梗阻，十二指肠内无造影剂

5. 肝门部胆管肿瘤　表现为肝门部胆管狭窄，狭窄以下胆管通畅，十二指肠内可见造影剂，但梗阻以上部位胆管扩张且往往只是轻度扩张，肝内胆管向下至肝门部连续性不完整，表现为中断或狭窄，有时仅显示肝内胆管，肝外胆管不显影，若 T 管安放于狭窄下方，则肝内胆管不显影（图 6-5-9）。

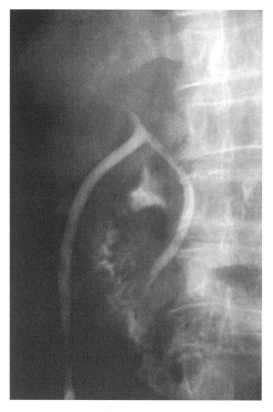

图 6-5-9　T 管造影示肝门部胆管肿瘤

肝外胆管显影，肝内胆管不显影

（胡乃海）

参考文献

[1] 王小林. 胆道疾病介入放射学. 上海：复旦大学出版社, 2005：129-148.

[2] 吴恩惠. 肝胆胰脾影像诊断学. 2 版. 北京：人民卫生出版社, 1986：34-178.

[3] 曾庆劲. 胆总管残留结石经 T 管胆道腔内超声造影表现及其诊断价值. 中华医学超声杂志（电子版）, 2011, 8（12）：38-41.

[4] 袁锋. 术中经胆囊管胆道造影 85 例临床分析. 海南医学, 2003, 14（4）：29-31.

[5] 刘敏. 经胆囊管术中胆道造影 52 例分析. 腹部外科, 2002, 15（2）：116-117.

[6] 黄志强. 当代胆道外科学. 上海：上海科技文献出版社, 1998：68-136.

[7] 江志静. 肝胆管结石术后胆道镜检查与经 T 管胆道造影 176 例对比分析. 腹部外科, 2006, 19（3）：158-159.

第七章
胆道疾病的超声诊断

20世纪70年代以来，各种医学影像诊断技术迅速发展，超声以无创伤、无痛苦、价廉、诊断速度快等优点在我国最为普及；其无辐射、短期内可重复检查、危重者可在床边进行等长处，为观察病情进展、评价疗效和追踪复查提供了良好的手段。

现代超声能显示脏器的形态结构和病理改变，并能实时观察脏器的运动变化，从而成为诊断消化系统疾病的有效方法。用超声筛选或普查，发现病变后再选择其他适宜的方法精查，将有效地提高胆道疾病的诊断率。

胆道疾病超声检查适应证：胆囊结石，肝内、外胆管结石；急、慢性胆囊炎，胆管炎；胆道蛔虫；胆囊良、恶性肿瘤，胆囊息肉样病变，胆管癌；先天性胆道系统异常等。

第一节 胆 囊

胆囊超声检查不受病情限制，无须依靠造影剂，空腹状态胆汁的充盈可迅速、灵敏地显示胆囊腔内数毫米的病变，如不同性质的结石、胆囊壁的厚度及平整度，观察有无增生性肿瘤、隆起性病变如息肉、胆囊壁穿孔及周围积液等，并为良、恶性病变的鉴别诊断提供重要信息。超声对正常胆囊一般均能显示，还可通过脂肪餐前后胆囊大小和形态的变化了解胆囊的功能状况。在超声检查胆囊的同时，还可显示肝内、外胆管，肝门部胆囊周围，以及肝、胰腺的形态结构改变，以便更客观地评价胆囊原发性病变或由肝、胰疾病引起的继发性改变，故胆囊的超声检查有较高的临床应用价值。

一、正常胆囊

胆囊的纵轴指向肝门，颈部位置较深，邻近门静脉，常伴有声影，这与胆囊颈部螺旋瓣的散射及囊壁的折射等作用有关。其体部贴附于肝胆囊床，底部游离于肝下缘邻近腹前壁，位置高低随肝的大小而不同。

正常胆囊轮廓光整，边缘清晰，纵切面多呈梨形，少数呈圆形或长条形，横断面为前后径略小于左右径的椭圆形，个体差异较大。正常胆囊的长径一般不超过9cm（至颈部），体部前后径多数不超过3cm；长度>9cm的胆囊，脂肪餐后60min内缩小1/2以上者功能良好；胆囊前后径大小对胆囊张力的反映比长径更有价值。胆囊前后径的测量在不同高度及不同呼吸状态的横切面大小不等。

正常胆囊壁一般呈现为强回声带，超声测量厚度不超过3mm，测量时探头须垂直于胆囊体部前壁，否则就会产生胆囊壁增厚的假象。胆囊收缩后囊壁增厚，有时能分辨出内、外两层不同的回声结构，即在强回声外壁的内侧有均匀的弱回声带，表面显示有稍稍不平的小纹，但外壁层显示平滑规整。胆囊腔内无回声，后壁明亮，后壁下方回声增强。正常胆囊后壁及颈部与周围组织界线不清时需注意是胆囊床结缔组织的影响，还是后壁的病变（图7-1-1）。

二、检查方法及检查前准备

选用频率为3.5~5.0MHz的探头，进行实时超声检查，5MHz探头可更清晰地显示胆囊壁各层结构。

可选择右上腹腹直肌外缘显示胆囊纵轴切面、右肋缘下斜切胆囊横轴切面、经肝显示胆囊等不同切面的连续扫查。胆囊及肝位置较高时，取右前斜位从右肋间扫查，能改善肝总管、胆囊

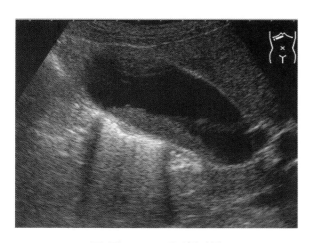

■ 图7-1-1 胆囊测量
胆囊淤张，大小为 7.8cm×3.6cm，
可见胆泥沉积，胆囊壁未见增厚

颈管、胆总管结构的显示。胆囊体底部的前壁距腹壁近，受多次反射干扰，壁层次显示不清晰时，高频探头的应用可提高图像的清晰度，选择可变聚焦仪器检查也有一定的帮助。

患者检查前须禁食8h以上，使胆囊内充盈胆汁，故早晨空腹检查较为适宜。为排除十二指肠气体干扰，可饮水500～700ml。如胆囊仍显示不满意，患者素食3日，禁用豆、乳、高脂饮食，再空腹检查。

三、主要疾病的超声诊断

（一）胆囊结石

胆囊结石因其形态的差别，声像图有多种表现。因过度肥胖胆囊显像不满意或胆囊颈部小结石、结石充满型等容易漏诊时，可采取一些措施提高诊断率。

1. 声像图表现

（1）胆囊腔内强回声团：胆囊腔内充盈胆汁时与胆石形成一个很大声阻差的界面，结石声像图为强回声，边界清楚，明亮稳定，并能在两个相互垂直方向的切面中得到证实。结石的形状、大小不同，其强回声区可呈团块或斑点状；散在的球形结石声像图多表现为新月形或半圆形；结石较多时，互相堆积于胆囊后壁形成强回声带，难以分辨结石的数目。

（2）伴有声影：结石强回声后方的无回声暗带称为"声影"，因结石使声束无法穿透而发生反射、折射所致。实验表明，胆固醇结石可以比其他成分结石形成的强回声和声影稍明显。结石后方的组织结构可能被声影掩盖，声影对结石与息肉及其他软组织病灶的鉴别有参考价值。

（3）移动性：多数胆石的比重大于胆汁，仰卧时沉积于胆囊后壁，变动体位时可发生移动，此征象对结石或胆囊内新生物的鉴别有重要意义。偶见位于胆囊腔内的漂浮性结石，与结石的成分有关，亦可见于使用胆道造影剂后或经过药物治疗后，由于胆汁比重增大或改变所致。嵌顿在胆囊颈部的结石若声影不明显，易造成鉴别诊断困难。

以上3点特征，是超声诊断胆囊结石的可靠根据（图7-1-2）。

（4）胆囊内充满结石：正常胆囊液性区消失，胆囊区出现一条局限性、边界清晰或模糊的弧形或条带状强回声，其后拖有较宽的声影，胆囊下半部和后壁完全不显示。增厚的胆囊壁强回声包绕着结石的更强回声团，其后方伴有声影，简称为"囊壁结石声影三合征（WES征）"。

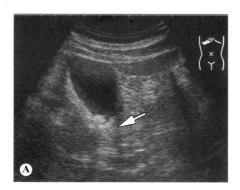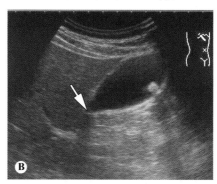

■ 图7-1-2 胆囊颈部小结石
A. 显示胆囊颈部小结石；B. 患者跳动后，结石移动；胆囊颈部声影为伪像（箭头所示）

（5）胆囊颈部结石：有胆汁衬托时，颈部结石不难发现和诊断，横断面上可出现"靶环征"。当结石嵌顿于胆囊颈部时，强回声团也可能不明显，仅表现为胆囊肿大或颈部有声影；当胆囊大小正常或稍缩小时，颈部结石更易漏诊。

（6）分隔胆囊内结石：常发生于胆囊底部，内充满小结石或胆砂，囊腔萎缩，易与胃肠气体重叠而漏诊；胆囊颈管部增大充盈易被误认为胆囊腔。

（7）泥沙样结石：胆囊内泥沙样和碎小结石呈粗大颗粒状强回声或稍强回声，沉积在胆囊后壁，后壁增厚呈锯齿状或粗糙的强回声带。有后方声影和移动变形等特征时，并不难诊断。若颗粒细小，沉积层较薄，胆囊后壁线稍粗糙，回声增强及声影不明显时易漏诊；应变动体位，仔细观察沉积颗粒有无移动；坐位或立位时泥沙样结石可聚集于胆囊最低部。

（8）胆囊壁内结石（胆固醇息肉）：胆囊一般不大，囊壁增厚不明显，回声增强，可见单发或多发的数毫米宽的强回声及其后方形成的"彗星尾"征，自胆囊壁悬挂于胆囊腔内，改变体位不移动。

2. 提高胆囊结石超声诊断率的方法

（1）超声入射角大于15°时声影不明显，变换探头的角度，使超声束垂直于结石表面而显示声影。

（2）适当降低增益条件，加大结石强回声和声影与邻近组织之间的差别，使结石声影清晰显示。

（3）饮水充盈十二指肠，使结石的后方区域避开肠腔气体强回声的干扰。对胆囊颈部螺旋瓣形成的声影，采用变动体位多切面扫查的方法，可与结石强回声团进行鉴别。

（4）在缺少胆汁或胆汁稠厚、呈脓性时，结石回声不强或影像模糊。尤其对隐匿于颈部及Hartmann袋内的小结石，采用左侧位、胸膝位、站立位、跳动以及在右背部的叩击，致使结石移动，可提高检出率。

（5）借助脂肪餐试验判断胆囊管结石梗阻：脂肪餐后胆囊未见缩小，胆囊壁无明显增厚，肝外胆管不增宽，则不能排除胆囊管梗阻。

（二）急性胆囊炎

由于胆囊颈部的梗阻和胆囊功能的障碍，X线检查和各种X线造影对胆囊炎的诊断效果均不理想。而超声检查不受胆囊功能的限制，可便捷、清晰地显示胆囊壁及囊腔的形态学改变，成为临床首选的影像学诊断手段。应用超声随访可监测急性胆囊炎的病情变化。随着炎症缓解，胆囊逐渐恢复正常大小，壁变薄，其间层次变窄或消失；胆囊腔内脓汁的强回声斑点逐渐变得稀疏、细小、消失，表明胆囊的功能逐渐恢复正常。偶见新鲜胆汁充盈胆囊后，陈旧脓性胆汁形成可移动、可变形的强回声团。

1. 单纯性胆囊炎声像图　初期仅显示胆囊增大，囊壁轻度增厚，内部回声无异常而缺乏特征性表现，有时腔内会出现能移动的沉积物样回声。超声检查时探头压迫胆囊部处腹壁可致疼痛加剧，呈超声Murphy征阳性，有参考价值。

2. 化脓性胆囊炎声像图

（1）胆囊肿大，轮廓模糊。

（2）胆囊壁弥漫性增厚，呈强回声带，其间出现间断或连续的弱回声带，浆膜下水肿时出现胆囊壁的"双层"或"三层"结构，对提示急性胆囊炎较有价值。

（3）胆囊内充盈着稀疏或密集的细小或粗大回声斑点，无声影，不随重力方向移动，为胆囊积脓的表现。

（4）多伴有胆囊结石，往往嵌顿于胆囊颈管部。

（5）急性胆囊炎发生穿孔伴周围脓肿形成，显示胆囊肿大，囊壁增厚、欠平整，多见胆囊底部或颈部壁局部膨出或缺损，胆囊内回声粗大或有气体强回声，胆囊周围或肝周围形成局限性积液。

（6）慢性胆囊炎急性发作时，胆囊轻度增大，壁增厚回声增强更明显，囊内可见大量沉积性回声。反复发作可致结缔组织大量增生或瘢痕形成，囊壁可呈不规则增厚。

（7）胆囊收缩功能差或丧失。

（8）探头通过胆囊表面区域时有明显的触痛反应，或将探头深压腹壁以接近胆囊底部，此时嘱患者深吸气，患者感觉触痛加剧并突然屏住气不动，即为超声的Murphy征阳性，具有诊断意义。

（9）胆囊渐缩小，囊壁变薄，分层逐渐消

失，为急性炎症缓解的表现。

（10）气肿性胆囊炎少见，呈含气性强回声，后方衰减，须注意与肠腔鉴别。

3. 鉴别诊断　急性胆囊炎需与表现为胆囊肿大和胆囊壁增厚的其他疾病鉴别，主要如下：

（1）肝硬化合并低蛋白血症、淤血性心功能不全：胆囊大小正常或稍大。增厚的囊壁有层次结构，合并腹水时更明显。但患者无胆囊区疼痛或不适感。

（2）急性肝炎和重型肝炎：胆囊壁增厚，可呈双层样改变。患者可感觉到探头压迫肝区和胆囊区的疼痛，易被误诊为急性胆囊炎。但胆囊一般不大，常充盈不良。随着肝功能的好转，胆囊逐渐充盈，囊壁变薄。

（3）胆总管下端梗阻、胰腺炎：胆囊肿大，胆汁排出障碍，腔内充满点状回声或沉积性回声。

（4）长期不能进食或胃切除术后：胆汁淤积，胆囊肿大，内充满点状回声或沉积性回声。但囊壁一般无改变，无压痛。

4. 彩超应用价值　急性胆囊炎在增厚的胆囊壁内血流检出率较正常组增高。亚急性和慢性胆囊炎也可检出动脉血流，其流速一般为 20～30cm/s。偶有急性胆囊炎血流速度＞30cm/s者，应结合临床和二维声像图确诊。能量多普勒可发现胆囊壁不增厚的急性胆囊炎呈高血供，对临床诊断有一定帮助，但仅用增厚的胆囊壁内有无血流来诊断急性胆囊炎并不可靠。血流阻力指数（RI）在诊断胆囊炎中无明显价值。

（三）慢性胆囊炎

慢性胆囊炎多数与胆囊结石并存，其病理改变过程一般可以分为 3 个阶段。第一阶段：胆囊仅有轻度炎症改变，外观大致正常；胆囊的浓缩和排泄功能良好。第二阶段：炎症加重，结石增多，胆囊肿大，胆囊壁发生程度不同的纤维化或增生改变，壁增厚，甚至与周围粘连；胆囊充盈及收缩功能减弱，若胆囊管梗阻可致胆囊积液。第三阶段：胆囊缩小，壁增厚，充满结石；胆囊功能丧失。

慢性胆囊炎的临床表现与胃、十二指肠疾病相似，其症状无特异性，临床常被误诊为胃溃疡、胃炎、肝炎后综合征等。超声能观察到胆囊形态和胆囊壁的变化，并能观察到胆囊腔内的回声及与周围的关系等，是较为理想的诊断工具。

1. 慢性胆囊炎声像图

（1）轻度胆囊炎，胆囊大小回声可无明显异常改变，或胆囊壁稍增厚、欠清晰，声像图无特异性，脂肪餐后胆囊的收缩功能尚好。故超声定性诊断困难，胆囊内合并结石有助于诊断。

（2）炎症加重时，可显示胆囊稍大或结石增多，胆囊壁稍增厚，回声增强，主要表现为模糊、增厚，反复发作时表现更显著，脂肪餐后胆囊收缩功能差。

（3）胆囊腔内回声改变，胆囊内常可见炎性渗出物和陈旧性胆汁形成的强回声或弱回声，呈不规则团块状或沉积于后壁的细点状，随体位改变可见其缓慢移动变形。偶见不变形者须采用脂餐或改日复查以鉴别其性质。

（4）炎症反复发作，胆囊体积逐渐缩小、变形，甚至萎缩而看不见内腔。偶见胆囊呈现为一个充满回声的团块，为增厚的囊壁或萎缩的囊腔，易被当做肠腔而漏诊。增厚的胆囊壁可与结石、声影形成典型的"WES征"。

（5）胆囊颈部梗阻时，胆汁滞留，胆汁内胆色素被吸收，分泌出无色黏液，形成胆囊积水（内为白胆汁）。声像图表现为胆囊极度肿大，呈无回声暗区，囊壁薄而光整。

（6）增生型胆囊炎可见壁明显增厚，腔缩小或消失，轮廓不清晰，易与胆囊癌混淆。

2. 黄色肉芽肿性胆囊炎　黄色肉芽肿性胆囊炎是较少见的胆囊炎性疾病，与结石和炎症反复刺激有关。病理所见为充满脂质的泡沫细胞和炎性细胞浸润伴肉芽肿，引起胆囊壁肥厚，常可见黄色肉节或出血灶和显著的纤维化，也可在胆囊周围肿大的淋巴结内发现肉芽组织，常被误诊为胆囊癌，甚至因广泛粘连而放弃手术。声像图表现与临床症状常不符，并且无转移征象，近年来的研究显示超声造影有较高的参考价值。其声像图表现如下：

（1）胆囊大小正常或增大，形态结构异常，胆囊腔一般较小。

（2）增生的胆囊壁极度肥厚，呈实块型，似胆囊癌表现，多呈弥漫性增厚，也可呈不规则增厚，最厚可达 3cm，局部可见软组织结构向腔内隆起。多合并结石或充满结石，胆囊腔可消失。

（3）胆囊内膜不平整，浆膜层显示不清晰或消失。

（4）增厚的胆囊壁呈强回声或强弱不均回声，部分与周围组织分界不清。

（5）胆囊壁多与肝或周围组织广泛粘连，用探头推挤时位置、形态不变。

（6）与邻近胃肠粘连可发生穿孔或内瘘，可见粘连部位的胆囊和胃十二指肠浆膜分界模糊不清，胆囊内有不规则回声斑块，胆囊周围有积液。饮水后右侧卧位，固定探头在胆囊部位观察，有时可见水从十二指肠流入胆囊内或周围。

（7）胆囊壁内显示无回声小囊样结构，造影后可清晰显示。

（8）周围淋巴结肿大，形态规整，内有较均匀的等回声。

（9）追踪检查或消炎后超声检查，胆囊壁不能恢复正常。

（四）胆囊腺肌症

胆囊腺肌症好发于胆囊底部，病理表现为：黏膜上皮及平滑肌增生主要位于肌层，多扩展到浆膜层并隆起丁腔内，与正常胆囊壁界线分明。黏膜下肌层内可见淋巴滤泡样增生，粗大腺体呈小囊状，其内合并胆固醇沉着。声像图表现如下：

1. 好发于胆囊底部。

2. 胆囊壁增厚，基底较宽，根据病变累及范围可分为弥漫型、节段型或局限型。

3. 增厚胆囊壁内常可见小圆形囊腔，为鉴别胆囊癌和慢性胆囊炎的重要依据。

4. 可利用脂肪餐试验进行鉴别，脂肪餐试验显示胆囊收缩功能亢进。

5. 超声造影有助于鉴别诊断。

6. 可合并有胆囊内小结石（图7-1-3～图7-1-5）。

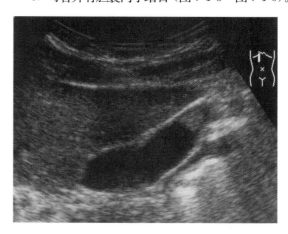

■ **图 7-1-3 胆囊腺肌症（局限型）**
胆囊底部壁增厚、变形，可见等回声隆起结节，表面欠平整，基底宽

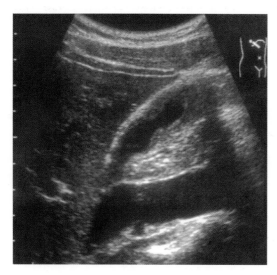

■ **图 7-1-4 胆囊腺肌症（节段型）**
胆囊底腔壁增厚，黏膜面尚清晰平整

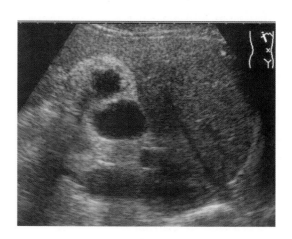

■ **图 7-1-5 胆囊腺肌症（弥漫型）**
胆囊壁增厚，内可见小囊及小的强回声结晶，胆囊颈管部代偿性充盈

（五）胆囊胆固醇性息肉

胆固醇性息肉是因机体内胆固醇代谢障碍，致使胆汁内胆固醇分泌增加，并在胆囊黏膜下积聚，充满大量含脂质的泡沫细胞（巨噬细胞）。由多个肿胀的黏膜皱襞组成小结节，突入胆囊腔，可多发，呈杨梅状、小桑葚状。需注意与胆囊颈部黏膜皱襞、较小的多发乳头状腺瘤鉴别。声像图表现如下：

1. 胆囊大小、形态可正常，囊壁不厚，胆囊腔内显示有一至数枚乳头状或桑葚状强回声或等回声结节。

2. 息肉与囊壁相连，多数有蒂，长短不一，多数基底较窄。

3. 一般无声影，后方为彗星尾状多次反射，不随体位改变而移动。

4. 约73%为多发息肉，超声难以准确判断其数目，一般切除的标本上数目较超声所见为多。较小的息肉位于胆囊底部和颈部时较易漏诊。

5. 单发息肉最大径＞8mm者定性诊断困难。

6. 可合并胆囊结石。

7. 息肉蒂部较细时，易从囊壁脱落形成结石。

（六）胆囊腺瘤

腺瘤是最常见的胆囊良性肿瘤。病理可分为单纯型腺瘤和乳头状腺瘤，前者多靠近胆囊底部，突出于黏膜下层，呈结节状，大小一般为1cm；后者通常有蒂，呈分支状或乳头状，可单发或多发，直径不超过1cm。如果乳头状腺瘤＞1.0cm、单纯型腺瘤＞1.5cm，易发生恶变。腺瘤好发于50岁以上的老年人，多数不引起临床症状，若伴有慢性胆囊炎、胆结石，可出现相应的症状。声像图表现如下：

1. 自囊壁向腔内隆起的结节状、乳头状或息肉状强回声或等回声结节。

2. 多数基底较宽或有蒂。

3. 好发于颈部和底部，多为单发，一般1～3个病灶。

4. 较胆固醇息肉大，常见直径为9～25mm，多数不超过15mm。

5. 凡直径＞10mm或合并结石的腺瘤要高度警惕恶变。

6. 使用高敏感度彩色多普勒血流显像仪器，可发现腺瘤内的血流。

7. 腺瘤后方无声影，不随体位改变而移动。

8. 与较大息肉鉴别较困难。

9. 较小的腺瘤很难与胆固醇息肉与炎性息肉鉴别。

（七）胆囊癌

胆囊癌发病年龄多在50岁以上，女性比男性多3倍。大部分患者的临床表现与慢性胆囊炎及胆石症相似，主要为腹痛、黄疸、消瘦及消化道症状；早期无症状，多为体检中发现。胆囊癌可发生于胆囊各部，最常见于颈部或体部，多数为腺癌，占71%～90%。腺癌大体形态分为浸润型、结节型和混合型。从组织学上看，胆囊癌大多数为高分化型腺癌，也可为黏液腺癌，还有低分化癌及未分化癌。黏液腺癌可有钙化，生长迅速并有早期转移。

结节型早期呈乳头或结节状突入胆囊腔内。浸润型腺癌可只局限于胆囊壁内，晚期导致囊壁弥漫性增厚，到后期胆囊腔消失，完全为巨大的肿瘤所取代。按以往的记录，胆囊癌直接侵犯肝者约占83%，仅局限于胆囊内者占6%，局部淋巴结转移占38%。胆囊癌较早期即可发生转移，多数为淋巴结转移和肝内转移，远处转移较少、较晚。侵犯肝门部胆管，或转移淋巴结压迫胆管，可引起梗阻性黄疸，胆囊管阻塞时可继发感染积脓。

1. 胆囊癌声像图可分为5型

（1）小结节型：为胆囊癌较早期的表现，多数局限于黏膜或肌层，90%以上显示为隆起性病变。病灶一般较小，为1.0～2.5cm，突向胆囊腔内，常呈乳头状、不规则形或类圆形小结节，基底较宽，表面不平整。中等回声较多。本型好发于胆囊颈部，在合并多量结石时可能漏诊。因此，对胆囊结石的病例做超声检查时，需改变体位使结石移动，以观察颈部囊壁的改变，有助于提高小肿瘤的显示率（图7-1-6）。

（2）蕈伞型：为基底宽而边缘不整齐的蕈伞状肿块突入胆囊腔，呈弱回声或中等回声，可单发或多发连成片；单发病灶以较宽的乳头状为基本图像，特征明显，不难诊断。

65

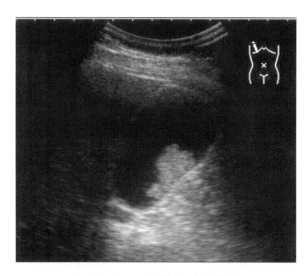

■ 图 7-1-6　胆囊癌小结节型

（3）厚壁型：胆囊壁不均匀增厚，回声呈局限型或弥漫型浸润，以颈部、体部增厚显著，内壁线多不规则。仅轻度增厚时确诊较困难，弥漫浸润时不易与慢性胆囊炎所致的囊壁增厚鉴别，需密切观察其他征象综合判断。

（4）混合型：胆囊壁增厚伴有乳头状或蕈伞状肿块突入胆囊腔，即蕈伞型加厚壁型的表现，此型声像图较典型。

（5）实块型：胆囊肿大，正常液性腔消失，呈现为不均质的实性肿块；或在胆囊内有斑点状回声，有时可见结石强回声团伴声影。癌肿浸润肝可使肝与胆囊之间的正常强回声带破坏、中断甚至消失；癌肿侵及周围组织和肠袢时，则胆囊界线显示不清，易被误诊为肝肿瘤，发现结石强回声团则有助于鉴别。本型系晚期表现，难以手术切除（图 7-1-7）。

间接征象：肝门部胆管阻塞，肝内胆管扩张，侵犯肝实质和肝内转移。胆囊颈部或胰头部淋巴结肿大。

据报道彩色超声对胆囊癌的诊断有一定帮助，病灶内部常常动脉血流丰富，可见弥漫型或树状血流信号。动脉峰值流速为 $39.0 \pm 12.4 \text{cm/s}$ 至 $56.33 \pm 17.85 \text{cm/s}$。Hayakawa 报道以超过 30cm/s 为界，胆囊癌血管彩超的显示率为 100%。实质性胆囊癌血流速度高。阻力指数的价值各家报道不一。Hirooka 等测量胆囊癌 RI 为 0.62 ± 0.12，与良性病变有显著差异；Komatsuda 和 Hayakawa 等则认为 RI 在鉴别胆囊良恶性病变方面无明显意义。

2. 鉴别诊断　常见的胆囊小隆起性病变（或息肉样病变）包括胆固醇息肉、胆囊腺肌症、腺瘤及早期腺癌，隆起性病变的性质与大小有关。北京肿瘤医院及国内外资料统计的结论表明：最大径 $<10 \text{mm}$ 的多发结节以胆固醇息肉可能性大；$10 \sim 13 \text{mm}$ 倾向于腺瘤；$>13 \text{mm}$ 首先考虑癌的可能。各种病变声像图特征见表 7-1-1。

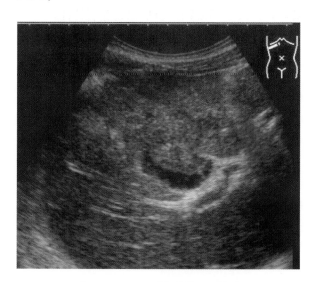

■ 图 7-1-7　胆囊癌实块型

表 7-1-1　胆囊小隆起性病变（或息肉样病变）的超声所见（78 例）

	好发部位	形状	数目	大小（mm）	基底	局部囊壁
胆固醇息肉	各部位	结节状，表面桑葚状	多发	$\leqslant 10$	有蒂或窄	正常
胆囊腺肌症（局限型）	底部	团块状	单发	$10 \sim 18$	较宽	厚
腺瘤	颈部或底部	结节状，息肉状	单发或 2～3 个	$10 \sim 16$	有蒂或较宽	正常
早期腺癌（小结节型）	颈部或底部	团块状，息肉状	单发	$11 \sim 25$	较宽	轻度厚或正常

鉴别诊断需注意与无声影的堆积状泥沙样结石、陈旧黏稠胆汁、脓团、脱落坏死组织形成的胆泥、凝血块及异物等鉴别。其中多数利用改变体位等方法鉴别，异常回声发生移动、变形可与肿瘤鉴别。凝血块在超声随访中可观察到大小、形态改变或吸收消失。

由于超声对胆囊隆起性病变的检出较敏感，声像图的特征表现对胆囊增生性病变、炎性病变及早期胆囊癌的鉴别已有一定认识，从而提高了胆囊癌早期诊断的水平。

实块型胆囊癌需与肝肿块相鉴别。肝门部肿块及正常胆囊不能显示时，由门静脉右支根部指向胆囊颈部的肝主裂强回声线是识别胆囊肿块的重要特征。当肿块内有结石的强回声和声影时，还需与肠腔肿块黏膜腔含有的气体强回声相鉴别。较大的胆囊癌或向外浸润时还需与右肾肿瘤或胰头癌相鉴别。

厚壁型胆囊癌较慢性胆囊炎囊壁增厚更显著，内壁线多不规则，但早期无鉴别特征。

胆囊癌假阳性的诊断因素可归结为两类：一类是胆囊壁本身的良性病变形成的增厚或隆起性改变，如黄色肉芽肿性胆囊炎、慢性胆囊炎、胆囊腺肌症、胆固醇息肉、炎性息肉等。另一类是胆囊病变腔内回声形成肿块的伪像，如陈旧性稠厚胆汁或脓团等，改变体位后观察移动性，有助于鉴别。

3. 胆囊癌的分期诊断　胆囊癌是胆道系统最常见的恶性肿瘤，因其不易早期发现并缺乏有效的治疗手段，一个多世纪以来，临床疗效并未取得明显进展。5 年生存率低于 5%，中位生存时间不足 6 个月。现已明确，根治性手术切除是唯一可能取得治愈性效果的治疗手段。然而，不适当的治疗亦会加剧病程的进展，甚至造成灾难性后果。因此了解疾病的自然病程、生物学特性、分期，对于治疗方案的选择及患者的预后都是至关重要的。

正常胆囊壁分为黏膜、肌层和外膜 3 层。黏膜层、肌层较薄。外膜层较厚，相当于胆囊壁全层的 1/2。胆囊与肝相接触的部分，其外膜为纤维结缔组织，而游离部分外膜则由肝浆膜延续构成。在肌层和外膜之间，有丰富的血管、淋巴管和神经丛。一般的体表超声不能区分正常胆囊壁的 3 层结构，仅表现为单层强回声线样结构。在某些病理状态下，体表超声可显示胆囊壁分层现象。

胆囊癌可以通过很多途径进行播散。它很早就可以直接侵及肝及周围邻近血管，这与胆囊解剖位置及胆囊壁较薄的解剖结构有关。当肿瘤穿透胆囊壁肌层时，肌层与外膜间丰富的血管、淋巴管为胆囊癌早期转移提供了条件。研究表明，胆囊癌在首诊时局部浸润和转移的发生率为：肝浸润 59%，淋巴结浸润及区域淋巴结转移 45%，胆总管浸润 35%，肝转移 34%，门静脉及肝动脉浸润 15%。易在腹腔内种植是胆囊癌播散的另一特点，它可沿腹腔镜通道及手术腹壁切口种植生长。

（1）胆囊癌临床分期：对胆囊癌多依据病理、临床特征及预后表现进行分期，目前临床用下列几种分期方法：TNM 分期法（AJCC/UICC，1995）、Nevin 分期法（1976）、日本胆道外科分期法（1995）（表 7-1-2）。外科常采用 TNM 分期法。

表 7-1-2　临床常用胆囊癌分期方法

分期	TNM 分期法	Nevin 分期法	日本胆道外科分期法
Ⅰ	$T_1 N_0 M_0$	仅限于胆囊黏膜	肿瘤侵及胆囊被膜
Ⅱ	$T_2 N_0 M_0$	侵犯肌层	肝十二指肠韧带内淋巴结转移，肝及胆总管轻度受侵
Ⅲ	$T_{1\sim 2} N_1 M_0$ $T_3 N_{0\sim 1} M_0$	侵犯全层（浆膜）	肝十二指肠韧带以外远处淋巴结转移，肝及胆总管明显受侵
Ⅳ	$T_4 N_{0\sim 1} M_0$	侵犯全层＋淋巴结转移	远处转移
Ⅴ	$T_{任何} N_2 M_0$ $T_{任何} N_{任何} M_1$	直接侵犯肝或远处转移	—

T_1，侵犯黏膜或黏膜下层；T_2，侵犯肌层但未突破浆膜；T_3，侵透浆膜或直接侵犯一个邻近脏器（浸润肝深度<2cm）；T_4，浸润肝深度>2cm和（或）侵及2个以上邻近脏器；N_0，无淋巴结转移；N_1，胆囊管、胆总管和（或）肝门部淋巴结转移；N_2，胰头、十二指肠、门静脉、腹腔动脉和（或）肠系膜上动脉周围有淋巴结转移；M_0，无远处转移；M_1，有远处转移。

（2）胆囊癌超声分期：超声检查可显示胆囊癌的大小、形态及与局部胆囊壁结构，肿瘤与肝、胆囊、血管的关系及向周围组织浸润的特征性表现，因此对胆囊癌分期诊断具有重要的参考价值。

北京肿瘤医院根据胆囊癌TNM分期诊断标准，按照经体表超声检查胆囊壁浸润的程度不同将胆囊癌分为4级（表7-1-3）。

表7-1-3 超声对胆囊癌壁浸润程度诊断标准及声像图表现

分级（S）	标准	声像图表现
S1	肿瘤未侵及浆膜层	胆囊壁外侧缘完整、连续、清晰
S2	肿瘤侵达浆膜，未达浆膜外	胆囊壁外侧缘不平、毛糙，但完整、连续
S3	肿瘤侵达浆膜外和（或）侵入一个邻近脏器	胆囊壁外侧缘中断、消失或肿瘤与周围脏器无明显分界，无呼吸性相对运动
S4	肿瘤侵入肝>2cm和（或）侵及多个邻近脏器	胆囊壁消失，肿瘤侵及肝>2cm或与多个邻近脏器无分界、粘连成团块状

胆囊癌对邻近脏器侵犯的判断包括门静脉、胆总管、十二指肠、胰腺、腹膜等脏器受侵情况，具体依据如下：门静脉管壁是否完整、连续，血流情况是否正常，胆总管管壁是否完整、连续，有无远端胆管扩张、扭曲、变形，十二指肠与肿块有无呼吸性相对运动，十二指肠壁正常结构是否存在，十二指肠上部是否存在梗阻，胰腺被膜是否完整，胰头颈与胰体尾质地是否一致，有无局部腹膜不规则增厚及低回声结节等。上述征象需结合临床表现进行判断。检查过程中，对细微结构变化的观察有助于正确诊断。适当调节仪器，放大图像，降低增益，设置正确聚焦位置以及高频探头和二次谐波等特殊方法的运用，均有助于诊断。

北京肿瘤医院对33例胆囊癌壁浸润程度超声诊断结果显示S2诊断率为63%，S3为87.5%，S4为73%，总诊断率为76%。对邻近脏器浸润诊断中，门静脉及胆总管浸润诊断率较高，为73%；十二指肠浸润诊断率较低，为50%；而腹膜转移诊断率最低，仅为20%。

超声检查19例胆囊癌淋巴结转移经手术病理验证，诊断符合率为74%。

根据TNM分期标准，超声对33例胆囊癌术前分期的初步总结可见诊断率为70%（23/33），尚有待进一步积累病例。有效的胆囊癌术前超声分期诊断可以协助临床选择治疗方式，避免不必要的剖腹探查。

（八）其他异常情况

1. 胆囊不显示　胆囊不显示可能有以下几种情况，需要结合病史诊断。

（1）胆囊切除术后。

（2）餐后胆囊，呈排空状态。

（3）各种原因导致胆囊萎缩或不能充盈。

（4）胆囊占位充满囊腔，胆囊液性腔消失。

（5）胆囊内积气，影响显示。

（6）先天性过小胆囊或胆囊缺如，异位胆囊。

2. 胆囊内沉积物　见于以下情况：

（1）稠厚胆泥。

（2）凝血块。

（3）积脓，渗出物。

（4）坏死脱落物，寄生虫残体。

（5）胆汁中胆红素钙、胆汁酸盐结晶析出。

彩色超声检查和超声造影对胆囊内沉积物或实性占位的鉴别有很大帮助。一般沉积物内不能检出血流信号，超声造影后不增强。

第二节　胆　　管

超声诊断胆管疾病无须造影剂，无创，无痛苦，能显示数毫米的肝内、外胆管及轻度扩张的胆管，以及结石、肿瘤及囊性疾病；并能通过观察胆管的动态改变，提高对早期病变的诊断水平，故在胆管疾病发病率较高的我国，超声不仅成为有效的首选检查方法，而且成为判断胆管肿瘤及其他疾病的重要手段。近20年来我国对胆管疾病早期诊断的方法和肿瘤分期诊断方面的研究取得了进展，显著提高了胆管疾病的诊断水平。

一、正常胆管

1. 肝内胆管　左、右肝管紧贴门静脉左、右支前壁，内径一般≤2mm，管壁中强回声，左、右肝管汇合成肝总管构成"Y"形。高分辨率超声有时可显示小胆管与门静脉左支及其矢状部和左外叶上下段支伴行的"工"字形结构，二级-三级胆管内径<1mm，呈"="样亮线。

2. 肝门部胆管　肝门横断层时，胆管和肝动脉、门静脉的横截面显示为3个圆形的管腔结构即"米老鼠征"——门静脉是"米老鼠的头"，"右耳"和"左耳"分别为肝门部胆管和肝动脉。

3. 肝外胆管　超声显像可以大致将肝总管、胆总管即肝外胆管划分为4段：上段（C1段），自肝门发出与门静脉伴行；中段（C2段），与下腔静脉伴行达胰头上；下段（C3段），即胰头背侧的胆管段；末段（C4段），为近十二指肠乳头侧胆管。

正常人肝外胆管C1段易于显示。C1段纵轴图像为紧贴于门静脉前壁的管道，与门静脉平行，其直径一般小于相应门静脉的1/3，下行中偏向右侧背侧，其间有时可见肝动脉的横截面；肝动脉在肝门部紧贴门静脉与之平行，易被误认为C1段，但走行于门静脉左前侧。其下段至胰头上段胆管为C2段，受胃肠气体干扰显示率相对较低。利用胰头区域的纵、横旋转扫查手法，可显示管径逐渐细窄的C3、C4段胆管。

4. 正常值　胆道疾病诊断的重点为肝外胆管管径正常值的测量，因为这是判断异常的标准。经过国内外专家数年的测量统计并经临床实践，最后基本达到统一，即≤6mm为肝外胆管管径的正常值标准。目前国际上采用的统一标准为7～11法则，即≥7mm提示轻度扩张，≥11mm提示梗阻。

二、检查方法与检查前准备

（一）仪器和探头选择

根据患者的胖瘦及胆管的深浅程度，选择3.5～5.0MHz凸阵实时探头，便于连续地加压检查，观察肝内外胆管。尤其彩色超声仪器的应用，对判断胆管及血管是必不可少的。

（二）超声基本检查方法

肝内胆管的检查，可选剑突下横切面扫查、右肋间斜切面扫查或右肋缘下斜切面扫查等切面，从不同角度、方向，观察肝内胆管状况。

肝外胆管扫查时，应充分利用肝、胆囊、胃、十二指肠、胰头等毗邻脏器作超声窗，以显示肝外胆管病变，提高诊断率。患者取右前斜位45°，在深吸气屏气状态下，探头加压扫查，可推挤气体使肝外胆管得以显示。扫查方法如下：

1. 右上腹肋缘下纵切面扫查　探头下缘稍向左侧倾斜显示肝外胆管上段，继而探头稍向下移，下缘稍向右外侧斜切，连续追踪显示肝外胆管下段，一般可显示至胰头段。

2. 自肝门部至胰头段连续横切面扫查　可追踪肝外胆管，并观察胆管全貌及与周围组织的关系。

3. 胰头段纵旋转扫查　以胰头为超声窗，探头在胆管下段向右旋转30°～90°，可较好地显示胰头段胆管全程，气体干扰较少时可显示胆管横断面至进入十二指肠内。

4. 胰头段横旋转扫查　肝外胆管下段与十二指肠的解剖特点呈弓形，利用实质性胰头及液体充盈的十二指肠，探头适当转动可以提高末段胆管及病变的显示。探头与胰头长轴平行，固定探头左侧，把右侧端沿胆管末段做逆行旋转扫查，可较好地显示乳头部与壶腹部胆管。

（三）提高胆管下段病变显示的附加方法

下段胆管是肿瘤和结石等病变的高发部位，但受前方的胃、十二指肠、横结肠气体的干扰，显示困难，是超声诊断的一大难题。这些病变的解剖位置深而隐蔽，病变显示率低，良恶性鉴别更是困难。国外报道诊断率仅达36％～54％。故利用附加方法显示下段胆管和病变，是提高病因诊断率及胆管疾病早期诊断的又一重要环节。

附加扫查法包括胃十二指肠充盈法、利胆法（脂餐法）、造影法（胆管注入生理盐水）、体位法4种。具体介绍如下：

1. 胃肠充盈法　饮水400～700ml后采用右侧卧位，用探头推移气体达胃体、底部，3～

5min后气泡消失，充盈胃窦、十二指肠，再加用旋转扫查效果更好。

2. 利胆法（脂餐法） 食用油煎鸡蛋或注射利胆剂后，观察胆管的变化。

3. 注水造影法 在经皮经肝穿刺胆道引流术（percutaneous transhepatic cholangial drainage, PTCD）后经导管进行，从PTCD引流管注入温生理盐水，根据梗阻部位及患者耐受程度定量，200～500ml，注水速度缓慢，防止注入气泡，然后采用半卧位或上身抬高位检查。

4. 体位法

（1）胸膝位：头低臀高位，下段胆管高于肝门部胆管，探头推挤使结石上移可达肝门部。

（2）头低足高位：对危重者、高龄者采用45°左侧卧位，头低脚高位探头推压，结石上移（加用利胆法结石更易上移显示）。

无论是站立位、坐位或仰卧位，结石均容易集中于解剖位置低而超声显示不良的下段胆管。采用胸膝位，即上身压低、臀部抬高，使下段胆管位置高于肝门部胆管；同时用探头不断推动挤压下段胆管部位，致使结石向肝门部移动，此时实时超声可观察到结石的上移，通过肝超声窗容易显示结石而提高诊断，也有助于判断非结石的其他病变。体位法有助于对泥沙样结石或弱回声无声影结石的诊断。

若同一种方法显示不满意时，可综合应用其他方法以改善显示。如利胆法后在胆管管径增大状态下加压扫查更容易推开胆管前方气体，再加以旋转扫查，就可使壶腹乳头部小病变得以确认；对胆管显示为轻度扩张而疑有结石者先用利胆法，若胆管增宽，再采用胸膝位等体位法，使结石更容易移动显示。

采用上述方法，结石显示率从49%增至88%，病变的显示率可达86%，诊断正确率达78%（表7-2-1）。下段胆管病变的诊断率得到很大的提高。

（四）患者准备

1. 患者须禁食8h以上以保证胆囊、胆管内充盈胆汁，并减少胃肠内容物和气体的干扰，通常上午空腹检查为宜。

2. 检查前饮水500～700ml可利于肝外胆管显示。

3. X线胃肠造影的钡剂是超声的强反射和吸收剂，胆囊、胆管附近胃肠道内若残存有钡剂，则会影响超声检查。胆道X线造影剂虽不构成超声检查的直接障碍，但对胆道的正常生理状态有影响。因此一般应先安排超声检查，或在X线胃肠造影3日后、胆道造影2日后再做超声检查。

4. 检查中需采用不同体位，高龄体弱者应有陪同人员。急诊患者不受以上各种条件的限制，可及时进行检查。

表7-2-1 223例胆管下段病变超声检查结果

手术病理诊断	例数	病变显示率（%）	手术符合率（%）
胆管下段癌	18	17（94）	13（72）
壶腹乳头癌	33	28（85）	23（70）
胰头癌	61	58（95）	54（89）
胆管下段结石	111	88（79）	84（76）
合计	223	191（86）	174（78）

三、肝外胆管轻度扩张的原因及处理方法

1. 肝外胆管轻度扩张的常见原因 肝外胆管7～11mm考虑胆管轻度扩张，常见疾病和原因可分为以下几类，见表7-2-2。

表7-2-2 胆管轻度扩张分类

胆管疾病	结石、早期癌、良性肿瘤、蛔虫、感染、Caroli病、出血、乳头部良性狭窄、外压病变、医源性损伤、吻合口狭窄
胆囊疾病	结石、萎缩性胆囊炎、胆囊周围脓肿、胆囊切除后
其他疾病	胰腺炎、囊肿、肿瘤、十二指肠重度溃疡、乳头部十二指肠憩室、胰头或周围淋巴结核
高龄者	60岁以上

胆管轻度扩张分为病理性、代偿性或生理性；后两者不必特殊治疗，前者需要进行治疗的为胆管小结石、炎性狭窄，以及需要立即治疗的早期胆管癌、壶腹癌等。患者一般症状、体征较轻或不明显，临床上及时确诊的常规手段不多；因此对胆管轻度扩张的病例，如果能用无创而简便的诊断方法，把需要早期手术治疗的病例筛选

出来，将大大提高胆管疾病的早期诊断率和治愈率。

2. 提高诊断率的方法 通过反复实践探讨超声诊断的方法学，发现腹压法、脂餐法、利胆法前后，在不同的病理、生理状态时，胆管管径发生有规律的变化。超声能反映这种变化，有助于鉴别胆管轻度扩张的病理意义（表7-2-3）。具体做法如下：

表 7-2-3 判断胆管轻度扩张病理意义的附加方法

腹压法	让患者深吸气，然后用探头压迫胆管扫查
脂餐法	食两个油炸鸡蛋，45～60min 后复查
利胆法	利胆剂（ceosunin）20μg 肌注，15～50min 后复查

均在禁食12h后进行，并在以上附加方法实施前、后分别测量记录相同部位的胆管内径。

建议先用腹压法，观察胆管是否变化，若胆管管径可达正常标准，能排除胆管病变；若不能达到正常标准，遂行利胆法或脂餐法。利胆或脂餐后，胆管恢复到正常标准，能排除胆管病变；若仍不正常，提示胆管可疑疾病；即使超声没有发现下段胆管占位性病变，也有必要行胃镜超声、ERCP等检查或采取积极的追踪措施。对有些临床症状明显，而常规超声检查胆管管径正常的病例，行上述方法检查后，若胆管管径增宽，提示胆管下段可能有小结石或病变。

四、主要良性胆道疾病

（一）肝内胆管结石

肝内胆管结石在我国发生率较高，临床诊断有时颇为困难，手术往往难以彻底清除，常有严重并发症发生，使病情复杂和恶化，故应高度重视。

肝内胆管结石多为胆色素混合结石，常多发，形状不整齐、质软、易碎，大小和数目不定。有的呈泥沙状，称为泥沙样结石；有的积聚成堆或填满扩张呈柱状、梭状或囊状的胆管内，即呈"铸型结石"或"管状结石"。好发部位是左、右肝管汇合部或左肝管。梗阻近侧的肝内胆管可有不同程度的扩张，胆管壁有炎症及纤维组织增生可导致管壁增厚、管腔狭窄、胆汁淤滞和

感染，可引起肝组织坏死、脓肿形成和肝叶萎缩。近年来，对肝内胆管结石合并肝胆管壁癌变致肝内肿瘤的报道渐渐引起重视，但早期临床诊断仍较困难。

1. 肝内胆管结石的声像图表现

（1）在肝内出现强回声团，表现为斑点状、条索状、圆形或不规则状。

（2）在强回声团后方多伴有声影（图7-2-1）。

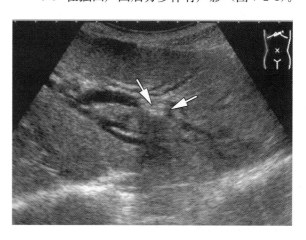

■ 图 7-2-1 左肝管结石

扩张的左肝管内可见强回声团，后方
伴声影（箭头所示）

（3）结石强回声团沿左、右肝管走行分布，当有淤滞的胆汁充盈时，可显示典型的图像，即在扩张的胆管腔内有结石强回声团，或结石表面显示宽窄不等的液性管道。若胆管内无淤滞的胆汁，则结石仅呈现为在肝实质中的强回声团而胆管壁界线显示不清，不易与钙化灶鉴别，注意伴行的门静脉分支可有助于判断。

（4）偶见肝管极度扩张，充满大量泥沙样结石时，类似软组织肿块，其回声仅较肝实质稍强，呈形态欠规则的片状区，声影较弱而易被误诊。

（5）结石近段小胆管扩张，多与伴行的门静脉分支形成"平行管征"，亦可呈分叉状；合并感染时可呈囊状；肝硬化时则扩张不明显。

（6）肝内合并胆汁淤积或炎症感染时，肝肿大，边缘变钝，肝实质回声粗大不均；或可见多发脓肿。有时可见结石梗阻的叶、段肝胆管以上的肝实质萎缩，而其余肝叶可代偿性增大致肝变形。

（7）结石、胆盐刺激可致胆管壁恶变；肝、胆管壁呈不规则增厚的强回声，沿胆管壁进展，超声易漏诊，作者总结 39 例胆管细胞癌中 5 例合并结石（12.8%）。

2. 鉴别诊断

（1）正常的肝圆韧带，在横断或斜断切面时表现为肝左叶内的强回声团块，后方常伴有声影，纵切面扫查显示为自门静脉左支矢状部向前下延伸出肝的强回声带可以鉴别。

（2）肝内钙化灶和肝组织局部坏死后的纤维化瘢痕可呈现为与结石相似的强回声团及声影，但一般不引起肝胆管扩张。需结合其他临床资料提示诊断。

（3）肝内血管瘤和转移性肝癌等均可表现为强回声团，甚至有声影。探头转动显示肝胆管走行的长轴可以鉴别。

（4）肝胆管积气有时与结石的鉴别较困难。

（二）肝外胆管结石

肝外胆管结石在我国发病率较高，占胆石症的 55%～86%，除原发结石外也可继发于肝内胆管或胆囊来源的结石。肝外胆管多呈不同程度的扩张，其内可见一枚至数枚球形、铸型柱状混合性结石，或胆色素性泥沙样结石，胆管壁因充血、水肿、增生和纤维化而有增厚。结石在胆管内可以移动。除非发生嵌顿，一般不引起完全性阻塞。急性发作时，可引起梗阻性黄疸和化脓性胆管炎。

本症多有长期反复发作的胆道感染等病史，病情与梗阻部位、程度和感染的轻重有关。静止期或慢性阶段可以无症状，或是出现一些类似溃疡病、慢性胆囊炎等症状。急性发作时则出现腹痛、高热寒战、黄疸，即 Charcot 三联征。重症病例可出现弥散性血管内凝血、感染性休克，以致死亡。因此要及时诊断和治疗。声像图表现：

1. 有结石的胆管一般都扩张。据北京肿瘤医院统计，肝外胆管内径＞6mm 者占 96%，胆管壁显示增厚，回声较强。

2. 胆管腔内有形态稳定的强回声团，并可在两个相互垂直的断面中得到证实。肝外胆管结石表现为强回声团者占 95%，仅 5% 者系松散的泥沙样结石，呈中等或较弱的回声团。

3. 强回声团与胆管壁之间分界清楚，典型的尚可见细窄的液性暗环包绕着结石强回声团。

4. 在强回声团后方出现声影，占 79%，是诊断结石的重要特征。

5. 采用胸膝位或脂肪餐后扫查，结石强回声团发生上移或位置变动，是超声诊断的可靠佐证。

（三）化脓性胆管炎

本病继发于胆囊炎、胆管结石、肿瘤。由于胆管梗阻，胆汁淤积，继发细菌感染，胆管黏膜充血、水肿，胆汁逐渐变成脓性，胆管腔内压力高，梗阻加重；肝内小胆管及肝细胞呈炎性改变，肝肿大，可形成多发小脓肿。脓性胆汁经肝内血窦进入血液循环，造成菌血症或感染性休克，是胆系急腹症中死亡率较高的一种疾病。患者起病急，突发性腹痛、寒战高热、黄疸，逐渐意识障碍，血压下降。声像图表现如下：

1. 肝肿大，肝内回声增强、不均。

2. 急性单纯性胆管炎仅显示肝内外胆管扩张，化脓性胆管炎则显示胆管壁回声增强、增厚，甚至不清晰。

3. 合并胆管结石，脓性胆汁较稠厚时，结石回声团显示模糊或声影不清晰。

4. 胆管内可见细点状回声或脓性胆汁回声斑点。

5. 胆囊多肿大，合并急性炎症，则囊壁增厚，腔内见沉积性脓性胆汁，可随体位改变缓慢移动。

6. 肝内胆管结石合并化脓性胆管炎，仅显示肝大，回声增强不均，或合并小脓肿（图 7-2-2）。

及时地明确诊断、排除梗阻，是治疗化脓性胆管炎的重要前提。但患者就诊时病情较重，已发展成急性梗阻性化脓性胆管炎时，应及时手术治疗。超声作为无创手段能及时发现肝内外胆管扩张或结石，可为手术治疗提供依据，是首选的重要诊断手段。胆管炎后期或反复发作可变成慢性胆管炎。超声显示肝外胆管轻度扩张，壁弥漫性增厚，回声增强，有时可显示结石、胆泥或蛔虫尸体影。

（四）胆道寄生虫病

1. 胆道蛔虫病　胆道蛔虫病是肠蛔虫病的常见并发症，由肠蛔虫通过十二指肠乳头的开口钻入胆道所致。其临床特点是阵发或持续的上腹

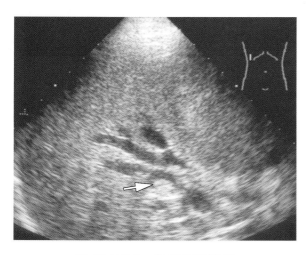

■ 图 7-2-2　化脓性胆管炎
胆管内可见结石和脓栓（箭头所示）

部剧烈绞痛而体征却不明显。虫体可引起胆道机械性阻塞和细菌感染。黄疸通常少见，但在合并结石或胆管炎时可以出现。胆管内蛔虫可一条或多条。声像图表现如下：

（1）肝外胆管呈不同程度的扩张，其内有数毫米宽的双线状强回声带。

（2）虫体前端圆钝，边缘清晰光整，中心贯穿的液性暗带为蛔虫假体腔，其内可出现回声点。

（3）蛔虫死亡后，虫体中心暗带逐渐变得模糊，层次消失。

（4）多条蛔虫显示为重叠的、多条线状强回声带。偶可见大量（数十条）蛔虫绞成团，堵塞胆管时，胆管呈极度扩张。无胆汁充盈时图像不典型，仅显示为肝门部粗大的条状强回声，易被误诊为胃腔气体。仔细扫查在胆管近前壁可见模糊的多条回声带，其后有不规则的声影。

（5）实时超声观察蛔虫在胆管内蠕动，具有诊断性特征。

胆囊蛔虫病较胆管蛔虫病少见。胆囊蛔虫病表现同上，即呈现双线状强回声带，但多呈弧形或蜷曲状，在胆囊内合并有大量结石或陈旧性胆汁或稠厚脓团时易被漏诊。

在我国，胆道蛔虫病是常见的急腹症之一，超声比其他任何诊断方法都更为简便、实用而有效，准确率高达90%以上。在胆管扩张、有胆汁充盈的条件下，蛔虫尸体壁的亮线和贯穿其中心的假体腔暗线构成了特征性的双线状强回声带，

是超声诊断的重要依据。

胆管缺少胆汁充盈，或胆管内合并有陈旧性稠厚胆汁、脓团、气泡、胆泥、大量结石时，易被漏诊。蛔虫死亡，虫体萎缩、裂解的情况下，声像图不典型，定性诊断较困难。造成假阳性的主要因素为肝动脉偶穿行于胆管和门静脉之间，形成酷似扩张胆管内的双线状伪像，仔细观察解剖结构和血管搏动，结合患者无症状、体征可以鉴别。

在超声观察下，通过内镜取虫是简便、有效的治疗方法，并可观察疗效。

2. 胆道棘球蚴病　棘球蚴病又称为包虫病。胆道包虫病是肝包虫囊肿继发感染破裂后的并发症，子囊及囊液通过外囊室经细胆管涌入胆道，致胆道梗阻。临床表现为胆绞痛、黄疸、发热等。

胆管内充满子囊及内囊碎片。作者曾遇到一例肺包虫囊肿穿破膈肌进入肝、肝内胆管、肝外胆管及胆囊者。声像图表现如下：

（1）肝大，肝内可见包虫囊肿，部分外囊壁不完整。

（2）囊肿旁胆管不同程度扩张。

（3）肝外胆管扩张，囊壁稍增厚，内可见点片状强回声点。

（4）胆囊内也可见相同的回声点或积聚成团。

肝包虫病潜伏期较长。患者虽然常见于包虫高发区，但由于人群流动，全国各大城市均可见到包虫病患者。包虫囊肿破裂尤其感染后可经细胆管进入肝外胆管，甚至引起梗阻、黄疸。超声可清晰显示肝内囊肿及囊肿旁扩张胆管，有较高的诊断价值。确诊还需结合病史和包虫皮内试验（Casoni 试验）。

（五）先天性胆道异常疾病

胆囊先天异常因数目、形态、位置不同而种类较多。除合并炎症、结石外（已有详述），一般无重要临床意义，本文略。

先天性胆管囊状扩张症按发生部位不同可分为3种：发生在肝外胆管者，称为先天性胆总管囊状扩张症；发生在肝内胆管者，为先天性肝内胆管囊状扩张症，亦称 Caroli 病；肝内、外胆管同时合并有囊状扩张症为复合型。其中以先天性胆总管囊状扩张症较为多见。

本病系胆管壁先天性薄弱所致，好发于胆总管上部和中部，也可发生在肝内胆管，或同时累及肝内、外胆管。囊肿多呈球形，大小不等，内含胆汁，囊壁为纤维结缔组织，胆囊和囊肿以上的胆管一般不扩张。本病常合并胆囊和胆管结石，并发癌概率较高，宜手术治疗。

临床上胆总管囊状扩张症并非罕见，女性多于男性，多见于儿童或年轻成人，以肿块、腹痛、黄疸为主要临床症状，常为间歇发作；反复感染可使病情恶化。

肝内胆管囊状扩张症多见于男性儿童或青年，继发结石或感染后出现发热、脾大、肝区痛等类似急性肝脓肿的表现；反复感染致胆管炎可诱发肿瘤。

1. 肝外胆管囊状扩张症声像图表现

（1）在胆总管部位出现囊肿，多呈球形、椭圆形或纺锤形，可延及肝门或胰头。

（2）囊壁清晰、较薄，囊腔呈无回声，后方回声增强。囊肿的大小和张力状态常有改变。

（3）囊肿与近端肝管相连是重要佐证，肝内胆管一般正常或轻度扩张。

（4）合并炎症时可见囊壁增厚，囊腔内淤胆。

（5）囊肿末段常合并有结石或软组织肿瘤，肿瘤较小，易漏诊，需追踪仔细扫查至末段。

（6）胆囊缩小，多被推移至囊肿与腹前壁之间，为本症与胆管下段梗阻所致显著扩张的鉴别要点。

（7）复合型多显示肝外胆管和肝内胆管主支显著扩张。

2. 肝内胆管囊状扩张症声像图表现

（1）囊肿沿左、右肝内胆管主支或分支分布，与肝管相通。

（2）囊腔呈圆形或梭形无回声暗区。

（3）囊壁回声稍强、清晰。

（4）亦可表现为节段性或较均匀的扩张，可同时合并肝外胆管囊状扩张。

（5）肝内胆管壁不规则增厚，多为反复炎症所致，应重视并仔细扫查。若合并肿瘤则管壁异常增厚或局限性隆起，多为强回声团。

（6）易合并管腔内感染、结石，在扩张的肝内胆管内出现胆泥或脓栓回声。

肝内胆管囊状扩张症需注意与多囊肝、肝囊肿、多发性肝脓肿等相鉴别，后三者呈弥漫性或不规则分布。难以定性诊断时，超声引导下细针穿刺抽液是简易的确诊方法。超声诊断此症并不困难，但合并肿瘤常易被漏诊。

由于先天性多囊肝与肝内胆管囊状扩张症在病程和转归上很不相同，前者多因合并多囊肾而死于肾衰竭，后者多死于胆道系感染。因而需注意鉴别。

（六）硬化性胆管炎

硬化性胆管炎为一种原因不明的肝内、外胆管慢性炎性狭窄性疾病。目前认为与自身免疫性功能异常有关，细菌和病毒感染或某些先天遗传因素也可能是致病因素。不少病例伴有溃疡性结肠炎。最新的医学研究认为，其本质是一种发展缓慢的胆管癌。经过数年的临床随访和术中多次穿刺活检可发现此种病例。男性多见，好发于30～50岁。有80%的病变累及全胆系，以肝管汇合部受累较重，仅20%局限于肝外胆管。后期可发生胆汁性肝硬化和门静脉高压症。患者上腹部不适或胀痛、发热。病情逐渐发展，出现梗阻性黄疸。另一种为胆管结石、蛔虫、肿瘤或手术损伤引起的继发性硬化性胆管炎。声像图表现如下：

1. 肝内和（或）肝外胆管壁增厚，回声增强，典型时不平整。

2. 病变段胆管不扩张，其上段肝内胆管轻度扩张，管壁不平整，与梗阻所致胆管扩张不同。

3. 肝内、外胆管未见结石、肿瘤；有手术病史者可考虑为继发性硬化性胆管炎。

4. 肝脾增大，肝内回声增强，呈胆汁性肝硬化声像图，偶见病灶区域变形、萎缩。

5. 穿刺活检手感硬，细针不易获得组织。粗针取组织多为炎性细胞与纤维增生，未见癌组织。

6. 声像图与硬化性胆管癌及浸润型胆管癌鉴别困难。

（七）胆道手术术后并发症

近年来，随着胆道手术尤其是胆囊切除术的迅速普及，以及腹腔镜胆囊切除术的日益开展，医源性胆道损伤的发生率较前增高。其他上腹部手术，如胃窦和十二指肠穿透性溃疡的切除术、肝切除术，尤其肝外伤时的清创性肝切除术，亦可致胆道损伤。

1. 术后胆管狭窄　胆管在术中被缝扎或结扎，术后即迅速表现为完全性梗阻性黄疸，并呈进行性加重。若切断或撕裂肝外胆管，由于胆汁潴留或脓肿形成，术后逐渐出现黄疸，但为不完全性梗阻。若为少量、短时的胆汁渗漏引起的胆管纤维性狭窄，则常于术后一段时间（数月至数年）表现出日渐频繁的间歇性梗阻性黄疸。临床上多与胆道感染同步出现。胆总管被横断或撕裂，胆汁溢入腹腔，形成局部或弥漫性腹膜炎、脓肿和胆漏。由于胆盐的强烈化学刺激性，导致胆管周围的纤维组织增生及瘢痕反应而形成胆管狭窄。

高位的肝总管狭窄常由胆囊切除术引起，较低位的胆总管的狭窄多由不适当的、粗暴的胆管探查、扩张或粗大的 T 管压迫引起。

损伤性胆管狭窄常伴一定程度的胆管梗阻，可引起胆管轻度扩张，但不如结石、肿瘤阻塞扩张显著，其后的炎性过程相对限制了胆管的扩张。声像图表现如下：

（1）胆管轻度扩张或在正常上限范围。狭窄明显时，近段肝胆管扩张。

（2）壁轻度增厚，可沿肝门部胆管进入肝内主肝管。

（3）管壁回声增强，可累及周围小部分组织。

（4）局部狭窄部位多可显示，瘢痕组织局部强回声，胆管内一般无结石回声。

（5）肝轻度大，呈淤胆表现。

2. 术后胆管炎　胆道术后胆管感染，是胆道外科尤其是肝门及肝内大胆管外科手术后易于发生的并发症。其原因可能为：原有的炎症，由于术中取石尤其对胆管的反复搔刮等操作而诱发；对肝内胆管难以取尽的泥沙样结石，不适当地反复加压冲洗易致败血症；急性化脓性胆道感染时，在解除梗阻因素后不适当地取石和冲洗；急性胆管炎时，术中胆道造影和加压注药。

胆总管十二指肠吻合术后可出现逆行性胆道感染（或称反流性胆管炎）。目前认为是由于反流入胆道的肠内容物下行到狭窄的吻合口处受阻

引起的。声像图表现如下：

（1）肝内、外胆管轻度扩张。

（2）管壁轻度增厚，回声稍增强。

（3）胆管内常可见气体回声或沉积性回声。

（4）肝门或肝外胆管下段与肠管吻合口显示狭窄，并可观察肠管内液体及回声点通过狭窄口进入胆管。

（5）合并急性炎症水肿可致肝内、外胆管扩张，内可见细沙样结石或胆泥强回声。

3. 术后胆道出血　术后胆道出血较少见。典型临床表现为呕血或便血，同时伴右上腹绞痛和黄疸，呈周期性发作。引起出血的原因主要有：术前即有胆道出血的患者，常继发于严重胆道感染，术后一定时间内易再次出血；胆管壁探查切口出血，一般出血量不大，多可自止，但大量出血应及时处理；胆管溃疡出血，多为继发于结石嵌顿后的压迫性溃疡，术中取石后可发生胆道渗血，若引流通畅，随炎症消退，出血可自止；胆肠吻合口出血，较少见，在胆管炎性病程过长时可能发生，有时需再次手术缝扎止血。声像图表现如下：

（1）肝内、外胆管不同程度扩张。

（2）其内充盈不规则强回声点，当血块充满管腔时，超声易漏诊。

（3）血块与管壁有分界，有时可显示强回声血块的周围有一暗带为胆汁回声。

（4）肝内主肝管内血块呈强回声团，机化时可见声影。

（5）胆囊内有时亦可见相似回声斑块。

结合手术史及患者症状、体征，仔细扫查肝内、外胆管，一般可灵敏地反映胆管的异常改变。超声是诊断和观察病情发展的重要手段，但须注意凝血块与胆泥的鉴别。

五、胆管肿瘤

超声可直接显示肝内胆管和肝外胆管扩张，并沿扩张胆管追踪达梗阻部位，有较高的诊断价值；超声同时可显示肿瘤与周围组织的关系及淋巴转移、肝转移等表现，可为手术方案选择提供信息。超声在胆道疾病的广泛应用，使临床极为罕见的良性肿瘤、假瘤得以检出。超声诊断技术的提高及附加方法的应用，有望检出早期癌。超

声已成为胆管肿瘤的重要检查方法。

（一）胆管良性肿瘤

肝外胆管良性肿瘤指左、右肝管汇合部至Vater壶腹部的良性肿瘤和假瘤。临床上非常罕见。早期报道2万例胆道外科手术病理中仅发现4例。良性肿瘤中乳头状瘤和腺瘤多见，好发于肝外胆管或Vater壶腹部。肿瘤有蒂或无蒂，突入胆管腔，有上皮覆盖，恶变增大时易为临床及影像发现。实体腺瘤一般较小，以绒毛状腺瘤多见，是壶腹部最常见的良性肿瘤，恶变率达63%，肉眼观如乳头状、菜花状。胆管其他良性实性肿瘤如息肉、腺肌症或腺肌瘤等均属于假瘤，好发于胆管下段或壶腹部。黏膜下肿物呈息肉样隆起，内部腺管样增生，周围伴平滑肌和结缔组织增生；发生在肝胆管汇合部的肉芽肿与慢性炎症关系密切，由吞噬脂类的网状内皮细胞及炎性细胞形成。这些病变影像学上易被误诊为肿瘤，但生长缓慢，实为良性病变。患者可有右上腹不适、疼痛等症状，间歇性或复发性黄疸、胆管梗阻，表现为胆囊炎、胰腺炎症状。声像图表现如下：

肝外胆管不同程度扩张，但张力状态及可显示长度均较胆管结石、胆管癌等所致胆管梗阻为轻。

1. 胆管下段近壶腹部常显示乳头状或椭圆形结节，直径为2～3cm，较局限。

2. 肿瘤边界清晰，表面较光整，多呈等回声或稍强回声。

3. 胆管腺肌症，显示胆管轻度扩张，管壁回声增厚、稍强，胆管内弥漫分布条索状等回声，与管壁分界欠清晰，可侵及胆囊及肝胆管，合并炎症则胆管周围淋巴结肿大，易被误诊为胆管癌（图7-2-3）。

4. 炎性肉芽肿，多呈结节融合状等回声团，无声影，基底较宽，部分与胆管壁无明显分界。

5. 超声难以显示腺瘤的蒂，超声引导穿刺中肿瘤被推移，但仍难以显示蒂。

6. 腺瘤恶变，则显示肿瘤较大，直径为3～5cm，回声增强，表面欠平整，但与强回声胆管壁多有分界。

超声可灵敏地发现肝外胆管扩张及下段肿瘤或假瘤，但定性诊断困难。1例无黄疸的腺瘤初期仅显示胆管扩张，下段可疑肿瘤结节。但由于患者无黄疸，无明显症状、体征而延误治疗，1年多后肿瘤长大呈乳头状，手术证实为腺瘤恶变，说明超声对发现这些罕见病变有较高应用价值。超声及时提示采用手术治疗，可减少恶变发生率并提高手术切除治愈率；对良性病变，手术切除后定期超声复查有助于及时发现病变复发。

（二）胆管癌

胆管癌好发于肝门部左、右肝管汇合处，胆囊管与肝总管汇合处，以及胰头壶腹部，约80%是腺癌。高位胆管癌多见弥漫性浸润管壁，管壁增厚，纤维增生，管腔变窄或堵塞；亦可呈

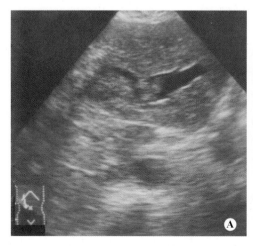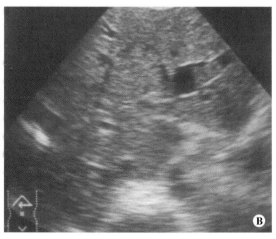

■ 图7-2-3　胆管汇合部肉芽肿

A. 左、右肝管扩张明显，壁稍厚，内可见等回声团呈多结节状；B. 变换体位扫查，右肝管汇合部扩张，等回声团块范围较大，肿块局部与肝分界不清，小块组织向左肝管移位

乳头状或结节状肿块突入管腔，使胆管部分或完全阻塞；癌组织还可沿胆管广泛浸润，呈弥漫性浸润达肝内胆管。

胆管癌起病隐袭，主要症状为无痛性黄疸，早期即可出现黄疸，进行性加重，患者体征随胆管癌梗阻程度和部位而不同。既往由于缺少直接显示胆道系的检查方法，往往被误诊为黄疸性肝炎、胆道结石或感染。另外，胆总管囊肿癌变发生率较高，症状、体征可不典型。近年来各种影像学诊断方法的进展为胆管癌的诊断提供了无创手段，临床病例呈增多趋势，积极的普查以及超声诊断技术的提高甚至可发现早期癌。

1. 高位胆管癌声像图

（1）肝大，回声增强，肝内胆管扩张显著，伴行门静脉分支受压，多细窄。

（2）扩张胆管多达汇合部或肝门部。肿瘤仅位于一侧二级肝胆管，则仅显示其末梢肝胆管扩张。

（3）沿扩张胆管追踪扫查，被截断部可显示强回声或等回声的球状或乳头状结节。肿瘤一般较小，弱回声结节较少见，易被漏诊。

（4）扩张胆管至被截断部逐渐细窄，局部管壁增厚，回声稍增强，多为浸润型，超声易漏诊。

（5）常见病灶后方合并声影，由于管壁增厚型肿瘤图像不典型，声影和强回声的厚壁易被误诊为结石。

（6）胆囊及肝外胆管一般呈正常状态或不显示。

（7）超声可显示肿瘤对肝或大血管的浸润，界线模糊或消失。

2. 肝外胆管癌声像图

（1）扩张肝外胆管突然截断，局部显示弱-等-强回声肿瘤，呈乳头状或结节状，前者肿瘤较大，与管壁分界不清或局部管壁残缺；由于胆管显著扩张，超声诊断率较高（图7-2-4）。

（2）扩张胆管逐渐细窄或呈鼠尾状，局部管壁增厚，多呈强回声；放大图像、调节增益条件可更清晰地显示壁的异常改变；多为癌组织浸润所致，若伴有结节肿块，超声检出率高。

（3）硬化型胆管癌多发生于肝外胆管上段，可达肝内，胆管不扩张或轻度扩张，管壁增厚达正常管壁的2～3倍，局部形态僵硬，回声增强，

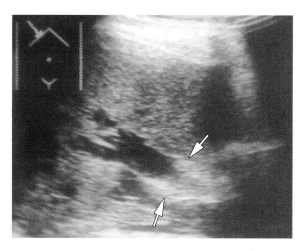

■ 图7-2-4　胆管癌浸润型

扩张的肝外胆管渐狭窄，局部壁增厚（箭头所示）

与硬化性胆管炎不易鉴别。超声定性诊断困难，需结合病史。

（4）增宽的胆管腔内充满等回声或强回声肿瘤，沿胆管腔浸润生长，到达肝内左、右支的较广范围，为弥漫型癌的表现。由于无胆汁对比及肿瘤与管壁分界不清，易被漏诊或误诊。

（5）下段胆管癌一般肝和胆囊肿大，肝内胆管显著扩张。

胆管癌声像图需与胆管癌栓、胆管结石、肝癌或胰头癌等相鉴别。胆管结石多呈强回声团，与管壁分界清楚，有声影。少见较疏松的泥沙样结石或胆泥，可呈不规则的乳头状、团块样表现，无声影，易被误诊。高位胆管癌与肝癌、下段胆管癌、壶腹癌、胰头癌等的鉴别主要依据对相应解剖结构的识别，当癌肿较大广泛侵犯时则难以鉴别。

总之，超声检查作为一种非介入性的方法，能较好地显示胆管形态及其内肿块的形态、范围，对胆管癌的术前诊断和确定治疗方案均有重要应用价值。

（三）胆管癌分期诊断

胆管癌以结节型和浸润型多见，结节型瘤体虽小，但基底宽，易向周围浸润；浸润型多突破管壁，易侵犯周围脏器、血管、邻近腹膜、神经淋巴组织。常有病例术前影像学诊断见肿瘤较小，但术中已不能切除，有些切除者术后复发率也较高。乳头状胆管癌肿瘤较大（可能来源于胆管黏膜的乳头状腺瘤恶变），但

管壁外浸润较少，手术切除率高。故胆管癌病程进展的诊断对正确选择手术方案、提高切除率有重要意义。

多年来，CT、MRI 和血管造影均有对胆管癌分期诊断的报告，但价值有限，尤其对胆管癌黏膜、肌层的浸润诊断，需依赖经皮肝胆管镜检查才能完成。超声能较好地显示胆管癌的形态结构及与周围软组织的关系，在目前常用的各种影像学诊断方法中，更适宜对胆管癌病程进展程度作出评价，临床应用结果已证实有较高的诊断价值。

1. 管壁浸润程度的判断　在胆管癌分期诊断中，管壁浸润程度的判断是分期诊断中较重要的环节，难度亦较大。扩张胆管腔内胆汁及壁外侧缘鲜明的线状强回声结构，为观察胆管壁的内外侧缘提供了良好的条件。从而可对胆管壁的浸润程度做出判断，为分期诊断提供重要依据。

高频胆管内镜超声能观察胆管壁的解剖结构。体表超声虽不能分辨胆管壁结构，肝外胆管壁仅显示为单层的纤细强回声线，但体表超声可大范围显示胆管壁，尤其是纵切面，在显示肿瘤与局部胆管的同时亦显示其近段扩张的正常胆管壁。因此体表超声便于对两者进行比较，并观察壁的内外侧缘，从而较准确地判断管壁的异常形态变化。超声可显示肿瘤与胆管壁的边界，胆管壁强回声线的形态、连续性、完整性、清晰度，以及管壁外侧缘与周围组织的界线等声像图表现。参照临床分期，体表超声对胆管癌壁浸润可区分为 3 个等级，即未侵及浆膜（S1）、侵及浆膜（S2）、侵犯达浆膜外（S3）（表 7-2-4）。

表 7-2-4　胆管癌壁浸润程度的声像图表现

浆膜未受浸润（S1）	肿瘤突向腔内，管壁清晰，呈连续平整的强回声线，两者回声多有差异，似有界线
浆膜受浸润（S2）	管壁不规则增厚，外侧缘不清晰或不平整，多与肿瘤回声界线不清
浆膜外浸润（S3）	管壁强回声不连续或残缺中断，肿瘤突向邻近脏器或组织，与之分界不清

2. 管壁浸润超声诊断结果　北京肿瘤医院对 61 例资料记录详细的胆管癌声像图进行读片分析，并与手术及病理结果进行比较，结果如下（表 7-2-5）：

表 7-2-5　超声对 61 例胆管癌壁浸润诊断结果

超声诊断结果	手术病理结果			合计
	S1	S2	S3	
S1	9	4	1	14
S2	4	18	10	32
S3	0	1	14	15
超声诊断正确率（%）	9/13（69%）	18/23（78%）	14/25（56%）	41/61（67%）

S2 受侵的诊断正确率最高，达 78%。因浆膜受侵后胆管壁增厚变形、不清晰等异常改变较易识别。S3 受侵的诊断率最低，仅 56%，误诊的 11 例（34%）主要为浸润周围脂肪结缔组织、血管神经组织及大网膜结构等。受侵胆管与上述组织分界不清，浸润范围判断较为困难，而易被误判为 S2。分析图像见胆管壁显示为增强、增厚，其周围多可见增厚的强回声斑块与管壁分界不清，为超声误诊的主要原因，应予以重视。

3. 胆管癌对周围脏器组织浸润的判断

（1）肝与胆囊浸润的超声诊断：胆管癌对肝的浸润分为肝未受侵、可疑受侵、受侵及明显受侵 4 级。

分析胆管癌侵及肝的声像图可分为两类：一类为胆管壁增厚、受侵或中断，肿瘤与肝分界不清或突向肝内。此类较常见，超声易识别。另一类胆管癌沿胆管壁向肝内浸润生长，侵入肝实质内，形成沿左、右胆管走行分布，边界不清，形状不规则的肿块，与肝回声接近或略增强，超声易漏诊或误诊为肝内胆管癌。

肿瘤回声影响超声对浸润程度的判断，等回声肿瘤与管壁回声有差异，故有利于管壁浸润深度的观察。但等回声胆管癌胆管壁受破坏、强回声带中断时，由于肿瘤与肝回声接近，两者无明显分界，对肝有无受侵判断困难。让患者深呼吸，观察肿瘤与肝之间是否存在相对运动及分界，可能有助于判断。

当肿瘤大且明显侵及肝并形成肝内肿块时，需与原发性肝癌侵及肝门胆管相鉴别。

诊断结果：超声对手术病理确认的 55 例胆

管癌肝浸润及 56 例胆囊浸润诊断正确率分别达 74％、77％。其中肝明显受侵、胆囊明显受侵术前均获正确诊断，有助于治疗方案的选择。但超声对胆囊浸润诊断的假阳性较高（26％）。原因为根据经验以胆囊增大、淤胆为超声判断高位胆管癌侵及胆囊的重要依据，结果表明此也有一定的局限性。胆囊受侵的另一依据为肿瘤与颈管分界不清，颈管壁厚、欠平整，但与炎症鉴别较困难，尚需进一步探索以提高诊断率。

（2）胰腺、十二指肠浸润的超声诊断：根据肿瘤局部胆管壁与胰腺分界关系，确定超声对胆管癌浸润胰腺、十二指肠的诊断标准。

根据超声确定的标准，对于超声检出肿瘤并经手术病理确认的 30 例中下段胆管癌，超声对胰腺浸润诊断结果可见 4 期诊断正确率分别为 82％、67％、30％、67％，总诊断符合率为 60％（18/30）。对十二指肠浸润诊断正确率分别为 94％、0、0、50％，总诊断符合率达 57％（17/30）。重视综合应用纵、横旋转法和附加方法可明显提高胆管下段、壶腹周围病变的显示率，更好地观察肿瘤对胰、十二指肠的浸润程度。超声对十二指肠Ⅰ期、Ⅱ期浸润的诊断较困难。部分病例易被诊断为十二指肠乳头部癌。

（3）周围血管浸润的超声诊断：根据胆管肿瘤与周围血管的关系及血管壁受侵的程度分为 4 级。对 45 例胆管癌血管浸润的评价手术病理证实有 36％（16/45）的胆管癌患者出现 18 支血管受侵，其中门静脉（PV）占 89％（16/18），肝动脉（HA）占 6％（1/18），脾静脉（SPV）占 6％（1/18）。超声评价胆管癌血管受侵的敏感性和特异性分别为 85％和 96.4％。在 17 个超声提示受侵并得到手术证实的血管段（PV16、HA1）中，超声与手术病理分级完全一致的占 71％（12/17），超声分级低于病理分级的占 24％（4/17），超声分级高于病理分级的占 5％（1/17）。这说明超声是评价胆管癌对周围血管受侵及其程度的有价值的方法。采用 5.0 探头、可变聚焦超声仪，扫查时局部放大图像，并重视采用彩色超声及能量多普勒观察血流状况，使肿瘤邻近的血管显示得到较好的改善，亦为今后前瞻性研究提供条件。

4. 诊断成绩　对手术证实的 38 例胆管癌，按上述诊断标准进行术前前瞻性研究，超声对壁浸润诊断结果见表 7-2-6。诊断正确率为 82％，其中特别对 S3 诊断率明显提高达 92％，其意义为显著减少不必要的开腹探查病例。

表 7-2-6　38 例胆管癌壁浸润超声诊断结果

超声诊断结果	手术病理临床诊断结果			合计
	S1	S2	S3	
S1	1	2	0	3
S2	1	7	2	10
S3	0	2	23	25
超声诊断正确率（％）	1/2（50％）	7/11（64％）	23/25（92％）	31/38（82％）

参照 WHO 制定的分期标准，超声对本组胆管癌分期诊断结果见表 7-2-7。

由表 7-2-7 可见超声的诊断准确率为 79％。重视胆管癌术前超声分期诊断，将有助于提高手术切除率，对正确估计预后具有重要的临床应用价值。

表 7-2-7　超声对 38 例胆管癌术前分期诊断结果

超声分期诊断	Ⅰ $T_1N_0M_0$	Ⅱ $T_2N_0M_0$	Ⅲ $T_{1\sim2}N_{1\sim2}M_0$	Ⅳ $T_3N_{1\sim2}M_0/T_{1\sim3}N_{1\sim2}M_1$	合计
Ⅰ	1	0	0	0	1
Ⅱ	1	2	1	0	4
Ⅲ	0	1	4	2	7
Ⅳ	0	1	2	23	26
超声诊断正确率（％）	1/2（50％）	2/4（50％）	4/7（57％）	23/25（92％）	30/38（79％）

超声在显示胆管壁细微结构的同时，可获得周围组织及肝、淋巴转移的较全面信息，因此具有较强的优越性。超声局限性为诊断率取决于病理声像图良好的显示和高分辨率仪器的正确使用，受人为因素影响较大。目前的研究和初步结果尚有待于进一步实践总结，以达到逐渐完善和规范化。

六、梗阻性黄疸

超声作为梗阻性黄疸的首选检查方法已为临床大量病例所证实。根据肝内、肝外胆管是否扩张及扩张的程度范围，可对黄疸的鉴别做出快速、简便、有效的诊断，准确率可达96％以上。超声不仅能判断黄疸的性质，还可对梗阻性黄疸的病因、病变部位、范围等做出诊断，其应用价值为胆管疾病的诊断带来新的篇章。

（一）梗阻诊断依据（标准）

1. 肝内胆管扩张

（1）肝内左、右肝胆管内径增粗，一般3～4mm为轻度扩张，5～6mm为中度扩张，7mm及以上为重度扩张。

（2）二级以上末梢支肝胆管内径显示达2mm亦考虑为轻度扩张而需予以重视。肝硬化状态下二级肝胆管内径2mm，或达到伴行门静脉支的1/3宽度，内腔呈无回声，亦不能排除轻度扩张。

（3）肝内二级-三级肝胆管与相伴行的门静脉分支形成小的"平行管"征，为轻至中度扩张的征象。但需重视门静脉分支与增宽伴行的肝动脉小分支及与肝静脉分支形成的"平行管"伪像鉴别。应用彩色超声观察平行的管腔内均有彩色血流，一般可排除肝内胆管扩张。

（4）重度扩张时，往往相应门静脉支受压而不能显示，胆管极度扩张呈树权状或呈放射状、"丛状"向肝门部汇集。扩张的肝内胆管与肝内门静脉分支表现不同，扩张的胆管后方回声增强，管壁不规则，管道多分叉，可以一直延伸分布到肝实质周边。而肝内门静脉主要显示出近肝门部的干支，周边部则很稀少，管壁较平直，后方回声无增强。

（5）恶性较良性梗阻所引起的肝内胆管扩张的发生率更高并且扩张的程度更重，尤其高位梗阻更为显著。

（6）当梗阻合并重度胆汁性肝硬化及酒精性肝硬化时，肝内胆管扩张受限，图像较复杂，需重视肝形态结构、胆囊形态变化及肝内小胆管有无轻度增宽征象，并参考肝外胆管状态综合判断，这对黄疸的鉴别诊断意义重大。

2. 肝外胆管扩张　肝外胆管发生梗阻后，胆管扩张先于黄疸出现，胆管内的压力高于肝细胞分泌压的失代偿阶段才出现黄疸。因而及时发现肝外胆管扩张有助于肿瘤的早期诊断。北京肿瘤医院曾测量508例正常人以及223例手术证实的梗阻性黄疸患者的肝外胆管内径值，结果如下：

（1）判断轻度扩张，标准详见前文。

（2）＞11mm为明显扩张，尤其脂肪餐后，肝外胆管管径＞10mm，对确定肝外胆管下段存在梗阻性病变较为可靠。

（3）扩张胆管的管径与伴行门静脉相等即出现两条平行的管道，Weil称之为"双筒猎枪征"，是提示肝外胆管扩张的灵敏征象；但胆管重度扩张时，门静脉受压变窄，此征即不典型。

（4）乳头部炎性或其他良性狭窄时，C3段为4～6mm，C4段为2.2～3.5mm。

（5）合并胆管炎或纤维化显著时，内径仅达正常或正常上限，而以管壁增厚为主要所见。

3. 超声诊断灵敏，但尚有以下不足：

（1）增宽的胆囊管易与门静脉形成"双筒猎枪征"伪像。

（2）由于肝门部门静脉后壁与下腔静脉前壁构成管道伪像，形成"三管征"（即门静脉、伪管、下腔静脉），从而易把门静脉主干误认为扩张的胆管，胆管扩张时则形成"四管征"。重视追踪管道走行及彩色超声检查有助于确认。

（3）肝外胆管内充满癌栓，多呈强回声，轻度扩张的胆管内缺少胆汁对比条件而易被漏诊或误诊。

（4）肝硬化或肝癌引起门静脉内癌栓，或门静脉先天性海绵血管瘤样变，致门静脉主干栓塞，肝门部多支扩张的侧支血管易被误诊为扩张的肝外胆管，由此甚至把肝源性黄疸误诊为梗阻性黄疸。侧支血管多弯曲不平，走行不规则，彩色超声可简便地确认。

（二）梗阻部位诊断

由于超声难以显示正常胆囊管和胆总管的汇合口，故对梗阻部位的判断主要依据胆管周围结构。

1. 肝外胆管超声分段

（1）上段胆管：左、右肝管汇合部至胰头上缘段的上 1/2。

（2）中段胆管：左、右肝管汇合部至胰头上缘段的下 1/2。

（3）下段胆管：胰头段。

2. 梗阻部位胆道系状态　超声根据胆道扩张状态判断梗阻部位一般具有以下规律：

（1）上段梗阻：左、右肝管扩张或一侧扩张，胆囊小。

（2）中段梗阻：上段扩张，胆囊可大可小。

（3）下段梗阻：中上段扩张，胆囊大。

（4）乳头部梗阻：全程扩张，胆囊大。

作者对 56 例中上段胆管癌的胆囊大小及手术病理结果进行对照（表 7-2-8），显示肿瘤侵及胆囊或胆囊有病变时也可显示为胆囊增大。

表 7-2-8　56 例中上段胆管癌的胆囊大小与手术病理结果

胆囊大小	例数	受侵	胆囊结石	胆囊炎
增大	10	4	1	5
正常	8	2	2	4
缩小	38	8	1	29
合计	56	14	4	38

而下段胆管癌 36 例也有 2 例因胆囊及颈管受侵，胆囊缩小。在多数情况下胆囊与胆总管是相一致的，即胆囊扩大提示胆总管下段梗阻，而胆囊不大有助于诊断上段肝门部梗阻；但胆囊与胆总管处于矛盾的张力状态，则提示病灶侵及胆囊颈管或是胆囊本身存在病变。

3. 梗阻大致部位判断　根据肿瘤与肝门的距离判断梗阻部位，可对梗阻大致部位作出提示：

（1）上段胆管癌：肝门或 2cm 内。

（2）中段胆管癌：2～4cm。

（3）下段胆管癌：4～7cm。

（4）乳头壶腹癌：7～11cm。

（陈敏华　严　昆）

参考文献

［1］陈敏华. 消化系疾病超声学. 北京：北京出版社，2003：127-199.

［2］陈敏华. 腹部疾病超声图谱. 北京：科学技术文献出版社，1999：86-115.

［3］崔玉军. 胆道超声造影的临床实践进展. 继续医学教育，2010，24（5）：10-12.

［4］郭欢仪，许尔蛟，郑荣琴，等. 术中胆道超声造影评价肝移植供体胆管解剖结构：二维与三维超声显像的比较. 中华医学超声杂志（电子版），2010，8（10）：56-58.

［5］刘俊，秦海春. 超声显像对原发性肝癌侵犯胆道的诊断. 中国误诊学杂志，2005，5（1）：74.

［6］江向武，杨冬华，杨见权，等. 超声与 X 线引导内镜胆道引流术的临床研究. 中华消化杂志，2009，29（9）：529-532.

［7］高上达，林礼务，俞丽云，等. 胆肠吻合术后胆道声像改变特征. 中国超声医学杂志，2008，24（3）：253-256.

［8］Artifonel A，Ferreira FC，Otoch JP. Endoscopic ultrasound-guided choledochoduodenostomy for relieving malignant distal biliary obstruction. Rev Gastroenterol Mex，2012，77（1）：31-37.

［9］Basford PJ，Bhandari P. Endoscopic management of nonampullary duodenal polyps. Therap Adv Gastroenterol，2012，5（2）：127-138.

［10］Peng CH，Shen BY，Deng XX，et al. Early experience for the robotic duodenum-preserving pancreatic head resection. World J Surg，2012，36（5）：1136-1141.

［11］Hu XH，Gong XY，Hu P. Transient small bowel angioedema due to intravenous iodinated contrast media. World J Gastroenterol，2012，18（9）：999-1002.

第八章
胆道疾病的计算机化断层显像检查

CT 检查对胆道疾病的诊断有重要价值，由于 CT 的密度分辨率较高，能清晰地显示病变的位置、形态、范围及血流动力学改变，对梗阻性黄疸的梗阻部位、性质判定有重要价值。

第一节 螺旋CT扫描技术在胆道疾病中的应用

一、普通螺旋 CT 动态增强扫描

在怀疑胆道疾病的患者中，CT 检查在显示胆道的同时，还能够发现胆道以外的器官和结构，特别是肝、胰腺、邻近淋巴结和血管的异常。因此，胆道 CT 成像时考虑全面至关重要。检查时首先进行正侧位的定位像，从而提供基本的解剖标志，有时还能显示异位的支架或其他器械。随后进行上腹部 CT 螺旋平扫，在一次屏气内完成，层厚5mm，螺距为1。这种成像方式可以使操作者准确定位胆管和胰腺，也容易发现胆管、胆囊及胰腺的钙化。有时为了清晰显示十二指肠与胆总管下段的关系，可以在扫描前口服水溶性碘对比剂。此时，对比剂应充分稀释，以避免产生较大的部分容积效应，影响十二指肠周围组织结构的密度。如怀疑胆总管下段有结石时，对比剂应充分稀释，因高密度的对比剂常可掩盖结石病变。亦可采用水作为阴性口服对比剂，减小伪影，增加显示十二指肠和壶腹部异常的敏感性。

平扫后，经肘前静脉或其他静脉以 3～4ml/s 的速度注射 80～100ml 的水溶性对比剂后，进行上腹部的动脉期和门脉期扫描。从肝顶开始，进行薄层扫描（1mm 层厚），以便随后进行多平面及容积重建。动脉期扫描在开始注射对比剂后 25～30s，门脉期为 60～70s。在心脏或其他疾患导致循环缓慢的患者中，应适当增加延迟时间；在年轻的运动员中则应缩短延迟时间（现在许多机器具有自动智能跟踪技术，可以准确把握延迟时间）。后处理中，多平面重组、最大或最小密度投影或容积再现图像，常有助于确认横断图像中的病变，为临床医师提供类似于 MRCP 或 ERCP 的影像。对于确诊或怀疑胆道系统肿瘤的患者，延迟期图像有助于区分胆管癌与其他肿瘤，特别是肝细胞癌。因为胆管癌在延迟期图像中表现为密度增加，此时延迟时间需要 2～6min，甚至可以延迟 10min。

应用螺旋 CT 尤其是多层螺旋 CT 扫描进行薄层重建，对胆总管下段的小病变的显示极为有利。随着多层螺旋 CT 的发展，这种扫描方法简单、快速，血管显示优良，肝及胆道系统周围组织增强后，与胆道系统对比显著，现在已经得到广泛应用。

二、螺旋 CT 增强静脉法胆道造影

螺旋 CT 增强静脉法胆道造影（spiral CT cholangiography，SCTC）是将螺旋 CT 容积采集技术与静脉胆道造影技术相结合，获得胆道内充盈造影剂的容积数据，经过图像后处理，获得胆系薄层及三位立体影像。SCTC 成像的原理是：经周围静脉注入胆系对比剂，利用其 90% 以上由肝细胞摄取、分泌，经胆管排泄的特点，在胆管充盈的高峰期进行感兴趣区（region of interest，ROI）的薄层容积扫描，然后进行图像后处理，获得全胆道系统三维立体图像。

具体检查方法：检查前空腹 6～8h，以避免胆囊收缩。先做 CT 定位及平扫，然后经静脉注入胆系对比剂（如 biliscopin 30ml），注射后 60～90min（平均 75min）一次屏气扫描感兴

趣区，做1～2mm连续薄层图像重建及图像重建后处理，获得胆管的二维和三维图像。为了更好地显示胆总管下段及壶腹部，可在CT扫描前口服600～900ml水以充盈胃和十二指肠，静脉注射抗胆碱药物（例如山莨菪碱）以松弛Oddi括约肌。后处理方法包括最大强度投影（maximum intensify projection，MIP）、表面遮蔽法（shaded surface display，SSD）等。

SCTC技术方法简单，检查时间相对较短，胆道充盈效果好，三维图像显示胆道树的解剖影像较佳。但对比剂毒性较大，不良反应发生率高，限制了它的临床应用。

三、口服对比剂增强CT胆管造影

口服对比剂增强CT胆管造影（oral contrast-enhanced CT cholangiography）具体检查方法是晚餐后2h，服用对比剂碘番酸（iopodic acid）6g，分两次口服（3克/次）。10～12h后，即次日上午行胆管螺旋CT扫描。扫描前口服200ml水。如果要更好地显示胆管，可使用俯卧位、头低脚高位或者在扫描前20～30min服用

脂肪餐，均可以提高胆总管的显影。扫描前20～30min如再注射抗胆碱药物（例如山莨菪碱Ⅱ）以松弛Oddi括约肌可进一步显示胆总管末端。获得CT容积数据，经过后处理，即用多平面重建（MPR）、最大密度投影、表面遮蔽法获得胆管造影三维成像。此法可显示肝外胆管和左、右肝胆管及二级、三级分支。

口服对比剂增强CT胆管造影技术具有操作简单，造影剂使用方便、安全，不良反应极少等优点，但检查时间较长。其特别适用于胆囊及肝外胆管结石的诊断，更可在腹腔镜胆囊切除术前后了解胆囊管状态和胆囊管汇入胆管的位置。

四、螺旋CT仿真胆道内镜

螺旋CT仿真胆道内镜（spiral CT biliary vertical endoscopy，CTVE）是在用对比剂使胆道系统显影的基础上进行仿真胆道内镜检查。成像原理是利用螺旋CT采集的容积数据和计算机图像后处理技术，用导航软件获得酷似纤维内镜所见的空腔脏器内表面的模拟影像。

第二节 胆道疾病螺旋CT表现

一、胆道结石

（一）胆囊结石和胆汁淤泥

CT不但可以发现结石，还可以初步分析结石化学成分，以作为体外碎石的参考。

1. 胆囊内阳性结石 CT值一般大于25Hu，CT平扫很容易发现，呈单发或多发，圆形、多边形或泥沙状的高密度影。部分阳性结石呈环状，周边为略高密度，中心为低密度，密度低于胆汁，为胆固醇核心，此类结石也容易显示（图8-2-1）。

2. 胆囊内阴性结石 CT值小于0Hu，为胆囊内低于胆汁密度的不规则形或泥沙样胆固醇类结石（图8-2-2）。CT平扫诊断较困难。口服对比剂增强CT胆道造影表现为低密度充盈缺损，并可随体位变换而发生位置改变，与胆囊占位不同。

3. 大多数胆囊结石的位置可随体位变换而改变，如与胆囊壁粘连则不能移动。

4. 常伴有急、慢性胆囊炎。

5. 胆汁淤泥 当胆汁由于梗阻或感染等原因排泄缓慢或障碍时，即可引起胆汁浓缩。胆汁内可以析出钙盐及胆固醇结晶等，从而形成牛奶样钙化胆汁，胆汁密度升高（图8-2-3）。钙化胆汁进一步凝集，即形成胆汁淤泥沉积物。它的实质是一种以胆色素颗粒为主，混有少量胆固醇结晶的特殊物质。它最终可转化为胆囊结石，也可完全消失，因此及时发现及治疗十分重要。

CT对胆囊结石的诊断准确率为75%～85%。增强扫描对诊断帮助不大。主要漏诊原因为阴性结石的诊断较困难。

（二）肝外胆管结石

肝外胆管结石多位于胆总管中、下段。CT由于为断层扫描，且密度分辨率较高，为首选的诊断方法，表现为：

1. 胆总管内圆形或环形致密影，伴或不伴有上方胆管扩张。胆总管扩张的程度较轻，直径多为8～10mm，肝内胆管仅轻度扩张（图8-2-4）。

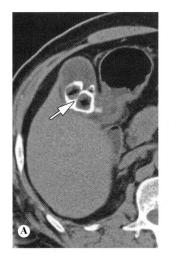
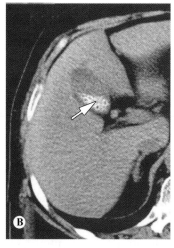
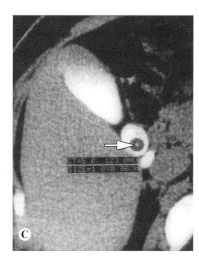

■ 图 8-2-1　胆囊结石

A. 多发类圆形结石，为混合类结石（箭头所示），中心密度低于胆汁，为胆固醇所致；B. 多发高密度泥沙样结石，为胆色素类结石（箭头所示）；C. 口服对比剂增强 CT 胆管造影显示胆囊颈部圆形阴性结石，表现为圆形充盈缺损，为胆固醇类结石（箭头所示）

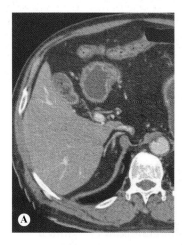
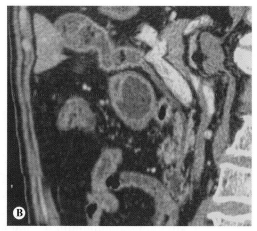

■ 图 8-2-2　多发性胆固醇类结石

A. CT 轴位扫描，胆囊壁增厚、毛糙，囊腔内可见多发低密度胆固醇结石，分散漂浮在胆囊内；B. CT 曲面重建图像，显示全部胆囊及胆总管，胆囊内低密度结石显示更加清晰

2. CT 轴位显示结石位于胆总管中心呈致密影，周围环绕低密度胆汁，形成"靶征"或"新月征"。

3. 阴性结石诊断较困难，如胆总管扩张，且逐渐变细，突然中断，未见到肿块，应考虑为阴性结石，结合 B 超或 MRCP 可确诊。

4. 胆总管内泥沙样阴性结石表现为胆总管扩张，内可见大量密度稍高于胆汁的细颗粒状结石。

（三）肝内胆管结石

肝内胆管结石好发于左、右肝管汇合部或左肝管内。CT 表现为：

1. 点状、条状或不规则状致密影，与胆管走向一致，常伴有周围胆管扩张。

2. 有的结石轮廓光滑，密度一般高于或略等于肝实质。也有一些钙化少、不成形的泥沙样胆色素结石呈低密度，与扩张胆管内的胆汁不易区分。

3. 阴性结石只表现为远侧肝内胆管扩张。

4. 按照肝内胆管结石的分布特点进一步分为以下几个类型：

（1）弥漫型：结石自肝外胆管向上堆积，几乎充满整个肝内胆管系统。

（2）散在型：结石散在分布于肝内胆管分支内，以左、右肝管汇合部更多见（图8-2-5）。

（3）区域型：通常发生于有梗阻或肝胆管狭窄的基础上，其肝胆管所属分支均充满结石。

5. 增强扫描后，由于肝实质密度升高，结石的显示反而易受影响，但胆管的扩张显示得更加清楚。

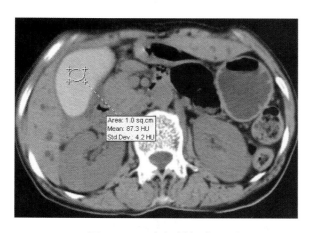

■ 图8-2-3 牛奶样钙化胆汁

CT平扫显示胆汁密度均匀性升高，CT值为87.3Hu，充满整个胆囊，为胆囊管癌引起胆汁排泄障碍、胆汁浓缩所致

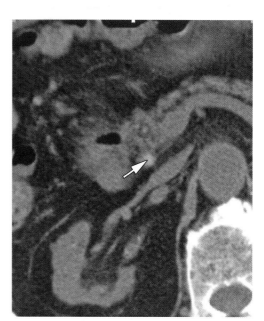

■ 图8-2-4 胆总管结石

肾门水平的CT平扫图像，显示胆总管下端（胰腺水平）管腔内致密结节

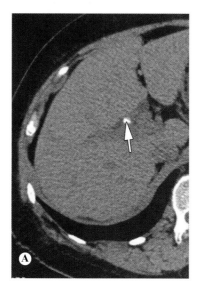
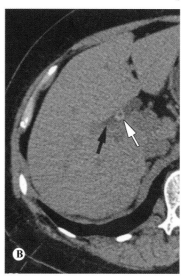

■ 图8-2-5 右肝管内结石

CT薄层扫描（1mm厚度）示右肝管内结节状致密病灶（A）；部分呈环状（白箭头所示），伴远端胆管扩张（黑箭头所示）（B）

二、胆道炎症性疾病

(一)急性胆囊炎

急性胆囊炎的发生及病理类型详见第六章第一节。CT 表现为:

1. 胆囊肿大　测量胆囊的横径,一般大于 3.5cm 视为胆囊增大。

2. 胆囊内胆汁密度升高　胆汁密度大于 20Hu,正常胆汁密度应≤10Hu。

3. 胆囊壁弥漫性增厚　为胆囊炎最重要的表现,增强后可见胆囊壁明显均匀强化,且持续时间长(图 8-2-6)。而且大部分患者在胆囊窝周围的肝实质会出现动脉期一过性的强化带。

4. 炎性渗出　胆囊周围可见环形水样密度影,为胆囊壁炎性渗出所致(图 8-2-7)。化脓性胆囊炎及急性坏死性胆囊炎可蔓延到邻近的肝实质,形成肝内脓肿,甚至腹腔内也可见絮状炎性渗出改变(图 8-2-8)。

5. 出血坏死性胆囊炎　出血坏死性胆囊炎时,由于腔内的新鲜出血形成血凝块,常可形成疏松的肿块影。若改变体位可能会有一定的活动度。CT 表现为高密度病灶,无强化。

6. 胆囊窝积液　胆囊渗出明显时,胆囊窝可见大量积液征象。

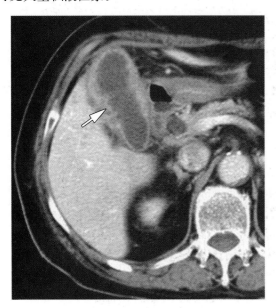

图 8-2-6　急性化脓性胆囊炎

肝门脉期增强 CT 扫描示胆囊壁明显增厚、毛糙,可见多发小脓肿(白箭头所示)

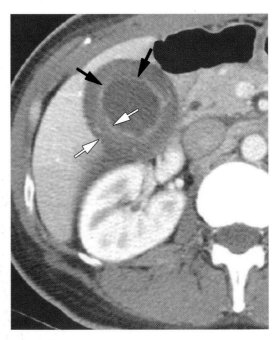

图 8-2-7　急性单纯性胆囊炎

胆囊壁明显增厚(白箭头所示),伴黏膜环形强化(黑箭头所示)

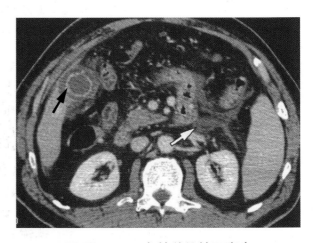

图 8-2-8　急性单纯性胆囊炎

胆囊壁明显增厚,伴黏膜环形强化(黑箭头所示),腹腔内可见多处炎性渗出物(白箭头所示)

7. 常伴有结石　急性胆囊炎常在胆囊颈或胆囊管区见到圆形、泥沙样的结石表现。

8. 急性胆囊炎并发症　约 4% 的急性胆囊炎会出现胆囊周围脓肿、穿孔,甚至出现胆囊小肠瘘等并发症。

9. 胆囊周围脓肿　常见于糖尿病患者。胆囊内由于化脓性细菌感染而充满脓液,CT 表现为胆汁密度升高（30Hu），其实质相当于腹腔脓肿。如果有产气杆菌感染，胆囊腔内可出现气体，而黏稠的脓液则在胆囊腔内表现为移动性沉积物。

10. 胆囊穿孔　胆囊穿孔是急性胆囊炎最严重的并发症，约占急性胆囊炎的10%，多由于结石直接腐蚀胆囊壁或胆囊内压力过高，造成胆囊的静脉回流障碍或者由于细菌毒素所致。胆囊底部血运相对较差，故穿孔常常发生在此处。胆囊穿孔后，便引发胆汁渗漏。渗漏的胆汁若被包裹局限，则形成胆囊周围脓肿；否则会发生弥漫性胆汁性腹膜炎，引发腹腔内广泛的感染。

胆囊穿孔在影像学上表现为：

（1）胆囊内液体减少，张力降低。

（2）胆囊壁模糊、增厚，并出现连续性中断。

（3）胆囊周围积液或出现模糊的炎性肿块。如果胆汁进入腹腔，形成胆汁性腹膜炎，则出现腹腔内大量液体的积聚。

（4）胆囊穿孔周围的肝实质由于受到胆汁的侵蚀，形成继发性肝脓肿，表现为肝实质密度降低，环状强化。

11. 妊娠后急性胆囊炎　妊娠的后3个月，可能会由于肝门处胆管受压，使胆汁排泄障碍，导致妊娠胆囊炎，其影像学表现类似普通急性胆囊炎。

（二）慢性胆囊炎

慢性胆囊炎的发生及病理表现详见第六章第一节。CT表现为：

1. 胆囊壁增厚　CT平扫见胆囊壁增厚，增强后可见强化，为主要表现（图8-2-9）。一般认为充盈良好的胆囊壁厚度超过3mm有意义。与急性胆囊炎胆囊壁的增厚不同，慢性胆囊炎增厚的胆囊壁密度较高。

2. 胆囊壁钙化　为慢性胆囊炎的特征性表现。

3. 胆囊体积变化　胆囊常常萎缩变小，也可有增大的表现，常与胆囊壁增厚同时存在。

4. 多合并胆囊结石（图8-2-10）。

5. 如果胆囊长期慢性炎症，引起胆囊壁广泛钙化，胆囊缩小，即形成所谓"瓷胆囊"（又称"陶器样胆囊"）（图8-2-11）。

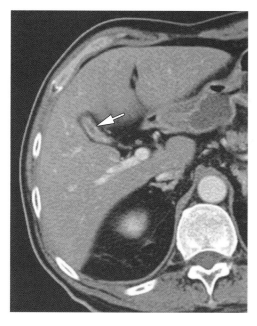

■ 图 8-2-9　慢性胆囊炎

动脉期增强CT扫描示胆囊明显缩小，壁明显增厚、强化（白箭头所示）

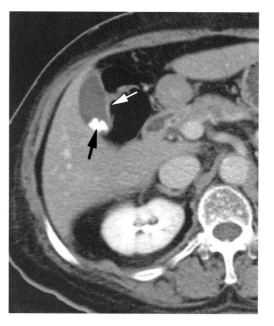

■ 图 8-2-10　慢性胆囊炎伴胆囊多发结石

增强CT扫描示胆囊壁增厚、强化（白箭头所示），囊腔内可见多发致密结石（黑箭头所示）

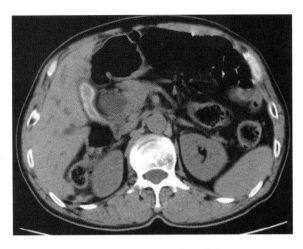

■ 图 8-2-11 "瓷胆囊"

CT平扫显示胆囊壁广泛钙化，诊断为"瓷胆囊"

（三）米利兹综合征

米利兹综合征是由于胆囊结石嵌顿在胆囊管或颈部，常伴有胆囊炎症，压迫肝总管致肝总管阻塞而发生的胆道梗阻综合征。CT表现为：

1. 肝门水平以上胆管扩张。

2. 阳性结石则可见胆囊颈或胆囊管内结石突入胆总管或肝总管，胆囊壁增厚及并发胆囊周围脓肿，常伴有胆囊其他部位的结石表现。

3. 阴性结石仅可见肝门以上胆管梗阻及急性胆囊炎表现，胆囊增大。

（四）化脓性胆管炎

化脓性胆管炎是由胆管不完全性梗阻及感染引起的。CT表现为：

1. 肝内、外胆管明显扩张，胆管内充满脓性胆汁，其CT值高于正常胆汁。

2. 胆管弥漫性增厚，增强后可见明显强化。

3. 偶见胆管内积气征象。

4. 如伴有肝内小脓肿，常提示可能有化脓性胆管炎波及肝。

5. 常伴有胆管结石，提示为慢性胆管炎。

（五）原发性硬化性胆管炎

原发性硬化性胆管炎是一种原因不明的以肝内、外胆管的慢性炎症和纤维化为特征的慢性胆汁淤积性肝病，又名纤维性胆管炎或闭塞性胆管炎，病理改变详见第六章第一节。CT表现为：

1. 肝内、外胆管狭窄和扩张，即狭窄远端的周围胆管呈孤立性、散在性、局限性扩张。

2. 增强扫描时，在肝动脉期和门脉期可在一个或多个层面上见到节段性扩张胆管。但扩张的胆管不连续，散在分布，分支少，称为"树枝修剪征"，亦可扩张与狭窄胆管交替出现，呈串珠状。

3. 累及肝外胆管时，出现肝外胆管的狭窄和扩张，但程度较轻，胆管壁厚度常≤5mm，胆总管内径<4mm。累及胆囊时，胆囊壁增厚，胆囊萎缩变小。

三、胆道肿瘤与瘤样病变

（一）胆囊癌

CT可以很好地显示胆囊癌的部位、大小、形态、分型及肿瘤的扩散情况，能准确评价肿瘤的分期和临床可切除性，对临床治疗有很大的帮助。表现为：

1. **直接征象** 依据CT影像特点分3种类型，分别为肿块型、腔内型和囊壁增厚型。

（1）肿块型：较常见，占40%～65%，表现为胆囊腔大部分或完全消失，被实性软组织肿块代替，与肝实质分界不清。平扫时，密度低于周围正常肝实质，可见钙化。增强后，肿块及周围胆囊壁不均匀强化，肿块出现坏死时，坏死区不强化（图8-2-12，图8-2-13）。

（2）腔内型：或称结节型，占15%～25%，表现为胆囊腔内单发或多发乳头状或菜花状肿块，肿块基底部胆囊壁增厚。增强扫描时，结节可见明显强化，肝实质受累少见（图8-2-14）。

（3）囊壁增厚型：占20%～30%，胆囊壁呈局限性或弥漫性不规则增厚。胆囊壁正常厚度为2mm，胆囊癌引起的胆囊壁增厚多大于5mm，分为局限性和弥漫性两种：①局限性增厚的病变系浸润性生长，表现为胆囊壁局限性、不规则或偏心性增厚，内缘凹凸不平（图8-2-15）。②弥漫性增厚表现为大部分或全部胆囊壁不规则增厚，很少见均匀一致、内外壁光滑的增厚（图8-2-16）。增强扫描可见增厚的胆囊壁明显强化，周围可见不规则低密度水肿带，肝实质受侵犯时，表现为邻近肝实质内的低密度灶。

2. **间接征象** 在临床上间接征象常常更加重要，是判断预后的主要依据，包括：

（1）合并胆囊结石或慢性胆囊炎的表现。

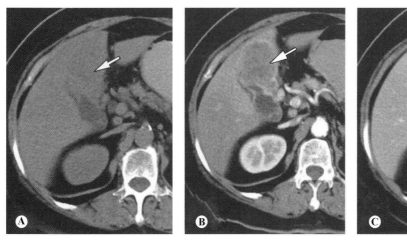

■ **图 8-2-12 肿块型胆囊癌**

A、B、C 图分别为腹部 CT 平扫、动脉期及静脉期的轴位像，可见胆囊底实性软组织肿块，静脉期强化较明显，胆囊腔部分消失

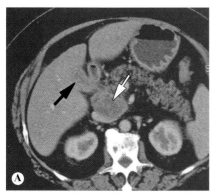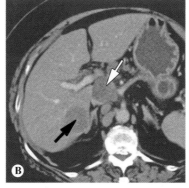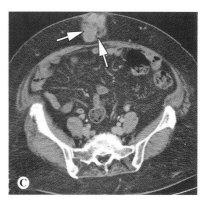

■ **图 8-2-13 肿块型胆囊癌**

A. CT 动脉期图像，示胆囊消失，完全被软组织肿块代替（黑箭头所示），伴肝门部明显淋巴结转移（白箭头所示）；B. CT 静脉期扫描，肝 S6 段为肝内转移灶（黑箭头所示），伴肝门部明显淋巴结转移（白箭头所示）；C. 图像显示腹壁皮下脂肪内可见一个团块状肿块，经穿刺活检证实为低分化腺癌（白箭头所示），患者放弃手术

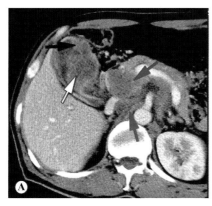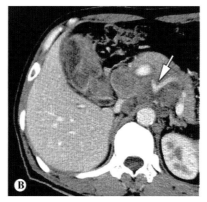

■ **图 8-2-14 腔内型胆囊癌**

A. 增强 CT 示胆囊内菜花状肿块（白箭头所示），基底部胆囊壁增厚（黑箭头所示），伴腹腔及腹膜后淋巴结转移（红箭头所示）；B. 腹腔干被周围转移的淋巴结包绕、侵犯（白箭头所示）

（2）邻近肝组织受侵征象：表现为邻近肝的胆囊床边界模糊，局部肝实质密度不规则降低（图 8-2-15）。

（3）肝内多发转移（图 8-2-13）；

（4）肝门部、十二指肠韧带及胰头部淋巴结肿大（图 8-2-14）。

（5）胆道梗阻征象，肿块直接侵犯胆囊管和邻近胆管，或者肿大的淋巴结压迫胆总管和肝总管，导致胆管不规则狭窄及狭窄上方胆管扩张。

（6）门静脉甚至下腔静脉直接受侵或形成瘤栓。

（二）胆管癌

胆管癌依据病变发生的部位可以分为外周型胆管细胞癌、肝门型胆管细胞癌和肝外型胆管细胞癌 3 种类型。CT 表现为：

1. 外周型胆管细胞癌　可见边缘不规则的肝内低密度占位病灶，伴有相应区域的肝内胆管扩张的征象（图 8-2-17）。有时肝内肿块较小，见不到明显的占位病灶，而仅仅表现为局部区域肝内胆管扩张。增强扫描时，病灶呈早期边缘强化，并随时间推移向心性强化，呈"慢进慢出"

的特点，即动脉期常出现病灶轻度强化或病灶周边环状或带状强化。门脉期强化程度和范围较前增加，强化程度略高于或等同于同层肝实质（图 8-2-18，图 8-2-19）。

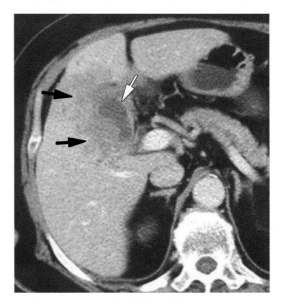

图 8-2-15　囊壁增厚型胆囊癌

增强 CT 示胆囊壁弥漫不规则增厚（白箭头所示），且侵犯邻近的肝，使肝强化程度低于正常肝实质（黑箭头所示）

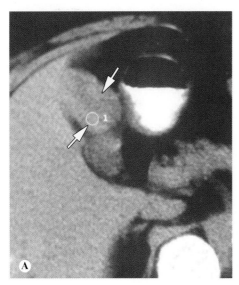
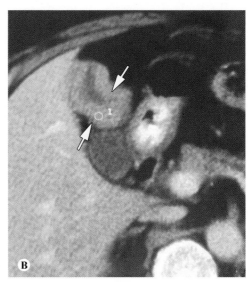

图 8-2-16　囊壁增厚型胆囊癌

A. CT 平扫囊壁 CT 值为 50Hu；B. 增强后 CT 值为 82.7Hu，胆囊壁弥漫性增厚，明显强化（白箭头所示），肝受累不明显

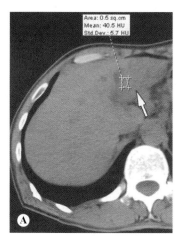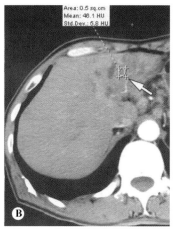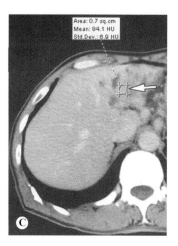

■ 图 8-2-17　左叶肝管的胆管细胞癌

A、B、C 图分别为 CT 平扫、增强动脉期和静脉期。可见肝左叶占位，静脉期强化明显，伴局部
肝内胆管扩张，肿瘤浸润周围肝实质，肝左叶萎缩

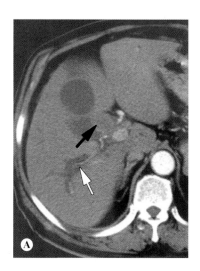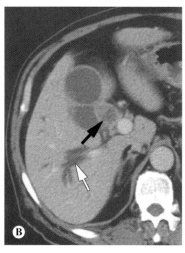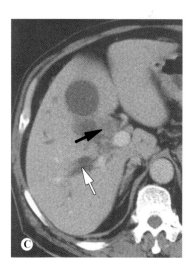

■ 图 8-2-18　右肝管外周型胆管细胞癌

A 图为 CT 增强动脉期；B 和 C 图为增强静脉期。可见右肝管内强化肿块（黑箭头所示），
静脉期强化较明显，强化以病灶边缘为著，伴右侧部分肝内胆管扩张（白箭头所示）

2. 肝门型胆管细胞癌　可见肝门区软组织肿块，与周围正常肝实质呈等密度。增强后，动脉期可有轻度强化，门脉期及延迟期强化更加明显，且在延迟期肿瘤组织强化程度仍高于周围肝实质，有利于病灶的显示（图 8-2-20）。左、右肝内胆管均扩张，有时两侧肝内胆管扩张程度不一、扭曲，呈"软藤征"，且左、右胆管突然中断，不能汇合（图 8-2-21）。胆囊及肝外胆管管腔正常。浸润型胆管癌只表现为胆管壁不均匀增厚，管壁僵硬。

3. 肝外型胆管细胞癌　薄层扫描可见胆管壁环形或不规则形增厚，或者胆管壁内大小不等的软组织肿块，其上方的肝内、外胆管及胆囊扩张。可根据胆管扩张的部位、范围推断梗阻的部位，再在梗阻的部位做薄层扫描，细致观察其形态变化，对诊断极为重要。增强后，可见增厚的管壁轻至中度强化，或者胆管腔内肿块轻至中度强化（图 8-2-22）。

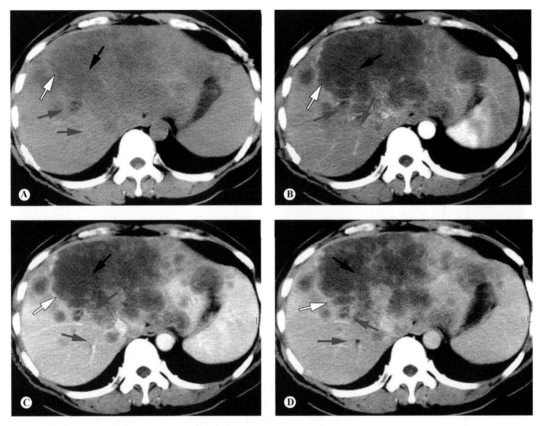

■ 图 8-2-19　肝内胆管细胞癌

A. CT平扫，肝内大片边缘模糊的低密度病灶（黑箭头所示），病灶边缘密度与肝实质密度一致（白箭头所示），周边有扩张的小胆管（红箭头所示）；B. 动脉期增强扫描，病灶边缘有环状不规则强化（白箭头所示），肿瘤内部未见强化（黑箭头所示），周边有扩张的小胆管（红箭头所示）；C. 门脉期，肿瘤边缘与正常肝实质强化程度一致（白箭头所示），肿瘤内部未见强化（黑箭头所示），周边有扩张的小胆管（红箭头所示）；D. 延迟期增强，肿瘤内部未见强化（黑箭头所示），正常肝实质密度下降，而肿瘤边缘仍为高密度（白箭头所示），大片肿瘤周边扩张的小胆管（红箭头所示）显示更加清晰

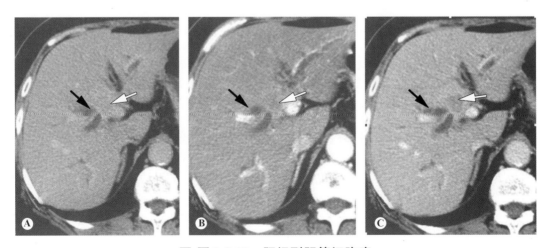

■ 图 8-2-20　肝门型胆管细胞癌

A. CT平扫，可见多发胆管扩张（黑箭头所示），在肝门部突然截断，截断处为肿块（白箭头所示）；B. 动脉期增强扫描，可见左、右肝管汇合部略低于肝实质密度的类圆形肿块（白箭头所示）及多发胆管扩张（黑箭头所示）；C. 实质期增强扫描，肿块强化程度明显低于正常肝实质（白箭头所示），肿块边缘显示更加清晰，周围见多发胆管扩张（黑箭头所示）

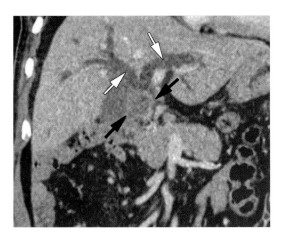

■ 图 8-2-21　肝门型胆管细胞癌

增强 CT 冠状位后处理图像，可见肝门部类圆形占位（黑箭头所示），轻度强化，伴左、右肝管明显扩张（白箭头所示）

（三）壶腹周围癌

由于壶腹周围癌通常病变体积较小，因此在 CT 薄层（1mm 层厚）扫描上显示较为清晰。CT 表现为：

1. 肝内外胆管扩张，胆囊扩大且壁变薄提示为梗阻性胆囊扩张，对诊断急性胆管梗阻有一定意义。如果胆囊有慢性炎症、囊壁增厚时或胆囊管结石时，即使有胆总管梗阻也不会引起胆囊扩张。

2. 胆总管下段狭窄、截然中断及胆管壁增厚。增强后，可见肿瘤强化（图 8-2-23）。

3. 十二指肠降部癌表现为十二指肠壁增厚、僵硬；乳头癌表现为乳头增大及突向十二指肠腔内的肿块。

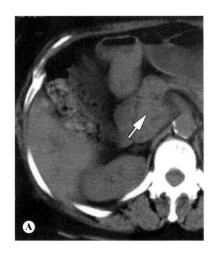
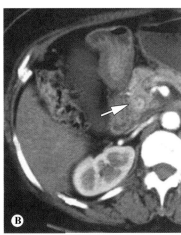
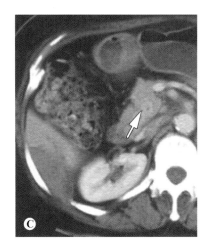
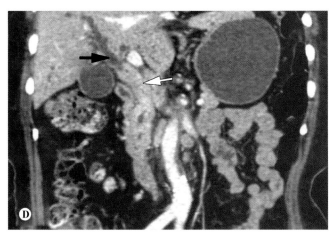
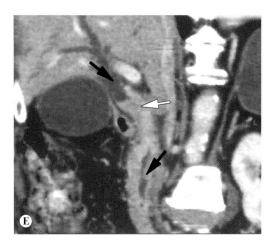

■ 图 8-2-22　胆管中段低分化腺癌

A. CT 平扫，未见异常密度病变；B. 动脉期增强扫描，胆总管中段管壁环形增厚（白箭头所示），明显强化，周围可见环形低密度，管腔变窄呈针尖状；C. 静脉期增强扫描，增厚的管壁密度下降（白箭头所示）；D. 和 E. 冠状位，见长约 4.5cm 的管壁环形增厚（白箭头所示），伴胆管明显扩张（黑箭头所示）

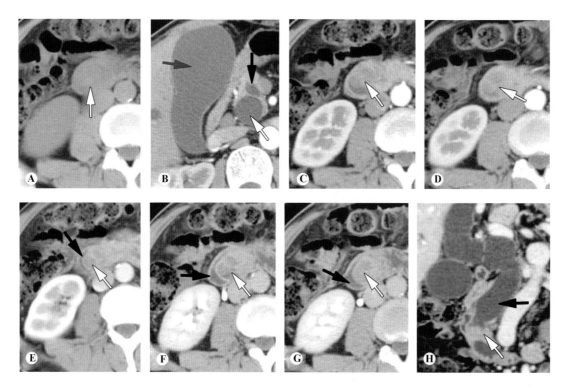

■ 图 8-2-23　Vater 壶腹癌

A. CT 平扫，见十二指肠腔内圆形肿块（白箭头所示）；B. 增强 CT 扫描胆囊最大径层面，胆总管（白箭头所示）及胰管（黑箭头所示）明显扩张，胆囊增大（红箭头所示）；C. 和 D. 增强动脉期，可见下段胆总管腔内类圆形肿块（白箭头所示），轻度强化，使胆总管突入十二指肠；E. 增强静脉期，肿块（白箭头所示）阻塞下段胆总管腔（黑箭头所示）；F. 和 G. 增强延迟期，肿块明显强化（白箭头所示），延迟期强化程度不下降，肿块阻塞下段胆总管腔（黑箭头所示）。H. 曲面重建图像，清晰显示胆总管十二指肠开口处突然截断，可见肿块（白箭头所示）及上方扩张的胆总管（黑箭头所示）。

手术后病理示 Vater 壶腹高至中分化管状腺癌

4. 胰头钩突癌表现为胰头钩突局灶性肿块，增强后，动脉期强化程度低于正常胰腺（图 8-2-24）。

（四）胆囊腺瘤与胆囊息肉

1. 胆囊腺瘤　CT 薄层扫描可见胆囊内不规则、乳头状或息肉状隆起，突向腔内。部分肿瘤可有一过性的或轻至中度强化，局部胆囊壁无增厚及僵硬现象（图 8-2-25）。口服胆囊造影 CT 检查显示胆囊腔内不规则、乳头状充盈缺损。

2. 胆囊息肉　在 CT 上，胆囊息肉患者胆囊壁多正常或略有增厚。囊壁上可见单发或多发小结节，可有蒂（图 8-2-26）。增强后，胆固醇息肉无强化表现，而炎性息肉有轻度强化（图 8-2-27）。

（五）胆囊增生性病变

本文主要介绍胆囊腺肌症、胆固醇沉着症两种疾病。

1. 胆囊腺肌症　普通 CT 表现为胆囊壁局限性、节段性或弥漫性增厚。重要的是可见到增厚的胆囊壁内有小憩室样突出，与胆囊腔相通。

口服胆囊造影 CT 检查可见增厚的胆囊壁内多发小点状高密度影，与胆囊腔相通。进食脂肪餐后，胆囊收缩功能良好，罗-阿窦内对比剂的高密度影更加明显，称为"花环征"，为本病特征。

CT 增强扫描，动脉期表现为黏膜层及黏膜下层的强化；门脉期强化扩展至肌层；延迟期胆囊壁强化范围扩大，而黏膜层及黏膜下肌层仍显著强化。CT 增强扫描反映了胆囊腺肌症的黏膜及肌层明显肥大的特点，也可表现为动脉期胆囊壁不均匀强化，而门脉期及延迟期均匀性持续强化（图 8-2-28）。

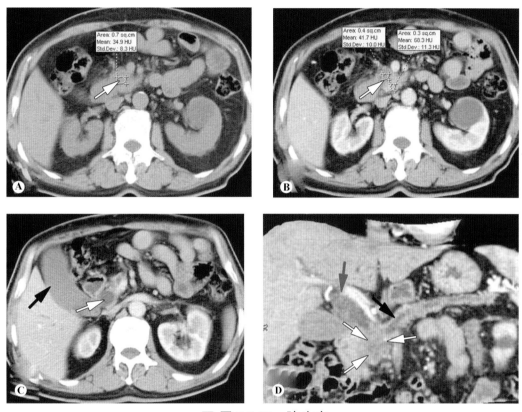

■ 图 8-2-24 胰头癌

A. CT 平扫，胰头软组织肿块（白箭头所示），CT 值为 34.9Hu；B. 增强 CT 图像，胰头肿块强化程度低于正常胰腺，CT 值分别为 41.7Hu 和 68.3Hu；C. 胆总管、胰管明显扩张（白箭头和红箭头所示），胆囊扩大、壁薄（黑箭头所示）；D. CT 曲面重建图像，清晰显示胰头肿块（白箭头所示）、扩张的胆总管（红箭头所示）和胰管（黑箭头所示），胰腺明显萎缩

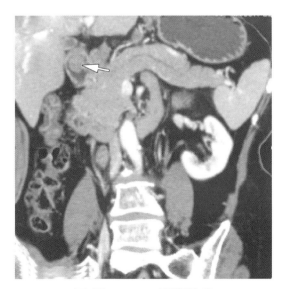

■ 图 8-2-25 胆囊腺瘤

CT 增强显示胆囊壁均匀强化结节（箭头所示），密度接近肝实质，局部囊壁无增厚

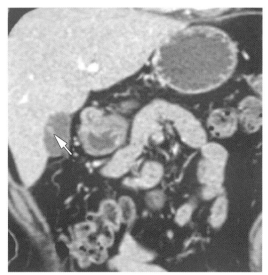

■ 图 8-2-26 胆囊息肉

CT 增强扫描，胆囊壁上可见一个软组织密度的小结节

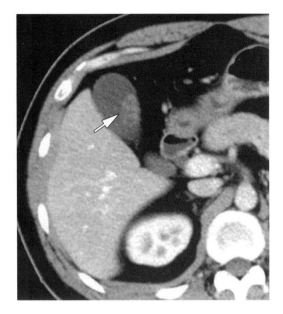

■ 图 8-2-27　胆囊息肉（经病理证实）

T 增强显示胆囊壁不均匀强化结节（箭头所示），囊壁无明显增厚

2. 胆固醇沉着症（cholesterinosis）　CT 可见突入腔内、多发的软组织小结节影，境界清楚，表面光滑，大小多在 1cm 以下。通常胆囊壁无增厚。胆囊造影 CT 检查表现为胆囊壁上多发小充盈缺损，位置固定。

四、胆管囊性病变

胆管囊性病变，即胆总管囊肿，或称为先天性胆总管囊状扩张症。CT 诊断比较明确，根据其病变类型，在胆管不同部位可见扩张的胆管，特别是应用后处理三维重建可清晰显示。

Ⅰ型，CT 表现为肝门区液性肿物，密度均匀，边缘光滑，壁薄。肝内胆管不扩张或仅有轻度扩张，囊肿内可伴有结石（图 8-2-29，图 8-2-30）。扩张的肝外胆管多呈球形或梭形，明显不同于梗阻性黄疸所致的肝外胆管扩张表现（图 8-2-31）。此型囊肿可压迫邻近的组织器官（如胰头、胃、十二指肠等），胆道造影 CT 可见造影剂进入囊肿内。

Ⅱ型，表现为胆总管向一侧膨出的憩室。在 CT 冠状面重建图像或曲面重建图像上显示良好。

Ⅲ型，为十二指肠壁内段胆管的囊状膨出，位于十二指肠腔内或肠壁内。肝内胆管和胆总管均不扩张。

Ⅳ型，CT 表现为肝内外或者仅有肝外胆管多发性液性肿物，边缘光滑，囊壁较薄。

Ⅴ型（Caroli 病），CT 表现为肝内多发、大小不一、无增强的囊肿。囊肿沿着肝管主支分布并相通，呈节段性或串珠状。其特征性的表现为增强扫描可发现囊状扩张的胆管中央点状影，称为"中央点征"，为扩张胆管内伴行的门静脉小分支（图 8-2-32）。

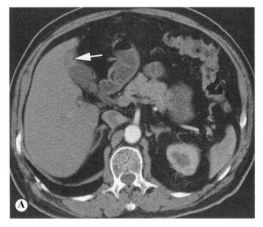
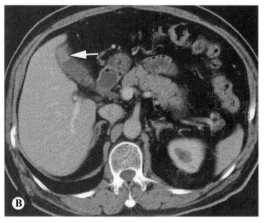

■ 图 8-2-28　节段型胆囊腺肌症（术后病理证实）

A、B 图分别为 CT 动脉期和静脉期，可见胆囊底部不规则局限性缩小，囊壁增厚（箭头所示），静脉期强化较明显

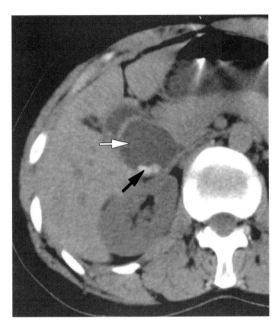

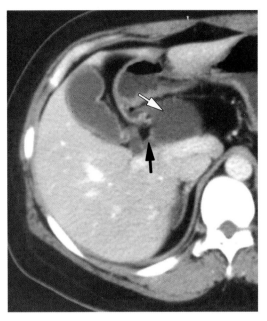

■ 图 8-2-29　Ⅰ型胆总管囊肿

Ⅰ型胆总管囊肿（白箭头所示），伴囊肿
内多发阳性结石（黑箭头所示）

■ 图 8-2-30　Ⅰ型胆总管囊肿

Ⅰ型胆总管囊肿（白箭头所示），可见胆囊
管汇入囊肿内（黑箭头所示）

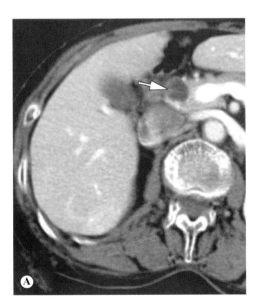

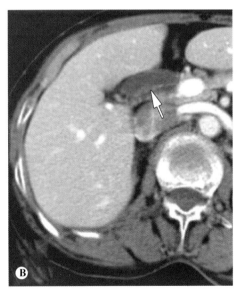

■ 图 8-2-31　Ⅰ型胆总管囊肿

A. Ⅰ型胆总管囊肿（箭头所示）；B. 囊肿呈柱状（箭头所示）

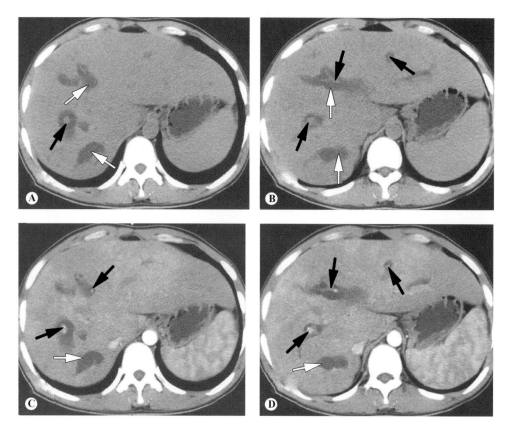

■ **图 8-2-32 Caroli 病**

A. 和 B. CT 平扫图像，显示肝实质多发的囊性结构（白箭头所示），中央可见点状或条状软组织密度（黑箭头所示）；C. 和 D. CT 增强图像，可见肝实质内多发的囊性结构，无强化，边缘锐利，为胆管的局限性扩张（白箭头所示），扩张胆管中央点状或条状影明显强化（黑箭头所示），为扩张胆管伴行的小门脉分支，即"中央点征"

（张　滨　尚存海）

参考文献

[1] 许乙凯，全显跃. 肝胆胰脾影像诊断学. 北京：人民卫生出版社，2006：505-568.

[2] 吴恩惠. 医学影像诊断学. 北京：人民卫生出版社，2001：674-688.

[3] 李松年，唐光健. 现代全身 CT 诊断学. 2 版. 北京：中国医药科技出版社，2007：932-951.

[4] 邵长征，张亮，逄淑申，等. 螺旋 CT 胆系造影三维成像临床应用研究. 中国医学影像学杂志，2001，9（5）：328-330.

[5] Mortelé KJ, Rocha TC, Streeter JL, et al. Multimodality imaging of pancreatic and biliary congenital anomalies. Radiographics, 2006, 26 (3)：715-731.

随着 MRI 设备的逐步改善，软件技术的飞速发展，MRI 速度明显加快，使屏气快速扫描成为可能，为 MRI 在胆道系统的应用创造有利条件。由于 MRI 具有良好的软组织对比，以及多层厚、多角度成像能力，对于胆道系统的显示具有明显优势。更重要的是 MRI 具有独特的水成像技术，可以进行磁共振胆道造影，即 MRCP。通过 MRI 的断层扫描影像可以观察胆道壁、胆道周围结构、病变范围及胆道腔内的情况。通过 MRCP 可以清晰地显示胆道树的全貌及胆道腔内的病变。

第一节　磁共振成像技术在胆道疾病中的应用

一、与 MRI 检查相关的胆道解剖生理特点

1. 胆道内含有胆汁，胆道内的胆汁在 MRI 上与纯水接近，胆囊内的胆汁可能还有胆色素等成分，其 T1 值可以较短。

2. 肝外胆管及胆囊周围有多量脂肪，在 T2 加权成像（T2 weighted imaging，T2WI）及增强后的 T1 加权成像（T1 weighted imaging，T1WI）上可能会影响图像对比。

3. 胆总管中下段及胆囊与周围肠道关系密切，在 MRCP 上后者可能会重叠于胆管上。

4. 左、右胆管走行方向并不在标准人体冠状面上，而是在左前至右后的平面上。

5. 胆总管下段及壶腹部的走行方向一般也是从左前至右后。

6. 胆道 MRI 检查时容易受到呼吸及心脏大血管搏动等的影响。

二、胆道 MRI 检查前的准备

必须禁食、禁水 6h 以上。检查前进行必要的呼吸训练。

三、胆道 MRI 检查的技术原则

1. 胆道检查对空间分辨力和脂肪抑制的要求更高，特别是观察胆道的非结石性病变时要求更高一些。低场强 MR 由于空间分辨力、成像速度及脂肪抑制技术等能力较低，不宜作为首选检查，仅仅用作 CT 检查后的补充，对于胆道结石的诊断有一定帮助，而对于胆道肿瘤，特别是小肿瘤，诊断价值有限。因此应尽量选择高场强 MRI 检查胆道疾病，否则，应该选择 CT 或 B 超。

2. 胆管为长管状结构。胆管的扫描方位应包括垂直于管道的断面和平行于管道的断面。一般常规横断面和冠状面成像即可满足这一需求。

3. 必要时应该沿着管道走行方向扫描斜冠状面或斜矢状面。

4. 胆道病变一般比较小，因此应该进行 3～5mm 薄层扫描。

5. 胆道梗阻的病例一般先行快速 MRCP 扫描，明确梗阻部位后对梗阻水平进行薄层的多方位、多序列扫描。

6. 对于胆囊底部的病变，应该扫描常规横断面和平行于胆囊长轴的斜位断面。对于胆囊体部的病变，除了常规的横断面扫描外，应该增加平行于胆囊长轴和（或）垂直于其长轴的断面，以利于病变的显示。

7. 胆道病变的 MRI 增强扫描最好采用三维容积内插扰相梯度回波（gradient echo，GRE）T1WI 序列如 GE 公司的 LAVA 序列等进行。如果没有这些超快速的序列，最好也采用三维薄层扫描序列，可以把扫描的覆盖范围缩小，集中在梗阻水平，以便把扫描时间缩短到能够屏气的水平。

8. 无论是 T2WI 还是 T1WI 增强扫描，都应该施加脂肪抑制技术。

四、磁共振胰胆管造影

MRCP 是一种利用水成像原理的无创性技术。在不需要对比剂的情况下可清晰地显示含有液体的胆管和胰管的全貌。主要适应证包括胆道的结石、肿瘤和炎症，胰腺肿瘤，胆胰管变异或畸形。

（一）MRCP 成像原理

MRCP 技术利用胆汁和胰管内液体具有较长的 T2 弛豫时间的特点，采用长回波时间可以使大多数组织，例如脂肪和实性器官的信号，发生衰减；只有长 T2 弛豫时间的组织，例如肝内外胆管、胆囊及胰管内液体，才能产生明显高信号，再经最大强度投影重建出胰胆管的图像。

（二）MRCP 检查前的准备

恰当的检查前准备对于 MRCP 获得最佳的胆道系统图像非常重要。为了安全，检查前应详细逐项地向患者交代 MRCP 检查的禁忌证，例如安装了动脉瘤夹和心脏起搏器。建议检查前尽可能禁食，以减少肠管内的气体和肠蠕动。患者进入磁体前，应除去所有佩戴的金属物体，并戴上耳塞。进入扫描间后，让患者仰卧于检查床上，在胸壁和上腹部放置阵列线圈。嘱咐患者检查过程中要保持不动，注意发出的呼吸指令。

（三）MRCP 成像序列

大部分的 MRCP 检查在 1.5T 磁体条件下进行。多平面的薄层图像对于显示胆道有较高的空间分辨力。高场强能提供更好的空间分辨力，而在 1.0T 场强以下，胆道的 MRI 检查明显受限。应当联合采用薄层和厚层块的序列。

早期的磁共振序列，如梯度回波和快速自旋回波序列虽然可产生 MRCP 图像，但这些序列常有明显的运动伪影，空间分辨力也较低。现在常采用几种重 T2 加权序列，例如单次激发快速自旋回波（SSFSE）、半傅里叶采集单次激发快速自旋回波（half-Fourier acquisition single-shot turbo spin echo，HASTE）和快速采集弛豫增强序列（rapid acquired of relaxation enhancement，RARE）。这些超快速技术能够迅速地采集图像，减轻了由于运动和呼吸所致的伪影，这样消除了以前 MRI 与 CT 相比，速度慢、分辨率低的缺点。

临床 MRCP 常用两种成像方法：第一种为单一层厚 MRCP，采用单次激发快速自旋回波。该技术的特点是成像速度快，能清楚地显示胆管树和胰管，但对精细结构显示略有不足。第二种为多层 MRCP，采用半傅里叶采集单次激发快速自旋回波和快速采集弛豫增强序列，所获原始图像经过最大强度投照法（MIP）重建，可以更加精细地显示胰胆管的结构（图 9-1-1）。

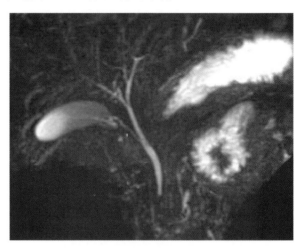

■ 图 9-1-1　正常胆道系统的 MRCP 图像

（四）MRCP 检查技术要点

在进行 MRCP 检查时，要注意以下技术要点：

1. 扫描平面平行于目标胆管的走行方向（斜冠状面），这样可以全面地显示所有的目标胆管。

2. 重视原始薄层图像的观察。不能仅仅依赖 MRCP 重建图像进行诊断，需密切结合原始薄层图像仔细观察、分析病变。

3. MRCP 不应单独进行。

（五）胆道梗阻 MRI 扫描步骤

对于胆道梗阻，进行胆道 MRI 检查时，需注意按照以下步骤进行扫描：

1. 先进行一次投射法快速 MRCP 以确定梗阻部位。

2. 在梗阻水平进行薄层扫描，具体应包括快速自旋回波（fast spin echo，FSE）脂肪抑制 T2WI、扰相 GRE T1WI。扫描方位包括横断面和斜冠状面或斜矢状面。

3. 进行三维 MRCP 扫描。

4. 进行包括肝、胆、胰、脾的大范围扫描，包括 FSE 脂肪抑制 T2WI 和扰相 GRE T1WI，扫描方位为横断面。

5. 最后进行动态增强扫描（三维快速扰相 GRE T1WI）。

（六）MRCP 优缺点

1. MRCP 检查的优点（与 ERCP 相比较）

（1）非侵入性，安全，无放射性损伤，不需要造影剂。

（2）时间短，成功率高，MRCP 成功率多为 96%～100%，而 ERCP 成功率为 70%～90%。

（3）能提供较详细的胰胆管解剖形态改变，没有 ERCP 注射造影剂后可能导致的胰胆管相对扩张（常使胰胆管扩张 6mm 左右），因此更符合患者的生理状态，管腔直径测定准确。

（4）对梗阻胰胆管的近、远端均可观察，特别适合于 ERCP 失败、手术后、急性胰腺炎、老年人、幼儿、体弱患者的胰胆管检查。

2. MRCP 的缺点

（1）不能做活检、引流、取石等治疗性操作。

（2）对十二指肠乳头病变的显示不如 ERCP 直观。

（3）当患者手术后存在外科金属夹时，会影响观察。

（4）对小于 2mm 的结石不敏感，易被高信号胆汁掩盖。

（5）不能准确地区别严重胆管狭窄和完全性梗阻。

（6）对于胆管内气泡、血块等均可产生类似结石的充盈缺损。

总之，MRCP 在胆道梗阻的定位和定性诊断中有很高的价值。MRCP 可以提供良好的胆道整体图像，可以显示扩张胆管的形态、程度；MRCP 结合普通 MRI，能明显提高 MRI 诊断梗阻性黄疸的能力，使定性的准确性与有损伤的 PTC 或 ERCP 相近，能较好地诊断胆道结石、胆管癌等疾病；MRCP 在显示梗阻胆道的同时，可以观察胆囊有无结石、肿瘤；MRCP 可观察胰管扩张的形态，对确定梗阻的原因提供更多的信息。

第二节　胆道疾病磁共振成像表现

一、胆道结石

（一）胆囊结石和胆汁淤泥

1. T2WI 表现为胆囊结石在高信号的胆汁中呈低信号充盈缺损（图 9-2-1）。如果信号低于正常胆汁，且沉积在胆囊下部，提示可能为胆汁淤泥，与泥沙样阴性结石不易区分。T1WI 上胆囊结石可呈低信号，也可表现为较高信号或混杂信号，可能与结石中含有脂质成分或钙化有关，增强扫描结石始终无强化。

2. MRCP 显示胆囊在高信号的胆汁中可见低信号的充盈缺损（图 9-2-2）。

（二）肝外胆管结石

1. 胆总管腔内单发或多发、圆形或有分层的低信号影。在 T2WI 上，周围可见高信号胆汁环绕（靶征）。在 T1WI 上，结石的信号与其成分相关，但大多数也表现为极低信号。若结石有嵌顿，则可见胆总管梗阻端前面向上的杯口状充盈缺损。

2. MRCP 诊断较为容易，MRCP 既可观察到低信号的结石及其部位、大小、形态、数目等，又能显示胆管扩张及其程度，现在逐渐受到临床重视。胆总管表现为高信号，内部可见低信号的单发或多发充盈缺损，常伴有近端胆管扩张（图 9-2-3）。

（三）肝内胆管结石

临床表现及病理详见第六章第一节。MRI 表现为：T1WI 显示肝内胆管结石呈略高、等或低信号；T2WI 及 MRCP 上为低或无信号；形态上呈管状、圆形或不规则影，梗阻以上胆管扩张（图 9-2-4）。

二、胆道炎症性疾病

（一）急性胆囊炎

MRI 对胆囊显示较好，其最大的特点是对胆囊壁水肿程度及胆囊内胆汁成分能做出判断，

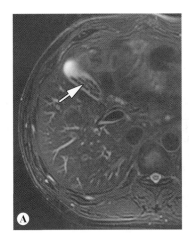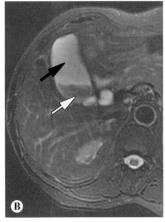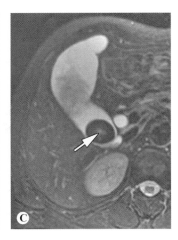

■ 图 9-2-1　胆囊结石

A. 肝的 T2WI 压脂像显示胆囊内多发低信号小充盈缺损，为典型胆囊结石（白箭头所示）；B. 肝门部 T2WI 压脂像显示胆囊内多发泥沙样低信号影（白箭头所示），沉积在胆囊下部，上方为高信号胆汁（黑箭头所示）；C. 肝的 T2WI 压脂像显示胆囊颈部单发低信号充盈缺损（白箭头所示），边缘锐利、清晰，胆囊增大

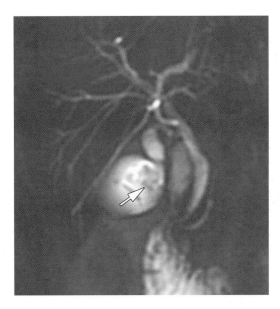

■ 图 9-2-2　胆囊结石

MRCP 图像显示胆囊内多发小充盈缺损

看是否有出血及脓性胆汁，特别是采用钆喷酸葡胺（gadopentetate dimeglumine，Gd-DTPA）增强抑脂序列 T1WI 对显示胆囊壁炎性增厚、胆囊窝脂肪浑浊和渗出十分敏感。具体表现在以下几个方面：

1. 胆囊增大，横径超过 3.5cm。

2. 胆囊壁均匀增厚，增厚的胆囊壁因水肿出现 T1WI 低信号、T2WI 高信号。增强扫描，增厚的胆囊壁呈全层逐渐强化。其中，黏膜层和浆膜层均因充血而显著强化，中间水肿层强化不明显。

3. 囊内胆汁浓缩功能下降，含水量增加，因此可见较明显的 T1WI 低信号、T2WI 高信号。

4. 在肝胆交界区，动脉期可以出现一过性强化（炎性充血），对提示诊断有一定作用。

（二）慢性胆囊炎

1. 囊壁增厚，T2WI 呈环形低信号，T1WI 呈中等信号，与胆囊周围的脂肪形成良好对比（图 9-2-5）。

2. 多合并胆囊结石，胆囊内可见 T1 和 T2 均呈明显低信号影。但胆囊壁的钙化检出较 CT 敏感性差。

3. MRCP 显示胆囊缩小，伴或不伴有结石的充盈缺损，无特异性。

（三）米利兹综合征

T2WI 与 MRCP 可见胆囊颈或胆囊管内结石，即充盈缺损。胆总管在胆囊水平有一弧形侧方压迹并狭窄，结石压迹边缘光滑，狭窄平面以上肝总管扩张，远侧胆总管内径正常。

（四）化脓性胆管炎

1. 肝内、外胆管明显扩张，胆管内充满脓性胆汁。

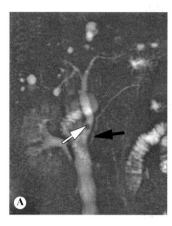 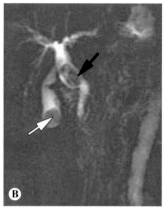 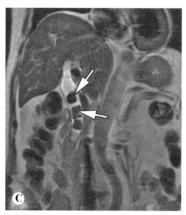

■ 图 9-2-3　胆总管结石

A. 薄层 MRCP，显示胆总管下段管腔内小圆形充盈缺损（白箭头所示），胰管显示清晰（黑箭头所示）。B. 厚层块的 MRCP，显示胆总管上段（黑箭头所示）及胆囊内（白箭头所示）较大充盈缺损，伴肝总管及部分肝内胆管扩张；C. 冠状位 T2WI 扫描，显示胆总管内多发类圆形和正方形低信号结石（白箭头所示）

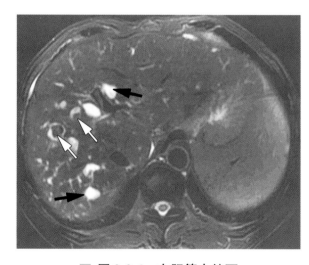

■ 图 9-2-4　右肝管内结石

MRI T2WI 扫描示多发高信号的扩张胆管（黑箭头所示）内可见圆形低信号结石（白箭头所示）

2. 胆管壁弥漫性增厚，增强后可见 T1WI 明显强化。

3. 偶见胆管内积气征象，表现为 T1WI 和 T2WI 低信号，与结石不易区别。此时可改变体位，如胆管内低信号病灶向上移动，考虑为气泡，向下移动，则多为结石。

4. 如伴有肝内小脓肿，常提示可能有化脓性胆管炎波及肝。

5. 常伴有胆管结石，提示为慢性胆管炎。

（五）原发性硬化性胆管炎

T2WI 与 MRCP 均可显示肝内、外胆管的节段性、不连续的扩张和多发性狭窄。狭窄段胆管壁增厚，并有轻中度扩张，胆管分支减少（图 9-2-6）。合并肝硬化时，可见肝门区巨大增生结节，T1WI 为等或低信号，T2WI 为等或略高信号，增强扫描动脉期显示增生结节边界不清，门脉期呈等信号。

三、胆道肿瘤与瘤样病变

（一）胆囊癌

MRI 在评价胆囊癌侵犯邻近器官及转移方面，有很大的优势。总的来讲，肿瘤的 MRI 表现应强调形态的改变，信号变化无特异性。具体表现为：

1. 胆囊腔消失，被软组织肿块代替，或胆囊壁上有软组织结节，或胆囊壁不规则增厚。

2. 肿瘤组织在 T1WI 为较肝实质轻度或明显减低信号；T2WI 上则表现为轻度或明显增高信号，且信号强度不均匀（图 9-2-7）。

3. Gd-DTPA 增强后，胆囊壁或肿块呈中度或明显的不均匀强化，持续时间较长。

4. 大部分（约占 85%）邻近的肝实质可见 T2WI 信号增高，为中等高信号，提示肝受累。

5. 伴有周围淋巴结肿大，常常转移到肝门、

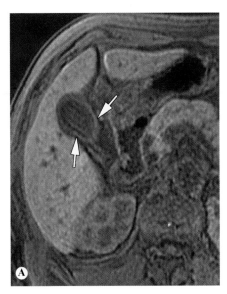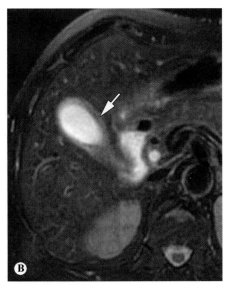

■ **图 9-2-5　慢性胆囊炎**

A、B 图分别为 T1WI 和 T2WI 图像，显示胆囊壁均匀增厚（白箭头所示），囊内胆汁呈长 T1、长 T2 信号

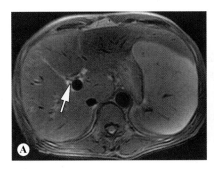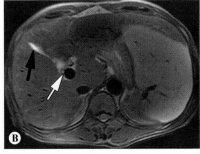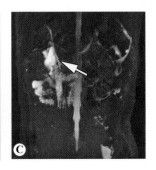

■ **图 9-2-6　原发性硬化性胆管炎**

A. T2WI，显示由于广泛肝内胆管狭窄致肝内胆管分支明显减少，未见明显扩张胆管。胆总管明显
变细（白箭头所示），肝与脾增大；B. 肝门水平 T2WI，可见胆囊明显缩小（黑箭头所示），囊内
少量高信号胆汁；C. MRCP 图像，胆总管纤细（白箭头所示），肝内胆管分支明显稀疏

胰头及腹腔动脉周围的淋巴结。如果肿瘤与周围组织之间的高信号脂肪间隙存在，常常提示肿瘤未侵犯周围组织。

6. 可见胆道梗阻征象。这是由于肿瘤直接侵犯胆管或肝门淋巴结转移压迫胆管所致。

7. 大部分胆囊癌常伴有胆囊结石，表现为胆囊内或肿块内无信号的结石，并能发现 CT 不能发现的阴性结石。当肿块很大，不能确定肿块来源时，如能在肿块内部发现结石，则可以帮助确诊胆囊癌。

8. MRCP 表现为胆囊区肿块影，胆囊形态失常，胆囊腔不规则、变小，其内有充盈缺损，

胆总管上段中断，近段胆管明显扩张。

（二）胆管癌

1. MRI 平扫

（1）外周型胆管癌常表现为肿块样病灶，仅阻塞相应肝段的部分胆管，因此常出现相应部位胆管扩张。病灶在 T1WI 上为中度不均匀低信号，在 T2WI 上为轻至中度高信号（图 9-2-8）。其信号强度的变化与肿瘤成分如纤维组织、黏液及坏死组织的构成有关。

（2）肝门型胆管癌通常体积较小，常沿着管壁环形生长，很早就可引起胆道梗阻，造成一侧或两侧远端胆管呈树枝样明显扩张，而肝外胆管

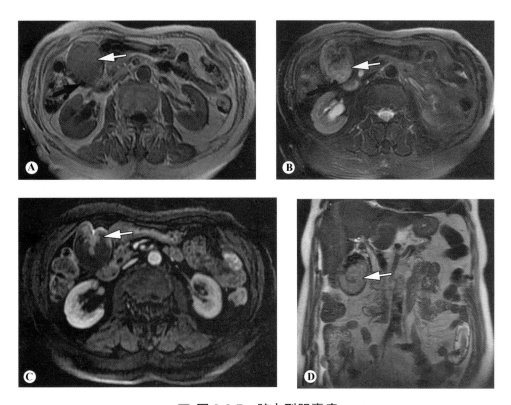

■ **图 9-2-7　腔内型胆囊癌**

A. T1WI 扫描，胆囊底部见结节状 T1 低信号肿块（白箭头所示），占据大部胆囊；B. T2WI 扫描，可见肿块大部分为高信号，但基底部信号略低，尚可见小圆形 T1 及 T2 低信号结节，为小结石（黑箭头所示）；C. 增强 T1WI 扫描，肿块基底部呈菜花状明显强化；D. 冠状位 T1WI，显示肿块位于胆囊下部

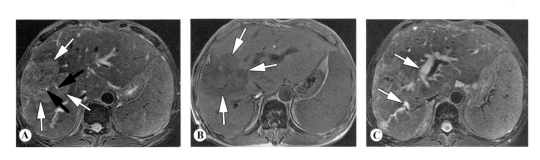

■ **图 9-2-8　肝内外周型胆管癌**

A. 压脂 T2WI，可见分叶状略高信号肿块（白箭头所示），肿块信号不均匀，内部包埋扩张紊乱的高信号小胆管（黑箭头所示）；B. T1WI，肿块呈略低信号（白箭头所示）；C. 下一层面的压脂 T2WI，显示右肝管及胆总管受侵犯，伴肝内胆管扩张（白箭头所示），病理为右肝高分化肝内胆管细胞腺癌

无扩张。肝门区可见沿左叶或右叶或左右叶分布的不规则肿块，在 T1WI 上呈稍低信号，在 T2WI 上为中等高信号，还可见由于肿瘤门静脉浸润引起的肝叶萎缩（图 9-2-9）。

（3）肝外型胆管癌与肝门型胆管癌类似，肿瘤沿着胆总管管壁环形浸润生长，早期引起近段胆总管和肝胆管明显扩张（图 9-2-10）。如胆总管壁厚度超过 5mm，高度提示胆管癌，此型常

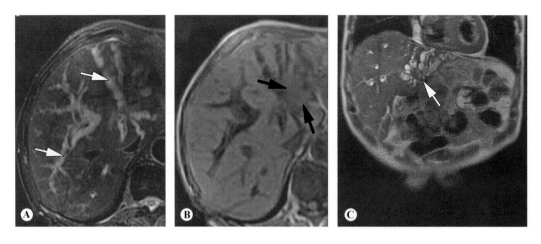

■ **图 9-2-9 肝门型胆管癌**

A. MRI 的压脂 T2WI，显示左、右肝内胆管均扩张，呈高信号（白箭头所示）；B. 压脂 T1WI，可见
肝门部等信号不规则肿块（黑箭头所示）；C. 冠状位 T2WI，显示左叶肝内胆管汇合前突然中断

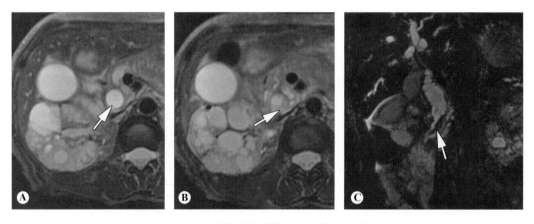

■ **图 9-2-10 浸润型胆管下段腺癌（病理证实）**

A. T2WI 扫描示近段胆总管明显扩张（白箭头所示）；B. T2WI 扫描可见胆总管环形增厚
（白箭头所示），管腔偏心性狭窄；C. MRCP 显示胆总管下端管腔逐渐变窄

需与胆管炎性狭窄及胆总管结石引起的梗阻相鉴别。

2. MRI 增强扫描 胆管癌通常为少血供肿瘤，强化方式为从外周向中心渐进性强化。增强扫描早期，表现为轻至中度不均匀强化，在延迟期强化程度较明显。从门脉期到延迟期显示肿块持续强化或环带状强化为胆管癌的特点。

3. MRCP MRCP 显示肝门型或肝外型胆管癌较为清晰。肝门型胆管癌表现为肝门区胆管的空虚区在左、右肝管汇合前中断。肝内胆管多为中度或重度扩张，呈软藤状，少见囊状，而肝外胆管形态正常。肝外型胆管癌常表现为胆管节

段状迂曲、中断，断端呈圆锥状、鼠尾状，病变范围通常较短，胆管腔不规则狭窄。外周型胆管癌因位置不同而具有不同的表现。病变发生在肝周，仅表现为局限性小胆管的扩张，断端指向肿瘤。总之，MRCP 结合 MRI 可以很好地显示梗阻部位及远端扩张胆管的部位、程度和梗阻的形态特点，并了解有无肝及淋巴结转移。

胆管癌常伴有肝门及腹主动脉、腔静脉周围淋巴结转移，通常 T2WI 脂肪抑制序列显示较好。

（三）壶腹周围癌

1. 常规扫描 脂肪抑制 T1WI 时，典型的

壶腹周围癌表现为胆总管远端内低信号肿块。T2WI 表现为低于胆汁信号的中信号、等信号肿块。

2. 增强扫描 壶腹周围癌为少血供肿瘤，早期强化不明显，而其周围胰腺强化明显，有助于显示病灶。在延迟期脂肪抑制 T1WI 时，表现为肿瘤周边强化，具有一定的特异性。胆总管癌增强扫描可见胆总管远端管壁或胆管内结节，在早期呈低信号，延迟期强化。

3. MRCP 表现为胆总管远端呈锥状或鼠尾状狭窄，梗阻部位上方胆管及胰管扩张，两者呈并行状态，为诊断壶腹周围癌的重要征象，即"双管征"，同时可明确梗阻水平（图 9-2-11）。观察原始图像，可见胆总管末端肿瘤呈中信号、低信号结节。

（四）胆囊腺瘤与胆囊息肉

1. 胆囊腺瘤 MRI 表现为 T1WI 中等偏低信号，T2WI 为略高信号。MRCP 显示胆囊内不规则、乳头状充盈缺损。

2. 胆囊息肉 MRI 表现为胆囊壁多正常或略有增厚，囊壁上可见单发或多发小结节，可有蒂（图 9-2-12）。MRI 增强后，胆固醇息肉无强化表现，而炎性息肉有轻度强化，两者常不易区分。

四、胆管囊性病变

胆管囊性病变即胆总管囊肿，或称为先天性胆总管囊状扩张症。MRI 可以清楚地显示肝内、外胆管的解剖结构和囊肿形态。由于含有胆汁，T1WI 为低或高信号，T2WI 及 MRCP 为高信号（图 9-2-13）。部分病例由于胆汁淤积或胆泥样沉积，在 T2WI 上呈低信号充盈缺损或沉积液平。Caroli 病是肝内胆管的先天性非梗阻节段性扩张。特点是扩张的肝内胆管一般位于两个或两个以上肝叶，沿胆管树分布，扩张的胆管间肝实质和脉管系统均正常，胆总管和左、右肝管也正常。其 MRI 表现与 CT 表现相似，而 MRCP 可以更加全面地显示肝内胆管的扩张部位、范围和程度（图 9-2-14）。

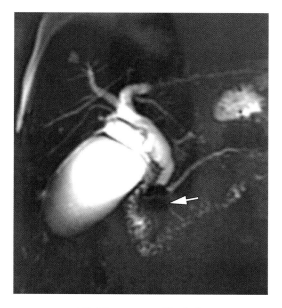

■ 图 9-2-11 胰头癌

RCP 显示胆总管下段及胰管突然截断，截处上方胆总管及胰管扩张，为"双管征"，病理证实为胰头癌（白箭头所示）

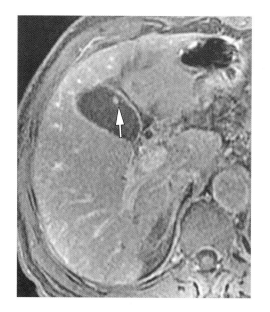

■ 图 9-2-12 胆囊息肉

磁共振 T1WI 显示胆囊壁上中等信号小结节，边界清晰

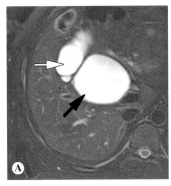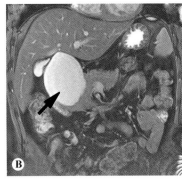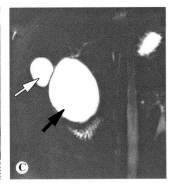

■ **图 9-2-13   Ⅰ型胆总管囊肿**

A. 轴位 T2WI 压脂图像，可见囊肿呈高信号影（黑箭头所示），肝内胆管未见扩张。右侧高信号影为胆囊（白箭头所示）；B. 冠状位 T2WI 压脂图像，可见囊肿呈梭形；C. MRCP 图像，囊肿呈高信号（黑箭头所示），上方可见纤细的肝内胆管与囊肿相延续。囊肿右侧为胆囊（白箭头所示）

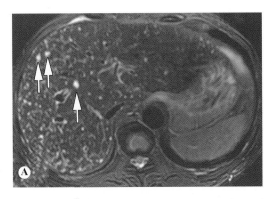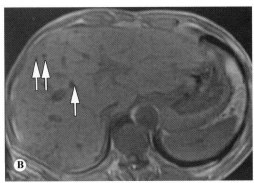

■ **图 9-2-14   Caroli 病**

A、B 图分别为压脂 T2WI 和 T1WI，肝内可见胆管弥漫性囊状扩张（白箭头所示）

（张　滨　尚存海）

参考文献

[1] 张建，李晶，陆非，等. 磁共振胰胆管成像在胰胆管疾病中的诊断价值. 新疆医科大学学报，2008，31（6），722-725.

[2] 陈炽贤. 实用放射学. 2 版. 北京：人们卫生出版社，1998：617-620.

[3] 许乙凯，全显跃. 肝胆胰脾影像诊断学. 北京：人民卫生出版社，2006：505-568.

[4] 吴恩惠. 医学影像诊断学. 北京：人民卫生出版社，2001：674-688.

[5] Mortelé KJ，Rocha TC，Streeter JL，et al. Multimodality imaging of pancreatic and biliary congenital anomalies. Radiographics，2006，26（3）：715-731.

[6] Nandalur KR，Hussain HK，Weadock WJ，et al. Possible biliary disease：diagnostic performance of high-spatial-resolution isotropic 3D T2-weighted MRCP. Radiology，2008，249（3）：883-890.

发射型计算机断层成像（emission computerized tomography，ECT）是一种无创性动态功能显像方法，对急性胆囊炎、黄疸的鉴别及先天性胆道疾患的诊断具有优势。在诊断先天性胆道闭锁及全胃肠外营养（total parentaral nutrition，TPN）治疗后胆道功能的监测上，ECT被公认为是一种有效的检查方法。

第一节 显像原理与方法

一、显像原理

利用锝亚胺二醋酸（^{99m}Tc-IDA）类和锝吡哚醛氨基酸（^{99m}Tc-PA）类药物在静脉注射后能被肝多角细胞摄取，并能够从血液中迅速清除，从而在胆汁内高度浓聚，经胆道排出到肠腔，但不被肠道黏膜吸收的特点，动态观察显像剂在肝、胆管、胆囊和肠腔内的放射性摄取和排出情况，了解它们的形态和功能情况。

二、显像方法

受检者空腹12h，取前位仰卧于γ相机探头下。探头对准受检者的右上腹部。从肘静脉注入^{99m}Tc-IDA类或^{99m}Tc-PA类显像剂185～370MBq（5～10mCi）后连续照相，分别于注射后即刻、5min、10min、15min、20min、30min及40min各照一帧。可同时加照右侧位，来确定胆囊的位置。如胆汁排泄延缓，为确定有无梗阻及胆囊收缩功能是否正常，可事先给患者用脂肪餐，以观察胆囊收缩功能。若60min胆囊仍未显影，可于2h、4h再做延迟显像（图10-1-1）。有时为了鉴别诊断需要进行介入试验，常用的方法有：

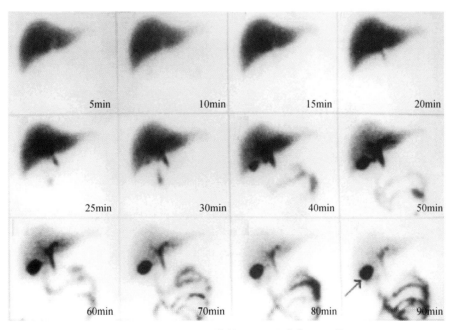

■ 图 10-1-1 正常的肝胆（动态）显像

（一）脂肪餐和缩胆囊素试验

当胆囊显影最浓时，口服脂肪餐促进胆囊的收缩和胆汁排泌或静脉注射缩胆囊素（cholecystokinin，CCK）200mg/kg 体重，导致胆囊收缩，用来鉴别功能性或机械性胆道梗阻，同时也能够测定胆囊收缩功能参数。

（二）吗啡试验

若胆囊 45min 不显影，静脉注射吗啡 0.04mg/kg 体重，使 Oddi 括约肌痉挛，促进显像剂进入胆囊中。若胆道通畅，在注射吗啡后 20～30min 胆囊显影，因此能够缩短确诊急性胆囊炎所需要的时间。

（三）苯巴比妥试验

在肝外胆管通畅的情况下，口服苯巴比妥 2.5mg/kg 体重，每日两次，连续 5 天后进行常规胆道系统显像。胆红素和 ^{99m}Tc-IDA 经肝胆摄取排出得到增强，对鉴别有无胆道梗阻有一定价值，特别有利于新生儿黄疸的鉴别诊断。

第二节　正常显像与临床应用

一、正常显像

肝胆动态显像按时间顺序，可分为血流灌注相、肝实质相、胆管排泄相和肠道排泄相 4 个时期。静脉注入显像剂后即刻至 30～45s 为血流灌注相，心、肺、大血管、肾、肝依次显影。该时相正常肝为门静脉灌注，肝灌注影滞后于肾灌注影 6～9s。注射后 1～3min 肝已清晰显影，并逐渐浓聚，10～20min 达高峰。该时相主要表现肝细胞摄取放射性药物，为肝实质相（图 10-2-1）。之后肝影逐渐变淡，显像剂被肝细胞分泌进入胆道，为胆管排泄相，逐次显示左右肝管、总肝管、胆总管、胆囊管和胆囊影像，呈现"胆道树"结构，胆道影像随着肝影变淡而逐渐清晰（图 10-2-2）。最后为肠道排泄相，显像剂经胆道系统排至肠道，胆囊明显缩小，一般不迟于 60min。

二、临床应用

（一）核素动态显像测定胆囊的运动功能

通过核素动态显像评价胆囊功能的方法，具有计算简便、结果准确、不受胆囊几何形状因素影响等优点。最简单的方法是受试者禁食至少 4h 后，仰卧于探头下，范围上方包括心脏，下方包括盆腔。肘静脉弹丸注射锝亚胺二醋酸（^{99m}Tc-EHIDA）370～555MBq（10～15mCi）后，立即以 1 帧/分 动态采集图像。条件：矩阵 128×128，放大 1175 倍，采集时间通常为 60min。然后让患者在 2min 内吃脂肪餐或注入人工合成 CCK，再以 1 帧/分采集 30～60min。利用计算机将原始记录在显示器上重放，利用感兴趣区技术，在胆囊及肠道处设立感兴趣区（图 10-2-3）。

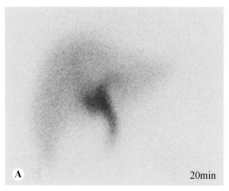
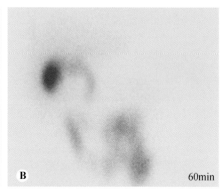

图 10-2-1　肝胆显像

A. 20min 时肝实质相：肝清晰显影，胆囊尚未显影，胆管内明显显影；B. 60min 时胆管排泄相：肝影变淡、消失，胆囊清晰显影，可见放射性显像剂从胆道排出，肠道已经显影

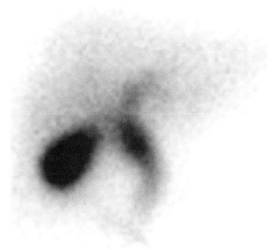

30min

■ **图 10-2-2　肝胆显像**

30min 影像：肝影显像变淡，胆囊、胆管显影清晰，但肠道尚未显影，为胆管排泄相

腹腔右下方设立本底区，以扣除相应面积的胆囊及肠道计数，做出时间活性曲线（time-activity curve，TAC），得出胆囊排空分数（gallbladder ejection fraction，GBEF）：

GBEF＝（60min 胆囊区放射性计数－30 或 60min 胆囊区放射性计数）/60min 胆囊区放射性计数×100%

大部分国内外研究者通常认为在注射^{99m}Tc-EHIDA 后 60min 时，胆囊显影最清晰。此时可测量胆囊区的最大放射性计数。我国最简单的脂肪餐是两个煎鸡蛋，量化不够标准。部分国外研究者使用标准的脂肪餐计算公式，即每 100g 体重，包含 28.1g 脂肪、24.1g 糖、12g 蛋白质和 517kcal 热量。人工合成的缩胆囊素 sincalide 具有 CCK 的活性，剂量为 0.02μg/(kg·min)。经

典用法是稀释后静脉滴注 15～30min，部分国外学者静脉滴注 60min。一项多中心的研究表明，与滴注 sincalide 持续 30min 和 15min 时测定的 GBEF 值比较，滴注 60min 时计算的正常人 GBEF 的变异系数是最小的，此时计算的 GBEF 下限是 38%。临床通常认为，正常的 GBEF 下限值为 35%～40%，低于此数值表明胆囊功能受损或下降。一项国外研究发现，在慢性结石性胆囊炎和慢性非结石性胆囊炎患者中，CCK 诱导的胆囊管痉挛是 GBEF 下降的主要原因。两种疾病的 GBEF 下降严重度是相同的。研究表明，GBEF 降低可以指导临床决定是采用微创保胆取石术还是采用胆囊切除术治疗胆囊结石及慢性胆囊炎患者，并预测外科手术的治疗效果。

放射性核素肝胆动态显像方法简便，不具创伤性，且辐射剂量低，对新生儿也适用，反映了肝细胞的功能和代谢，能够测定胆囊的排泄功能，体现了核医学的优势。

（二）肝胆囊静态显像

在胆石症患者行微创保胆手术前，需常规行肝胆囊静态显像，以了解胆囊的浓缩功能，包括胆囊管的通畅情况。如果患者静脉注射显像剂后 30min 和 60min，肝显影良好，并逐渐变淡，胆囊显影良好（图 10-2-4），表明胆囊浓缩功能良好。此时，临床上常规行微创保胆取石术，效果良好。患者静脉注射显像剂后 30min 和 60min，肝显影良好，并逐渐变淡，在排除肝功能异常后，如果胆囊持续不显影（图 10-2-5），临床须依据术中具体情况，选择保胆术还是胆囊全切术。术前肝胆囊静态显像胆囊未显影的原因除了急性胆囊炎所致的胆囊管完全梗阻外，胆囊结石的位置、大小、数目以及胆囊本身的形态也可导

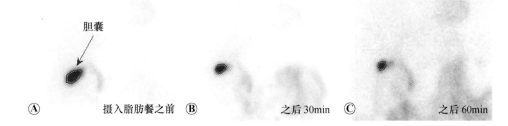

胆囊

Ⓐ　摄入脂肪餐之前　Ⓑ　　　　之后 30min　Ⓒ　　　　之后 60min

■ **图 10-2-3　肝、胆囊^{99m}Tc-EHIDA**

A、B、C 图分别为摄入脂肪餐之前、摄入脂肪餐之后 30min 和 60min 的肝和胆囊的^{99m}Tc-EHIDA 显影图像

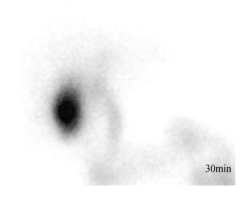

图 10-2-4　胆石症患者行肝胆静态显像

30min 影像：肝影显像变淡，胆囊已经显影良好，肠道放射性略增多，不必再采集 60min 数据，已经可以行微创保胆取石术

致胆囊管不全或完全梗阻。这时候胆囊并没有出现急性炎症，只要将结石完全取出就可以使胆囊管通畅，使胆囊恢复功能。胆石症患者伴有较重的急性胆囊炎、胆囊积脓、胆囊结石嵌顿无法取出、胆囊壁明显增厚大于 0.4cm 或胆囊萎缩等情况，通常行胆囊切除术。

（三）急性胆囊炎

急性胆囊炎患者通常表现为胆囊持续不显影，如 1h 内胆囊显影，可排除急性胆囊炎，准确率可达 99%；若 4h 延迟显像时仍不显影，即可确诊急性胆囊炎，准确率为 95%（图 10-2-6，图 10-2-7）。胆囊持续不显影是因为胆囊管机械

性（局部炎症、水肿、胆石以及黏液阻塞）或功能性梗阻（运动功能障碍）所致。本检查的诊断灵敏度很高，但仍有部分假阳性存在，其中主要是由于慢性胆囊炎所造成的干扰，该病多数表现为胆囊显影延缓（1～4h）。

（四）慢性胆囊炎

大部分的慢性胆囊炎患者的胆囊显影正常。胆囊在延迟显像 1～4h 时显影，是大部分慢性胆囊炎的明显特征，只有很小一部分急性胆囊炎患者胆囊可以显影。胆囊显影越滞后，慢性胆囊炎的符合率越高（图 10-2-8）。大部分正常人中，胆囊先于肠道显影。如果肠道先于胆囊出现放射性，则是慢性胆囊炎患者的一个比较敏感的，但却非特异性的征象。

（五）肝外梗阻引起的黄疸

梗阻性黄疸多数呈现为肠道放射性出现延缓或根本不出现，若 24h 显像肠道仍无放射性分布出现，则考虑是完全梗阻。若胆道系统各部位显影延缓，梗阻上段的胆管扩张和肠道出现放射性延迟考虑为不完全性梗阻（图 10-2-9）。

（六）先天性胆管囊肿或先天性胆道闭锁

先天性胆管囊肿也称为胆管先天性囊状扩张症，表现为胆总管扩张部位的放射性滞留，构成形态近似于椭圆形或梭形的放射性浓聚影像，且可以在肝、胆囊显像消退后，甚至进餐后仍然残存。

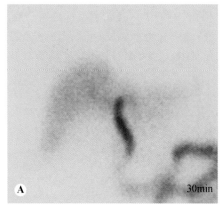
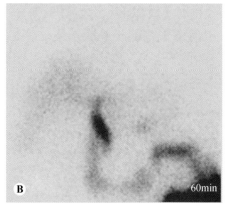

图 10-2-5　胆石症患者行肝胆静态显像

A、B 图分别为 30min 和 60min 影像：肝影显像变淡，胆囊持续未显影，但肠道放射性逐渐增多，需依据术中具体情况，选择保胆术还是胆囊全切术

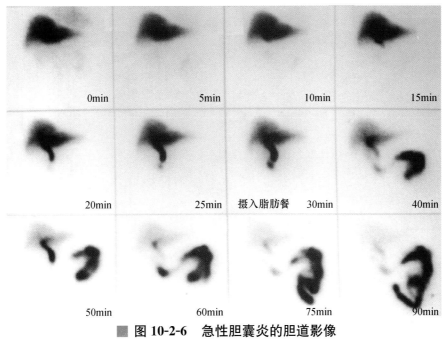

■ 图 10-2-6　急性胆囊炎的胆道影像

胆道排泄正常，胆囊未能显像

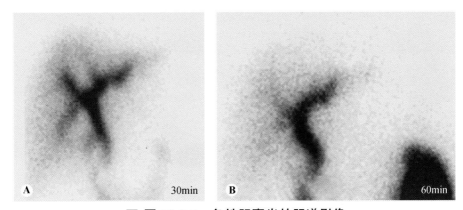

■ 图 10-2-7　急性胆囊炎的胆道影像

急性胆囊炎 30min 时肝及胆管显影清晰，胆道排泄正常，但超过 60min 胆囊不显影

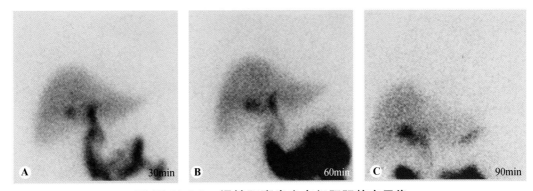

■ 图 10-2-8　慢性胆囊炎患者行肝胆静态显像

A、B、C 图分别为 30min、60min 和 90min 影像：肝影显像变淡，胆囊显影滞后，至 90min 时，
胆囊显影才较明显，肠道放射性在 60min 时已经达到高峰

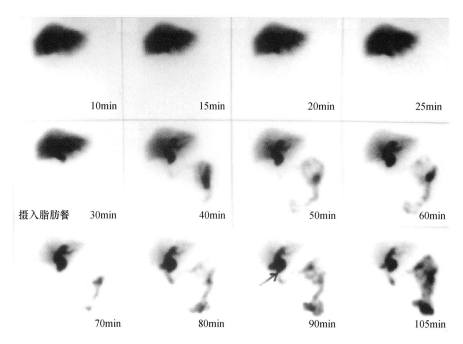

10min	15min	20min	25min

摄入脂肪餐 30min / 40min / 50min / 60min

70min / 80min / 90min / 105min

■ **图 10-2-9 胆道的不完全性梗阻的显像**

胆总管上段持续显影，肠道放射性显影明显延迟

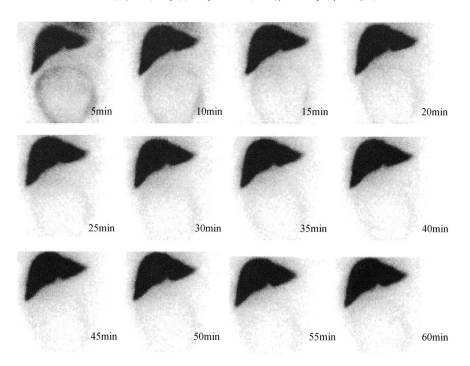

5min / 10min / 15min / 20min

25min / 30min / 35min / 40min

45min / 50min / 55min / 60min

■ **图 10-2-10 先天性胆道闭锁的显像**

肝显像清晰，胆道系统未见任何显影

先天性胆道闭锁表现为肝影清晰，注射显像剂 24h 后肝仍显影，而胆道系统和肠道均不显影，进行苯巴比妥试验后肠道仍无放射性出现（图 10-2-10）。如果肠道内出现放射性，则可排除本病而考虑为新生儿肝炎。

（张　滨　尚存海）

114

参考文献

［1］李晋忠，刘京山，赵期康，等. 术前肝胆囊静态显像胆囊未显影行微创保胆取石术 33 例临床分析. 中国内镜杂志，2009，15（12）：1271-1273.

［2］王荣福. 核医学. 北京：北京大学医学出版社，2003：135-138.

［3］Krishnamurthyn GT，Krishnamurthy S. Constancy and variability of gallbladder ejection fraction：impact on diagnosis and therapy. J Nucl Med，2004，45（11）：1872-1877.

［4］Ziessman HA，Tulchinsky M. Sincalide-stimulated cholescintigraphy：a multicenter investigation to determine optimal infusion methodology and gallbladder ejection fraction normal values. J Nucl Med，2010，51（2）：277-281.

［5］Gerbail TK，Paul HB. Comparison of fatty meal and intravenous cholecystokinin infusion for gallbladder ejection fraction. J Nucl Med，2002，43（12）：1603-1610.

第十一章
十二指肠镜在胆道外科的应用

十二指肠镜技术是微创胆道外科的重要组成部分，自十二指肠镜技术在临床应用以来，极大地促进了胆道外科诊疗技术的发展。由于ERCP、内镜下胆道引流术、内镜下支架置入术等一系列十二指肠镜技术在临床相继开展，胆道外科进入了一个新的微创时代。

第一节　内镜逆行胰胆管造影

ERCP 是将内镜插至十二指肠降段，找到十二指肠乳头后，由内镜活检孔插入造影管至胆胰管内，注入造影剂，在 X 线下进行胰胆管造影。此种检查方法于 1968 年由德国 McCunne 报道，1972 年国内陈敏章首次报道，40 多年来已在国内普遍开展。成功率在初次报道时仅 25%，后由日本大井等人改进操作方法，加之内镜性能插管技术的提高，成功率可达 95% 以上，一些医院成功率高达 98% 以上。ERCP 为胰腺、胆道、肝疾病的诊断提供了一个新的检查手段，目前在国内外已广泛应用于临床。

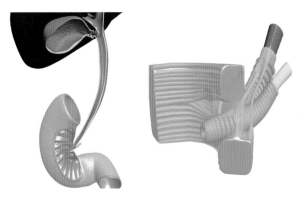

■ 图 11-1-1　胆道及十二指肠乳头部解剖

一、十二指肠乳头及胰胆管解剖

胆道系统起源于肝内毛细胆管，继而汇集成集合管及小叶间胆管，左、右胆管，以及肝外胆管。临床上一般将左、右胆管汇合部以上部分称为肝内胆管。肝总管长 2~3cm，向下与胆囊管汇合成为胆总管，胆总管长 10~15cm，向下走行，斜行进入十二指肠，在其末端与胰管汇合，开口于十二指肠乳头，外有 Oddi 括约肌纤维环绕，括约肌和胆囊是调节胆道系统压力的主要结构（图 11-1-1）。

胰腺的外分泌管道解剖上是由腺上皮细胞和胰小管构成的。胰腺分泌胰液从腺泡中央腔引流到胰小管再到叶间管，许多叶间管再集合成主胰管、副胰管，分别开口于主乳头和副乳头（图11-1-2，图 11-1-3）。

关于胰管和胆管的开口情况，个体差异很

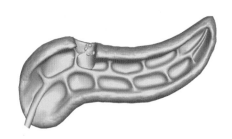

■ 图 11-1-2　胰腺的外分泌管道

大，目前较常用的是 Becker 分类法：

A 型：此型共同通道较长，进行 ERCP 时多能胰胆双显影，发生率 50%（图 11-1-4）。

B 型：胆胰管共同开口于十二指肠，但共同通道较短，一般小于 5cm，发生率 45%（图11-1-5）。

C 型：胆胰管分别开口于十二指肠，发生率 5%（图 11-1-6）。

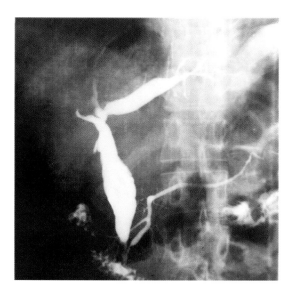

■ 图 11-1-3　ERCP 主胰管、副胰管显影

二、ERCP 的适应证和禁忌证

（一）ERCP 的适应证

凡是胆胰疾病或疑有胆胰疾病者均为适应证。ERCP 主要用于胆石症、胆管良性狭窄、胆管肿瘤、胆道畸形、胆管囊肿、胰腺疾病、胰腺癌、胰腺畸形、慢性胰腺炎以及由于胆石嵌顿壶腹部而引起的急性胰腺炎等，可先造影，明确结石情况，之后行内镜下十二指肠乳头切开术取出结石。

（二）ERCP 的禁忌证

1. 上消化道梗阻。
2. 碘过敏者。
3. 急性胰腺炎或慢性胰腺炎急性发作者。
4. 严重心肺功能不全以及其他内镜检查禁忌证者。

三、ERCP 的术前准备

（一）器械

1. 纤维内镜　最常用的为十二指肠镜前端为侧视型。前视型胃镜多用于 Billroth Ⅱ 式术后。

2. 造影用导管　种类繁多，有内置金属导丝的导管和普通导管，以前者为佳。

3. 造影剂　为无菌性水溶性碘造影剂，目前国内常用的是 60% 或 76% 的复方泛影葡胺（urografin）。造影时应稀释到 30% 左右，以不至于遮盖结石影像。亦可使用优维显（iopromide）、

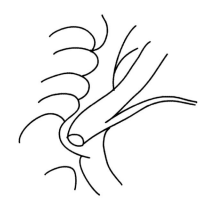

■ 图 11-1-4　Becker 分类法 A 型：
胆胰管共同通道较长

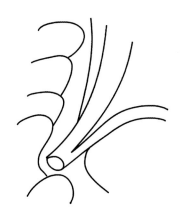

■ 图 11-1-5　Becker 分类法 B 型：
胆胰管共同通道较短

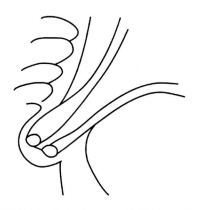

■ 图 11-1-6　Becker 分类法 C 型：
胆胰管分别开口于十二指肠

泛影酸钠（hypaque）等造影剂。因胆影葡胺（cholografin）及醋碘苯酸钠（urokon sodium）可激活胰蛋白酶原，对胰管上皮产生化学性刺激而引起急性胰腺损害，故不宜使用。目前有人使用angiografin，因其不是钠盐，对胰腺无刺激性，亦可溶于胰液，在胰管中弥散性较好，可用于胰管造影。

4. 其他　包括内镜用冷光源、配有电视荧光屏的X线机、X线防护设备以及其他内镜检查所必需的用品。

5. 心电监护仪及吸氧装置　某些高龄及危重症患者需要在心电监护及吸氧下进行。

6. 麻醉装置　用于麻醉下无痛检查。

7. 器械消毒　造影导管可用75%的乙醇浸泡，内镜可用2%的戊二醛消毒，乙型肝炎表面抗原阳性的患者应专镜专用。

（二）患者准备

1. 术前向患者做好解释工作，以消除其顾虑，争取积极配合。

2. 做碘过敏试验。

3. 患者禁食、禁水6h。

4. 术前肌注解痉灵（butylbromide）20mg，并做咽喉部黏膜表面麻醉。

四、ERCP的检查方法

（一）体位

插镜时患者取左侧卧位，有时亦可根据插镜需要而转动体位。

（二）寻找乳头的方法

正确地寻找到乳头是造影成功的前提，十二指肠镜在进入胃腔后，寻找到幽门，此时应将十二指肠镜对正幽门，后将幽门调整至视野下方，呈"落日征"，此时向前进镜即可通过幽门。十二指肠镜通过幽门后，向右旋转镜身90°~120°，此时可见到十二指肠上角，将内镜角度调节钮向右、向上旋转，即可通过此角。见到十二指肠降部环形皱襞时，提拉镜身，在十二指肠的内侧壁寻找乳头。

乳头的形态大多呈乳头形、半球形及扁平形。少数人可有特殊变异。乳头的基本结构如图11-1-7所示。在乳头上方有纵行走向的隆起，称为口侧隆起，其表面有3条环形皱襞横跨而过，

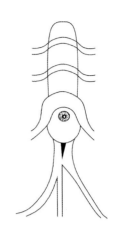

■ 图11-1-7　十二指肠乳头模式图

称为横行皱襞。

在乳头下方有2~3条纵行皱襞，称为系带，这是寻找乳头的重要标志。乳头的色泽与十二指肠黏膜稍有不同，为带有白色或呈颗粒状发红。

寻找乳头的要点：先在十二指肠降部找到十二指肠纵行皱襞，然后沿此皱襞向上至汇合处，多能找到乳头开口。在十二指肠乳头的口侧10~20cm处常可发现一个小息肉样隆起，此为副乳头。副乳头无纵行皱襞为鉴别点（图11-1-8）。

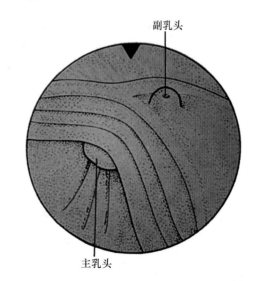

■ 图11-1-8　十二指肠主乳头与副乳头模式图

乳头开口部可分为绒毛型、颗粒型及裂隙型开口，插管前必须认清开口部位方能成功（图11-1-9）。

颗粒型

裂隙型

绒毛型

图 11-1-9　十二指肠乳头开口分型

（三）插管

辨清乳头开口后，不要急于插管，应首先调整好乳头的位置，将其置于视野的 11 点至 12 点处，然后方可插管。此时可根据病情的需要来调整插管的方向，以决定显影胰管或胆管。若仅做胆管显影应沿十二指肠壁平行向上插管，若从乳头开口部垂直插管略向右偏则可显影胰管。若插管较浅，此时造影管位于胆胰共同开口处往往胆管、胰管双显影（图 11-1-10）。

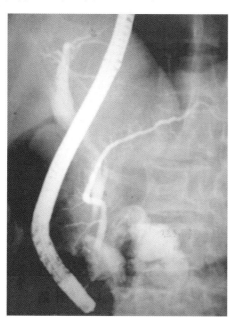

图 11-1-10　ERCP X 线片胆管、胰管双显影

（四）注入造影剂

一般胰管造影时，造影剂不应超过 3ml，胆管注入造影剂为 5～10ml。注药时因常有外漏无法准确计算，应在透视下观察，以检查部位显影良好、患者无痛苦为宜。特别是造影剂进入胰管时患者往往感觉明显胀痛，此时更应严格掌握剂量，压力不应过大，以防胰泡显影，引起术后急性胰腺炎。

（五）X 线检查技术

插管成功后，检查部位显影，即可行 X 线

检查，应注意以下几个要点：

1. 造影剂注入后应改变患者的体位，借重力作用使胆胰系统充盈完全。

2. 应注意胆胰管的充盈情况，特别要注意胆胰管内的气泡。

3. 要从仰卧、俯卧、侧斜卧位等各个角度拍片，必要时可立位观察拍片以期拍到最清晰的显示病变的 X 线片。

4. 应尽量减少不必要的透视、曝光以保护患者及检查者。

（六）特殊情况下的 ERCP

1. **Billroth Ⅰ式手术后**　由于手术后解剖位置改变，距十二指肠乳头的距离变短，内镜难以固定，乳头常位于视野的 1 点到 2 点处，故插管难度增加。

2. **Billroth Ⅱ式手术后**　此类患者进镜时需要经输入肠袢逆行进镜，进镜后要向上弯曲内镜头端方可通过屈氏韧带，若使用十二指肠镜，则视野中乳头开口方向与正常相反，故使用直视镜较为方便。

3. **胆道手术后**　胆囊切除胆总管探查术之后，一般情况下不影响乳头的寻找和插管，往往更易成功。胆总管十二指肠吻合术后的患者从吻合口插管颇易，但造影剂不易存留，可用气囊导管造影或采用头低脚高位迅速拍片。此类患者胆管内往往有较多的气泡，应注意鉴别。

五、并发症及其预防与处理

ERCP 目前已被公认是一种安全有效的检查方法，对于技术娴熟的操作者，速发和迟发的并发症的发生率非常低。但如操作不慎，也可发生并发症甚至有导致死亡的可能。国外报道并发症的发生率约为 4%，死亡率约为 0.2%。常见的并发症有：

（一）急性胰腺炎

由注射造影剂引起，尤其是注射压力过高或反复多次注射或胰腺本身病变时容易发生。其发生率国内外报道为 1%～3%，因而在推注造影剂时须控制速度、压力与剂量，防止胰泡显影。

（二）胆道感染

多见于胆道有梗阻者，系由于细菌感染所致，往往导致急性重症胆管炎，一旦发生则很凶

险，故术前应尽可能使器械无菌，造影剂中应常规加入抗生素。对于出现重症胆管炎者应立即行内镜下鼻胆管引流术或内瘘术。

（三）碘造影剂过敏

偶有发生，故术前应常规进行碘过敏试验，对于碘过敏试验阳性者禁做造影。

（四）其他少见的并发症

1. 心血管意外 多为手术前未严格掌握适应证所致。

2. 消化道穿孔 多由于操作粗暴、未掌握进镜技术所致。

六、ERCP 的常见 X 线表现

（一）正常胰管像

正常胰管位于第 12 胸椎至第 2 腰椎水平。胰管可分为主胰管和副胰管。主胰管贯穿胰腺主干，自胰尾至胰头，是胰液的主要排出通道，它与胆总管共同开口于十二指肠主乳头。副胰管位于主胰管的上方，其远端与主胰管汇合，近端开口于副乳头（图 11-1-11）。副乳头位于主乳头上方 1～2cm 处，在造影时主胰管、副胰管可同时显影（图 11-1-12）。副胰管较主胰管稍细，直径为 1～2mm。主胰管自十二指肠乳头开口至胰尾逐渐变细，呈锥形，其内壁光滑，过渡自然。根据其走行，正常胰管可分为 4 型：上升型（图 11-1-13），约占 50%；水平型（图 11-1-14），约占 35%；乙字型（图 11-1-15），约占 10%；下降型（图 11-1-16），约占 5%。主胰管一般有两个生理性狭窄：一个在胰头、胰体交界处（即主胰管与副胰管交界处）；另一个在胰体内 1/3 处，相当于肠系膜上静脉穿过胰腺处，主胰管近乳头处常呈梭状扩张，与胆总管汇合后多呈锥形穿过十二指肠壁，至乳头处变狭窄，此为正常生理现象（图 11-1-17）。

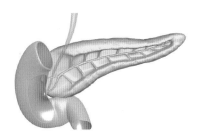

■ 图 11-1-11 十二指肠主乳头与副乳头

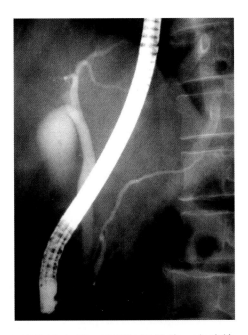

■ 图 11-1-12 ERCP X 线片：主胰管、副胰管、胆道系统均显影

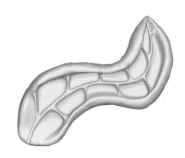

■ 图 11-1-13 上升型胰管

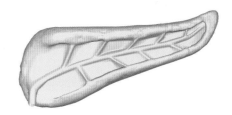

■ 图 11-1-14 水平型胰管

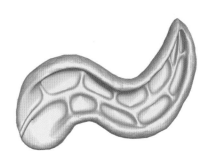

■ 图 11-1-15 乙字型胰管

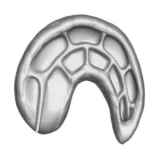

■ 图 11-1-16　下降型胰管

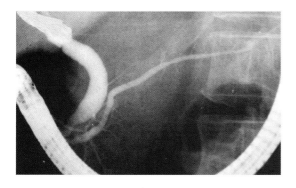

■ 图 11-1-17　胰管的两个生理狭窄

（二）正常胆管像

1. 胆道系统的解剖　胆道系统起自肝内毛细胆管，经小叶间胆管右侧汇合成为右前支胆管、右后支胆管，以上两支胆管汇合成为右肝管；左侧汇合成为左内侧支与左外侧支胆管，再向下汇合成为左肝管。左肝管与右肝管在肝门处汇合成为肝总管，向下与胆囊管汇集成为胆总管。胆总管在解剖学上可分为十二指肠上部、十二指肠后部、胰腺部及十二指肠壁内部（图11-1-18）。

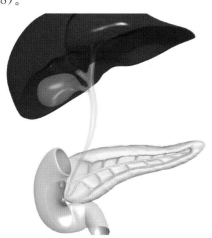

■ 图 11-1-18　胆道系统的解剖

2. ERCP 正常胆管像　ERCP 时胆道显影情况视造影时造影管插入胆道的深度而定。造影管若插入较深，达肝总管以上，则肝内胆管先显影；若造影管仅插入胆总管末端，则先由胆总管下段开始显影，随着注药量的增加，肝外胆管、左肝管、右肝管依次显影。

胆总管内径一般为 7～10mm，左、右肝管内径为 3～4mm。胆道系统自肝内小胆管起逐渐向下汇合至胆总管下段。在正常情况下应该是由细至粗，平滑自然过渡，无中断狭窄，自肝总管至胆总管末端其走行向左稍有弯曲，在进入十二指肠壁层时胆总管明显变细，与十二指肠肠腔相连。在胆总管末端有时可见一个不对称的狭窄切迹，此乃正常生理现象。胆总管末端有时随着 Oddi 括约肌的收缩可呈突然中断的图像（图 11-1-19）。应在透视下注意各角度观察拍片，以除外胆总管下端的病变。

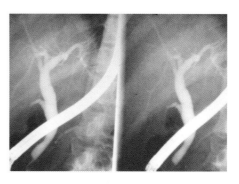

■ 图 11-1-19　ERCP X 线片：Oddi 括约肌收缩，胆总管末端突然中断

（三）胆囊结石

胆囊结石是临床常见病、多发病，ERCP 往往可发现胆囊结石，但 ERCP 并非胆囊结石的常规诊断手段，往往是在检查胆管结石时，同时发现胆囊结石。胆囊结石的 ERCP 表现如下：

1. 胆囊结石　ERCP 造影下，胆囊结石往往呈现单发或多发、圆形的负影或呈充盈缺损，若结石表层含钙较高，则表现为胆囊内多发的环形高密度影（图 11-1-20）。

2. 胆囊不显影　当胆囊管结石造成胆囊管梗阻时，造影剂不能通过胆囊管进入胆囊，此时可表现为胆囊不显影或仅部分显影。但是胆囊不显影并不能作为胆囊结石的诊断依据（图 11-1-21）。

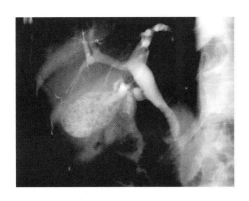

图 11-1-20　ERCP X 线片：胆囊结石，胆囊内多发、圆形的负影充盈缺损

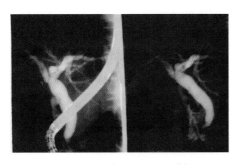

图 11-1-21　ERCP X 线片：胆囊结石，胆囊不显影

3. 当造影剂过浓，结石又较小时，结石可能被造影剂遮盖而不能显示，此时虽胆囊显影正常，但并不排除结石。

综上所述，胆囊结石的诊断方法很多，如 B 超等，且正确率很高，无疼痛。因此 ERCP 并不是诊断胆囊结石的最佳方法，只能当其他方法诊断不明时方可采用。

（四）胆总管结石

胆总管结石是 ERCP 的最常见的适应证，可达到确诊的目的，较其他影像学检查更直观、精确，且可以动态观察，可完整地显示胆道的分支，可清晰地显示结石的大小、位置、数目，有无嵌顿，以及和胆管的相对关系。ERCP 对胆总管结石诊断率可达 90% 以上。胆总管结石的 ERCP 表现如下：

胆总管结石的 ERCP 往往表现为胆总管内圆形或方形的充盈缺损（图 11-1-22）。在 X 线下表现为透 X 线的低密度影，调整患者体位，若结石无嵌顿，则结石可在胆管内移动。胆总管结石往往伴有胆总管扩张。

若结石嵌顿于胆总管末端可表现为胆总管增粗，胆总管末端呈梗阻样改变，胆总管造影剂潴留，排出缓慢，胆总管末端呈倒口杯状或突然截断（图 11-1-23）。

在胆总管结石较小（＜3mm）时，往往容易漏诊，此时要结合造影注药在透视下仔细观察胆管末端的运动。胆管末端 Oddi 括约肌的运动往往呈有规律的间歇运动。在括约肌收缩时胆管末端与十二指肠呈现"中断"现象，此时造影剂不能通过胆管末端而进入十二指肠，只有当 Oddi

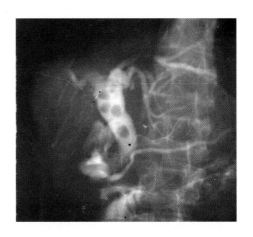

图 11-1-22　ERCP X 线片：胆囊切除术后胆总管结石

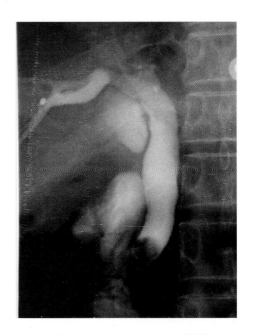

图 11-1-23　ERCP X 线片：胆总管下端结石

括约肌舒张时，胆管内造影剂才能排入十二指肠，胆总管末端与十二指肠腔相通，在胆总管末端至十二指肠之间有造影剂充填，此时显示最清晰，应在透视下观察适时拍片，往往可显示胆总管末端的小结石（图 11-1-24）。

（五）肝内胆管结石

肝内胆管结石在我国较多见，据 1200 例胆管结石统计，肝内胆管结石约占 20%，肝内胆管结石 ERCP 可呈现如下改变：

1. 胆管内充盈缺损　肝内胆管结石进行 ERCP 时，注药后可清晰地显示出结石的充盈缺损。在 X 线下可见透 X 线的低密度影（图 11-1-25），由一枚或数枚组成，其远端胆管往往扩张，在注药压力过低时远端胆管也可以呈充盈不良表现。阅片时应注意与注入的气泡相鉴别（图 11-1-26），气泡往往可随体位移动，大小、形状可改变。

2. 胆管串珠样改变　肝内胆管多发结石往往伴有胆管炎症或狭窄，此时结石往往嵌顿于胆管内，可表现为胆管的串珠样改变。胆管内可见节段性的低密度区，其间伴有胆管狭窄，我们将此种现象称为串珠样改变（图 11-1-27）。

3. 胆管不显影　若肝内胆管结石某支被结石完全堵塞后，由于造影剂不能通过，则此支胆管可不显影。造影剂在梗阻处突然中止，其截面可见角状充盈或呈口杯状，在 X 线片上表现为无胆管区。

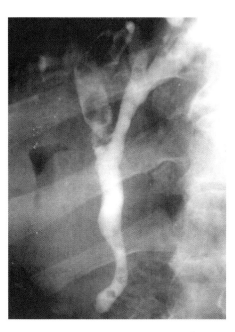

图 11-1-25　ERCP X 线片：
肝内胆管结石
可见胆管内低密度影

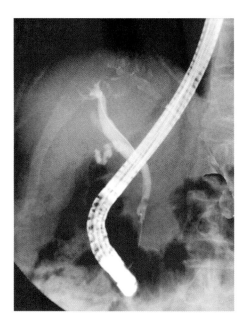

图 11-1-24　ERCP X 线片：
胆总管下端小结石

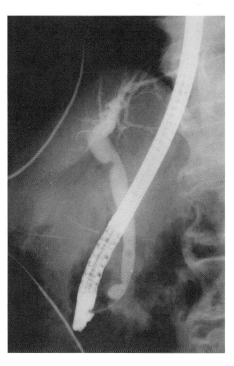

图 11-1-26　ERCP 胆总管下端气泡

当肝总管上端及左、右肝管开口狭窄时，可形成典型的肝管三岔口处的狭窄。此处狭窄若加上肝内胆管扩张，则强烈提示肝内胆管结石（图11-1-28）。

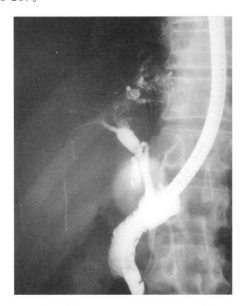

■ **图 11-1-27　左肝管多发结石**
管内可见节段性的低密度区，呈串珠样改变

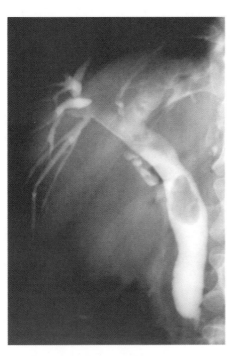

■ **图 11-1-28　ERCP X 线片：左肝内胆管、胆总管结石**
胆总管内低密度影，左肝内胆管显影不良

肝内胆管结石的主要 X 线征象为充盈缺损、胆管扩张与狭窄或胆管不显影，当出现这些变化时，则不难做出诊断。造影时应注意以下两点：

（1）造影剂不可过浓，以 20%～30% 为宜，过浓往往造成造影剂遮盖结石。

（2）需要变换体位多角度观察拍片，以防止病变遗漏，特别要注意区分气泡与结石。

当发现肝内胆管结石后，应进一步详细了解胆石的解剖部位、胆石的数目、分布范围以及和胆管的相对关系。对于诊断可疑者，不应轻易放弃，应重复造影或应用其他方法进一步确诊。

（六）肝门部胆管肿瘤

肝门部胆管肿瘤，近年来发病率有增长的趋势，在临床亦不少见，其临床首要表现为梗阻性黄疸，在逆行胰胆管造影时亦有特异表现。

1. 肝门部充盈缺损　对肝门部胆管癌的患者行 ERCP 造影检查时最常见的就是肝门部胆管狭窄，狭窄以下的胆管正常，狭窄以上的胆管扩张，狭窄处即为胆管肿瘤处，此处狭窄可呈偏心性边缘不规则（图11-1-29）。

2. 肝门部胆管中断　当肝门部肿瘤将胆管完全堵塞时，可导致胆管完全梗阻，此时可表现

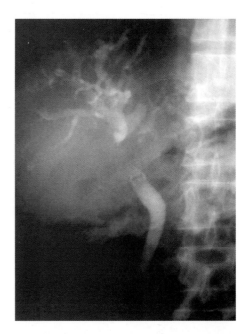

■ **图 11-1-29　ERCP X 线片：肝门部胆管癌**
肝门部胆管狭窄，狭窄以下的胆管正常，
狭窄以上的胆管扩张

为肝门部胆管完全中断（图 11-1-30），其断端呈虫蚀状或不规则状，可据此与结石所造成的梗阻相鉴别。梗阻以上胆管呈扩张状，肝门部胆管肿瘤梗阻时肝内胆管扩张往往不严重。

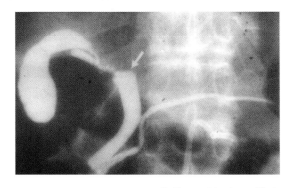

■ 图 11-1-30 ERCP X 线片：肝门部胆管癌
肝门部胆管完全中断

（七）胆总管肿瘤

胆总管肿瘤可分为胆总管中上段和胆总管末段肿瘤，其 ERCP 诊断也各不相同。

1. 胆总管中上段肿瘤 胆总管中上段的肿瘤 ERCP 造影较易诊断，表现为胆总管中断，梗阻以上部位胆管不显影，梗阻以下胆管正常。梗阻断端多呈现不规则虫蚀状（图 11-1-31）。若造影剂注入梗阻以上部位，则可见梗阻以上部位胆管扩张。

2. 胆总管下段肿瘤 胆总管下段肿瘤包括胆总管末端整个区域范围内发生的肿瘤，包括胆管末端、壶腹部、十二指肠乳头及胰头部位的肿瘤，由于它们有相似的临床表现，故在同一章节

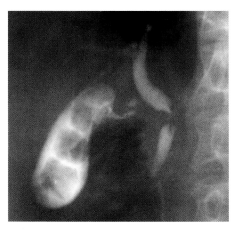

■ 图 11-1-31 ERCP X 线片：胆总管中上段肿瘤
胆总管中段狭窄，边缘呈现不规则虫蚀状

介绍。

胆管末端区域内发生的肿瘤，ERCP 的主要表现为：胆管下段梗阻，胆总管及肝内胆管扩张，胆囊增大，胆管末端呈现不规则的充盈缺损、突然中断及偏心阴影或虫蚀样改变（图 11-1-32）。有时病变范围较大时，胆管下段变细或呈鼠尾样改变。此类疾病应与镜下形态相结合进行确诊。壶腹癌，镜下可见乳头肿大、质硬，乳头开口处充血、糜烂、质脆，触之易出血，开口的正常形态消失（图 11-1-33）。病变较大时可见肿物，呈现典型的菜花样外观，表面糜烂、溃疡。

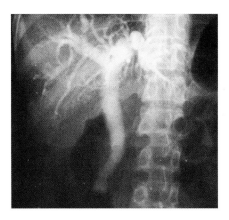

■ 图 11-1-32 ERCP X 线片：壶腹部肿瘤
胆总管末端梗阻，胆总管及肝内胆管扩张，
胆管末端呈现不规则的充盈
缺损，呈虫蚀样改变

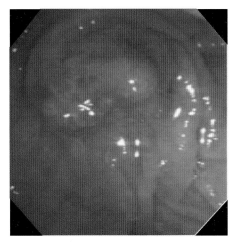

■ 图 11-1-33 壶腹癌镜下观
可见乳头肿大、质硬，乳头开口处充血、糜烂、
质脆，触之易出血，开口的正常形态消失

胆总管下端肿瘤应与结石相鉴别。胆总管结石在造影下往往可见完整结石阴影。若结石有嵌顿，其下端多呈倒口杯状，此乃鉴别的要点。

(八) 胆总管先天性囊状扩张症

胆总管先天性囊状扩张症又称先天性胆总管囊肿，系先天性胆道发育异常所致。其特征性 ERCP X 线表现为胆总管囊性扩张，呈椭圆形或球形，其轮廓边缘光滑，与胆管相通，并沿胆管走向分布，扩张部位有时可累及胆总管、肝内胆管、胆囊管。先天性胆总管囊肿患者，其胆管扩张的部位一般在中上段，其下段多合并狭窄和畸形，往往还伴有胆胰汇合异常。囊肿内密度均匀，若合并有结石存在则可出现囊肿内充盈缺损或结石负影（图 11-1-34）。

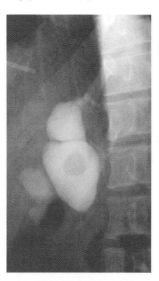

图 11-1-34　ERCP X 线片：先天性胆总管囊肿
胆总管囊性扩张，呈椭圆形，囊肿内见结石负影

(九) 胆总管损伤

胆总管损伤是胆道手术的严重并发症，据文献报道，在胆囊切除手术的病例中，胆总管损伤的发生率约为 0.5%，故在临床工作中应引起足够的重视。在发生胆总管损伤时其 ERCP 的表现较易诊断，X 线造影下往往表现为胆管突然中断，中断以上部位胆管不显影（图 11-1-35）。胆总管损伤部位突然变窄，梗阻以上部位胆管及肝内胆管扩张。若 ERCP 出现以上征象，加之有胆道手术病史，即可明确诊断。

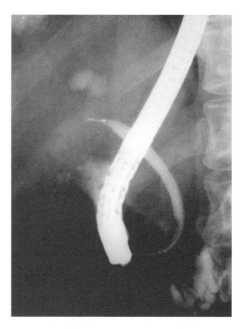

图 11-1-35　ERCP X 线片：胆总管损伤
胆总管突然中断，中断处以上胆管不显影

(十) 硬化性胆管炎

硬化性胆管炎的 ERCP 表现多种多样，包括胆道狭窄、局部扩张、梗阻及管壁不规则等。其发生部位可以是肝内胆管也可以是肝外胆管，有时肝内、外胆管均可受累。

硬化性胆管炎的 ERCP 主要表现为胆管细小分支消失，主要胆管呈现树枝状狭窄（图 11-1-36），其间伴有局部扩张，胆道呈串珠样改变。严重病变者可发生胆管腔闭合，发生在肝内胆管时主要表现为胆管狭窄，管壁不规则，较少出现扩张，管壁不规则多出现于胆总管及左、右肝管等大胆管。

(十一) 慢性胰腺炎

临床上诊断慢性胰腺炎较困难，然而 ERCP 对此病的诊断有独特的优势，可使慢性胰腺炎的诊断明显提高。

慢性胰腺炎的 ERCP 表现为主胰管扩张，有时伴有胰管的节段性局部扩张，使胰管呈现串珠样改变（图 11-1-37）。慢性胰腺炎的 ERCP 除胰管扩张外，有时会伴有胰管结石，多位于胰头或胰体部胰管。结石多呈椭圆形，有时也会呈不规则鹿角状，在 X 线下为不透 X 线的高密度影。

（十二）胰腺癌

胰腺癌的 ERCP 表现取决于肿瘤所在胰腺的位置（图 11-1-38）。绝大多数胰腺癌起源于胰管上皮，可表现为胰管不规则梗阻，主胰管可突然中断，部分分支有不同程度的破坏，可呈结节状或鼠尾状改变，有时亦可呈偏心性充盈缺损，有时可表现为主胰管的不规则狭窄，整个胰管的正常形态、走行消失。若胰管周围呈现不规则斑点状造影剂影，说明胰管及周围的胰腺组织有破坏。胰头部肿瘤患者造影时可呈现双管征，即主胰管和胆总管截然中断，呈双管分离征

象，提示肿瘤已侵犯胰管与胆管，此乃胰头癌的特征性改变。

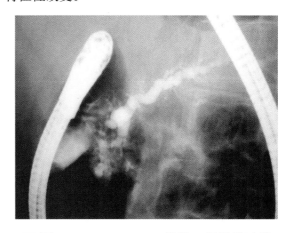

■ **图 11-1-37 ERCP X 线片：慢性胰腺炎**
主胰管扩张呈串珠样改变

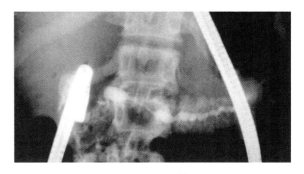

■ **图 11-1-38 ERCP X 线片：胰腺癌**
主胰管狭窄，远端胰管扩张

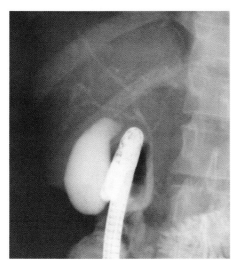

■ **图 11-1-36 ERCP X 线片：硬化性胆管炎**
胆管细小分支消失，主要胆管呈现树枝状狭窄

第二节 内镜下十二指肠乳头括约肌切开术

一、十二指肠乳头的解剖

如图 11-2-1 所示，胆总管上端起源于肝总管末端，走行于十二指肠韧带内，位于肝动脉右侧门静脉前方，并在十二指肠的后方进入胰腺，并斜行穿过十二指肠壁与主胰管汇合，末端开口于十二指肠降段后壁的十二指肠乳头。胆总管末端与主胰管末端在十二指肠壁内汇合成一个共同通道并膨大，称为 Vater 壶腹。但两者汇合形式有较多变异，如提前汇合，或胆管、胰管分别开口于十二指肠。胆总管与十二指肠汇合的长度一般为 8～25mm，外有纤维结缔组织包绕，此种解

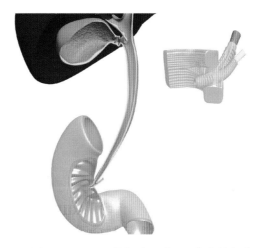

■ **图 11-2-1 胆道与十二指肠乳头的解剖**

剖结构构成了乳头切开的解剖学基础。由于这种解剖特点，可将十二指肠乳头切开达 2cm 而不致穿孔。但由于此种解剖结构个体差异很大，故切开乳头时应仔细辨认乳头结构以防止由于切开过大而导致十二指肠后壁穿孔。

二、EST 适应证

EST 是较复杂的内镜操作，必须严格掌握其适应证，方能取得良好效果，其适应证包括：

（一）胆总管结石

胆总管结石包括原发性胆总管结石、胆总管残余结石、继发性胆总管结石等。胆总管结石的患者在行乳头括约肌切开之前要正确判断其结石取出的可能性。一般在无碎石设备的前提下其结石直径应在 1.5cm 以下，只要对乳头进行充分切开一般可取出。若结石直径大于 2.0cm，则需在切开后进行碎石，包括使用碎石网篮碎石、体外震波碎石、镜下激光碎石等，一般均可取得良好效果。使用 EST 方法治疗胆总管结石成功率高，患者痛苦少，并发症低，其疗效优于保守治疗和开腹手术治疗。

（二）胆总管下端良性狭窄

胆总管下端良性狭窄常由结石或慢性炎症引起，表现为整个乳头括约肌狭窄和乳头开口狭窄，导致胆汁排出受阻、胆管扩张或梗阻性黄疸。EST 不仅可解除胆道梗阻，通畅胆道引流，恢复胆肠循环，而且手术安全，并发症少，可有效地引流胰液。

（三）Oddi 括约肌功能障碍

此类患者常表现为反复右上腹部疼痛，发作时往往伴有轻度黄疸，一般 B 超或 ERCP 均无异常发现，但 Oddi 括约肌压力测定明显增高，往往大于 6.7kPa（50mmHg）。此类患者行 EST 后症状可完全消失。

（四）胆道蛔虫症

EST 可用于治疗胆道蛔虫症，特别是已完全钻入胆道内的蛔虫（包括死蛔虫）。其方法简单，效果可靠。凡是确诊胆道蛔虫症者，应尽快行十二指肠镜检查。对于已全部进入胆道的蛔虫，在行 EST 后即可使用取石网篮取出胆道内蛔虫。

（五）胆道吻合术后胆总管盲端综合征

此类患者常有右上腹胀痛、发热等症状。上消化道钡餐造影常可见胆总管末端钡剂残留，EST 后症状可迅速消失。

三、EST 禁忌证

1. 一般状况极差，不能耐受内镜检查者，包括心、脑、肝、肾、肺功能严重障碍者。
2. 上消化道狭窄，十二指肠镜无法通过者。
3. 有严重凝血功能障碍及出血性疾病者。

四、EST 术前准备

1. 术前要充分了解患者的病情，要了解患者的一般状况、病史、B 超结果及其他影像学检查结果，进一步明确适应证、有无禁忌证等。
2. 向患者及家属详细交代治疗方法，向家属告知该项治疗可能出现的并发症，并签署必要的同意书，以取得家属和患者的配合和理解。
3. 治疗前禁食、禁水 6h。
4. 术前 15min 肌注解痉药，如山莨菪碱或丁溴东莨菪碱等，必要时也可在麻醉下进行 EST。
5. 术前用 2% 丁卡因咽喉部喷雾。

五、EST 方法

EST 方法包括推式电刀切开法、拉式电刀切开法、针状电刀切开法等。无论使用何种电刀、何种手法，其最关键的就是要把电刀准确地插入到欲切开的胆管或胰管内，调整好电刀位置方可切开。切忌盲目切开导致严重并发症的发生。

（一）拉式电刀切开法（图 11-2-2）

1. 直接插入法　进镜方法同 ERCP 造影方法。按 ERCP 造影方法将电刀插入胆管或胰管内，常规注入造影剂造影。确定病变后将电刀稍向后退，使电刀前 1/3 位于乳头内。此时收紧手柄，展开电刀，使刀丝呈弓弦状，将刀丝置于乳头开口 11 点至 12 点处。核对好输出功率后，即可通电切开。每次通电时间不可过长，1～2s 即可。开始电流不宜过大，若切开不满意可逐渐加大功率。切开时应使用混合电流，采用先凝后切开的方法。若直接使用切开电流则由于切开速度过快、凝固止血不彻底易导致出血。切开长度应注意不要超过乳头的范围，一般 1.0～1.5cm。若超过乳头的范围则造成十二指肠后壁穿孔。

2. 经导丝切开法　先行 ERCP，在行 ERCP 时先经导丝插入造影管，造影后，拔出造影管，将导丝留在胆道内，再将切开刀沿导丝送入胆道内，之后再行乳头切开。此种方法由于有了导丝这一连接桥梁，使 EST 的操作更加准确，也可更加方便地更换电刀和各种治疗器具。

（二）推式电刀切开法（图 11-2-3）

造影完毕后，稍退出电刀或沿导丝将电刀插入十二指肠乳头内，此时调整电刀的刀丝，使其 2/3 在乳头以外，一边推开电刀的刀丝，一边调整方向，使弓状隆起的电刀丝与欲切开的方向一致，通电 1～2s，到切开长度适宜为止。此种方法目前较少使用。

（三）针状电刀切开法（图 11-2-4）

针状电刀切开法是使用一种特殊的切开刀将乳头切开的方法，适用于乳头结石嵌顿或普通电刀无法插入胆道的特殊情况。

使用针状电刀切开时，要注意切开的部位。应先从乳头的背部中央切开，因为在此处切开不易损伤到胰管。切开时不要将针状电刀插得过深，应从黏膜的表面逐渐切开乳头。

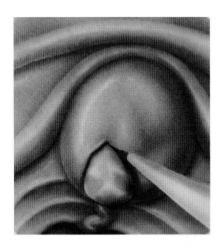

■ 图 11-2-4　针状电刀切开法

（四）切开方向与长度

EST 成功与否、并发症的发生率，与乳头的切开方向、切开长度有密切关系。在 EST 手术时，电刀的切开方向应始终与乳头口侧隆起相一致，切开的长度应该自乳头开口至胆总管末端，实际上切开范围不应超过解剖学上的十二指肠壁内部。在纤维十二指肠镜下拉开电刀时，务必仔细调准基线方向，使电刀切开方向与欲切开的方向相一致。此外电刀应始终确认位于胆总管内，否则极易发生各种并发症。

关于乳头的切开长度目前有两种看法：相马教授主张将括约肌全部切开，以利于胆石的取出及预防术后逆行感染。乳头括约肌长度通常为 10～30mm，平均为 15mm，故可以 15mm 作为通常切开的长度。但在实际操作中，不易准确测量切开的长度，可以以乳头的口侧隆起长度作为切开的指标，口侧隆起的长度为 10～20mm。操作时，以切口勿超过此隆起上界为限。超过此上限就有可能切到十二指肠后壁，造成穿孔。故有人主张做保留部分括约肌的小切开术。一般情况下切开 15mm 的括约肌，足以排出 20mm 的结石，而由于保留了括约肌的功能，可有效地防止胆道逆行感染。较小的切口还可

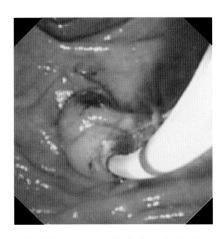

■ 图 11-2-2　拉式电刀切开法

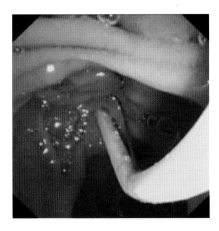

■ 图 11-2-3　推式电刀切开法

有效地预防十二指肠后壁穿孔。但是无论哪种切开方法，都必须有效地切开胆总管末端的狭窄部，才能排出结石。因此术前必须综合判断结石的大小、切开的长度，方可达到较好的治疗效果、较少的并发症。乳头切开后，即可见乳头切开处组织由于电灼而变白，周围组织略有肿胀，若切开后长度不够，可做分次切开，直至理想的长度。切开1~2周后再做内镜检查，复查满意的切口形状应是乳头呈钥匙孔状。有时在切开处还可见主胰管的开口，其上方即为胆总管的末端开口。

（五）十二指肠乳头切开的注意点

由于推式电刀切开时是分次进行的，切开长度易于控制，所以不易发生十二指肠穿孔。但由于电刀前端部插入胆管较浅，故不易控制切开的方向。拉式电刀切开手法与推式电刀切开法相反，容易控制切开的方向，而不易控制切开的长度。若控制不好切开的速度，也易造成穿孔。故应该对结石的大小、乳头的情况、切开的速度、电刀能量输出的大小等综合判断方可取得较好的效果。

在行 EST 切开时，有烟雾产生，会影响到视野的清晰度和观察。此时切忌盲目操作，应将烟雾吸净，待视野清晰后再行切开。若壶腹部结石嵌顿，将乳头切开后可见胆汁自胆管内涌出，影响视野观察，此时可用吸引、注气等方法，将视野清洗干净后再行操作。

（六）EST 后结石的处理方法

EST 后排出胆管结石的方法可分为器械取石和药物排石。其中最有效的办法就是 EST 后器械取石。

1. 器械取石 可分为取石网篮取石、碎石网篮碎石、充气球囊取石、胆道子母镜取石以及体外震波碎石等。

（1）取石网篮取石：EST 切开乳头成功后，拔出电刀与导丝，经十二指肠镜器械孔道送入取石网篮（图 11-2-5），证实网篮在胆道内后将网篮调整至结石的上方，张开网篮向下套取结石。若一次不成功可反复多次，必要时可在透视下直视取石，套牢结石后可稍加用力将结石拉出胆道。注意切忌使用暴力拉取结石以防止胆道损伤。EST 后网篮取石不仅可以立即

缓解胆道梗阻，而且可以防止排石过程中发生的结石嵌顿、黄疸加重及化脓性胆管炎等并发症。

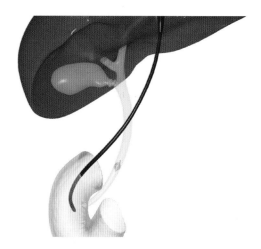

■ **图 11-2-5 EST 切开乳头成功后，经十二指肠镜器械孔道送入取石网篮取石**

（2）碎石网篮碎石：当结石较大，不能从切开的乳头取石时，可使用碎石网篮碎石，即用网篮套住较大结石后将其收入一金属套管内（图 11-2-6），通过手柄加压将较大结石破碎后再用取石网篮取出。此法有效地解决了由于结石过大造成结石取出困难、易发生梗阻嵌顿等问题。

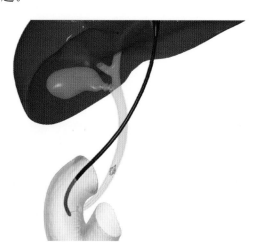

■ **图 11-2-6 EST 切开乳头成功后，经十二指肠镜器械孔道送入碎石网篮碎石**

（3）充气球囊取石：当胆总管内结石较小或细碎结石用取石网篮难以套取时，可使用充气球囊取石。方法是将气囊导管沿内镜活检孔送入胆

道，到达结石上方后将球囊内注气向下拉出结石（图11-2-7）。此种方法取石干净彻底，具有对乳头切开处损伤较小的特点。

（4）体外震波碎石：当EST后因结石较大，无法进行取石或碎石网篮碎石时，可使用体外震波碎石机进行碎石后再行取石。方法是EST后经十二指肠镜置入鼻胆引流管，48h后即可行震波碎石（图11-2-8）。碎石时多使用X线定位结石，经鼻胆引流管注入造影剂在X线机下可清晰地显示出结石的大小、位置，定位后即可进行碎石（图11-2-9）。由于胆道结石的特点，其震波能量应小于用于泌尿系结石的能量。一般3～4次碎石即可将结石击碎，结石击碎后部分患者的结石可自行排出。此时经鼻胆管注药造影可发现结石已全部排净。若结石虽已破碎，但尚未排出，此时可再置入十二指肠镜用取石网篮套取结石，一般多能取净。行体外震波碎石时最关键是要定位精确，碎石能量适宜，能量过小不能击碎结石，能量过大对胆管损伤较大，甚至可以导致胆道穿孔和胰腺炎。除能量要进行严格控制外，对碎石次数也有要求，一般每段碎石冲击不要超过2500次，每周碎石1次为宜。

（5）胆道子母镜取石：胆道子母镜取石是目前治疗胆道结石的最为有效的技术。它可以直视结石，若配合使用激光碎石、等离子碎石等镜下碎石技术，可达到很好的治疗效果，本书有专门章节介绍，此处不赘述。

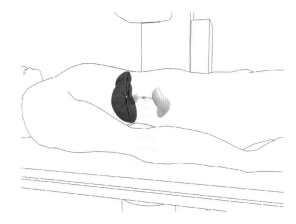

■ **图11-2-8　体外震波碎石示意图**

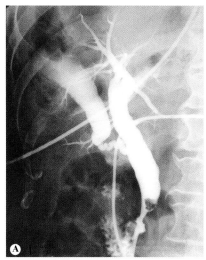

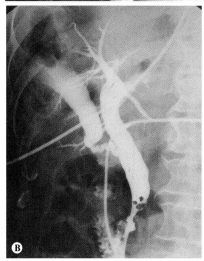

■ **图11-2-9　体外震波碎石治疗胆总管结石**
A. 碎石前；B. 碎石后

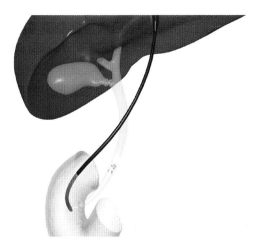

■ **图11-2-7　EST切开乳头成功后，经十二指肠镜器械孔道送入充气球囊取石**

2. 药物排石　乳头括约肌切开后，可使用促进胆汁分泌、舒张胆道括约肌、促进胆囊收缩的药物，有利于胆管结石的排出，一般 1.0cm 以下的结石大部分可以排出。目前各医院大都使用中药排石。结石能否顺利从切开处排出，影响因素较多，与结石大小、切开的大小、胆道的功能状态以及排石药物的应用是否合理均有密切关系。在排石过程中若出现了发热、黄疸、腹痛等胆道梗阻反应，则应再行十二指肠镜检查，解除胆道梗阻，必要时应安放鼻胆引流管或急诊手术以排除梗阻。

七、EST 并发症的预防和处理

EST 并发症的预防主要在于操作的正规、精确，并根据每位患者的具体情况给出不同的治疗方法。一旦出现并发症处理要果断及时，以防止引起更为严重的后果。

EST 的术后主要并发症有：

（一）出血

出血是 EST 的最常见的并发症。在进行 EST 操作时，应尽量使刀丝处于乳头开口的 11 点至 12 点位置。此处沿乳头长轴切开与乳头血管走行一致，不易引起大出血。在切开过程中应把握节奏，尽量精确，避免切开过猛、过快。应使用切开与凝固混合电流切开乳头。若切开后发现有少量出血，应先使用盐水冲净，再使用凝固止血电极电凝止血或局部喷洒药物（如去甲肾上腺素等）止血，多数出血可自行停止。若发生较大的喷射状动脉出血，多由十二指肠后动脉引起，可使用血管夹夹闭出血点，若仍不奏效，则应尽快果断采取手术止血。

（二）穿孔

EST 引起的穿孔是由于电刀切开乳头时超过了十二指肠乳头的上界，也就是超过了十二指肠壁内段的结果，所以在 EST 切开时一定要根据胆总管末端在十二指肠内隆起的长度，做相应的切开。对于憩室旁或憩室内乳头，在插入电刀切开前一定要仔细辨认十二指肠乳头和十二指肠壁的关系，防止电刀误切入憩室内后切破憩室壁造成穿孔。若 EST 后患者出现穿孔，应予以禁食、禁水、胃肠减压，以及全身对症处理。部分患者穿孔不严重时多经保守治疗后即可痊愈，若

保守治疗不佳，或已形成腹膜后脓肿，则应手术治疗。

（三）取石网篮嵌顿

EST 术后取石造成取石网篮嵌顿与结石过大（>2.0cm）或乳头切开较小有关。未使用碎石网篮进行碎石或未经过体外震波碎石，而直接使用网篮取石均可造成取石网篮嵌顿。

取石网篮取石若发生结石嵌顿时，应切忌暴力强拉，更不可连同十二指肠镜同时用力外拉，以防止损伤胆管或十二指肠。尤其是在无痛麻醉时，患者对治疗的反应消失或极弱，使用暴力极易造成严重损伤，此时应将取石网篮尽量往胆管上端送，同时张开取石网并轻轻拉动取石网篮。如此反复几次，结石多可从取石网篮内脱出，取石网篮被顺利拉出。若仍不能解除嵌顿，唯一的办法就是将网篮自操作手柄处剪断，退出十二指肠镜将网篮断端自鼻腔引出，结束治疗。患者在病房给予适当外力牵引，一般 12～24h 结石可拉出，若仍不能排出结石则只有手术切开胆总管进行取石了。

（四）急性胰腺炎

EST 后发生急性胰腺炎有以下 3 种原因：

1. 造影剂反复注入胰管，尤其是压力过高时，引起胰泡破裂，导致胰腺炎。故插管时若插入胰管应立即停止注药并重新插管，确保导管插入胆管时方可注药。

2. 切开乳头时长时间过多地使用凝固电流，导致乳头周围组织灼烧范围过大波及胰管引起胰管水肿，胰液排出受阻，导致胰腺炎。在行 EST 时应主要使用混合电流配合间断使用凝固电流，凝固时间不可过长，以防止对周围组织损伤范围过大。

3. 取石网篮取石时进入了胰管，对胰管产生了刺激，导致胰管肿胀、梗阻。在取石网篮取石时应在透视下观察确认取石网篮进入胆道方可取石。

4. EST 后未取出结石，在排石过程中结石嵌顿于胆管末端，引起胰管梗阻或胆汁反流入胰管，引起胰腺炎。预防的办法是应尽量术中取出结石，若结石未取出，应常规在胆道内放置鼻胆引流管，以防止结石嵌顿导致梗阻。

八、EST 的临床评价

EST 技术随着内镜性能的提高和操作技术的进步，其应用越来越广泛，成功率逐步提高。此项技术具有痛苦少、安全可靠、创伤小的优点，已成为许多医院治疗胆总管结石的首选疗法。通过 EST 治疗，可以使绝大多数的胆总管结石顺利排出，将复杂的手术治疗变为简单的非手术治疗。EST 技术可以直接解除胆总管下端的狭窄，缓解黄疸，恢复肝肠循环，因此已成为胆胰疾病的重要治疗手段之一，有着重要的临床价值：

1. EST 已成为胆总管结石的重要治疗手段，可以通过非手术的疗法来取代复杂的外科手术。

2. EST 是整个疾病治疗过程中的一个重要部分，可以使复杂的手术简化，或为手术创造良好的条件。通过 EST 可以有效地解除黄疸，使手术得以充分进行。

3. EST 为内镜治疗技术的发展奠定了基础，内镜治疗已成为胆胰疾病的重要治疗手段。内镜治疗技术逐渐增多，如内镜下鼻胆管引流术、经内镜胆道金属支架置入术、胆道子母镜技术等。而这些技术除需要先进的设备和熟练的技术外，十二指肠乳头括约肌切开是其必备的条件，因此 EST 技术已成为胆道微创技术的基础。

4. EST 改变了某些疾病的治疗模式

（1）急性重症胆管炎：多在胆道梗阻的基础上突然发病，病情危重，死亡率高，而早期解除梗阻是治疗本病的关键，但手术风险极大，死亡率可达 30%，而 EST 后置入鼻胆引流管，顺利解除胆道梗阻，使原本风险极大的手术变得简单而安全。

（2）急性胆源性胰腺炎：急性胆源性胰腺炎与胆管末端梗阻导致胰液引流不畅有关，此时，若行 EST 将梗阻解除取出结石，将有助于胰腺炎的恢复，但胰腺炎的病理过程较复杂，乳头切开后能否停止病理变化和发展，还需要进一步综合治疗。

第三节　内镜下胆道引流术

内镜下胆道引流术 1975 年由川井和永井首先应用于临床。1977 年 Wurbs 和 Classen 首先介绍了内镜下鼻胆管引流术治疗急性重症胆管炎的成功经验。经十二指肠镜胆道引流术在临床的使用对于治疗胆道梗阻、胆总管结石起到了重要的作用，取得了显著的效果。此项技术安全可靠，可有效地解除胆道梗阻，引流胆汁，简单易行，并发症少，已在国内许多医院普及。

一、内镜下胆道引流术的分类

根据引流管的不同，临床上内镜下胆道引流术可分为两类：内镜下鼻胆管引流术（ENBD）和内镜下胆道内引流术（endoscopic retrograde biliary drainage，ERBD）。

（一）ENBD

ENBD 利用十二指肠镜技术，找到十二指肠乳头开口，通过十二指肠镜活检孔将引流管的一端插入胆管内，另一端自鼻孔引出体外，是胆道外引流术的一种。它可以迅速缓解胆道梗阻，通畅地引流胆汁，并且术后还可以方便地注药造影，是十二指肠镜的基本治疗技术之一。其优点是不仅能充分地引流胆汁，还可以冲洗胆道，注药造影，一旦引流不通畅能够被及时发现。其不足是由于外引流会造成体液丢失，引起水、电解质和酸碱平衡紊乱，由于丢失大量胆汁，会影响患者的消化、吸收。

1. 适应证

（1）急性梗阻性化脓性胆管炎：急性梗阻性化脓性胆管炎又称急性重症胆管炎，是外科临床的危重症之一。患者病情变化快，手术风险大，若处理不及时，死亡率高。此病的治疗原则是尽快进行有效的胆道减压，通畅引流，而 ENBD 技术则是迅速有效地解除胆道梗阻、通畅引流胆汁的方法。且其创伤小，安全可靠，为择期手术创造了有利条件，从而大大降低了手术的死亡率和再手术率，对老年患者尤为适用。

（2）梗阻性黄疸的减压引流：对于肿瘤或结石引起的梗阻性黄疸患者，往往梗阻时间长，肝内淤胆严重，同时会并发肝功能不全、凝血功能障碍等。此时若手术风险较高，可行 ENBD，以逐渐减轻黄疸，改善肝功能及全身营养状况，为手术创造条件。引流数日后，可经引流管造影，得到清晰的胆道影像，以明确病变部位。若行手术治疗时，ENBD引流管还可作为寻找胆总管的标记物，有利于术者分辨胆管及梗阻部位，对于无法手术者亦是一种创伤小的姑息性治疗手段。

（3）急性胆源性胰腺炎减压引流：胆源性胰腺炎由于十二指肠乳头狭窄、水肿或细小结石堵塞Oddi括约肌开口，使胆汁反流至胰管内所致。此时若行ENBD可使胆管、胰管迅速减压，通畅引流，有效地阻止胰腺炎的发展。

（4）EST术后：经十二指肠镜乳头切开后可发生切开处出血。若结石未取净，还可能发生梗阻性黄疸。EST后置入ENBD管可以观察切开处是否出血，以及防止结石嵌顿导致胆总管梗阻。

2. 禁忌证　一般无特殊禁忌证，只要能接受内镜检查与治疗的患者均可行ENBD引流术，其禁忌证同逆行胰胆管造影的禁忌证。

3. 患者准备

（1）术前患者需做一些常规检查，如B超、CT等，以初步了解梗阻的部位、胆管狭窄的程度，预测导管插入的位置等。

（2）患者至少禁食6h，以排空胃及十二指肠。

（3）术前肌注丁溴东莨菪碱或山莨菪碱等解痉药物以缓解胃肠平滑肌痉挛及松弛十二指肠乳头括约肌。

（4）咽喉部用丁卡因局部黏膜表面麻醉。

4. 置管方法

（1）一般患者应在带有透视装置的X线机下进行检查，先行十二指肠镜检查，将内镜置入十二指肠降部，找到十二指肠乳头后，经内镜活检孔将带有导丝的造影管送入胆道，在透视下证实导丝已超过胆道狭窄处后拔出造影导管，将导丝留在胆道内，后将ENBD引流管沿导丝送入胆道。

（2）插管时若乳头开口处狭窄、插入困难时，可先行乳头括约肌切开，然后再放入ENBD引流管。

（3）在经造影管插入导丝时，应将导丝越过狭窄或结石，然后在此导丝引导下，将ENBD引流管放入梗阻或结石以上（图11-3-1，图11-3-2），以达到解除梗阻、通畅引流的目的。

（4）置管成功后即可退镜，应边退镜边送入引流管，直至内镜退出口腔。然后利用导引管，将ENBD引流管自鼻腔引出体外，X线下透视检查引流管全程无打结后，将引流管固定于面颊部，接入引流袋，典型的鼻胆引流管在胃肠道的走行应是双"α"形。

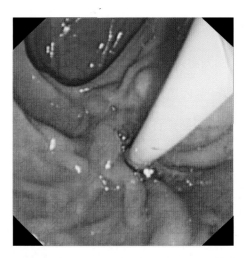

图 11-3-1　ENBD引流管置入胆管内

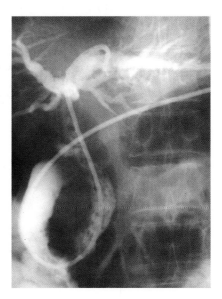

图 11-3-2　ENBD引流术X线片
引流管置入左肝管

5. 并发症及预防

（1）急性胰腺炎：多因插管困难时，导丝或造影管未进入胆道，而反复进入胰管内，刺激胰管导致胰管水肿所致。应尽量减少插入胰管的次数，若反复插管仍不成功，则应停止插管。

（2）引流管阻塞：由于 ENBD 引流管较细长，易被阻塞，故 ENBD 管置入以后，应每天冲洗引流管 2～3 次，可有效地防止引流管堵塞。

（3）引流管脱出：目前临床常使用的 ENBD 引流管其前端呈环形钩状，可钩在胆道内，一般不易脱出。偶有脱出时，多因患者活动时将引流管带出。有时 ENBD 管插入过少，也是脱出的原因之一。

（二）ERBD

ERBD 通过内镜经十二指肠乳头将胆道内引流管置入胆道，从而使胆汁引流入十二指肠内。它是 20 世纪 70 年代末期发展起来的胆道微创外科技术方面的新方法。自 1979 年 Soehendra 首先报道为恶性胆道梗阻患者行内镜下胆道引流管放置技术获得成功后，此项技术不断发展和完善，已成为胆道微创外科的一种发展趋势。

1. 适应证

（1）恶性胆道梗阻：主要是肿瘤晚期且已失去手术治疗时机的患者，如胰腺癌、胆管癌、壶腹癌等。目的是解除胆道梗阻，减轻黄疸，改善肝功能及全身状况，可明显地延长患者生存时间，提高生活质量。

（2）手术前减轻黄疸：对于梗阻性黄疸患者，在严重黄疸情况下进行手术有较高风险，若使用胆道内引流的方式先置管引流减轻黄疸，则可使手术风险大大降低。

（3）良性胆道梗阻或狭窄：对于良性胆道狭窄或梗阻的患者可以置入内引流管作为长期支撑物，以防止胆道再狭窄。

（4）胆漏：对于术后胆漏患者，放置十二指肠内引流管可取得满意的疗效。

2. 禁忌证　与 ENBD 引流术相同，无特殊禁忌，只要能耐受 ERCP 的患者，均可行胆道内引流术。

3. 操作方法

（1）设备：十二指肠镜、导丝、造影管、内引流管。

（2）术前准备：基本同 ENBD 的术前准备。

（3）置入方法：①经十二指肠镜插入导丝和导管（图 11-3-3，图 11-3-4），插入困难时也

可先行 EST 再行插管，通过导丝的作用越过狭窄段后注入适量造影剂，以明确梗阻狭窄段胆管的部位及程度。②使用内引流管推送器，沿导丝经十二指肠镜活检孔将引流管送入胆管内，在透视下调整引流管的位置，引流管的远近两端均分别超出狭窄段 1～2cm 为最低要求，其远端应位于十二指肠腔内，以利于胆汁的引流。

4. 并发症及预防　与 ENBD 的并发症相同。

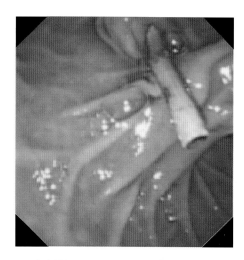

■ 图 11-3-3　ERBD 镜下照片
引流管已置入胆道内，另一端位于十二指肠内

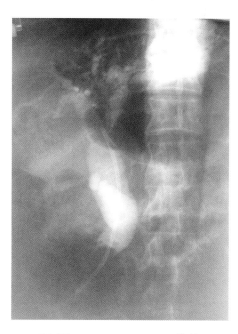

■ 图 11-3-4　ERBD X 线片
引流管已置入胆道内，另一端位于十二指肠内

二、内镜下胆道引流术的临床评价

内镜下胆道引流术以其操作简便、安全、对患者创伤小等特点，在胆胰疾病的诊断、治疗方面取得了十分显著的疗效。对于急性梗阻性化脓性胆管炎的患者，只要置管成功，症状便可很快缓解。对于严重的梗阻性黄疸的患者，术前置入引流管，可很快地减轻黄疸，特别是置入内引流管，可使胆汁流入十二指肠，恢复肠道菌群的平衡，改善术前患者全身状况的作用十分明显。

对于恶性肿瘤引起的胆道狭窄，临床上并非少见，其中多数患者发现时已属晚期，若行手术治疗，其手术切除率不高。此时若放入胆道内引流管，可明显地缓解症状，提高生存质量，延长生命。

第四节　内镜下胆道内支架成形术

内镜下胆道内支架成形术首次应用于 1979年。1991 年 Honsako 经内镜记忆合金支架放置术成功，十多年来，这一内镜技术作为治疗晚期胆道恶性梗阻的基本方法已被确认。

一、适应证

自 1991 年 Honsako 报道经内镜记忆合金支架置入术成功以来，其主要适应证一直是胆总管中下段的恶性梗阻，尤其是针对高龄、全身衰竭而失去根治机会的胰腺癌、胆管癌患者。作为一种姑息性治疗手段，它以解除梗阻、减轻黄疸、延长患者生存时间及提高生存质量为目的。

近年来，有关内镜下胆道内支架成形术治疗胆管恶性梗阻的报道逐渐增多，术后 1 年生存率可达 50%～70%，显示出良好的临床疗效。

二、禁忌证

内镜下胆道内支架成形术的禁忌证与 EST 基本相同，主要包括有严重的心、脑、肺疾患不能耐受内镜检查者，重度食管静脉曲张者，疑有消化道穿孔者。对于凝血功能障碍者术前应予纠正，以防止在插管困难行 EST 时引起出血。

三、手术步骤

（一）器械

带有透视装置的 X 线机、十二指肠镜、造影管、导丝、扩张导管、乳头切开刀、金属支架。金属支架主要由金属材料编织而成，呈管形网状或螺旋状，沿纵轴拉长压缩，须装入推送器中。由于支架不透 X 线，故在透视下易于定位。

金属支架扩张后直径可达 10mm，与塑料支架相比，有良好的伸缩性、通畅性和生物相容性。金属支架根据伸缩的方式可分为自膨式支架和球囊扩张式支架。球囊扩张式支架直径可在一定范围内通过球囊扩张来调整。自膨式支架可通过较细的导管放入相对大的支架，并具有持续的扩张力（图 11-4-1），此种支架目前在国内外应用较为广泛。

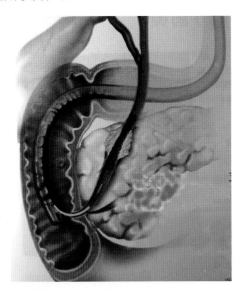

图 11-4-1　内镜下胆道金属支架模式图

（二）方法

1. 术前准备　术前应进行相关的辅助检查，如腹部 B 超、CT、MRI，以明确病变的性质和梗阻部位。凝血功能障碍者，术前应予以纠正，术前常规使用抗生素。

2. 金属支架置入法　支架的放置上下端应至少超出病变 2cm 以上，其远端应超出乳头位于十二指肠腔内，但外露不可过长，在肠腔内以不超过 2cm 为宜。

（1）首先将内镜插入至十二指肠降部找到乳头后，经内镜插入导丝和造影管，为插入方便，可行乳头括约肌切开，此时将导丝越过狭窄段后，注入适量造影剂以明确梗阻的部位和程度。

（2）拔出造影管，将导丝留置于胆道内，再沿导丝经十二指肠镜将扩张导管或扩张气囊导入胆道狭窄处，对梗阻部位给予扩张（图11-4-2）。

（3）根据梗阻狭窄的部位、长度选择合适的支架。

（4）退出扩张导管或气囊，沿导丝将支架推送器经十二指肠镜送入胆道内，在 X 线透视下将支架位置调整至胆道狭窄处。若肝门部狭窄或胆管分叉处占位需采用双支架扩张引流。若放置双支架困难则应优先考虑引流右肝管。

（5）释放金属支架，应在透视下边释放边调整支架的位置，直至支架全部释放完毕（图11-4-3～图11-4-5）。

支架释放完毕后，可见大量胆汁自胆道内涌出，此时由于胆道骤然减压，可能对迷走神经产

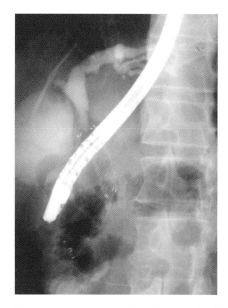

■ 图 11-4-3　内镜下胆道内支架成形 X 线片
金属支架已在胆道释放

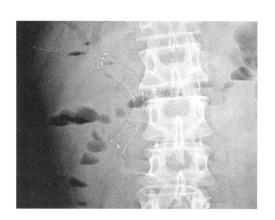

■ 图 11-4-4　内镜下胆道内支架成形 X 线片
金属支架在胆道内已扩张

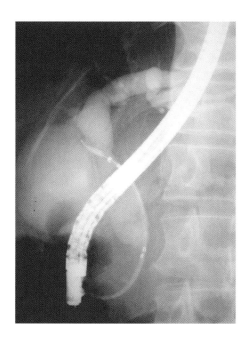

■ 图 11-4-2　内镜下胆道内支架成形 X 线片
胆道金属支架推送器已进入胆道，越过狭窄

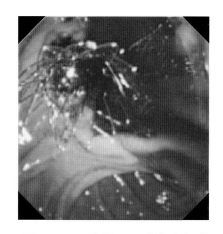

■ 图 11-4-5　内镜下胆道内支架成形
金属支架末端位于胆道内

生刺激。所以此时应密切观察血压、脉搏及患者的感觉，必要时应在心电监护下进行治疗。

四、并发症与预防

（一）急性胰腺炎

急性胰腺炎是最常见的并发症，多由于插管反复进入胰管，或胰管内注药压力过高所致。一旦术后发作急性胰腺炎，应立即给予处理。预防：要求内镜医师技术熟练，不要反复插入胰管，注药压力不要过高。

（二）十二指肠穿孔

行支架成形术有时可造成十二指肠穿孔：一是行乳头切开时造成穿孔；二是进镜时用力粗暴导致肠穿孔，故进镜操作一定要轻柔，避免粗暴用力。医生应观察辨认好结构及方向后再行进镜，一旦发生穿孔应立即手术。

（三）支架阻塞

支架阻塞往往系肿瘤组织通过支架网眼向内生长，或侵犯远近两端的胆管所致，有时亦可由胆泥堵塞而致。若为肿瘤梗阻，应再放入支架或放入内引流管。若为胆泥堵塞可使用造影管冲洗或使用细胞刷清理支架内腔，多可疏通。

五、临床评价

恶性肿瘤引起的胆道狭窄、梗阻，在临床上很常见。相当一部分患者发现时已属晚期，无法进行彻底的手术治疗。即使是手术治疗，术后生存率亦较低，且手术风险很高。延长已失去手术根治机会患者的存活时间及提高其生存质量，是肝胆外科要解决的大难题。内镜下胆道内支架置入术的出现和治疗水平的不断提高，已成为无手术指征的恶性胆道梗阻患者的首选姑息性治疗方法。尤其是对于一般状况差、年龄较大、肝肾功能不好的患者，这是唯一可供选择的治疗方法。

恶性胆道梗阻患者的支架置入术与生存时间的相关性，还缺乏前瞻性的对照研究，因此该技术还没有广泛应用于临床。原因可能如下：

1. 此项技术为比较复杂的内镜技术，操作难度大，操作者不熟练时成功率较低。

2. 某些医生对此项治疗技术的认识不够充分，过于相信手术的作用，不能积极地开展此项治疗，故应加强对微创外科技术的普及。

第五节　十二指肠镜检查术

十二指肠镜属于上消化道内镜，一般长度为110cm，为侧视型内镜，可以观察从胃到十二指肠降部全程。十二指肠镜的广泛临床应用，使人们对于十二指肠尤其是十二指肠降部的疾病有了进一步的了解。此项技术对于十二指肠的畸形、占位、狭窄、炎症和异物，有其独特的诊断价值。

随着胆道微创技术的发展，十二指肠镜已不限于十二指肠疾病的诊断。十二指肠镜技术已成为胆道介入医学的重要平台，除完成 ERCP、EST 以外，目前许多胆道介入治疗手段如内镜下鼻胆管引流术、胆道内支架置入术、胆道内瘘术，都是依靠十二指肠镜技术来完成的。所以十二指肠镜技术在胆道微创外科领域占有重要地位。

一、十二指肠的应用解剖生理学基础

十二指肠是幽门以下的小肠起始段，全长25～30cm，全程呈"C"字形包绕胰头。十二指肠可分为 4 个部分，即十二指肠球部（也称上部）、降部、水平部（也称下部）和升部。①上部位于第 12 胸椎与第 1 腰椎交界处，起自胃的幽门水平向右后方，至肝门下方转向下移行为降部。移行部形成的弯曲叫十二指肠上曲。②降部在第 1～3 腰椎体的右侧至第 3 腰椎体的下缘处由右转向左，弯曲称为十二指肠下曲，后移行于水平部。③水平部自十二指肠下曲起始，自右向左横过下腔静脉与第 3 腰椎的前方，在腹主动脉前面续于升部。④升部由腹主动脉前方起始，向左前上方上升，至第 2 腰椎左侧，再向前下方，形成十二指肠空肠曲续于空肠。

十二指肠在幽门处和近十二指肠空肠曲处，全部为腹膜所包被，其余部分均位于腹膜的后方。十二指肠的黏膜形成许多环形皱襞，只有上部的黏膜较平坦而无皱襞，是溃疡的好发部位。降部的后内侧壁上有一纵行的皱襞，下端有十二指肠乳头，是胆总管、胰管共同开口之处，距门齿约 75cm。在十二指肠乳头上方，有时可见十二指肠副乳头，为副胰管的开口处（图 11-5-1）。

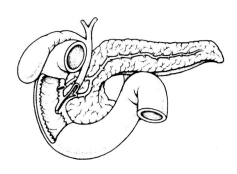

■ 图 11-5-1　胆胰系统解剖图

二、十二指肠镜的结构、功能特点

十二指肠镜属侧视型内镜，其基本结构与纤维胃镜相同。只是在纤维胃镜基础上做了如下改进：

1. 操作部增加了抬钳器按钮，用于改变自活检孔插入器械的方向。

2. 前端部增加了抬钳器。

3. 前端部物镜与目镜成 90°角。

4. 插入部延长至 110cm。

十二指肠镜所观察的是处于与目镜成 90°角的物体，其优点是便于观察侧壁，特别是其空间不允许前视镜弯曲成 90°角的部位。如胃体的后壁侧、十二指肠乳头开口的观察等以侧视镜更为方便。十二指肠镜多用于逆行胰胆管造影及十二指肠以下的观察，特别是经十二指肠乳头的胆道介入治疗。十二指肠镜的缺点是如需观察前方，则需将前端向下弯曲 90°。因侧视镜的物镜与管壁贴近，因此食管观察不便，易形成盲区。

三、适应证与禁忌证

（一）适应证

十二指肠镜可以清晰直观地观察到十二指肠

的病变，特别是可以通过活组织检查取得病理诊断。这是其他任何检查都无法比拟的。亦可通过十二指肠镜开展多种检查、治疗技术。适应证如下：

1. 十二指肠的各种病变，如溃疡、肿瘤、憩室、出血。

2. 需要行 ERCP、EST 等。

3. 需要行 ENBD、胆道内瘘术等。

4. 需要行胆道内支架成形术。

5. 需要行胆道子母镜检查、治疗。

（二）禁忌证

多数情况下禁忌证是相对的，不是绝对的。对有些拒绝内镜检查者，或精神紧张不能自控者，应在术前充分解释检查的必要性、检查时的情况，使患者有必要的思想准备而自愿接受此项检查。

由于内镜检查可能并发心律失常，因此对已有心律失常而又必须行内镜检查者，则需要医生在充分了解病情、心律失常程度及危险性后做出判断。术前给予受检者充分的药物治疗，使其能顺利耐受内镜检查。如有可能最好进行严格的心电监护，以策安全。

由于内镜检查会在一定程度上减少呼吸量而引起轻度低氧血症，因此对肺部疾患有呼吸困难者应根据病情权衡利弊。如果患者尚能平卧，可请有经验的医生检查，使患者在能承受的较短时间内完成检查。

精神病患者在病情平稳能合作时亦可进行检查。

以下情况是内镜检查的绝对禁忌证：

1. 严重心脏病如严重心律失常、心肌梗死活动期、重度心力衰竭。

2. 严重肺部疾病如哮喘、呼吸衰竭不能平卧者。

3. 精神失常不能合作者。

4. 食管、胃、十二指肠穿孔的急性期。

5. 患急性重症咽喉部疾病、内镜不能插入者。

6. 腐蚀性食管损伤的急性期。

7. 严重高血压。

四、检查前准备

（一）患者准备

术前应常规进行心电图检查，并测量血压。

检查前的准备工作对检查能否顺利进行很重要，准备不好，检查可能失败。

1. 对患者做好解释工作，争取其配合。不少患者对内镜检查有恐惧感，需要耐心说明。

（1）十二指肠镜检查能够直接观察胃肠黏膜病变，是发现病变最好的方法，尤其能够发现早期病变。对可疑的病变或不能肯定的病变可以通过内镜取标本做病理检查，以使诊断明确，治疗才能有的放矢。

（2）纤维内镜或电子内镜都是软性镜，可以随解剖腔道弯曲前进，不损伤组织，不引起疼痛。

（3）患者只要与医护人员配合，遵从医护人员的指导，除有些恶心感外，无其他不适。

（4）如发现病变，需要通过内镜采取黏膜标本。病理检查所采取的标本是黏膜，这些黏膜70～90h 更新一次，即使不取，黏膜也会自行代谢脱落，所以对健康无害。

2. 检查当天需禁食至少 5h，在空腹时进行检查。一般早晨停止早餐即可达到要求，因经过一夜未进食胃腔一般不积存食物。如果胃内存有食物会影响观察。如患者有胃排空延迟，禁食时间需要更长。如有幽门梗阻等影响排空的病变，则停止进食 2～3 天，必要时需先洗胃，才能使胃内积存的食物排空。

3. 咽部麻醉　目的是减少咽部反应，使进镜顺利，有以下两种方法：

（1）咽部喷雾法：于术前 15min 用 2% 利多卡因或普鲁卡因喷雾，间隔数分钟后再喷 1～2 次。

（2）麻醉糊剂吞服法：于术前吞服麻醉糊剂一小勺，约 10ml，常同时再服一小勺去泡剂。此法比较简便，并可节约护士的时间。麻醉糊剂为胶体，除麻醉作用外，还有润滑作用，使进镜顺利。

有些患者对咽部刺激不敏感，不进行麻醉也能耐受检查。对多种药物过敏的患者，为避免过敏反应，可以不用麻醉。

4. 口服去泡剂　吞服一勺去泡剂，可使附于黏膜上的带有泡沫的黏液消失，以免这些黏液掩盖病变，影响观察。去泡剂为二甲硅油，有去表面张力的作用，使泡沫破裂消失。带泡沫的黏液为吞入的唾液。

5. 镇静药　对精神紧张的患者在检查前 15min 可用地西泮 10mg 肌内注射。个别患者也可以缓慢静脉注射地西泮 5～10mg，可消除紧张。一般的患者不必应用。

6. 解痉药　为减少胃肠蠕动及痉挛、便于观察，可于术前 10min 肌内注射山莨菪碱或阿托品，也可用丁溴东莨菪碱 20～40mg 肌内注射，即可达到减少胃肠蠕动的目的。绝大部分患者不用解痉药即可顺利完成检查，且可避免解痉药引起的心率加快、尿潴留、瞳孔散大等副作用。对青光眼、心动过速等患者则不用解痉药更为安全。

7. 嘱患者松开领扣与腰带，左侧卧位躺于检查床上，头枕于枕上，下肢半屈，放松身躯，尤其颈部需保持自然放松。于口侧垫上消毒巾，在消毒巾上放置弯盘，以承接口腔流出的唾液或呕出物，再嘱患者含上口垫，轻轻咬住。

术者于检查前需先检查内镜各项功能如角度控制旋钮、吸引装置、注气装置等皆无故障，即可准备进镜。

（二）器械准备

1. 解痉药物：丁溴东莨菪碱、山莨菪碱、阿托品等。

2. 抢救药物：主要是心血管意外及过敏性休克抢救用药、止血药物等。

3. 活组织检查用品如活检钳、标本瓶、防腐剂。

4. 去泡剂、表面麻醉药。

5. 口垫。

五、麻醉方法与术中监护

（一）麻醉方法

内镜检查一般无须麻醉，患者均能良好耐受，但近年来随着人文医学的发展，为了最大限度地减轻患者内镜检查时的痛苦，取得患者最大限度的配合，无痛内镜技术在临床上越来越普及。内镜检查时，给患者适当的麻醉有下列优点：

1. 可极大地降低内镜检查的风险，使内镜检查更安全。

2. 可使患者毫无痛苦地接受检查。

3. 患者依从性更好，可以更加方便地进行检查，有效地提高内镜检查的正确性。

4. 使内镜检查治疗的成功率更高。

无痛内镜一般选用静脉麻醉药，故应常规准备麻醉机和吸氧装置，并要在监护条件下进行。可选用异丙酚静脉滴注 0.5～2mg/kg，并酌情使用瑞芬太尼镇痛。

检查结束后，应监护至患者清醒，患者无异常情况后方可离院。

（二）术中监护

术中监护是保证患者安全的有效手段，对于有高血压等心脑血管疾病及危重症患者应常规进行心电、血压及血氧的全程监护。

在内镜通过食管时，受检者的心率、血压均有明显上升，一般可升高 10％～20％。当内镜进入胃腔后，则对心率、血压影响较小。在整个内镜检查过程中要严密观察生命体征的变化，一旦发生严重变化，应立即终止检查，拔出内镜，进行必要的处理。

六、操作方法

（一）体位

十二指肠镜检一般取左侧卧位，右下肢微屈，放松腹肌，解松衣领及裤带，头略后仰，这样易使咽喉部与食管成为一条直线，便于进镜。

（二）插镜

十二指肠镜操作现多单人插镜法。嘱患者咬住口塞，术者左手握住操作部，右手持内镜的前部。左手调节内镜向上约 30°，嘱患者舌后缩，将内镜沿舌根部轻轻推进，将内镜沿咽后壁下滑，自然进入食管。也可在患者做吞咽动作时顺势推入。

十二指肠镜因为侧视镜一般无法观察食管，进入食管后左手将内镜大小旋钮放松，顺其自然徐徐进镜，一般进镜 40～50cm 即可通过贲门。

（三）胃与十二指肠的观察

1. 胃的分区　如图 11-5-2 所示，内镜通过齿状线，即进入胃的贲门部。贲门部指距齿状线约 2cm 以内的胃内部分。贲门部左侧向上隆起的部位称胃底。胃底至角切迹为胃体。角切迹至幽门为胃窦。胃的内侧缘较短，称小弯侧。小弯

侧从胃体至胃窦曲折成角称胃角。胃的外侧缘较长，称为大弯侧，常规体位检查时大弯为靠向床面的部位。胃的腹侧称前壁侧，背侧称后壁侧。胃窦与十二指肠交界处为圆洞形幽门，其周缘称幽门轮。幽门近侧 2～3cm 的胃窦为幽门前区，该区收缩时在 X 线钡剂造影下表现为管状，称为幽门管。胃底、胃体为胃底腺分布区，胃窦为幽门腺分布区。胃角为两种腺体的连接部，也称为胃的移行部。胃体范围较大，又可将其分为 3 个部分，即在贲门水平画线与胃角切迹与大弯对应部位的连线之间，将小弯及大弯各分为三等分，将各等分点连线，将胃体分为上、中下三部。

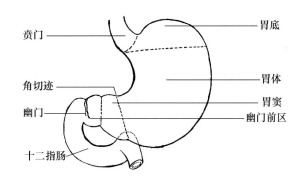

■ 图 11-5-2　胃的分区

贲门　胃底　胃体　角切迹　胃窦　幽门　幽门前区　十二指肠

2. 胃内不同部位的特点

（1）胃底及胃体有明显的皱襞，胃内注气可使皱襞展开。胃底的皱襞呈弯曲迂回的脑回状。胃体的大弯侧皱襞纵行，小弯侧皱襞较少而细。左侧卧位时胃体上部大弯侧为位置最低处，常有黏液积聚，称黏液池。胃体的皱襞到胃窦时即消失。胃体小弯侧到达与胃窦交界处折向右侧。在 X 线钡剂造影站立状态前后位观察时，胃体小弯与地面垂直，故称垂直部。然后折向右侧为胃窦，窦小弯与地面平行，故称小弯平行部，其曲折处即为角切迹。从胃体部腔内用内镜观察，胃角呈门拱形。此处为胃底腺与幽门腺分布区的移行部，一般以拱形弧线延至大弯侧的延长线作为大弯侧的移行部，约相当于大弯侧皱襞消失处。

（2）胃窦：胃窦黏膜较平，环形蠕动向幽

门方向推进，到幽门前区时，有时收缩的环形很像幽门，称假幽门。幽门前区有时有一至数条短的纵行皱襞，延向幽门。如皱襞进入幽门口，称为黏膜流入。较粗的皱襞进入幽门，在X线钡餐造影时可见皱襞突入球部，即所谓胃黏膜脱垂。

（3）幽门：为胃进入十二指肠球部的入口，边缘为幽门轮。幽门有节律地启闭，关闭时完全封闭。如关闭不紧称幽门关闭不全；如长时间处于开放状态，称幽门开放。常在胃窦环形蠕动推进至幽门前区时，幽门开启。有时从幽门有带泡沫的浅黄色肠液反流至胃内。

3. 胃的内镜观察法

（1）贲门胃底观察法：进镜时可以观察贲门部，从贲门进入胃内后，胃腔随即扩大。扩大的胃腔近侧部需将镜角向上才能看到。胃底从贲门左侧向上呈穹隆状，需用U形返转法，才能使观察效果满意。

U形返转法是将内镜送入胃体中部，在看到胃腔弯向后壁侧时，将内镜角度旋钮向上顺时针旋转90°～100°，边观察后壁黏膜边将内镜向前推进，此时内镜则向贲门侧前进，直至可以看到贲门及从贲门进入胃内的插入管，此时插入管已成U形，故称U形返转。U形返转法时看到的内镜插入管（镜身）位于小弯侧，内镜的前端物镜是从大弯侧对向小弯侧，插入管遮盖的是小弯侧的黏膜，旋转操纵部即可将遮盖的部分露出。与常规位置相比，U形返转法时内镜图像方向的变化与操纵部旋转及插入管弯曲的关系是上下颠倒的。

电子内镜或摄像接头显示在屏幕上的图像中，纤维内镜的方向标志总是设定于屏幕的上侧，所以有时与纤维内镜目镜图像的方向不同。

（2）胃角切迹观察法：内镜从贲门侧向幽门侧前进，到达胃角切迹时，见拱门形角切迹，所观察的为角切迹的贲门侧黏膜。

J形返转法是在内镜前进至窦部，看到幽门时将镜角向上90°～100°，继续推进内镜至可见反抛物线形的角切迹，即角切迹的幽门侧，并同时看到胃体的插入管，此时图像上下颠倒。

角切迹的正面观察：上述J形返转法在看到反抛物线形的角切迹后，将内镜向外拉，内镜前

端向口侧移动，目镜即对向角切迹。

（3）幽门的观察及进入：当幽门张开时，可将内镜推入幽门，如幽门不开，需等待开启后进镜。此时须将镜角向下，物镜才能对向幽门，若视野中能看见幽门，此时内镜的前端几乎横向幽门，不能进入。须在看到幽门后，将镜角恢复伸直，前端才能对向幽门，此时物镜所观察的是胃小弯的黏膜。从看到幽门，将镜角向上抬的过程，可见幽门随镜角上抬而下降，在视野中有如太阳落山样落下和消失，称为"落日征"。此时前端正好对准幽门，向前推进，即可进入幽门（图11-5-3）。

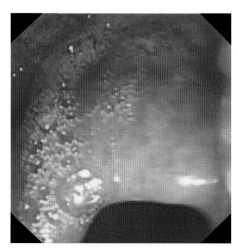

■ 图11-5-3　十二指肠镜下图像
十二指肠镜进入幽门（"落日征"）

有时胃窦呈环形收缩，形成假幽门，稍等候片刻，蠕动过后胃窦舒张即可看到幽门。

4. 十二指肠的观察　十二指肠的定位沿用胃的定位法，可以将其看为胃的延长，所以也可按大、小弯和前后壁定位。

（1）球部的观察：内镜进入幽门即为十二指肠球部（图11-5-4）。球黏膜有绒毛，呈天鹅绒样外观，将镜角向下，可观察球小弯，顺时针旋转90°～180°后，观察后壁及大弯侧，逆时针旋转90°左右观察前壁侧，基底部不易观察。

（2）降部的观察：从球部至降部有一个向右后并向下的曲折，需将内镜向右旋转90°，并将镜角向上，使前端对向降部的肠腔推进内镜即可进入（图11-5-5）。降部为筒状肠腔，有环形皱襞。在十二指肠上角部位因转弯较急，常不易看清，而是盲目进入，因此该部位需在缓缓退镜时

观察。有的患者从球部可以看到转向降部的肠腔，则可循腔进入。

降部的内侧壁有副乳头和乳头，十二指肠镜可满意地观察乳头部及开口，以便从乳头开口进行插管行 ERCP 或其他有关胆管、胰管的检查和治疗。十二指肠乳头位于距门齿 65～70cm 处。内镜在胃内屈曲，向外拉镜时，由于内镜在胃内大弯侧被拉向小弯侧，借助小弯侧的阻力，在拉镜取直过程，内镜前端反而向前滑入更深的部位。做 ERCP 时可利用此手法将内镜前端送达乳头部位。

十二指肠镜只能到达降部，达不到水平部，水平部的观察需依靠小肠镜。

（四）照相或录像

现在的十二指肠镜均可连接录像装置，可以

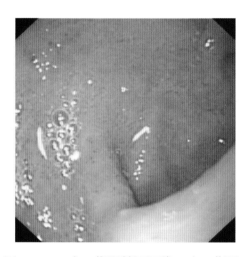

■ 图 11-5-4 十二指肠镜下图像：十二指肠球部

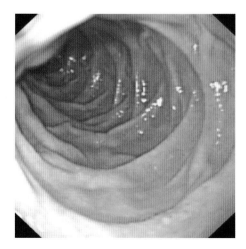

■ 图 11-5-5 十二指肠镜下图像：十二指肠降部

非常方便地随时摄录内镜操作的全过程。随着电子十二指肠镜的普及，照相技术现已较少应用，但彩色反转胶卷拍摄的图像清晰是其优点。奥林巴斯十二指肠镜可在内镜的目镜端连接照相装置，使用 ASA100～400 彩色反转胶卷，快门速度设定在 1/16～1/8，将光源的照相指数调节在 2，可将内镜图像记录下来。照相时需注意以下几个问题：

1. 要根据光源正确选择胶片，氙气灯光源因色温与日光相似应选用日光型胶片，卤素灯光源应选用灯光型胶片。

2. 照相时应将被摄图像放在视野正中，按动快门的瞬间应屏住呼吸并尽量保持相机稳定。

3. 相机的快门应与光源的曝光装置连动，在按动快门时应注意光源连动装置是否同步动作。

4. 拍摄完的胶片应尽快冲洗。

（五）黏膜活检

如果内镜观察发现十二指肠内异常情况，一般均需做活检（图 11-5-6）。所谓异常情况包括黏膜粗糙、色泽改变，十二指肠表面有苔样分泌物，正常黏膜纹消失，蠕动减弱或有僵直征，黏膜易出血等。此外，所有溃疡、肿物、片状浅凹、糜烂、息肉、结节、半球状或丘疹状隆起等亦均需做活检，以明确诊断。

做活检前应先询问患者有无出血倾向，必要时应检查出、凝血时间及凝血酶原时间。此外，术者切忌将黏膜下曲张的静脉误诊为其他病变而做活检，否则会引起难以制止的大出血。

做活检时，先对肠腔做一次全面详细的观

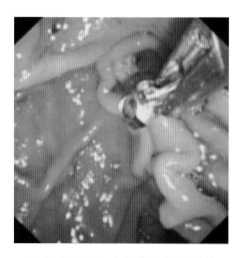

■ 图 11-5-6 十二指肠镜下活检

察，初步了解病变的性质，确定活检部位，然后调整内镜插入的深度和角度，掌握适当的充气量，获得病灶的正面位，并使活检钳尽可能垂直地指向活检部位，以保证取得最满意的标本。若活检钳斜向插入，取下的活检组织块则小甚至失败。理想的组织块应当是包括黏膜、肌层在内的全层黏膜。

活检钳取组织的部位也极为重要，如选择恰当，可大大提高活检阳性率。否则，往往造成假阴性。一般需在同一病灶各个部位钳取 6～8 块组织。尤其癌肿的浸润，并非仅在肉眼可见变化的部位，因此应在 6～8 处做等距离活检。对于溃疡型病变，必须在其边缘处钳取组织数块，而且取材应深些。在反复出现的愈合溃疡瘢痕下，往往可找到恶性细胞。一般在疑有癌肿时，活检应做连续切片，每个活检标本应做 20～30 张切片，这样可使癌组织不被遗漏。据报道，活检的阳性率低者仅 48%、高者达 92%。由于活检部位深浅等操作上的差别，会大大影响活检的阳性率，值得术者加以注意。第一块活检组织块应在病灶的最低处取材，否则活检后出血，遮盖病灶，影响后续的活检。

活检标本的处理：用小镊子将组织块由活检钳中取出放在小纸片上，然后连同纸片一起放入盛有 10% 甲醛溶液的小瓶中。亦可先在滤纸片上做好编号，将活检组织块按先后次序放好，然后在组织块上滴 10% 的甲醛溶液固定。此外，标本的正确制作也很重要。例如带黏膜、肌层的全层肠黏膜，如果平行于肠黏膜制作切片，就很难对萎缩性胃炎做出肯定诊断。标本的染色一般用亚甲蓝或苏木精-伊红染色，必要时亦可做特殊染色。

（六）细胞学检查

一般直视下的细胞刷检查应放在最后进行（图 11-5-7）。细胞刷同样通过活检钳通道一直进到病灶处，在病灶表面往返摩擦，然后把刷子退到活检抬举器前方（不进入活检钳管道），连同内镜一起拔出，以避免将细胞遗落在管道内。接着在外面做细胞涂片（一般涂片 4 张），待涂片结束后洗涤刷子，然后再从活检钳通道拨出。

细胞刷检查有特殊优点。如果适当掌握刷子与病灶接触的压力，刷子摩擦的范围大一些，可

以得到较高的阳性率。但是细胞刷检查也有局限性，主要是取到的仅是组织表面的细胞，而活组织检查因为能在较深的部位钳取组织，阳性率较之更较高。此外，如刷取的范围不当或太小、用力过轻，涂片中细胞会因太少而难以辨别。

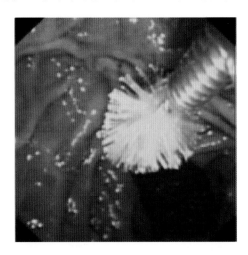

图 11-5-7　十二指肠镜下细胞刷检查

印片术是将活检取得的组织，轻轻在玻片上涂印片，勿用力过大，厚薄应均匀，将印片和活检组织一并送病理科。Young 主张用细针将活检标本从活检钳中挑出放在玻片上，将标本非常轻地在玻片上滚动，重复此操作于几张玻片上，做成涂片。有人主张用针刺吸引术获得组织，再做涂片检查。其方法是：把带针头的塑料管经活检钳通道插入十二指肠内，使针头对准病灶并插入病灶内，再用空针吸引塑料管外端把组织液吸入针头，然后取出塑料管，注入气体至塑料管，使组织液从针头排出，将组织液做涂片检查。可多次穿刺吸引。根据国内外文献报告，针刺吸引术可提高恶性肿瘤的诊断率。

总之，活检和细胞刷检查各有利弊，两者如配合得当，则能取长补短，大大提高诊断正确性。以壶腹癌为例，通过内镜用肉眼观察的正确率仅 60%，活检的阳性率为 70%～80%，细胞刷的阳性率为 70%～90%，如果将这 3 种手段适当地结合使用，则确诊率可以达到 98%。

七、检查后处理

十二指肠镜检查后一般无特殊不适，但应注意以下几点：

1. 因咽部麻醉后需 1～2h 作用才完全消失，为避免食物误入气管，应在检查结束后 2h 方可进饮食。

2. 做活检者，术后应进软食，并注意血压、脉搏及大便性状，若出现黑便、呕血等，应立即就诊，必要时应再次进行十二指肠镜检查以查明原因。

3. 术后 48h 内患者咽喉部有局部不适或异物感，一般无须特殊处理。

4. 术后若发生上腹部剧烈疼痛，出现急性腹膜炎体征，应查明原因，给予相应处理。

八、并发症及其防治

十二指肠镜操作技术较胃镜复杂，但经过多年的临床实践证明，十二指肠镜技术具有很高的安全性。只要是经过正规训练的内镜医师，严格掌握适应证和禁忌证，按操作规程正确操作，并发症的发生率是很低的。但作为内镜医师绝不可麻痹大意，虽并发症只是偶有发生，但严重的并发症可导致患者死亡。究其原因，并发症的发生可能是患者不适宜做内镜检查，或医生操作不当，也有可能是患者不配合时医师勉强检查。死亡原因多是在出现严重并发症时未及时处理。近年来十二指肠镜检查的并发症发生率已较初期有所下降，说明经验的积累可减少并发症的发生。这足以说明，内镜医师只有掌握了正确的方法后才能独立操作，且应在工作中不断提高技术。

（一）严重并发症

1. 心脏意外　心脏意外主要指心绞痛、心肌梗死、心律失常和心搏骤停。1987 年我国内镜学会统计，十二指肠镜检查时出现心脏意外 11 例，占 0.0005%，其中约一半患者死亡。美国胃肠病学会统计 211 410 例受检者，其中发生心肌梗死 4 例，发生率为 0.002%。国外报道，对受检者行心电监护，发现 33%～35% 的患者出现心律失常如房性期前收缩、室性期前收缩、心房颤动。虽然心律失常出现多，但在胃镜检查时因心律失常致死的报道罕见。而国内对受检者心电监护时，观察到大多数患者仅有心率增快，轻度 S-T 段压低，且都是在插镜时出现的，可能是因为刺激了迷走神经。出现心脏意外的另一个原因是检查时合并的低氧血症，特别是有缺血

性心脏病的患者、慢性肺疾病患者及老年患者。另外有些患者精神紧张、焦虑、检查时憋气甚至挣扎都可加重症状，诱发心律失常。

由于绝大多数检查是安全的，内镜检查时一般不需要心电监护，也不需用利多卡因类药物预防心律失常。但特殊情况下有必要进行心电监护，一旦发生严重并发症，应立即终止检查并采取抢救措施，如心搏骤停可采用心脏按压等复苏措施。因此内镜室应配有急救药物和设施。

2. 脑血管意外　心电监护下显示在十二指肠镜插入食管经过幽门及进入十二指肠时，由于伴有恶心等，患者血压往往升高。若血压过高有导致脑血管痉挛、出现脑血栓甚至脑出血的可能。患者可立即出现意识模糊、瞳孔变化及肢体运动障碍。一旦出现此种情况应立即终止检查，拔出内镜，进行急救。

3. 肺部并发症　内镜检查时会出现低氧血症，一般均是轻度。其原因是检查时内镜部分压迫呼吸道，引起通气障碍，或因患者紧张憋气导致。此外若在检查时应用利多卡因及肌肉松弛药也是引起低氧血症的原因之一。

4. 穿孔　内镜检查时出现胃肠穿孔也是一个重要的并发症，其后果严重。最易发生穿孔的部位是食管下段和咽喉梨状窝，约占全部穿孔的 50%。原因往往是检查者操作粗暴、盲目插镜引起的。食管、贲门都有正常的生理性狭窄，使用侧视镜不当时更易发生穿孔。

如果出现了穿孔，最主要的症状是立即出现剧烈的胸背上部疼痛、纵隔气肿和颈部皮气肿，继发出现胸膜渗出和纵隔炎，X 线检查可确诊。一旦明确诊断需行外科手术治疗，如未及时诊断、延误病情，会危及生命。其他部位的穿孔是胃和十二指肠。原因是检查者操作粗暴、技术不熟练，胃肠解剖关系不清楚，造成内镜在胃底打圈，不能找到胃腔，粗暴用力以致穿孔；也可能是有溃疡、肿瘤等疾病基础，因注气过多而引起穿孔；活检操作不当也会引起穿孔。一旦穿孔即继发气腹和腹膜炎。

为预防穿孔，操作者要熟练掌握技术，动作轻柔，下镜时注意咽喉部结构，顺腔进镜，适量注气，退镜前要注意不要锁住操作钮。一旦穿孔应立即手术。

5. 感染　个别患者可发生吸入性肺炎。吸入性肺炎主要发生于胃潴留或大量胃出血患者，或者老年体弱的瘫痪患者。

现有报道，糖尿病患者在内镜检查时，主要是取活检组织块后，出现发热、寒战、菌血症表现，可能是因患者抵抗力低下。所以对重症糖尿病患者，注意活检钳的消毒，可能会减少继发感染。

内镜能否引起肝炎病毒感染一直为患者和医生所关注。常规的肥皂水、消毒液加清水冲洗能够达到一定的清洁度，但是否能完全消除肝炎病毒仍是个问题。应在术前行肝炎的有关化验。肝炎患者或病毒携带者应使用专用的内镜，不可混用。有关治疗内镜与感染的关系，值得重视。预防感染的关键是在每一例检查后都要对内镜进行认真的清洗消毒，活检钳、细胞刷、造影管等要一人一消毒，以减少感染机会。

（二）一般并发症

1. 下颌关节脱位　是一种不常见的并发症。由于检查时安放口塞张口较大或插镜时恶心而引起。特别是习惯性下颌关节脱位者更易出现，一般无危险，手法复位即可。

2. 喉头痉挛　多见于插镜时内镜前端过度向上弯曲，因而导致内镜插入气管。患者立即出现剧烈咳嗽、哮鸣、呼吸困难，此时需立即拔镜，以解除痉挛。

3. 癔症　国内有个别病例报道术后出现癔症样发作。患者常常有癔症病史，在检查前和检查时精神紧张，不能自控，以致术后出现癔症发作。对这类患者要做好充分的解释工作，必要时应用镇静药。

4. 食管、贲门撕裂　少数患者术后出现食管撕裂伤伴出血，可能是检查过程中患者发生剧烈的呕吐动作，或医师在未松开固定钮时进镜、退镜，或快速旋转内镜，或活检钳伸出活检孔张开时滑动等种种原因造成的，重者会导致穿孔。

5. 咽喉部感染或咽后脓肿　多见于术者操作不当，插镜时损伤了咽部组织或梨状窝导致感染、脓肿，可出现声音嘶哑、咽部疼痛，甚至发热。

6. 腮腺肿大　由于检查过程中腮腺管口阻塞及腮腺分泌增加引起。常可自愈，必要时给抗感染治疗。

九、十二指肠镜下的正常形态表现

（一）胃的正常形态表现

为了正确辨别胃的病理征象，应首先熟悉和掌握正常胃各部位的内镜表现。

1. 胃腔各部的内镜表现

（1）胃窦部与幽门：胃窦部像一条狭长的隧道（图 11-5-8），内镜插入后要缓慢注气，使胃窦腔逐渐张开，可在其远处清楚地看到黑圆孔，即是幽门。幽门开放时（图 11-5-9），大致为圆形。它随着胃窦部的蠕动，时而开放，时而闭合。当它收缩而闭合时（图 11-5-10），周围黏膜皱襞表现为环形收缩，呈星形放射状。

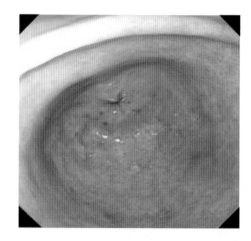

■ **图 11-5-8　十二指肠镜下图像：胃窦部黏膜**

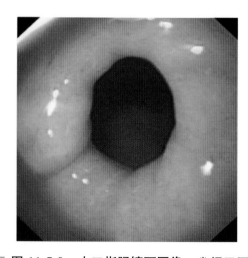

■ **图 11-5-9　十二指肠镜下图像：幽门口开放**

胃窦部黏膜较光滑，皱襞不多，在大弯侧偶见皱襞呈丘陵状，充气多后可使其平展。侧视镜可清晰地观察其小弯侧。

（2）胃角：胃角由胃腔的方向改变而形成，前端起自前壁，后端融合于胃后壁，本身横过小弯部。侧视型内镜从正面观察时，胃角形成一"桥"形嵴，把胃窦腔与胃体腔分开。胃角黏膜光滑，注气量不多时，其上可观察到皱褶，当注气适量时，皱褶可消失（图11-5-11）。

（3）胃体部：胃体部是胃角近端的胃腔。由于胃体腔较大，内镜要从多个方向、不同角度及不同深度进行观察（图11-5-12），以免遗漏。

胃体部小弯侧皱襞较少，注气多时呈现光滑。胃体大弯侧位置较低，有时为黏液所占据，形成"黏液湖"（图11-5-13）。在其近端有明显的黏膜皱襞，沿着胃长轴走行，即使过量充气，其皱襞也不能完全消失。颜色较其他部位深。

胃体部前壁与腹壁、肝右叶的下面及部分结肠接触。该部位皱襞较少，充气多时易平展。胃体部后壁较前壁明显，不平坦，呈丘陵状。

（4）贲门及胃底部：胃底部在贲门下面，需将内镜前端进行返转，方可满意检查。胃底部皱襞较多，常为"黏液湖"所占据。"黏液湖"为胃内黏液汇集于胃最低处形成，正常时其下层含有半透明的无色液体，上面飘有白色反光、含有泡沫的黏液块，在病态时黏液变混浊、被胆汁染色或呈咖啡色（图11-5-14）。

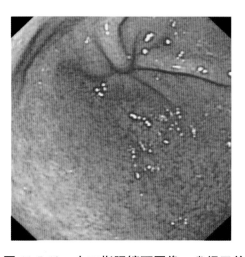

■ 图11-5-10 十二指肠镜下图像：幽门口关闭

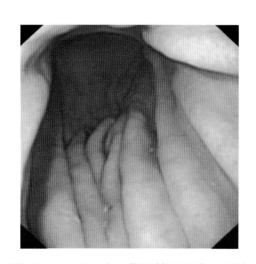

■ 图11-5-12 十二指肠镜下图像：胃体

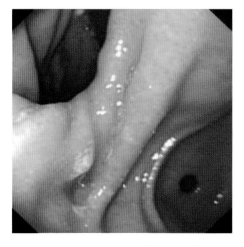

■ 图11-5-11 十二指肠镜下图像：胃角

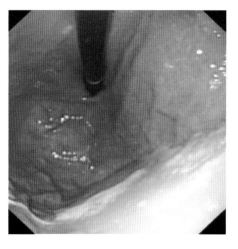

■ 图11-5-13 十二指肠镜下图像：胃底"黏液湖"

食管与胃交界处即为贲门部。在侧视型内镜将转角钮调至"向下"的最大限度,视野中可见到一个圆形或卵圆形孔穴,表面光滑,呈橘红色或红色,忽而松弛张开,忽而收缩关闭,并随食管蠕动而关闭。当患者恶心、呕吐时,可见胃黏膜翻入食管。在内镜返转法检查时,贲门下方黏膜呈橘红色,表面光滑,稍向胃腔突起,可见内镜本身(图11-5-15)。

(5)胃底脾压迹:胃底的上界为膈及肺下缘,下界为肋弓,左界为脾,右界为肝左缘。左侧卧位或脾大时,胃底挤压脾,可产生一个胃底脾压迹(图11-5-16)。X线造影或内镜检查时,易将其错认为胃底肿瘤。脾压迹位于胃底的后侧,(3~5)cm×(4~6)cm大小,近似半球形,向腔内突起,表面光滑,色泽与周围黏膜相同,

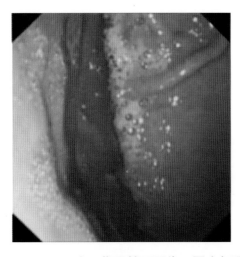

■ 图11-5-14 十二指肠镜下图像:胃底部黏膜

有黏膜皱襞,血管清晰可见。用活检钳推压时,脾压迹坚硬感不明显;活检时其质软,黏膜可被提起;嘱患者深呼吸时突起增大,仰卧位时减小或消失。

2.胃黏膜的内镜表现 正常胃黏膜呈均匀橘红色,尤其于内镜前端接近胃黏膜时清晰可见;远离胃黏膜时,呈暗红色。黏膜潮润而闪光,有一定的半透明度,但不能使黏膜下血管显露。

胃黏膜的颜色反映血红蛋白的情况。但其改变程度,并不等比例地表示血红蛋白的浓度高低。因黏膜的颜色随内镜前端与黏膜距离及光线投射角的不同而有所改变。

当胃内只有少量空气时,内镜检查可以看到很多皱襞,它们呈现为竖立于黏膜表面的光亮条索状隆起,并由颜色较深的间隔沟所分隔。这些皱襞是黏膜、肌层正常活动度的表现。皱襞的大小、数目和形态,取决于黏膜、肌层的活动情况。总的来说,较粗的皱襞呈曲折蜿蜒的状态,自贲门部沿着胃长轴趋向幽门。它们之间相互交织着细的皱襞,织成网状。皱襞多的部位,特别曲折,呈脑回状。此种粗大曲折的皱襞间常隐藏着局限性病变,需予以关注。

当继续注气入胃时,胃壁展开,有的皱襞相互分开而变细、变平,有的皱襞随之消失。没有消失的皱襞,在黏膜上产生阴影。在这些阴影里,有时隐藏着局限性病变。首先消失的皱襞是胃窦部黏膜,继之为胃前壁黏膜。在胃小弯皱襞很少,有时看到2~3条薄皱襞,继续注气时则消

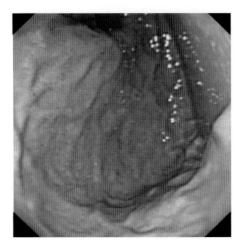

■ 图11-5-15 十二指肠镜下图像:贲门部黏膜

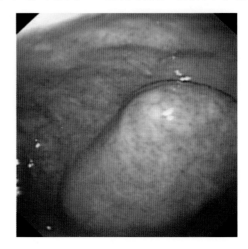

■ 图11-5-16 十二指肠镜下图像:胃底脾压迹

失，胃小弯变得光滑。胃前壁皱襞细小，呈网状，注气后易消失。胃后壁的皱襞较前壁明显，相互平行，其间有细小皱襞交织成网状。胃底部后壁皱襞较粗、较曲折，互相交织成网状。胃窦部大弯只有几条平行而小的皱襞。胃体部大弯皱襞粗大、规则并相互平行，注气后皱襞变细分开，不会消失。胃底及穹隆部大弯皱襞粗大、曲折，靠得很紧，如脑回状。幽门周围的皱襞，随着其蠕动而变异。在松弛而不蠕动时，幽门周围出现光滑或几条细小皱襞；在蠕动时，皱襞变得粗大，突入胃腔，或幽门呈星芒状，皱襞向周围放射状散开。

3. 胃的运动现象 内镜检查时仅在胃窦部见到规律性胃蠕动。在检查前应用阿托品，不能阻止蠕动的产生。莨菪碱类可引起胃壁麻痹。迷走神经切除后胃窦部蠕动消失。胃窦部及幽门蠕动可分3型：

（1）1型：胃窦部前方发生大皱褶，不形成蠕动波，不久皱褶在原处消失，其远处可见幽门开放，继之幽门渐次收缩而完全闭合，同时胃窦部又很快地出现大的皱褶。

（2）2型：最初在胃窦部大弯侧出现镰刀状浅皱褶，很快发展至前后壁及小弯，形成一个环形的皱褶。此皱褶逐渐向胃窦部远端推进，形成蠕动。同时更多的黏膜参与皱褶形成，使胃窦部变为原来大小的1/4～1/3。此环形皱褶表面光滑、平坦、菲薄，边缘薄而锐利，皱褶中央为圆形的孔。当胃窦部蠕动到达幽门时，幽门完全关闭而呈星芒状，继而幽门重新开放，胃窦部远端似后退。此时，另一蠕动波又自胃窦部近端出现，向前推进；抵达幽门时，幽门即关闭。如内镜能追踪观察到此蠕动波，胃窦部小弯除紧接胃角的部位外，都可进入视野。

（3）3型：最初幽门全部开放，呈现为黑而圆的孔，继之胃窦部四壁全部发生收缩，形成深而宽的纵行皱襞，之后胃窦部皱褶松弛，而幽门附近呈星芒状，幽门关闭。此时幽门及其附近皱襞向胃腔内突出。此后幽门及其附近皱褶松弛而幽门全部开放，下一个蠕动波又开始。

胃体部蠕动颇为少见，只占0.5%。

胃壁搏动式运动并不多见，胃窦部无搏动现象，常于胃体后壁见到搏动现象，此乃脾动脉搏动传递而来，不是病理现象。

呼吸运动使内镜视野经常移动，特别是深而快的呼吸，使观察、活检及照相发生困难，只有患者平静而缓慢的呼吸，才能满意地检查。

4. 胃的血管 在任何年龄，正常胃黏膜都见不到血管，仅在胃底部可看到少量血管网。

5. 胃的分泌物 内镜插入后，可见胃黏膜上闪闪发光，这是晶状透明而稀薄的黏液散布在胃黏膜上所致（图11-5-17）。它是形成"黏液湖"的主要成分。当它进入"黏液湖"后，失去原有晶状透明性质，形成半透明无色液体。另一种黏液呈现为灰白色边缘清楚的斑块，沿着黏膜整块地流动，汇合在"黏液湖"内，浮在无色液体上面。此外，咽下的黏液混浊、灰白色，常含有气泡。经幽门或胃肠吻合口反流入胃的十二指肠液，也含有气泡。

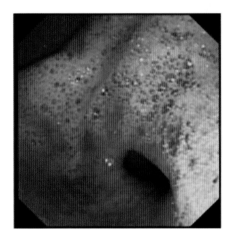

■ 图 11-5-17 十二指肠镜下图像：胃的分泌物为晶状透明而稀薄的黏液

（二）十二指肠正常形态表现

十二指肠可分为球部、降部、水平部与升部4个部分（图11-5-18）。球部向降部移行的部分称十二指肠上曲，降部向水平部移行的部分称十二指肠下曲。

1. 球部 正常十二指肠球部在内镜检查注气时扩张良好，呈无角的袋状，在扩张的情况下无黏膜皱襞可见。黏膜色泽比胃黏膜略淡，有时被胆汁染色而略发黄。接近观察，黏膜呈微细颗粒状（天鹅绒状），此即十二指肠绒毛。有时可见几个散在的小颗粒状隆起。正常球部

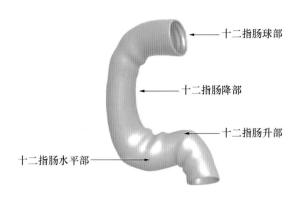

■ **图 11-5-18　十二指肠解剖图**

黏膜可以透见毛细血管，球部透见毛细血管是否提示黏膜有萎缩性变化尚待进一步研究。正常球部无血液或食物残渣。球部远端的后壁近大弯处有一类似胃角状的屈曲即十二指肠上角。内镜越过十二指肠上角即可见到降部。有时十二指肠上角不明显，从球部直接能看到降部的上段。

2. 降部　正常十二指肠降部呈管状，有环形皱襞，色泽与球部相同。接近观察，黏膜亦呈天鹅绒状。降部肠管并非笔直而多少有些弯曲，注气时肠管扩张良好而皱襞并不消失。在降部中段内侧壁偏后处可见到十二指肠乳头（图 11-5-19），呈乳头形、半球形或扁平形突起，其近侧可见胆总管下端在肠壁内经过所形成的纵行隆起，即口侧隆起，其远侧有纵行细皱襞，即小带。在乳头近侧 3cm 左右常可见一

个小隆起，即副乳头（图 11-5-20，图 11-5-21）。正常降部无血液或食物残渣，若见有血液，在排除检查操作等人为因素后，提示有溃疡或恶性肿瘤存在。

3. 水平部与上升部　正常十二指肠水平部与上升部的黏膜色泽、形态与降部相同。

十、十二指肠内镜下的异常表现

（一）十二指肠乳头癌

十二指肠乳头癌是特指发生于乳头部上皮细胞的恶性肿瘤。此类患者早期多无明显症状，往往以无痛性梗阻性黄疸为首发症状。其内镜下表现为十二指肠乳头部有局限性肿块，伴有糜烂或溃疡，乳头失去正常形态，乳头周围的

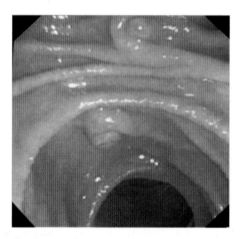

■ **图 11-5-20　十二指肠镜下图像：十二指肠主乳头与十二指肠副乳头**

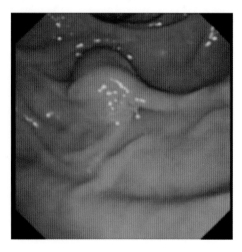

■ **图 11-5-19　十二指肠镜下图像：十二指肠主乳头**

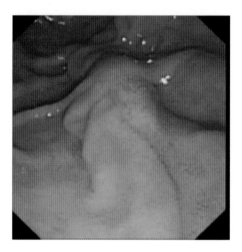

■ **图 11-5-21　十二指肠镜下图像：十二指肠乳头结构**

十二指肠壁因受到肿瘤侵犯而管壁僵硬、扩张不良（图11-5-22）。此时十二指肠乳头已无法辨认，ERCP往往因找不到乳头开口而失败。活检时发现肿物质硬脆，易出血。此处发生的癌肿往往分化较好，有时活检较表浅，致使病理切片较难诊断。在此处活检时应选用较大活检钳进行深部钳取，则有助于病理诊断。活检创面若有出血应局部喷洒止血药，也可口服云南白药等止血药物。

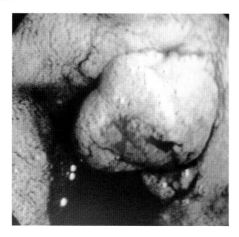

■ 图11-5-22　十二指肠镜下图像：十二指肠乳头癌

十二指肠乳头局部呈菜花样改变（染色）

（二）十二指肠壶腹部癌

十二指肠壶腹部癌是指发生于胆总管壶腹部的恶性肿瘤，往往以无痛性梗阻性黄疸为首发症状。

内镜下所见为局限性肿瘤，有时镜下仅见十二指肠乳头局部肿大隆起，表面黏膜光滑，亦可表现为乳头开口部呈糜烂性颗粒状（图11-5-23）。因此除镜下可见明显肿物以外，若十二指肠口侧隆起，开口部黏膜糜烂，就应考虑到壶腹部癌的可能。在进行活检时，若仅取乳头表面的黏膜则一般很难确诊，应在乳头开口处进行活检，且应深部钳取，往往有诊断意义。应同时进行ERCP，仔细辨认胆总管末端的形态，如发现有充盈缺损或虫蚀样改变则有重要诊断意义。

（三）乳头部结石嵌顿

胆总管结石往往在十二指肠乳头部形成结石嵌顿，此时可见十二指肠乳头明显隆起，开口处

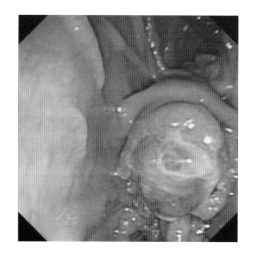

■ 图11-5-23　十二指肠镜下图像：十二指肠壶腹部癌

十二指肠乳头局部肿大隆起，乳头开口部呈糜烂性颗粒状

充血、肿胀，乳头的横行皱襞消失，有时可从乳头开口处见到结石（图11-5-24）。此类患者结合病史较易诊断，此时可用针状电刀切开乳头表面黏膜，即可取出结石。

（四）胆总管-十二指肠瘘

胆管结石若嵌顿在胆总管长时间压迫可形成胆总管-十二指肠瘘（图11-5-25）。内镜下见十二指肠降部有异常开口，并有胆汁流出，插管造影可见胆总管显影，即可确诊。

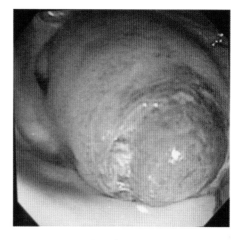

■ 图11-5-24　十二指肠镜下图像：十二指肠乳头部结石嵌顿

十二指肠乳头明显隆起，乳头开口处可见结石

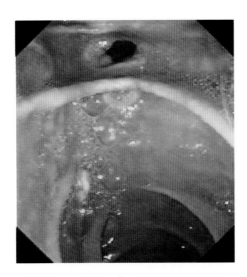

■ 图 11-5-25 十二指肠镜下图像：胆总管-十二指肠瘘

十一、检查注意事项

1. 操作之前详细询问病史。询问病史时，特别应了解食管与纵隔有无病变，严格掌握适应证和禁忌证。

2. 操作时动作须轻柔、缓慢，否则会引起胃部痉挛或患者呕吐而无法进行观察。遇到阻力时切勿强行通过，尤其在食管贲门段，更需缓慢推进。

3. 注气量应根据胃内各部不同情况掌握，不可不适当地大量注气。在极个别情况下，胃原有病变，因注气量过多，可能发生穿孔。

4. 操作时应随时注意内镜在胃腔内的方位和角度。术者对每时每刻内镜在整个胃中所处的部位以及内镜与胃的相对位置都应非常清楚。

5. 最后拔出内镜时，应注意把控制弯角的旋钮都放在正常松弛位上，使内镜成为笔直状态时才可拔出。

6. 向患者仔细交待检查过程。患者往往不了解检查过程，对内镜检查心存恐惧。医生应认真向患者及其家属交代患者的病情，检查的目的、必要性和可能出现的并发症，取得患者和家属的配合和理解。

7. 履行必要的签字告知手续。向患者（或家属）交代病情及检查注意事项后应履行签字手续，并作为医疗文件保存。

十二、临床价值与展望

十二指肠镜技术是目前上消化道内镜技术中较为复杂的一种，其应用范围日益广泛。十二指肠镜技术是诊断十二指肠疾病不可或缺的重要方法，对于十二指肠部疾病可达到临床确诊的程度，特别是对于十二指肠的溃疡、肿瘤、畸形、狭窄、异物等。内镜检查直观，可动态观察，且有局部放大作用，又可直接取到病理组织，是一种很有前途的检查方法。

近年来随着医学理念和科学技术的发展，"微创伤"这一概念已渗透到临床医学的各个方面，已成为目前医学发展的一个重要分支——微创医学。在微创医学方面，内镜技术已成为其发展的平台。其中之一利用十二指肠镜技术则是胆道微创技术的平台之一。临床利用十二指肠镜开展了一系列胆道微创技术，从某种意义上讲，正是由于有了成熟的十二指肠镜技术，才促进了胆道微创外科的发展。目前利用十二指肠镜技术开展的微创外科技术归纳起来有以下几种：

1. ERCP 技术　是胆胰疾病的重要检查方法之一，已成为最基本的十二指肠镜技术。

2. ENBD 或胆道内瘘术　此种检查是利用十二指肠镜技术在胆道内置入引流管，以达到引流胆汁的目的。其一端放入胆道，另一端引出体外或置于十二指肠内，是解除胆道梗阻的有效方法。

3. EST 技术　是利用十二指肠镜技术切开十二指肠乳头取出胆管结石的一种有效方法，是目前治疗胆总管结石的首选方法。

4. 胆道子母镜技术　在进行胆道子母镜检查时必须熟练掌握十二指肠技术方可成功。它是诊断与治疗胆道疾病的有效方法之一。

5. 经十二指肠镜壶腹周围活检术　此项技术是在十二指肠镜检查的基础上利用内镜活检针，对壶腹周围病变进行穿刺活检，从而取得内镜常规活检所无法得到的组织，可明显提高壶腹周围占位的诊断率。

6. 经十二指肠镜胆道内支架成形术　此项技术是治疗晚期胆道恶性肿瘤的有效方法之一，利用十二指肠镜将金属支架置入胆道狭窄处，起支撑胆道、引流胆汁的目的，可有效地解除胆道梗阻。其治疗效果接近手术切除，对于不适合手术的患者是首选方法。

随着医学科学技术的发展，十二指肠镜技术势必成为越来越重要的内镜技术之一，将在微创外科方面起到关键作用，是内镜医师必须熟练掌握的技术之一。

（刘京山）

第六节　内镜下十二指肠乳头切除术

十二指肠乳头起源的肿瘤约占消化道肿瘤的5％。随着上消化道内镜及 ERCP 的普及推广，十二指肠乳头肿瘤的检出率呈增加趋势。在十二指肠乳头良性肿瘤中，最常见的是十二指肠乳头腺瘤，约占 70％，有潜在恶变可能。以往十二指肠乳头部的病变，无论良恶性，均需外科手术，乳头局部切除术或胰十二指肠切除术手术创伤大，手术并发症发生率及病死率高。

近 30 年来，超声内镜、胶囊内镜、双气囊小肠镜、细径内镜等相继问世，可对全消化道及其邻近器官进行检查、治疗，成为一门独立的学科——消化内镜学。内镜下黏膜切除术（endoscopic mucosal resection，EMR）和内镜黏膜下剥离术（endoscopic submucosal dissection，ESD）是结合内镜下息肉切除术与内镜黏膜下注射术发展起来的一项新技术。1955 年，Rosenberg 等报道了黏膜下注射技术在息肉切除术中的应用。1973 年 Deylde 等首先报道黏膜下注射生理盐水切除结肠无蒂息肉。1984 年 Tada 等首次将该技术用于诊治早期胃癌，提出 EMR。此后，该技术不断改进与创新，透明帽法、套扎器法等相继出现，但较大的病灶需分次切除，常导致病变残留、病理评价困难等。1994 等 Takekoslli 等发明尖端绝缘刀——IT 刀，ESD 因此问世，它可一次性完整切除较大的胃肠道黏膜病变。目前内镜切除技术已广泛应用于消化道黏膜病变的诊断，病变浸润深度的评价，早期癌肿、癌前病变及黏膜下肿物的治疗性切除，可明确诊断较大块标本，还部分替代了胃肠道早期癌肿的外科手术治疗。超声内镜、ERCP、内镜切除技术及设备的进步使经十二指肠镜乳头部肿瘤切除术成为可能。1989 年 Shemesh 等第一次报告了 4 例腺瘤术后复发的患者施行内镜下腺瘤烧灼治疗。内镜下十二指肠乳头切除术逐渐成为十二指肠乳头腺瘤的首选治疗方法。

内镜下局部切除侵及十二指肠主乳头或副乳头的腺瘤及一些早期恶性肿瘤的技术称为内镜下十二指肠乳头切除术（endoscopic papillectomy，EP）。十二指肠主乳头部由胆管和胰管合流的共同通道、包绕其周围的 Oddi 括约肌以及十二指肠黏膜的乳头状隆起所组成，其主要功能为调节胆汁和胰液的排泄。由于其独特的解剖及生理特点，EP 不同于消化道其他部位的胃黏膜切除术。EP 创伤小、恢复快、费用低，目前在国外已较多地用于乳头部腺瘤的治疗。

EP 尚处于发展阶段，许多技术环节还存在较大争议，对设备条件及术者技术条件要求较高，目前国内尚未普遍开展。

一、适应证

目前多数作者认为适应证为病变直径<4cm，边界规则，质地柔软，病变表面无溃疡等恶变征象，组织学检查结果为良性（活检不少于 6 块），未累及胰管和胆管，黏膜下注射能抬起。

肿瘤累及胆管和胰管的处理尚有不同意见。多数专家认为肿瘤在胆管和胰管内生长是 EP 的禁忌证，但有的专家认为对直径<1cm 的肿瘤可先行内镜下乳头括约肌切开，使肿瘤侧缘暴露在腔外，再行内镜下切除。

在日本，适应证中未限制肿瘤大小，且将原位癌纳入切除适应证，扩大了 EP 适应证范围。超声内镜（EUS）和管腔内镜超声（IDUS）的广泛应用对壶腹癌和局限于 Oddi 括约肌内的早期癌分期更加准确，使 EP 适应证扩展到壶腹部早期癌的治疗。

随着 EP 技术的发展，适应证在不断扩大。

较大的肿瘤可考虑分块切除或辅以局部热损毁处理，对于局限于 Oddi 括约肌内的早期恶性肿瘤（原位癌）也可谨慎地实施内镜下切除。

二、操作步骤

（一）术前准备

1. 常规内镜检查和活检组织学诊断。若临床高度怀疑恶性而活检阴性，则应切开乳头的深部活检。

2. 术前行 ERCP 可明确腺瘤的管道内侵犯情况。

3. EUS 和（或）IDUS 检查判断壶腹部解剖情况，包括固有肌层的层次结构、肿块的大小、回声的性质、十二指肠肠壁的结构层次、区域淋巴结情况，可判断肿瘤实际大小、浸润深度、回声特征及局部有无肿大淋巴结。

4. 术前常规行出凝血检查，如存在凝血障碍，应予以术前纠正；服用非甾体类抗炎药物及抗凝治疗者，应停药数日。

（二）黏膜下注射

其他部位的 EMR 操作，切除前黏膜下注射已被普遍接受；但在十二指肠乳头切除之前是否进行黏膜下注射尚存在不同意见。在乳头部位的黏膜下层注入适量 1：10 000 肾上腺素-甘油果糖形成液体垫使病变隆起，黏膜层和肌层分离，便于内镜切除。黏膜下注射使切除更安全，有助于了解病变的范围和深度。如果肿块没能充分从肌层抬起，即抬举征阴性，提示有更深层的侵犯和恶性可能，这时应考虑放弃 EP 手术。也有学者认为黏膜下注射，可能使边界变模糊，不易将肿瘤与肠壁内胆管分离，大片的膨隆反而使套取更困难。

黏膜下注射药物及注射量，各单位使用不尽相同，注射量可根据肿瘤大小决定。

（三）病变切除方法

病变切除大多采用"剥离活检法"。根据肿瘤大小选择圈套器，用圈套器套住肿瘤根部连同乳头收紧后提起，确定套取完整后通电离断。小的乳头腺瘤，乳头可以完全套取后整块切除。较大的腺瘤，必须采用分次切除的方

法，首先切除腺瘤口侧部分，然后再切除腺瘤肛侧部分。十二指肠标本回收比较困难，每次切下的组织不超过 1.0cm，可以通过内镜工作孔道吸出。

也有作者报道黏膜下注射后用针状刀将病灶周围黏膜切开，病灶与周围分离，可使圈套切除更为容易。和其他部位 EMR 相同，大的病变可分次切除，如疑有残留可选择内镜下氩离子凝固（APC）、热活检钳等进行补充治疗。完整切除有利于组织病理学评估，避免切除不完全导致局部复发。

电流模式也没有统一的标准，有作者认为采用纯电切电流可避免电凝引起水肿，减少术后胰腺炎的发生。

（四）胆管和胰管的处理

1. 胰管支架 多数学者建议 EP 术后放置胰管支架，可减少胰腺炎和乳头狭窄的发生率。有人提出术后观察数分钟，如胰管开口清晰可见则无须放置胰管支架，因放置后可能会延缓胰液引流。目前已有的随机对照临床试验结果也不一致。胰管支架留置时间从 2 天到 3 个月不等，为预防术后胰腺炎，同时要考虑减少支架导致的胰管改变。内镜医师倾向于放一个小口径支架并尽可能缩短放置时间；如果为了预防胰管开口发生狭窄，支架应放置到术后 1～2 个月的第 2 次内镜检查时再拔除。

2. EST 及胆管支架 EP 术后有偶发胆管炎的报道，如果术后胆管开口不明显、胆管插入困难或胆汁流出不畅，应考虑行 EST 或放置胆管支架。

3. 支架置入的新方法

（1）导丝引导的乳头切除术：先将导丝预留在胰管内，将圈套器套在导丝上插入，完整切除乳头，然后再沿导丝留置胰管支架，可以简化操作程序，使术后容易置入胰管支架。

（2）括约肌预切开：乳头切除前行胰管括约肌切开术，置入 5Fr 双翼胰管支架以保护胰管开口，再行 EP。行括约肌预切开后容易找到胰管开口，置入胰管支架可以在切除时保护胰管开口。但括约肌预切开可能影响切除标本的组织病理学评估，而且预置入胰管支架可能妨碍肿块特

别是支架周围肿块的完整切除。

（五）残留病变处理

如术中即怀疑病变未能完整切除，有残留病变时，可使用圈套器进行再次切除；如残留病变不适合圈套器切除，可选择 APC、电凝等方法将病变毁损，但缺点为残留病变无法回收，无法进行完整的组织学评估。

三、组织病理学检查

EP 术后应立即回收组织标本。十二指肠标本回收多采用网篮法或透明帽吸出法。分块切除的病例应尽量收集全部组织标本，将组织展平拼合后固定在聚苯乙烯平板上。组织学检查应以 3mm 间隔做连续切片。病理报告应包括标本大小、大体外观、组织学、镜下肿瘤的浸润深度、水平和垂直的边界情况。

四、补充治疗

根据最终的组织学检查结果决定进一步治疗方案。如病理检查结果为高度不典型增生或原位癌，建议手术治疗。高度不典型增生或原位癌病灶完整切除且拒绝手术或手术风险高的患者，应内镜与病理随访。对低度不典型增生并且边缘有可疑病灶者行再切除或 APC 等病变毁损治疗。

五、并发症及防治

EP 手术的并发症分为早期并发症（胰腺炎、出血、穿孔、胆管炎）和晚期并发症（乳头狭窄）。目前报道并发症发生率为 23.0%，病死率为 0.4%。

最常见的并发症为出血和胰腺炎。大多数出血可通过保守治疗，或内镜下止血如局部喷洒、止血夹或 APC 等控制；EP 术后胰腺炎多为轻症胰腺炎，经临床保守治疗可治愈。

如果操作正确，发生穿孔的概率非常低。如果发生穿孔，通常必须进行手术治疗。胆管炎发生率较低，可行 EST 或 ENBD。

EP 术后晚期并发症多发生于 24 个月内。术后未短期放置胰管支架者更易发生。发生乳头狭窄者可行 EST 放置支架引流。

六、术后随访

经 EP 治疗后要注意术后复发的可能性。多中心研究结果推荐 EP 术后的随访方案：

1. 如果十二指肠乳头腺瘤未完全切除，应每 2~3 个月重复进行 ERCP 和内镜治疗直到完全切除。

2. 如果切除和（或）热凝完全，每 6 个月行 ERCP 和内镜多点病理活检，随访至少 2 年。

（张澍田）

第七节　胆道子母镜技术

ERCP 技术的应用改变了胆、胰疾病诊断和治疗的传统模式。部分常规开腹手术已逐渐被内镜下检查和治疗所取代，从而开创了现代胆、胰微创外科技术的新时代。ERCP 技术在胆、胰疾病的诊断中具有不可或缺的重要价值，但是在应用过程中，其影像具有一些不确定因素可造成假阳性、假阴性的结果，干扰了诊断和治疗的正确思路，从而导致治疗效果欠佳甚或带来不应有的创伤。鉴于以上原因，胆道子母镜应运而生。

经口胆道子母镜（peroral cholangioscopy）检查技术，是在 ERCP 基础上发展而来的新技术，由两个内镜组成。初始一个母镜即专用十二指肠镜，外径较粗（直径 14.5mm），无法进行 ERCP 与 EST 等技术操作，仅仅起一个通道作用。子镜即经口胆道镜，可经母镜操作管道插入子镜，在母镜的视野下，调整角度将子镜插入胆道，在直视下观察肝内、外胆管黏膜的病变，鉴别结石、血凝块、絮状物及气泡。可对 ERCP 无法解释的病理现象作进一步的说明；可配合激光或液电碎石设备治疗肝内、外胆管巨大结石和嵌顿结石，进一步拓宽了内镜治疗的适应证范围。

一、胆道子母镜的结构与功能特点

胆道子母镜由奥林巴斯公司（Olympus）于1975年首创。早期子镜外径仅1.7mm，没有角度调节功能，缺乏操作管道，故子镜的功能仅限于对扩张的胰胆管进行检查，其临床应用有限。母镜为普通十二指肠镜。1981年子镜镜身增粗，外径增为2.7mm，增加了向上130°、向下90°的角度调节，仍然没有操作管道。此后子镜历经了6次改进，直到1984年子镜外径增至3.5mm，有上160°、下100°的角度调节，增加了1.2mm的钳子管道，开始有了一定的治疗作用。1986年TJF-M20、CHF-B20的问世奠定了现代子母镜的临床应用基础，由原来单纯用于诊断到可取活检，可配合液电、激光对难治性胆管结石进行治疗。但由于该套设备是专用母镜，外径14.5mm，操作起来插入较为困难，尤其是子镜能否顺利插入胆道更成为该项技术能否成功的关键。由于是专用母镜，ERCP、EST技术无法由此完成，故采用该技术之前，需首先应用普通十二指肠镜进行ERCP、EST操作，完成后更换子母镜检查、碎石，然后拔出子母镜再插入十二指肠镜取石，这一过程被称为子母镜操作的三部曲，程序比较繁杂。另外，操作过程必须有2名熟练掌握该内镜技术的医师默契配合、共同完成，操作难度较大。上述因素在一定程度上限制了该技术的临床应用。

2003年年底，奥林巴斯公司又推出了一款CHF-BP30子镜。其外径3.4mm，先端部3.1mm，具有1.2mm钳子管道，有上160°、下130°的角度调节。其方便之处就在于不需要专用母镜，只要具有4.2mm钳子管道的治疗型十二指肠镜，即可配合使用。它改变了以往反复插镜给患者造成的不适和痛苦，简化了操作程序，极大地方便了内镜医师的操作（图11-7-1，图11-7-2）。

Olympus CHF-B20型与CHF-BP30型纤维胆道镜的主要性能见表11-7-1。

近年来德国铂立公司（Polydiagnost）生产了一种较实用的经口胆道镜，具有高分辨率（6000像素光学系统）和有可弯曲调节镜身的转

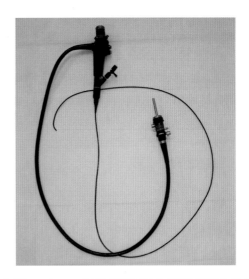

图11-7-1 奥林巴斯公司CHF-BP30子镜

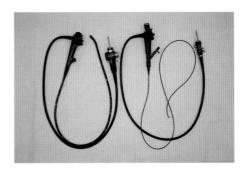

图11-7-2 奥林巴斯公司CHF-BP30子镜和TJF-240十二指肠镜

表11-7-1 CHF-B20型与CHF-BP30型纤维胆道镜的主要性能

项 目		CHF-B20型	CHF-BP30型
光学系	视野角	100°（直视）	90°
	观察景深	3～50mm（固定焦点）	1～50mm（固定焦点）
先端部	外径	4.1mm	3.1mm
弯曲部	弯曲角度	上160°、下100°	上160°、下130°
	外径	4.5mm	3.4mm
插入部	有效长	1.870mm	1.870mm
	全长	2.190mm	2.190mm
钳道	内径	1.7mm	1.2mm

向装置的新型子镜。其外径更加纤细，仅2.67mm（8Fr），有两个工作管道，直径分别为1.2mm和0.55mm。主工作通道用于治疗

（如活检、取石、激光碎石光纤、导丝等附件的通过）或利用Y形管实现注水和（或）吸引功能；副工作通道用于引导；有效水循环的建立可使视野更加清晰。有180°单向角度调节，方便了临床操作。操作部上还接有图像转换器和光源装置。光学系统视角为70°。直径小于3Fr的附件均可通过主工作通道，包括活检钳、取石网篮及激光束或液电碎石电极等（图11-7-3～图11-7-9）。

传统光纤通常是将几千根石英纤维紧密排列在一起，这样就会存在两个问题：①使用中常会发生光纤单根折断，在图像上出现黑点，黑点一多即影响图像的清晰度。②图像呈蜂窝状，质量不高，影响观察。

铂立系列内镜所用光纤为其公司研发、独有的新型光纤。它将导光导像功能集合在单根纤维中，杜绝了上述两种现象发生，其柔韧性和寿命都有很大提高，而且图像不会出现蜂窝状结构，质量得到极大提高。其主要技术参数见表11-7-2。

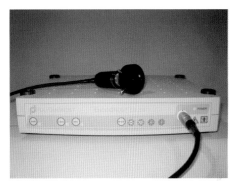

■ 图 11-7-5　新型子镜专用摄像系统

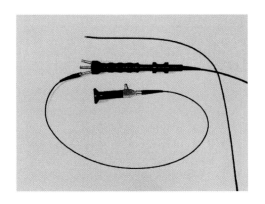

■ 图 11-7-3　铂立公司生产的新型经口胆道镜

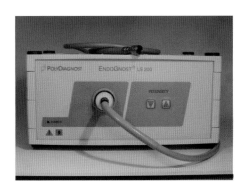

■ 图 11-7-6　新型子镜氙灯冷光源

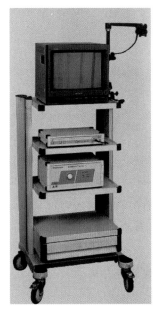

■ 图 11-7-4　新型经口胆道镜的主机设备

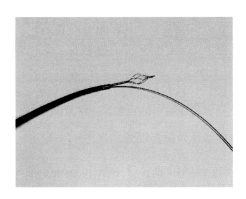

■ 图 11-7-7　新型经口胆道镜专用
取石网篮

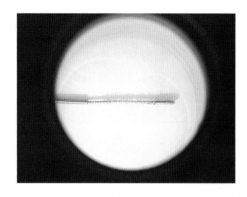

■ **图 11-7-8　新型经口胆道镜专用细胞刷**

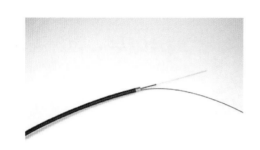

■ **图 11-7-9　新型经口胆道镜专用激光光纤**

表 11-7-2　铂立公司经口胆道镜主要技术参数

配置	技术参数
图像分辨率	6000 像素
视角	0°，直角
视野	70°，景深大于 40mm
镜身外径	2.67mm（8Fr）
工作长度	180cm
工作通道	通道（1）直径 1.2mm，通道（2）直径 0.55mm
单向偏转	180°
配套器械	取石网篮（3Fr）、活检钳（3Fr）、细胞刷（3Fr）、激光移位器（固定激光光纤用）、激光光纤等

　　新型子镜无须特殊配套母镜，在操作孔道直径≥3.2mm 的治疗型十二指肠镜下均可顺利完成操作。内镜下经十二指肠乳头将子镜插入胆管，直视下观察病变及其他影像手段不易发现的早期病变。对 ERCP 无法解释的影像学改变，

如气泡、血凝块、絮状物等在子镜下可一目了然。同时能在直视下进行病变组织活检、细胞刷检、液电或激光碎石、取异物及肝内胆管结石取石术等，为 ERCP 下诊治工作开拓了新的领域。

　　国外曾有学者在使用子母镜的基础上，采用小口径内镜作经口胆道镜，即将更细小的加长小口径内镜经口、经充分切开的乳头直接置入胆管。由于没有母镜，故操作步骤简化，但没有母镜的头端作为支撑点，小口径内镜欲插入胆管就比较困难，目前临床已很少使用。

二、胆道子母镜检查技术

（一）适应证

　　凡临床怀疑胰、胆管疾病，超声、MRI 等不能明确诊断者皆为子母镜检查适应证。主要有：

　　1. 各种原因所致梗阻性黄疸。

　　2. 不明原因的胰、胆管扩张。

　　3. 胰、胆管狭窄或充盈缺损性病变的良、恶性鉴别。

　　4. 可疑胰、胆管微小病变的诊断。

　　5. 米利兹综合征的鉴别诊断。

　　6. 胰、胆管黏液性瘤的诊断及定位。

　　7. 对 ERCP 技术无法解释的病理现象进行鉴别。

　　8. 对胆管巨大结石碎石后疗效判定及有无残余结石进行鉴别。

（二）禁忌证

　　1. 有明显 ERCP 检查禁忌证者亦为子镜检查禁忌证。

　　2. 有严重心、肺功能不全者，凝血功能障碍者。

　　3. 胆总管末端重度狭窄、子镜无法通过者。

　　4. 年老体弱及全身衰竭、不能耐受检查和治疗者。

（三）检查前准备

　　1. 检查前患者准备

　　（1）检查、治疗前应常规行心电图、胸透（或 X 线片）、凝血常规、血生化、乙型肝炎、丙型肝炎、艾滋病等相关项目检查，排除禁

忌证。

（2）术前应签署内镜检查及治疗同意书（协议书），详细向患者或其委托人讲明检查及治疗的必要性，以及内镜术中或术后可能出现的危险和并发症，取得患者或其委托人的同意并签字后方可施行。

（3）术前向患者做好解释工作，以消除其顾虑，取得患者的积极配合。

（4）做好碘过敏试验和必要的抗生素过敏试验。

（5）术前禁食、禁水，需空腹 6h 以上。

（6）患者穿着要符合摄片的要求，不要穿着太厚，不要穿着带有金属物品或其他影响摄片效果的衣物。

（7）以 2% 丁卡因咽部喷雾麻醉（应用于非麻醉状态）。

（8）术前建立静脉通道，常规肌注山莨菪碱 $10\sim20$mg 以抑制胃肠蠕动，利于操作。

（9）术前签署静脉麻醉同意书（此项由麻醉医师向患者讲明并签署），给予吸氧及血氧饱和度、心电、血压监护。

2. 器械准备

（1）十二指肠镜（母镜）：选用大活检孔道（活检孔道 $3.2\sim4.2$mm）纤维十二指肠镜和电子十二指肠镜，如 Olympus TJF-160R、TJF-200V、TJF-240V、TJF-260V 等。

（2）胆道镜（子镜）：可选用 Olympus CHF-BP30 型纤维胆道镜或 Polydiagnost PD-ES-0111 型子镜，均辅有送气、送水、吸引及活检功能。

（3）诊断及治疗附件：ERCP 造影管、乳头切开刀、导丝、活检钳、取石网篮、细胞刷、鼻胆管等。

（4）内镜专用高频电装置：高频电发生器如 Olympus PSD、Errb 等型号。

（5）X 线透视和摄影装置。X 线机应既能定点摄像，又能将选择性成像输入电脑的硬件系统，便于报告和整理、汇编。个人安全防护措施：铅屏、铅衣、铅围脖、铅眼镜等（图 11-7-10，图 11-7-11）。

（6）内镜图像及动态影像采集系统（图 11-7 12）。

（7）碎石设备：包括液电碎石和激光碎石

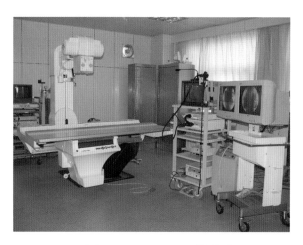

■ 图 11-7-10　ERCP 操作室

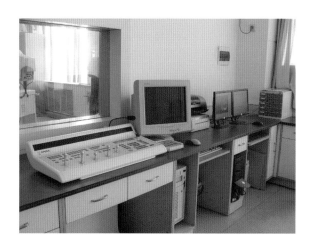

■ 图 11-7-11　ERCP 控制室

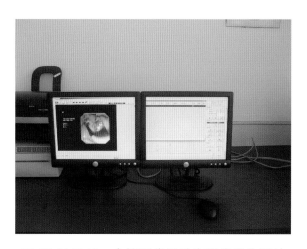

■ 图 11-7-12　内镜图像及动态影像采集系统

设备。

①STORZ 公司生产的液电碎石器（electro-hydraulic shock wave lithotripsy，EHL），有配

合子镜和纤维胆道镜应用的两种碎石探头（图11-7-13）。EHL技术最初在前苏联用于工业碎石。其机制是在有水的环境下高压放电产生冲击波从而击碎结石。现今应用的液电碎石系统通过置于液体介质中的双极探头放电而产生一连串冲击波。其能量大小、频率和放电形式在发射器上预先设定。直视下，将探头触及结石，间断脚踏放电开关以击碎结石，每次放电1～2s。碎石过程中，注意保持视野清晰，碎石探头不可触及胆管壁，以避免造成组织损伤，引起出血和穿孔。碎石后小结石可通过盐水冲洗排出通道，较大的结石可用取石网篮取出。

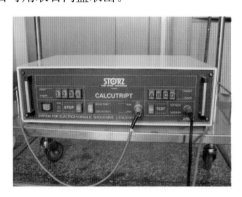

■ **图 11-7-13　德国 STORZ 公司生产的液电碎石器**

②德国 WOM 公司的 Laser U-100 双频双脉冲激光碎石器（图 11-7-14）：Laser U-100 激光碎石器的问世，使子镜直视下碎石更加安全可靠。Laser U-100 双波长激光采用的是 FREDDY（frequency-double double pules NdYAG）技术。它能在 $1.2\mu s$ 脉冲宽度中将波长为 1064nm 的红外光倍频为 532nm 的绿光，然后将这两种波长的脉冲激光同时发出。绿光（约占激光总能量的 20%）可在结石表面形成均匀的等离子体，继之充分吸收了红外光的能量（约占激光总能量的 80%）。由于该项技术可将相当大的能量压缩在一个很短的脉冲里，从而获得极高的峰值功率（脉冲峰值功率＝脉冲能量÷脉冲宽度），使激光能量瞬间转化为机械冲击波，破碎结石。另外 Laser U-100 输出功率仅 1.2W，每次脉冲的持续时间仅 $1.2\mu s$，对周围软组织根本不产生热效应，故使用安全。

该设备配有直径 0.73mm 和 0.42mm 两种激光光纤，长 3.6～5.2m，可反复使用。

（8）多功能心电监护仪：常规监测指标包括心电、血压及皮肤血氧饱和度。

3. 药品准备

（1）盐酸山莨菪碱 10mg 或阿托品 0.5mg。

（2）非离子型造影剂碘海醇，用生理盐水将造影剂稀释 1 倍备用。

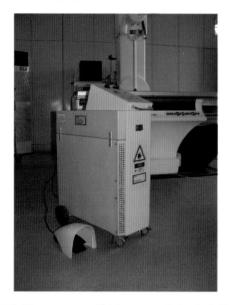

■ **图 11-7-14　德国 WOM 公司生产的 Laser U-100 双频双脉冲激光碎石器**

（四）麻醉方法与术中监护

ERCP 及由此发展而来的胆道子母镜技术是一种微创技术，但相当一部分患者对其操作过程的痛苦难以接受，存在不同程度的紧张、焦虑，检查时出现无法抑制的恶心、呕吐、呃逆，加上胆胰系统受刺激引起的腹痛、腹胀，使患者不能很好地配合操作。在国外无痛内镜检查和治疗早已应用于临床，我国近几年亦开始采用无痛技术。ERCP 多数手术时间比较短，要求全身麻醉起效快、清醒快，我们采用的异丙酚是当前最具此特点的全身麻醉药，可单独应用，也可以和其他药物联合应用。但由于 ERCP 技术的特殊性，尽量不行气管插管。另外由于患者多需左侧俯卧位，呼吸道不好管理，因此联合用药不能太多，以免加重对呼吸的抑制。下面介绍几种常用的麻醉方法：

1. 单纯异丙酚麻醉　异丙酚是一种新型、真正作用时间短的静脉麻醉药，起效快，血浆清除率高，血药浓度降低快，极适合连续输注给药，可广泛应用于全身麻醉诱导和维持。异丙酚又被称为"跨世纪"的新型静脉麻醉药。

（1）优点

①异丙酚速效、短效的药代动力学特点，使麻醉起效快（30～60s），作用时间短，诱导迅速、平稳。

②可控性强，清除率高，清除速度快，输注血浆浓度和药效作用变化快，麻醉深度易控可调。

③苏醒迅速而平稳，停止输注后4～7min清醒，醒后无宿醉感；长时间输注，体内无明显蓄积，也不产生急性耐受作用。

④能抑制咽喉反射，很少发生喉痉挛。

⑤脑保护作用好，能降低颅内压、降低脑血流和脑氧代谢率。

⑥异丙酚是一种高度脂溶性药，化学性质与其他静脉药物不同，可与多种药物相容而组成全静脉麻醉复合液。

（2）缺点

①循环抑制：可使血压下降，其降低程度在有些患者超过40%，主要因为异丙酚对心肌的抑制作用和对血管平滑肌的直接扩张作用，使心排血量下降、外周阻力降低，从而导致循环血容量不足。血压下降时间一般在注药后2～9min最明显，与注药速度、用药量及病情有关，晶体液扩容能消除或减少诱导后的血压下降。

②呼吸抑制：引起呼吸变浅、频率减慢、潮气量减少，有时产生呼吸暂停，持续30～60s，导致血氧饱和度下降。异丙酚引起呼吸频率改变为先快后慢，虽潮气量改变，但给药后2min通气量逐渐恢复，若面罩吸氧，脉搏血氧饱和度（SpO_2）可维持正常。与麻醉性镇痛药合用加重呼吸抑制。

③麻醉诱导时产生不自主的肌肉运动、抽搐，浅麻醉时更为明显，加深麻醉可消除。

④可能出现注射部位局部疼痛，选用较粗静脉或药液中加入利多卡因40mg能减轻疼痛。罕见血栓形成和静脉炎。

（3）适应证：适用于幼儿至老年的各类手术患者。

（4）禁忌证

①严重循环功能不全者应慎用。

②妊娠与哺乳妇女不适用。

③有精神病史、癫痫病史应避免使用。

（5）麻醉前用药及准备

①麻醉前用药：如山莨菪碱10mg肌内注射。

②麻醉前准备：按全身麻醉常规进行麻醉前准备。

（6）临床应用

①麻醉诱导：成人使用异丙酚诱导，小于55岁剂量为2.0～2.5mg/kg，大于55岁为1.5～2.0mg/kg，年老体弱和心功能差的患者为1.0～1.5mg/kg。

②麻醉维持：单次给药后异丙酚血药浓度由于再分布和代谢而迅速下降，合理的维持应连续输注，使血药浓度稳定在一个适当水平。可采用静脉持续输注或微量泵维持麻醉。静脉输注时只能用5%葡萄糖注射液100ml稀释，稀释度不超过1：5（2mg/ml）；如使用未稀释的注射液，建议使用微量泵或输液泵。异丙酚所需的给药速率在个体之间有明显差异，由于ERCP操作过程中刺激强度不太大，通常4～8mg/（kg·h）的速率范围能保持令人满意的麻醉效果。手术结束前停药，患者可在4～7min内清醒。

2. 咪达唑仑＋异丙酚麻醉

（1）麻醉诱导：先以咪达唑仑2～4mg静脉推注，继以异丙酚1～1.5mg/kg，多数患者可达麻醉诱导目的，个别患者麻醉深度不够，根据情况适当补充。咪达唑仑可明显增强异丙酚的镇静作用，减轻了异丙酚的血流动力学影响，多数患者对异丙酚快速苏醒影响不大，少数患者有一定影响。

（2）麻醉维持：同单纯异丙酚麻醉。

3. 芬太尼＋异丙酚麻醉 由于异丙酚的镇痛作用弱，可加用较强的镇痛药来减少异丙酚的用量和维持麻醉的平稳，常用的有芬太尼、阿芬太尼、氯胺酮等，在这里我们只介绍芬太尼＋异丙酚麻醉。

（1）麻醉诱导：先静脉推注芬太尼0.5～1μg/kg，再静脉推注异丙酚1.5～2.0mg/kg。芬太尼可明显增强异丙酚的镇静、镇痛效果，但也能加重异丙酚对呼吸的抑制作用，一定要密切观察。

（2）麻醉维持：同单纯异丙酚麻醉。

4. 注意事项

（1）麻醉诱导时注药速度：诱导剂量一般在

30～60s 内注入，注射速度快，对循环、呼吸系统影响较大，呼吸抑制率高达 76%。麻醉中必须鼻导管吸氧 3～5L/min。

（2）异丙酚用量：其用量个体差异较大，一定要根据患者具体情况调整用量，老年体弱、高血压及心功能不全患者麻醉诱导后血压下降尤为明显，剂量应酌减，与咪达唑仑和芬太尼合用时剂量要适当减少。

（3）加强监测：应用异丙酚全身麻醉时必须监测血压、脉搏、心电图、SpO_2，同时备好人工通气装置。肥胖、颈短患者麻醉后易引起舌后坠，要及时提起下颌以保持呼吸道通畅，如仍不能纠正，SpO_2 持续下降，应立即让患者平卧或侧卧，必要时气管插管行辅助或控制呼吸。出现循环抑制时，给予血浆扩容剂和血管活性药物。

（4）注意药物的相互作用：与阿片类药物和地西泮合用时要掌握好剂量，用量不当可加重呼吸抑制，延长睡眠时间。

（5）操作者动作要轻柔，尤其当十二指肠镜置入咽喉部时要避免动作粗暴，以免引起喉头痉挛；要及时清除咽喉部分泌物，以免误吸而致窒息。

（五）检查方法

1. 操作步骤　传统的子母镜的操作必须由两名熟练掌握 ERCP 技巧的内镜医师默契配合、共同操作来完成。首先要用普通十二指肠镜先行检查和治疗（因初始母镜外径较粗，直径 14.5mm，操作管道 4.5mm，仅作为子镜的输入装置，别无他用）。插镜至十二指肠降段寻找乳头，插管成功后，缓慢推注适量造影剂，在 X 线透视下，证实为胆道子母镜检查及治疗的适应证，即刻行十二指肠乳头切开术，然后拔出十二指肠镜，更换母镜重新插入，将子镜由母镜工作管道置入，在母镜视野内调整角度，将子镜插入胆总管进行检查及治疗。因胆道子母镜检查及治疗均需在有水的条件下进行，也可在行 EST 术后立即置入鼻胆管用于注水冲洗，以确保视野清晰。

而新型胆道子母镜操作则无须更换母镜，只要选择大钳道（4.5mm）治疗型十二指肠镜即可。在常规 ERCP 造影后（如乳头开口较小，可行胆管括约肌切开术或柱状气囊扩张术），直接沿导丝经十二指肠镜活检孔道插入子镜，缓慢移动子镜的转向装置或调整母镜，尽量使子镜视

野位于胆管管腔中央，便于观察病变。持续注水及吸引，保持视野清晰（原子镜仅有 1 个工作通道只能注水或通过碎石探头，而无法吸引及进行有效的水循环，如碎石时必须另置鼻胆管持续注水）。子镜插入胆管后，可直达肝门，然后退镜检查，结合 X 线影像及子镜在胆管腔内解剖定位，由左右肝管、肝总管、胆囊管开口、胆总管顺序检查，发现病变后，根据需要插入活检钳、细胞刷、液电探头或激光光纤行子镜下治疗。检查过程和一般 ERCP 术相同，只需术者同时操作子镜和母镜，因子镜与一个可调整各种方向的机械臂相连并固定，因此助手只需完成附件传递、注水和（或）吸引等工作来协调即可。这样就简化了操作程序，更加方便了临床检查和治疗。

具体操作步骤如下：

（1）母镜插入法：母镜插入和普通十二指肠镜相同，插至十二指肠降段，将乳头调整在视野中央，并拉直镜身（图 11-7-15）。

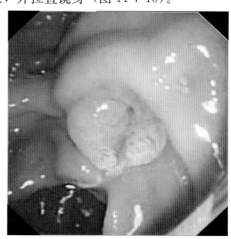

■ 图 11-7-15　十二指肠乳头

（2）常规行 ERCP 与 EST 术（图 11-7-16），乳头切开的长度以子镜容易插入为原则，通常做中、小切口。如具备更加纤细（直径 3mm 以下）的胰胆管镜，可不做切开直接经由导丝引导子镜插入胆管。如乳头括约肌切开术后有活动性出血，则 1 周后再做子母镜检查。

（3）子镜插入母镜：在母镜活检孔道口装有子镜插入用的附属置入器，通过该装置插入子镜。如准备进行激光碎石则应将激光光纤经子镜操作管道预先置入，否则子镜插入胆道后激光光纤无法伸出。因光纤太细，先端过于锐利，易损

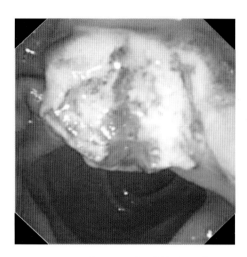

■ **图 11-7-16　行 EST 术后的十二指肠乳头**

伤组织，故在子镜先端部外露不易太长，2～3mm 即可。太长的光纤易折断，且不易插入胆道。当子镜插入至母镜先端部时，应将大小螺旋钮、抬钳器完全放松，直到子镜弯曲部完全伸出钳道，以避免损伤子镜。

（4）子镜插入胆管内：子镜如何顺利插入胆管是这一技术能否成功的关键。按原设计要求子镜先端可弯曲部分需在母镜视野内完全显露方能使用抬钳器，否则很容易造成子镜损伤。但子镜先端部长约 40mm，如此长的先端部要在十二指肠腔内成锐角插入胆总管几乎是不可能的。这就需要操作时注意，当子镜在母镜视野内显露 3～5mm 时，母镜操作者将母镜保持稍许前屈，利用两镜的角度调节及母镜的抬钳器来协调完成，调整子镜向上的角度钮和母镜抬钳器，使之形成一个有利于插入胆管的角度。为了使子镜顺利插入胆管，当子镜向胆道插入的瞬间，将抬钳器还原。如子镜插入困难，可用导丝引导将子镜沿导丝插入胆总管，但此方法不适宜经胆道子母激光碎石的操作。传统的子镜插入胆管后激光光纤无法伸出，必须将激光光纤预先置入，导丝与光纤两者不能兼顾使用；而德国铂立公司子镜因有双管道，可同时插入，应用比较方便（图 11-7-17，图 11-7-18）。

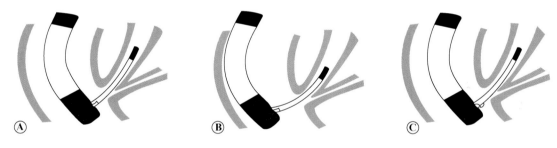

■ **图 11-7-17　子镜插入胆管内示意图**

A. 母镜保持稍许前屈，利用两镜的角度调节以利于子镜插入；B. 将母镜镜身向前轻推，使母镜和子镜的夹角变成钝角；C. 放松母镜抬钳器，保持母镜在拉直状态下缓慢退出子镜

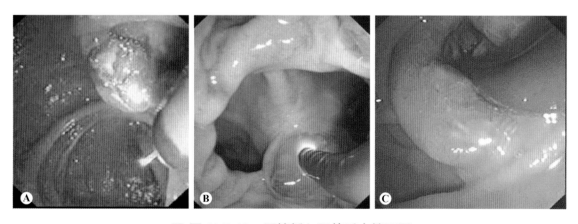

■ **图 11-7-18　子镜插入胆管后内镜下图**

A. 预先置入激光光纤的子镜；B. 子镜插入胆管开口瞬间；C. 子镜进入胆管后

2. 检查方法——胆管内的观察　子镜插入胆总管后，为避免子镜脱出，可尽量插至肝门或扩张的肝内胆管。如仅做诊断性的检查，可由此退镜观察，顺序为肝门部左右肝管分叉、肝总管、胆囊管开口部、胆总管。一旦发现胆管内有病理性改变，如乳头状瘤、胆管炎症、狭窄、占位性病变等，可选择细胞刷检、活检钳取材或腔内超声来进行诊断。如对巨大胆石进行治疗，则子镜无须插入过深，在子镜视野内窥见胆石，再由 X 线透视下确定子镜与胆石的确切位置即可。子镜插入胆管后要想有一个清晰的视野并非易事，需两镜相互协调、配合默契。除角度调节外，有时尚需转动镜身甚至以身体的旋转来带动母镜及子镜而获得最佳视野，母镜的操作在此更显重要。

子镜插入胆管后通过注水冲洗、吸引，循序观察。在肝门部可见左右肝管分叉，若要子镜插入右肝管，可逆时针旋转母镜；反之则将母镜顺时针旋转，也可插入导丝引导子镜选择性插入左、右肝管，然后退镜检查，顺序观察肝总管、胆囊管开口部、胆总管。操作过程中要时刻注意子镜在十二指肠腔内的合适位置及子镜与母镜间的角度，只有使子镜保持在母镜的视野内，才能顺利完成操作和观察。避免过度送水或注气，使胆管压力上升，由此引起腹痛和血压下降等症状，须小心谨慎。

完成观察和治疗后，将子镜角度钮放松，同时将母镜镜身向前轻推，使母镜和子镜的夹角变成钝角。放松母镜抬钳器，保持母镜在拉直状态下缓慢退出子镜，然后再退出母镜。

（六）胆道子母镜镜下表现

1. 正常胆道像　正常的胆管壁在内镜下表现为黏膜光滑，呈淡黄色的圆形管状结构，黏膜血管纹理清晰，呈树枝样改变。子镜下可见正常胆管壁（肝内胆管）、肝门部胆管分叉及胆囊管开口（图 11-7-19，图 11-7-20）。

2. 异常胆道像

（1）胆管癌：胆管黏膜失去正常形态，在病灶处可见不规则隆起，呈乳头状或菜花状表现，周围黏膜糜烂、充血，触之表面易出血，巨块或结节状瘤体向胆管腔内突出，常可致胆管腔狭窄或闭塞（图 11-7-21，图 11-7-22）。

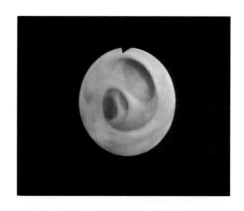

■ **图 11-7-19　子镜下正常胆管壁（肝内胆管）**

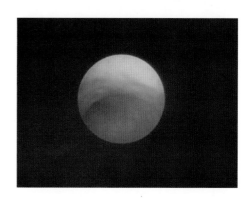

■ **图 11-7-20　子镜下胆囊管开口**

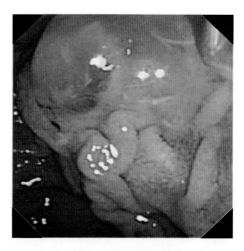

■ **图 11-7-21　胆管黏液腺癌，内镜下见开口处胶冻样物**

（2）胆管结石：镜下可见到胆管内黄褐色或黑色色素结石。当合并急性炎症感染时，胆管黏膜充血、糜烂，血管纹理不清。合并胆管化脓性炎症时，可见胆管内漂浮的脓性絮状物（图 11-7-23）。如肝内胆管开口狭窄合并结石，可见胆管开口处结石嵌顿或彗星征。

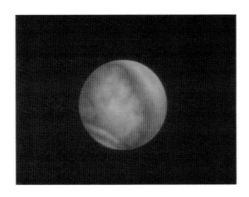

■ 图11-7-22 子镜下所见胆管腺癌瘤体组织

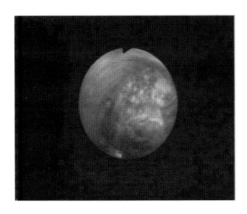

■ 图11-7-23 子镜下所见胆管结石

（3）胆管良性狭窄：多因胆道手术因素及反复胆管结石、炎症所致。内镜下见胆管局部狭窄，结缔组织增生，但黏膜尚规整，可见充血及灶状糜烂。

（七）检查后处理

因胆道子母镜检查及治疗前需常规行ERCP、EST，整个操作过程时间较长，所以年龄大、一般状况差的患者对此耐受性较差，应慎重选择。

1. 如有胆道出血倾向或胆道巨大结石碎石后，为便于观察胆道出血情况，应及时应用止血药物及防止结石嵌顿。检查及治疗结束时应放置鼻胆管，注意保持鼻胆管的引流通畅，观察引流液的颜色、质量。

2. 目前大多胆道子母镜检查及治疗者均需静脉麻醉，检查及治疗后应在麻醉医师的监护下进行麻醉复苏，直至患者完全清醒。此过程应注意避免患者因误吸导致窒息。

3. 术后常规禁食24h，注意静脉补充液体及电解质。如无明显并发症出现，则改为流质饮食及软半流质饮食，3天后可进普通饮食。

4. 次日清晨监测血、尿淀粉酶及血常规变化。

5. 常规应用抗生素2~3天，预防胆道感染的发生。

6. 密切观察患者有无呕血、黑便、腹痛、气急、高热等症状，注意体温、脉搏、血压变化。

7. 如有发热、出血、腹痛及淀粉酶升高，应积极采取对症处理。处理原则与ERCP技术并发症的相同。

（八）并发症及其防治

并发症大多与ERCP及EST相似，包括十二指肠乳头切开部位出血、急性胰腺炎或高淀粉酶血症、胃肠道穿孔、结石嵌顿等，不再赘述。针对于胆道子母镜检查及治疗，尚有几种特殊的并发症，叙述如下：

1. 胆道出血 为胆管肿瘤或炎症糜烂的基础上合并损伤所致，可行局部压迫或注入止血药物治疗。如乳头开口出血，可于黏膜下注射1:10 000肾上腺素溶液或局部使用止血夹、凝血探头止血。出血较多者需配合静脉应用止血药物，如为活动性出血，经以上措施仍不能有效止血，则应行急诊外科手术治疗。

2. 胆管穿孔 极少见，多因子镜操作不慎、动作粗暴或液电碎石过程误伤胆管壁所致。胆管穿孔一旦发生，应立即停止操作，置入鼻胆管引流。术后严密观察各生命体征及腹部情况。一般均可经保守治愈。如出现弥漫性腹膜炎，应即刻行外科手术治疗。

3. 腹泻 多因在子镜观察或碎石过程中注入过多的生理盐水所致，无须特殊处理可逐渐恢复正常。

三、胆道子母镜治疗技术

目前胆道子母镜治疗方面主要是针对肝内、外胆管巨大结石和嵌顿结石，配合液电或激光设备进行碎石治疗。其适用于机械碎石网篮无法套取的肝外胆管或左、右肝管的巨大结石和嵌顿结石。理论上，只要子镜可以探查的肝内胆管均可行碎石治疗，但由于母镜和子镜的各种角度限制，临床操作中，使用子镜逐个分支探查肝内二级胆管的难度极大。另外对于胆管（尤其是肝门部）恶性狭窄，以及肝移植术后胆管狭窄、导丝插入困难的情况，应在子镜直视下协助将导丝插过狭窄段，以利于下一步进行扩张或支架置入等治疗。早期的子母镜亦可对病理性扩张明显的胰管进行观察，近代的子镜因外径较为纤细，可对大部分胰腺管腔内的病变进行诊断和治疗。

（一）巨大胆管结石的子母镜治疗技术

1. 适应证

（1）经 ERCP 检查，结石巨大，直径在 3cm 以上，机械碎石操作困难者。

（2）肝门部包括左、右肝管及肝外胆管的嵌顿结石。

（3）胆囊管低位汇入胆总管致胆管末端解剖异常者。

2. 禁忌证

（1）与 ERCP 技术的禁忌证相同。

（2）胆管充满型结石因缺乏足够的空间，无法提供子镜所需视野，亦不适于该技术的应用。

3. 操作方法

（1）母镜操作技术：经口插入治疗型十二指肠镜（操作管道 3.2～4.2mm），到达十二指肠降段，寻找并摆正十二指肠乳头位置，使用乳头切开刀、导丝选择性插管，成功后注入造影剂，在 X 线透视下观察胆管扩张的程度、胆石的大小、有无胆管狭窄，以确定是否为子母镜治疗的适应证。如为胆管巨大结石行此治疗，可尽量做一个乳头大切口，以利于碎石后结石的取出。如乳头切开足够满足子镜的插入，则无须保留导丝，拔除乳头切开刀等器械，以备子镜插入（图 11-7-24～图 11-7-26）。

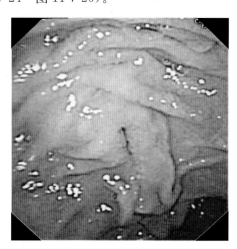

图 11-7-24　内镜下十二指肠乳头形态

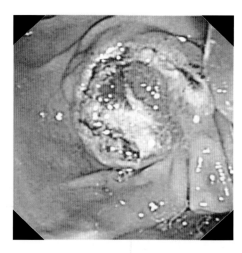

图 11-7-25　内镜下乳头括约肌切开术后

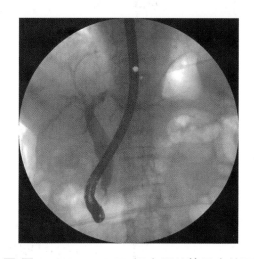

图 11-7-26　ERCP 证实胆总管巨大结石

（2）子镜操作技术：准备使用子镜行液电或激光碎石前，需先将液电探头或激光光纤预先经操作管道置入子镜，在子镜先端部外露 2～3mm 即可，因胃肠道解剖及子母镜弯曲角度的关系，子镜插入母镜后探头或光纤均无法由子镜插出。子镜经由母镜插入后，在母镜角度调节、抬钳器等协调作用下将子镜插入胆道。要想获得最佳视野，除母镜各角度的调节、抬钳器常规操作外，有时需经术者体位变动以带动手柄、镜身的旋转来完成。子镜进入胆道后由鼻胆管或子镜钳道注入生理盐水，保持视野清晰，窥见巨大结石后在直视下将激光光纤触及靶点，以脚踏开关控制放电碎石（图 11-7-27）。

由于子镜视野较小，且镜身长，不如纤维胆道镜操作灵活，每次碎石后，视野即模糊不清，须不断调整子镜角度并冲洗吸引以保持视野清晰，才能继续碎石。除在子镜直视下观察结石破碎的情况外，还可由鼻胆管注入造影剂，在 X 线透视下观察。一旦结石破碎，较小的结石经盐水冲洗可自行排出胆道；较大的结石，可退出子镜，插入网篮取石（图 11-7-28），直至结石取净或置入鼻胆引流管保证胆汁引流通畅，1 周后复查（图 11-7-29）。双频双脉冲激光碎石机是目前国际上最先进的设备之一。它有别于以往各种类型的激光治疗器，关键在于对组织不产生热效应，只碎石，不损伤组织。操作过程安全有效，无穿孔、出血等并发症发生。

4. 并发症及其处理

（1）胆道出血：碎石所致胆道出血较为少见，但在应用液电碎石技术时应引起重视：一是

液电碎石探头要避免直接接触胆管壁及黏膜组织，二是碎石过程要随时观察结石破碎及裂解的程度，避免过度的能量透过结石裂隙作用于胆管壁造成损伤。一旦发现出血，可经子镜注入 1∶10 000 的肾上腺素冰盐水冲洗，或退出子镜插入柱状扩张球囊压迫止血。必要时可采取介入栓塞或手术方法止血。

（2）胆道穿孔：很少见，多为操作不规范、动作粗暴所致。一旦发生穿孔应立即停止操作，退出子镜，经由导丝插入鼻胆管置于穿孔近段胆管，保证胆汁引流通畅，术后严密观察病情变化。一般经保守治疗均可治愈。

该技术对难治性胆管结石的治疗为行之有效的方法，但实际应用中还存在以下不足：①子镜目前仍为光导纤维内镜，由于镜身纤细，其视野狭小，且极易损坏。尽管子镜有上下两个角度调节，但由母镜插入胆道后操作失去灵活性，大部分需靠母镜镜身的旋转来完成。②子镜工作管道 1.2mm，激光光纤粗者 0.73mm，细者 0.42mm，因光纤太细，缺乏手感，极易折断。③激光光纤必须在子镜插入母镜前先行置入，于子镜先端部外露 2～3mm 一同插入，否则激光光纤通过困难。④激光光纤不能遮挡放射线，在透视下无法观察光纤的确切位置，只能靠子镜直视下来判断，但子镜视野狭小，尤其对极度扩张的胆管，面对巨大结石，镜下不易了解全貌。又因乳头切开后造影剂反流不能充盈胆管，必要时须拔出子镜，用气囊导管造影来观察。由于激光光纤过于纤细，在操作时绝不像导丝那样挺拔，插入时需

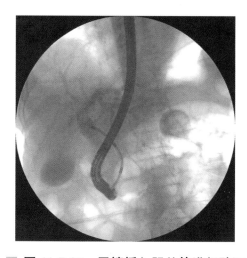

■ **图 11-7-27　子镜插入胆总管进行碎石**

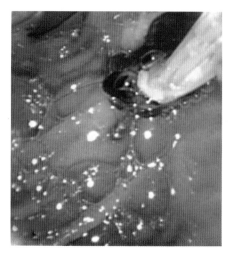

■ **图 11-7-28　取石网篮套取结石**

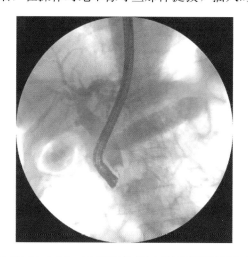

■ **图 11-7-29　X 线透视证实胆总管结石取净**

十分小心，勿折断，在行激光碎石过程中要有专人保护光纤。

（二）经胆道子母镜治疗胆管狭窄

对于肝外胆管及左、右肝管的良、恶性狭窄，需放置胆道支架治疗者，在操作过程中，可能因为狭窄的位置、胆管的走行及内镜的角度等问题造成导丝无法通过狭窄段，从而难以进行有效的治疗。子母镜的应用可解决这一难题。

1. 适应证

（1）胆道手术损伤胆管致胆管狭窄者。

（2）胆道肿瘤尤其肝门部占位致胆管梗阻者。

（3）肝移植术后吻合口狭窄者。

2. 禁忌证　同子母镜检查禁忌证。

3. 治疗方法

（1）胆道手术所致胆管损伤常见于胆囊切除术及胆总管切开探查术等，多发生于肝外胆管的中段。除胆管横断不适于内镜治疗外，所致各种类型狭窄均可在子镜直视下将导丝插入狭窄段，经由柱状扩张球囊扩张，选择适当长度塑料支架（7～10Fr）一至多根支架置入，留置3～6个月后取出，常可满足胆道正常流出道的需要。

（2）对胆道恶性肿瘤梗阻的治疗多数病例可经ERCP常规方法来完成，但有时导丝很难通过狭窄段，尤其肝门部梗阻要想选择性进入左或右侧肝内胆管，尤为困难。此时可将子镜插入胆管，直视病变，寻找狭窄的腔道，并通过子镜操作管道置入导丝引导。必要时可在X线透视下进行，使导丝顺利通过狭窄段，从而进一步行胆道扩张及放置支架治疗，常可获得成功。

（3）肝移植术后吻合口狭窄如供、受体肝外胆管周径相符，则狭窄段较易通过；若供、受体管径粗细参差不齐，则吻合口狭窄段与扩张的胆管腔常形成一个穹隆，像沙漏状，导丝在穹顶部返折，不易通过。但在子镜直视下可见狭窄的管腔，可由子镜直接将导丝插入，可起到事半功倍的效果。

4. 并发症及其防治

（1）术后发热：多见于肝门部肿瘤，ERCP操作时注入造影剂压力过高、速度过快，将肝内狭窄段以上胆管充盈，但无法做到术后充分引流所致。一旦发生术后肝内胆管急性化脓性感染，如无法进行有效的引流，可导致重症胆管炎的发生，局部炎症可形成肝脓肿或穿破肝形成膈下脓肿，亦可导致感染性休克甚或死亡。故肝门部胆管癌的内镜治疗须十分慎重，防治的要点之一是有条件的医院可在ERCP术前做磁共振胰胆管成像，以了解肝门部胆管癌的分型，选择扩张最严重的胆管做充分引流，要保证肝胆汁分泌量的40%能得到引流，方能得到较好的疗效。如无条件只能依靠ERCP来进行诊断，则操作时需在放射线透视下依靠导丝来探查，导丝进入的胆管可注入少量造影剂以观察胆管扩张的程度，来决定能否进行有效的引流，需反复探查挑选各个胆管，进行多支架、多位点引流，才能取得较好的疗效。

（2）胆道穿孔及出血：较为少见，本节前文对其已有详细描述，不再重复。

四、胆道子母镜检查及治疗的临床价值与展望

胆道子母镜技术临床应用已有30多年的历史，早期因设备存在诸多缺陷，操作程序繁杂，对临床医生的操作技巧要求较高，应用范围局限，仅可对扩张的胰、胆管进行观察，缺乏治疗功能，故限制了这一技术的临床应用。1990年日本藤田力野报道，对93例胆道疾病和14例胰腺疾病进行经口子母镜检查，成功率96.4%，并对其中12例患者进行了有效的治疗。近年来，随着医疗科学技术的不断发展，设备器材的快速更新，这一技术已成为当今世界消化内镜领域不可或缺的诊断、治疗技术之一。由于有了操作管道，可插入活检钳、细胞刷，对早期胆管癌的诊断极有价值。经激光或液电碎石探头对以往常规治疗内镜无法解决的巨大、嵌顿胆管结石进行治疗，尽管操作复杂，但是为临床提供了一条新的途径，可使众多以往只能依靠外科手术的患者免除开刀之苦，扩大了内镜治疗胆管结石的适应证。

近年来，胆道子母镜技术有了突破性的进展：一是向小型化发展，子镜越来越细，直径由3Fr到8Fr不等，无须专用母镜，不做乳头切开即可插入胆管。纤细的子镜可经扩张的胆囊管进入胆囊，在直视下观察胆囊黏膜的病变。亦有作者经此途径将鼻胆囊导管置入胆囊，注入溶石药物治疗胆囊结石。

二是出现了可以拆卸、组装的子镜，如德国铂立公司生产的第二代子镜。其外鞘可以和导光束、导像束分离，便于清洗消毒，亦方便各部分组件损坏后维修更换，更重要的是适应了现代医学发展的要求，其外鞘可以逐渐向一次性使用发展，解决了内镜消毒不规范、不彻底的难题。

相信随着科学技术的不断发展，会有更多的新型材料、器械不断推出，为临床医生诊断与治疗提供更加有力的支持。

（孙文生）

参考文献

[1] 刘京山，金斗．经十二指肠镜壶腹周围针吸活检的临床价值．中国内镜杂志，1997，3（5）：40.

[2] 刘京山，金斗．ERCP对胆石症患者胆总管探查的指导意义．中国消化内镜杂志，1999，16（2）：112.

[3] 孙文生，张锏，孙斌，等．经口胆道子母镜双频激光治疗巨大难治性胆管结石．中华消化内镜杂志，2006，23（2）：123-124.

[4] 孙文生，张锏，谭庆山，等．经口胆道子母镜临床应用．中华消化内镜杂志，1999，16（2）：91-92.

[5] 龚彪，潘亚敏．新型子母镜在胆胰疾病诊治中的应用．中国实用内科杂志，2006，26（6）：464-465.

[6] 沈云志，茹佩瑛，蒋伟陈，等．经口胆道子母镜插入法．中华消化内镜杂志，2001，18（1）：51-52.

[7] 王志东，王荣，王曙逢，等．原发性十二指肠恶性肿瘤的诊断和治疗：附54例报告．中国普通外科杂志，2006，15（9）：676-678.

[8] 张宝善．胆管残余结石的胆道镜治疗．临床外科杂志，2005，13（7）：406-407.

[9] 许国铭，李兆申．上消化道内镜学．上海：上海科学技术出版社，2003：158-163.

[10] 陈训如，田伏洲，黄大熔．微创胆道外科手术学．北京：军事医学科学出版社，2000：46-48.

[11] 刘伟林，周汉林，樊晓斌．十二指肠镜对十二指肠乳头部肿瘤定性诊断的价值．肝胆胰外科杂志，2005，17（3）：223-224.

[12] 吕民生，梅建民，聂洪峰，等．十二指肠乳头部肿瘤25例诊治分析．肝胆外科杂志，2008，16（2）：121-122.

[13] 巩鹏，王忠裕，时连权，等．壶腹部局部切除术治疗壶腹与十二指肠乳头部肿瘤．肝胆胰外科杂志，2003，15（4）：252-253.

[14] 周平红，姚礼庆，高卫东，等．重症急性胆管炎的急诊内镜治疗（附156例报告）．中国实用外科杂志，2002，22（10）：600-602.

[15] 陈怡，许晓虹，周勇．B型超声引导下十二指肠镜临床应用的探讨．中华普通外科杂志，2001，（4）：253-253.

[16] Panpimanmas S，Chantawibul S，Ratanachuek T. Pulse dye laser lithotripsy for large biliary tract stones. J Med Assoc Thai，2000，83：433-438.

[17] Parc Y，Mabrut JY，Shields C，et al. Surgical management of the duodenal manifestations of familial adenomatous polyposis. Br J Surg，2011，98（4）：480-484.

[18] Lu Y，Gao R，Liao Z，et al. Meta-analysis of capsule endoscopy in patients diagnosed or suspected with esophageal varices. World J Gastroenterol，2009，15（10）：1254-1258.

[19] Roberts KJ，Sheridan M，Morris-Stiff G，et al. Pancreaticopleural fistula etiology treatment and long-term follow-up. Hepatobiliary Pancreat Dis Int，2012，11（2）：215-219.

[20] Bulajic M，Panic N，Radunovic M，et al. Clinical outcome in patients with hilar malignant strictures type Ⅱ Bismuth-Corlette treated by minimally invasive unilateral versus bilateral endoscopic biliary drainage. Hepatobiliary Pancreat Dis Int，2012，11（2）：209-214.

[21] Ho HY，Wu TH，Yu MC，et al. Surgical management of giant hepatic hemangiomas: complications and review of the literature. Chang Gung Med J，2012，35（1）：70-78.

[22] Aminian K，Rezayat KA，Shafaghi A，et al. Living Fasciola hepatica in biliary tree: a case report. Ann Hepatol，2012，11（3）：395-398.

第十二章
胆道镜技术在胆道外科的应用

胆道镜技术是目前国际上一项先进的内镜微创诊断和治疗技术，曾被誉为是医学史上的一次划时代的进步。胆道镜技术是内镜技术的重要组成部分之一，它不仅在诊断和治疗胆道镜残余结石方面是一种有效的非手术的重要治疗手段，而且随着微创技术的发展，它在微创外科方面尤其是在微创保胆手术治疗胆囊结石和胆囊息肉方面取得了重大进展。随着微创医学的不断发展，胆道镜的应用范围将会越来越广，必将发挥越来越重要的作用。

第一节　胆道系统的解剖

胆道系统上部起自肝的毛细胆管，下部与主胰管汇合，形成 Vater 壶腹后，开口于十二指肠降部后壁。临床上一般将胆道系统划分为肝内胆管与肝外胆管两部分。肝内胆管包括分别被称为一级、二级胆管的左、右肝管，肝外胆管包括肝总管、胆总管、胆囊及胆囊管。

1. 右肝管　右肝管由右前支肝管与右后支肝管汇合而成，并接受尾状叶右半部与尾状叶突的胆管。

2. 左肝管　左肝管由左内叶与左外叶肝管汇合而成，并接受尾状叶左半部的胆管。

3. 肝总管　肝总管上端起自左、右肝管汇合处，在肝十二指肠韧带右缘下行与胆囊管汇合成为胆总管。

4. 胆总管　胆总管上端起自肝总管与胆囊管汇合处，走行于肝十二指肠韧带内，然后通过十二指肠第一段的后侧，经胰腺背侧进入十二指肠降部，以十二指肠乳头的方式，开口于十二指肠。胆总管根据其与十二指肠及胰腺的解剖关系，划分为十二指肠上部、十二指肠后部、胰腺部及十二指肠壁内部 4 段。

5. 胆囊　如图 12-1-1 所示，胆囊形似梨状，宽3～5cm，长 7～10cm，容量 30～60ml。胆囊分为胆囊底、体及胆囊颈 3 部分。胆囊管起自胆囊颈部，胆囊管直径 2～3mm，其内部黏膜呈螺旋状，称为海斯特瓣，胆道镜一般不易通过。

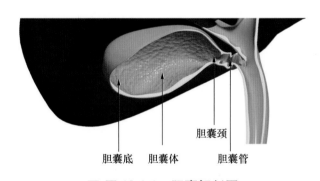

胆囊颈

胆囊底　胆囊体　胆囊管

■ 图 12-1-1　胆囊解剖图

第二节　胆道镜的分类

一、胆道镜的分类

（一）硬性胆道镜

如图 12-2-1 所示，因不能弯曲，故多用于手术中胆道检查和治疗。

（二）软性胆道镜

如图 12-2-2 所示，软性胆道镜为临床应用最为广泛的纤维胆道镜，因其镜身可弯曲，故用于术中、术后及经皮经肝胆道镜的检查和治疗。

（三）经口胆道镜

此类胆道镜可用于 EST 术后经口直接进入

胆道进行检查，可分为：

1. 胆道子母镜（图 12-2-3）。

2. 滑脱型胆道镜。

3. 直接胆道镜。

二、胆道镜的应用技术分类

（一）术中胆道镜技术

术中胆道镜技术指在手术中直接切开胆管，胆道镜由切口处进入胆道进行检查和治疗。

（二）术后胆道镜技术

术后胆道镜技术（post-operative choledochofiberscopy，POC）是目前临床上应用最为广泛的一种胆道镜检查方式，主要通过以下几种方式进入胆道：

1. 经过 T 管窦道进入胆道。

2. 经过胆肠吻合术后引流管窦道经空肠盲祥进入胆道。

3. 经胆囊造瘘引流管窦道进入胆道。

（三）经皮经肝胆道镜技术

经皮经肝胆道镜技术（percutaneous transhepatic choledochofiberscopy，PTCS）是指先经非手术方法行经皮经肝胆管穿刺后置入胆道引流管（即 PTCD），然后经数次窦道扩张术，待窦道扩张至可通过纤维胆道镜时，再行纤维胆道镜检查与治疗。

（四）经口胆道镜技术

此种方法系指 EST 术后，胆道镜经口或经母镜进入胆道。

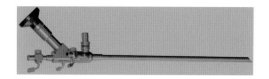

图 12-2-1　硬性胆道镜

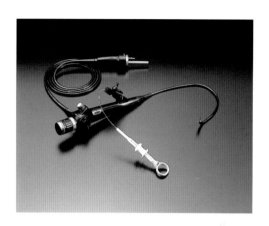

图 12-2-2　软性胆道镜

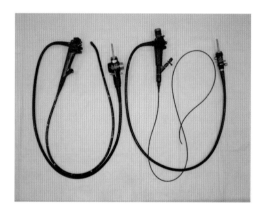

图 12-2-3　胆道子母镜

第三节　胆道镜技术分类

一、术中胆道镜技术

如图 12-3-1 所示，按常规术中无菌要求，将灭菌的胆道镜经胆总管切口处进入胆道，在直视下进行胆道镜检查或取石，一般检查顺序为先检查胆总管下端而后检查肝内胆管。若行保胆手术则从胆囊底部切开处进入胆囊进行观察和治疗。在检查过程中，应通过灌注系统向胆道内持续滴注生理盐水以保持视野清晰，如发现可疑病变则可取活体组织行病理检查。

二、术后胆道镜技术

如图 12-3-2 所示，术后纤维胆道镜取石一般于胆道术后 6 周窦道壁较为牢固时方可进行。检查前需先拔除 T 管，然后行窦道口周围皮肤常规消毒、铺巾，经 T 管窦道或空肠造瘘窦道进入胆道内，进行检查与治疗。

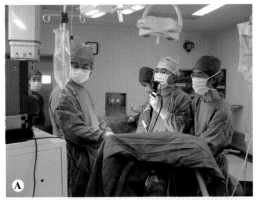

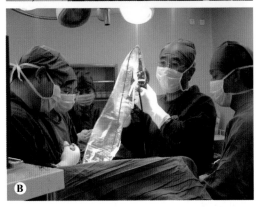

图 12-3-1　术中胆道镜技术

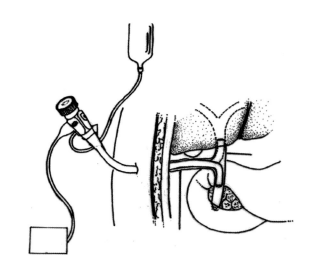

图 12-3-2　术后胆道镜模式图

患者术前无须禁食，术中一般不需要麻醉，术后不用抗生素。检查完毕后，仍需重新放置引流管，开放引流 24h，应注意保护好引流管以防止脱落。术后两次取石时间应间隔 5～7 天。

第四节　胆道镜技术类型的选择

一、术中胆道镜技术

此种方式适用于：

1. 行微创保胆手术者。

2. 术前诊断不明者。

3. 术前疑有胆道肿瘤，术中需行胆道镜检查进行活体组织检查者。

4. 术中可疑胆石有遗漏者。

5. 术中疑有胆道畸形，解剖不清者。

6. 术中可疑胆道损伤者。

术中胆道镜检查时，因患者在麻醉状态下，且对术野污染，故术中胆道镜检查、治疗时间不宜过长。对于术前、术中已断定结石难以取净（即预计胆道残余结石）者，则应行术后胆道镜治疗。

二、术后胆道镜技术

本方式主要适用于胆道手术后的病例，多使用软性胆道镜。此乃目前应用最多的一种检查、治疗方式，操作简单，应用方便。术后胆道镜技术仍需在外科手术建立与胆道相通的窦道的前提下方可施行，因此还没有完全摆脱外科手术给患者带来的痛苦。

三、经皮经肝胆道镜技术

经皮经肝胆道镜技术不需要外科手术，胆道镜可直接进入胆道内进行检查、治疗，完全避免了外科手术给患者带来的痛苦。

此法适用于无胆道引流管的患者，特别是老年人和高危梗阻性黄疸及晚期胆道肿瘤患者，此法对解除胆道梗阻、缓解临床症状起到了积极作用。

第五节　胆道镜基本操作技术与方法

一般操作一人即可。

术者将胆道镜与生理盐水相接，边注水边检查，调整至视野清晰。

检查顺序：术后胆道镜检查进镜时，应沿引流管窦道循腔进镜，切忌视野不清晰时盲目进镜，否则容易造成窦道穿孔。胆道镜沿窦道进入胆道后，观察胆道顺序应先肝外胆管后肝内胆管。在观察肝外胆管时应探查肝外胆管有无扩张、结石、肿瘤、蛔虫、血块、异物，Oddi 括约肌有无炎症，开口有无梗阻、肿瘤、狭窄等。

检查肝内胆管时，为防止肝内胆管定位错误造成遗漏，应先熟悉和判定肝内胆管的解剖位置，区分左、右肝管以及左、右肝管的进一步分支，并应准确判断出结石在胆管内的位置，之后再行治疗，切忌见到结石就盲目取石。

凡是外径粗于胆道镜外径的胆管，胆道镜均可进入，向下可达胆总管末端部分。部分患者胆道镜可穿过 Oddi 括约肌进入十二指肠腔。

胆道镜检查完毕后需循原引流管窦道再次放入引流管以引流胆汁，并为胆道造影或下次胆道镜检查保留通道。

术后处理：胆道镜检查完毕后，应再放置胆道引流管并开放引流 6～12h。若无不适，胆总管下端通畅，则可夹闭引流管，待行胆道造影后方可拔除引流管。

第六节　胆道镜检查并发症的预防及处理

胆道镜检查操作安全、易行，一般无严重并发症。胆道镜检查术目前尚未见死亡病例的报道。常见的并发症有：

1. 发热　多为一过性低热，一般低于 38℃，开放胆道引流后大都可自行消退。

2. 窦道穿孔　多因初学者操作粗暴引起。在经窦道进镜时，应遵循循腔进镜的原则，将窦道调整至视野中央，切勿盲目进镜，否则易导致窦道穿孔。

3. 恶心、呕吐　多因胆道镜扩张胆管或注水压力过高所致，此时拔出胆道镜，减压胆道压力即可缓解。

4. 腹泻　系检查过程中，生理盐水过多，经胆道进入肠道所致，一般无须处理。

5. 胆道出血　较少见，多因患者同时伴有门脉高压症或严重凝血功能障碍所致。有时在行等离子碎石损伤胆道血管时也可发生出血。发生出血时可用胆道镜局部压迫出血点或使用气囊止血，出血多可停止。严重出血、保守治疗无效时可在数字减影血管造影（DSA）下行血管栓塞术，必要时应手术止血。

第七节　胆道镜的清洁、保养和消毒

内镜的消毒是关系到医疗安全的重要内容，内镜医师必须高度重视内镜消毒工作，严格按照卫生部《内镜清洗消毒技术操作规范》，正确掌握胆道镜的清洗和消毒工作。

一、胆道镜清洗消毒的基本设备

包括专用流动水清洗消毒槽、负压吸引器、超声清洗器、高压水枪、干燥设备、计时器、注射器、纱布、棉棍等。

二、胆道镜的消毒清洗剂

包括多酶洗液、乙醇、消毒剂等。

三、胆道镜的清洗原则

1. 胆道镜使用结束后立即用湿纱布擦去外表污物，用注射器反复冲洗管道。

2. 在流动水冲洗槽内彻底冲洗镜身，用纱布反复擦洗镜身及操作部。

3. 用清洁毛刷彻底洗刷活检孔道。

4. 用高压水枪反复冲洗管腔。

5. 将管腔内的水分用吸引器吸干并将镜身擦干。

6. 将取石网篮、活检钳冲洗管等附件用毛刷刷净，清洗后擦干进行超声清洗。

四、酶洗

1. 将擦干后的内镜置于酶洗槽中，并用酶洗液冲洗活检孔道。

2. 将超声清洗后的附件用多酶洗液浸泡。

3. 用高压水枪彻底清洗胆道镜管道。

4. 将管道内水分吹干。

五、消毒

将酶洗后的胆道镜泡入 2% 戊二醇溶液中 10min。

六、冲洗

将胆道镜从消毒槽中取出，用注射器将管道内消毒液吹净。

将胆道镜放入清水冲洗槽中用流动清水反复冲洗镜身及管腔，擦干后备用。

胆道镜必须按照有关规定定期进行消毒效果的监测，发现问题应及时纠正。

第八节　术后胆道镜检查

术后胆道镜检查系指胆道外科手术后再经窦道插入胆道镜进行胆道检查。其中最常见的为经 T 管窦道插入胆道镜，如图 12-8-1 所示。

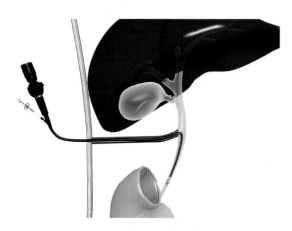

■ 图 12-8-1　术后胆道镜检查模式图

术后胆道镜技术较术前、术中胆道镜技术应用更为普遍，其形式包括：经 T 管窦道胆道镜、胆囊造瘘术后胆道镜、胆肠吻合术后经空肠盲襻胆道镜、肝内胆管造瘘术后胆道镜等。

术后胆道镜检查应于手术后 6 周开始，过早进行胆道镜检查和治疗，易发生窦道穿孔，若需多次胆道镜治疗的病例每两次之间应间隔 5~7 天。

术后胆道镜检查、治疗，患者痛苦小，安全易行，无须麻醉，无须禁食和住院，门诊即可施行。

一、适应证

1. 已知或可疑胆道残余结石。

2. T 管造影可疑胆管占位性病变。

3. T 管造影示肿瘤占位需病理活检。

4. T 管造影提示胆道畸形。

5. T 管造影提示胆道内异物。

6. 胆道内出血。

7. 需行选择性胆管造影者。

8. 其他需胆道镜确诊者。

二、禁忌证

术后胆道镜检查无绝对禁忌证，但有下列情况者应慎重：

1. 有明显出、凝血时间异常者。

2. 有明显心功能不全者。

3. 患者不能配合者。

三、术前准备

1. 纤维胆道镜、光源及相应附件。

2. 生理盐水。

3. 相应型号的 T 管。

4. 铺巾敷料等。

5. 术前及助手需按无菌操作要求穿戴无菌手术衣帽和手套。手术野在拔除引流管后常规消毒铺巾。

四、胆管的正常图像

正常肝内胆管图像，可见胆管开口为圆形，黏膜光滑、淡粉色，可清晰地看到胆管分支。胆管内可见新鲜胆汁。肝外胆管可见黏膜光滑、色淡粉。其末端胆管可见随肠蠕动而运动，末端黏膜呈绒毛状，开口可见收缩和舒张运动（图12-8-2，图12-8-3）。偶可见胆管末端左侧壁有胰管开口。在肝总管处可见胆囊管的半月形开口（图12-8-4）。

五、胆囊内黏膜及胆囊腔的正常图像

胆囊黏膜呈绒毛状、淡粉色，囊腔较大，可见胆囊黏膜下的网状血管（图12-8-5）。在胆囊床一侧有时可见迷走胆管开口，有胆汁溢出（图12-8-6）。

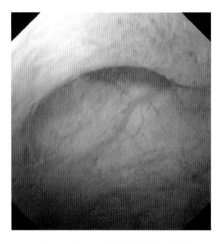

■ **图 12-8-4**　胆道镜镜下所见：
胆囊管开口

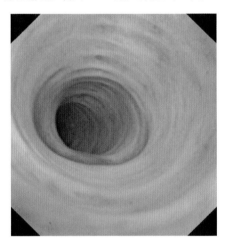

■ **图 12-8-2**　胆道镜镜下所见：
正常胆管内图像

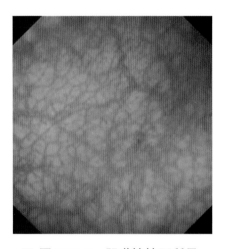

■ **图 12-8-5**　胆道镜镜下所见：
胆囊黏膜下血管网

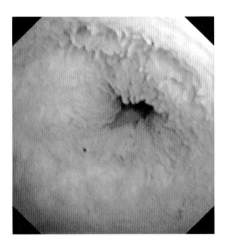

■ **图 12-8-3**　胆道镜镜下所见：
胆总管末端

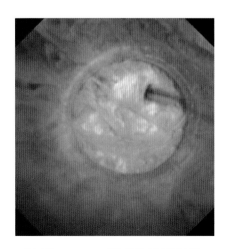

■ **图 12-8-6**　胆道镜镜下所见：
胆囊内迷走胆管开口

胆囊颈部黏膜较光滑，黏膜下网状血管明显，胆囊内可见扁平状胆囊管开口，有胆汁流入（图12-8-7）。较细的胆道镜可沿胆囊海斯特瓣（Hartmann囊）进入（图12-8-8）。偶可进入胆总管。

六、胆道病变的镜下所见

（一）胆管炎

镜下见胆管黏膜充血、水肿，重者可见黏膜糜烂，甚至发生溃疡，后者常伴结石嵌顿（图12-8-9）。此时胆管管腔由于弹力纤维断裂致胆管塌陷，表现为管腔开口由圆形变为扁平口状或不规则状。管口可呈现病理扩张，也可变小、狭窄。有时管腔内有较多脓液或团块状絮状物，有时可见有絮状物自管腔飘出，状如彗星，称为彗星征。

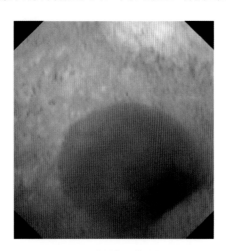

■ **图 12-8-7　胆道镜镜下所见：胆汁自胆囊管开口流入胆囊**

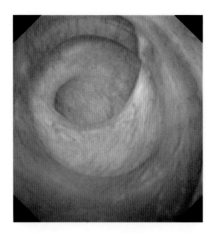

■ **图 12-8-8　胆道镜镜下所见：胆囊海斯特瓣（Hartmann 囊）**

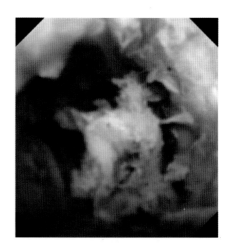

■ **图 12-8-9　胆道镜镜下所见：胆管炎**

可见黏膜充血、水肿、糜烂，伴有结石

（二）胆结石

胆道镜诊断胆结石为直视下检查，故十分可靠，可排除由气泡、血块等所致的假阳性。有文献报道，术后 T 管造影的准确率仅为 80% 左右。不仅如此，胆道镜还可以区分结石的大小、形状、颜色以及和胆管的相对关系。

（三）彗星征（comet sign）

临床上有时 B 超或 T 管造影均明确提示有肝内胆管结石，而胆道镜检查该支胆管却无结石，仅见该支胆管内有黄白色絮状物自胆管壁飘出，呈带状，头小尾大，状如彗星，若沿此彗星状物追寻，仔细探查其头部，将会发现极度狭窄的胆管开口，将此口扩开定能发现胆管结石。此彗星状物实为从狭窄开口的肝管飘出的絮状物。此现象由张宝善教授发现，称之为彗星征，并将此现象总结为："肝内胆管有彗星征必有结石，但不能反过来说。"此现象被张宝善教授命名为彗星征定律（图12-8-10）。

彗星征定律的发现，对防止胆道镜检查时遗漏胆结石具有重大的临床指导意义及理论和学术价值。

（四）硬化性胆管炎

在胆道镜下可见胆管黏膜充血、水肿，有黏膜下出血点，胆管管腔狭窄，引流不畅，有黄白色絮状物或胆泥存在，经胆道镜活检可明确诊断。

（五）胆道肿瘤

胆道肿瘤可分为良性、恶性两种，前者多为息肉或炎性息肉，后者多为乳头状腺癌。

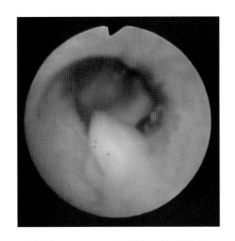

■ 图 12-8-10　胆道镜镜下所见：
胆道内彗星征

胆管内有黄白色絮状物自胆管壁飘出，
呈带状

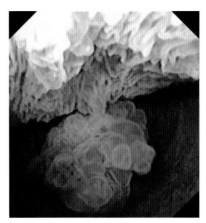

■ 图 12-8-11　胆道镜镜下所见：胆囊息肉

1. 息肉　息肉常位于胆囊内，镜下清晰可见黄白色分叶，呈珊瑚状（图 12-8-11）。有时在胆总管放置 T 管处可见黏膜有息肉样隆起，多由于 T 管刺激胆管黏膜所致，拔出 T 管后即可自愈，不需要处理。

2. 胆管癌　胆管癌可位于肝内胆管，镜下见胆管有结节样肿物，质脆硬，轻触即易出血（图 12-8-12）。病理活检即可明确诊断。

（六）胆总管囊肿

胆总管囊肿为先天性疾病，表现为胆总管呈囊性扩张，胆总管末端失去正常的漏斗形，而为扁平状，开口极小，常偏于一侧，同时常伴有肝门狭窄（图 12-8-13）。

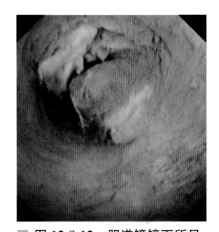

■ 图 12-8-12　胆道镜镜下所见：
肝门部胆管癌

镜下见胆管内结节样肿物，质脆硬，轻触即易出血

七、胆道镜在诊断方面的临床意义

1. 胆道镜作为诊断设备，其主要优点就是能够直视胆道内部情况，为其他影像学检查所不能比拟。

2. 胆道镜可以弯曲，因此可以自由地进入肝内、外胆管各支观察病变，克服了外科手术的盲区。

3. 胆道镜可取到胆管内病变的活体组织进行病理诊断。

4. 由于彗星征定律的发现，使纤维胆道镜取石的成功率大大增加，具有重要的临床意义。

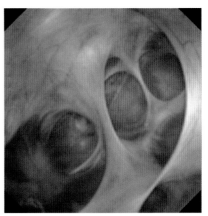

■ 图 12-8-13　胆道镜镜下所见：胆总管囊肿

胆总管呈囊性扩张，失去正常形态

第九节　术中胆道镜技术

术中胆道镜技术是指在开腹的状态下，在胆道手术的过程中运用胆道镜技术对胆道病变进行检查、治疗，是外科手术与内镜技术的结合，它可以直视胆道。正确运用此技术可以发现许多手术难以发现的胆道病变，甚至微小病变，可明显提高手术质量。

一、适应证

所有胆道手术，术中均应行胆道镜检查，对于胆总管探查的患者尤为重要。

二、禁忌证

能耐受胆道手术者均可行胆道镜检查，无特殊禁忌证。

三、术前准备

1. 按无菌手术要求严格灭菌的胆道镜及其附件，如取石网篮、活检钳、冲洗管等。

2. 内镜光源。

3. 术中冲洗用生理盐水。

四、操作技术及要点

术中胆道镜技术按其入路不同可分为 3 类：经胆总管胆道镜技术、经胆囊管胆道镜技术、经空肠盲袢胆道镜技术。

（一）经胆总管胆道镜技术

行胆总管探查术，纵行切开胆总管约 0.5cm，胆道镜自切开处进入胆道（图 12-9-1）。此时，先

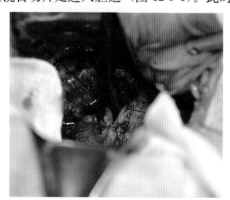

■ **图 12-9-1　术中胆道镜技术**
胆道镜已进入胆总管

将胆道内胆汁、血液吸净，待视野清晰时再进行观察，一般先观察肝外胆管，然后再观察肝内胆管，依次观察右肝管各支、左肝管各支。注意胆道内有无结石、狭窄、肿瘤、蛔虫、炎症，有无胆管扩张、塌陷等。对于结石、蛔虫可用取石网篮取出，对于狭窄可利用胆道镜进行扩张。在观察胆总管下端时，应注意胆总管下端有无结石、狭窄、肿瘤，特别是观察胆总管下端括约肌的收缩情况。此时可适当扩张。部分患者胆道镜可通过 Oddi 括约肌进入十二指肠。若无法通过，切忌使用暴力。此时可用取石网篮经胆道镜活检孔送入胆道，在胆道镜直视下将其通过 Oddi 括约肌，而后将胆道镜引导进入十二指肠，若仍无法通过则不必勉强。

（二）经胆囊管胆道镜技术

小部分患者可通过胆囊管将胆道镜送入胆总管（图 12-9-2）。但因胆囊管一般较细，加之胆囊管海斯特瓣的影响，一般不易进入。有时须在导丝引导下方可进入。若进行取石操作，则较大结石无法取出。

（三）经空肠盲袢胆道镜技术

行胆管空肠吻合术的患者，若结石复发，则可行手术将空肠盲袢切开，术中经空肠盲袢进入胆道镜，再由胆管空肠吻合口处进入胆道，进行胆道镜检查、治疗（图 12-9-3）。

五、常见问题及处理

（一）胆管结石

术中胆道镜若发现胆道内少量散在结石可即

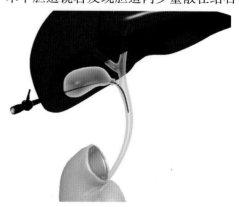

■ **图 12-9-2　术中经胆囊管胆道镜技术模式图**

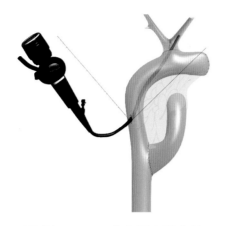

图 12-9-3　术中经空肠盲袢胆道镜技术模式图

刻取出，其取石方法见直视下胆管内取石术。对于胆总管下端，肝门部左、右肝管开口处的结石应尽量取出，较多的、嵌顿的复杂结石，因术中胆道污染，加之患者处于麻醉下，术中仅进行简单处理即可，待术后再行胆道镜取石。

（二）胆道肿瘤

对于胆道肿瘤，胆道镜因其可直视胆道内部，故诊断率颇高，还可进行活体组织检查，取得病理资料。对于无法手术切除的病例可通过胆道镜，在直视下放置各种支架、引流管等。

（三）胆道蛔虫

术中胆道镜发现的胆道蛔虫多为死蛔虫，使用取石网篮或活检钳较易取出，应尽量取净蛔虫。

（四）胆道狭窄

胆道狭窄可通过胆道镜在直视下进行扩张，既可使用胆道镜的镜身扩张，也可以使用各种气囊扩张，因其是在直视下扩张，故位置精确，扩张效果好。

（五）胆道出血

即便是在术中，对于胆道出血也难以判定其出血的部位。若使用胆道镜则可轻而易举地找到胆道出血的位置，且可通过胆道镜进行胆道出血的治疗，如灌注止血药物，使用胆道镜镜身压迫止血，使用气囊压迫或其他治疗方法进行止血。

六、临床意义

术中胆道镜检查解决了传统开腹手术中无法直视胆道内部的缺憾，但胆道镜术中有生理盐水和胆汁从胆总管造口处溢出，易造成腹腔污染，且胆道镜没有依托，不易固定，患者又处于麻醉状态下，故术中胆道镜技术不如术后胆道镜技术方便。

第十节　经皮经肝胆道镜技术

经皮经肝胆道镜技术是指先经非手术方法行PTCD，然后经数次窦道扩张，待窦道扩张至可通过胆道镜时（一般为 4～5mm，16Fr），再行胆道镜检查与治疗。此种技术乃是目前真正的非手术微创伤介入治疗方法，具有广阔的前景。具体操作步骤如图 12-10-1 所示。

一、适应证

1. 梗阻性黄疸，经 B 超、ERCP、CT、MRI、PTC 等影像学检查提示有肝内胆管扩张而无法确诊者。
2. 胆管肿瘤未能确诊者。
3. 肝内胆管结石患者。
4. 各种胆道狭窄伴肝内胆管扩张者。
5. 胆肠吻合口狭窄者。
6. 胆道畸形者。

二、禁忌证

同 PTCD 的禁忌证。

三、并发症

（一）胆道出血

系患者凝血功能异常，穿刺损伤肝内大血管所致，也可能在取石时由于结石较大，用暴力拉取结石损伤血管所致。

（二）胆汁性腹膜炎

多因胆管穿刺或扩张窦道过早，引起窦道穿孔及引流管胆汁流入腹腔所致。

（三）发热

多为一过性，为胆汁引流不畅所致，故应保持引流管通畅。

（四）心血管意外

多因在检查时刺激迷走神经引起，特别是心功能不全的患者应格外注意。

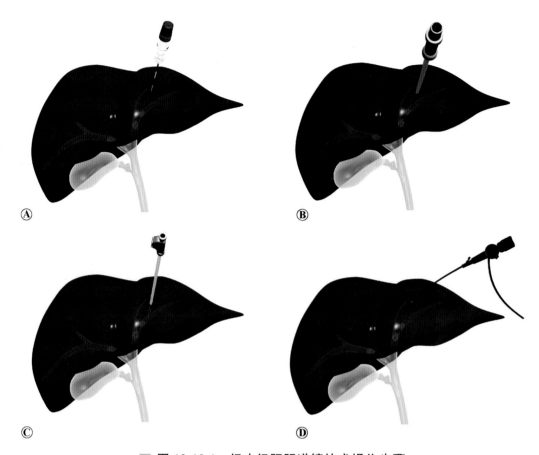

图 12-10-1　经皮经肝胆道镜技术操作步骤

A. 经皮经肝胆道穿刺；B. 置入扩张管；C. 置入引流管；D. 置入胆道镜

四、术前准备

1. 术前需检查患者的凝血功能。

2. 术前需经影像学定位扩张的胆管以决定穿刺入路。

3. PTCD 穿刺套装、胆道引流管。

4. 数字减影 X 线机。

5. 胆道镜及有关附件。

6. 抗生素、生理盐水、输液装置。

五、操作技术及要点

（一）行 PTCD

先行 PTCD，应在数字减影 X 线透视下进行。

1. PTCD 穿刺入路的选择　PTCD 穿刺点可分为前入路、右侧入路、后入路、后侧入路，常选用前入路或右侧入路。

（1）前入路：穿刺点位于剑突下 2cm 近右侧肋弓处，针尖方向向上、向后与皮肤成 60°。

夹角朝向左肝管方向进针。

（2）右侧入路：穿刺点为右侧腋中线或腋前线与腋中线与第 7～9 肋间交界处。

根据 PTCD 的原则，应选择病变侧进行穿刺，即病变在哪侧就穿刺哪侧，以实现腔道减压、减轻黄疸的目的。然而若从经皮经肝胆道镜的角度选择穿刺部位，为避免胆道镜在同侧肝胆管进入后无法折返进入同侧胆管，原则上应进入对侧胆管穿刺，即右侧胆管病变选择前入路穿刺左肝管，左侧胆管病变应选择右侧入路穿刺右肝管。

2. 穿刺方法　与 PTCD 穿刺法相同。

（二）PTCD 窦道扩张术

在施行 PTCD 两周后即可开始在 X 线下行窦道扩张，扩张时应先将导丝置入引流管内，后拔出引流管，将导丝留置于胆道内，后将扩张引流管沿导丝重新置入胆管内，在 X 线透视下调整好引流管位置拔出导丝。其后可每周扩张 1 次。经

2～3 次扩张，窦道即可放入 16～18Fr 引流管，此时可进入胆道镜进行治疗。

（三）检查要点

经皮经肝胆道镜检查的顺序与术中、术后胆道镜技术不同，术中、术后胆道镜技术是由大胆管向小胆管方向进镜，而经皮经肝胆道镜技术是由皮肤与肝窦道进入同侧胆管，然后再由同侧胆管经肝门进入对侧胆管，反之亦然。故关键是要正确辨认肝门部胆管、肝总管、胆总管及 Oddi 括约肌开口处各部胆管的形态。进行胆道镜检查时要参照 PTCD 时的 X 线照片（图 12-10-2）。

对于胆道肿瘤患者应行活体组织检查。

对于胆道结石患者应行胆道镜取石术。

对于胆道狭窄（包括吻合口狭窄者）应行内瘘术治疗。

对于需放置支架治疗的胆道狭窄患者，可经胆道镜放置金属支架或塑料支架。

六、临床意义

1. 经皮经肝胆道镜技术可使患者免遭手术的痛苦，是真正的微创非手术疗法，是胆道镜应用于临床近 30 年来开展的一项新的内镜技术。与术中、术后胆道镜技术相比，经皮经肝胆道镜技术是真正的非手术疗法，通过穿刺的方法，建立与胆道相通的窦道，采用非手术的方法将胆道镜插入胆道内进行治疗。由于它的微创与方便，

必将更加广泛地应用于临床。

2. 经皮经肝胆道镜技术可以准确地诊断胆管内的病变。有些胆道的病变，如肿瘤、息肉、炎症等，有时经 B 超、CT、MRI、ERCP 等仍不能确定诊断，但经皮经肝胆道镜可直接观察到病变，且能取到活体组织，从而进行病理诊断，这是其他技术无法比拟之处。

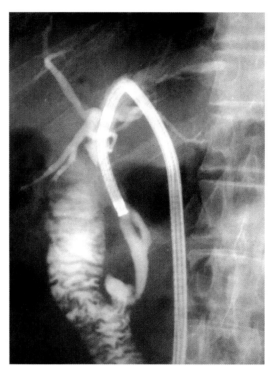

■ 图 12-10-2　经皮经肝胆道镜检查时 X 线片
胆道镜经穿刺窦道已进入胆总管

第十一节　内镜微创保胆手术

纤维内镜的问世，是人类医学史上的一次革命，具有划时代的意义。而胆道镜技术则是内镜技术的重要分支之一。目前胆道镜技术不仅可以用来诊断胆道疾病，还更广泛地应用于治疗。除了最为常用的经 T 管窦道取石外，胆道镜下的微创保胆手术，由于体现了传统外科手术与现代内镜技术的完美结合，正展现出越来越广阔的前景。

内镜微创保胆手术指通过外科手术制造内镜通路，暴露胆囊，使用胆道镜进入胆囊腔治疗胆囊病变，从而达到保留胆囊、治疗疾病的目的。

此种内镜技术属于术中胆道镜技术的范畴，目前主要用于治疗胆囊结石与胆囊息肉。

一、适应证

1. 胆囊结石且胆囊功能正常者。
2. 胆囊息肉及胆囊良性肿瘤者。

二、禁忌证

1. 胆囊充满型结石、胆囊萎缩者。
2. 胆囊管梗阻、术中无法解除者。
3. 胆囊恶性肿瘤者。
4. 严重凝血功能障碍者。

5.心肺功能不全者。

三、并发症

1. 胆囊结石及息肉残留　因术中观察不仔细造成遗漏。

2. 胆囊出血　多因胆囊息肉有较大营养血管,止血不彻底所致。

3. 胆漏　多因胆囊切口缝合不严密所致。

4. 切口感染　多因术中胆汁污染所致。

5. 心血管意外　多因心功能不全、术中过度牵拉胆囊引起迷走神经兴奋所致。

四、术前准备

1. 术前需做胆囊功能检查、凝血功能检查、心肺功能检查。

2. 术前需准备4-0可吸收缝线、胆道镜及其附件、抗生素、生理盐水及其输液装置。

3. 其余与胆囊常规手术相同。

五、正常胆道镜下所见

1. 胆囊底、体部黏膜　如图12-11-1、图12-11-2所示,镜下可见略呈绒毛状、粉白色黏膜,有时可隐约见黏膜下网状血管,于肝床侧有时可见迷走胆管开口,并有少许胆汁溢出,开口处常存有少许胆泥。

2. 胆囊壶腹部与胆囊颈部　胆囊壶腹部囊壁较平坦、光滑,可见栅格状黏膜下血管分布(图12-11-3)。

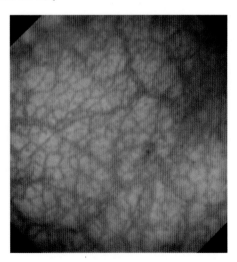

■ 图 12-11-1　胆道镜下所见:胆囊体黏膜
黏膜略呈绒毛状、粉白色,可见黏膜下网状血管

胆囊管开口处黏膜光滑,可见胆汁自胆囊管开口流入(图12-11-4),胆镜可进入螺旋状胆囊管内,偶可进入胆总管。

六、常见的胆囊病变

(一)胆囊结石

胆道镜下可见胆囊内有一至数枚甚至数百枚结石,大小不等,颜色呈黄色、黑褐色、无色透明不等(图12-11-5)。

(二)胆囊息肉

胆囊息肉又称胆囊息肉样病变。此种称谓实

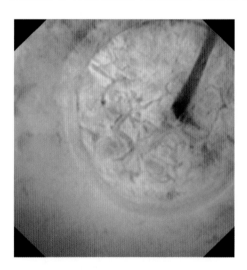

■ 图 12-11-2　胆道镜下所见
胆囊内肝床侧见迷走胆管开口,并有少许
胆汁溢出,开口处存有少许胆泥

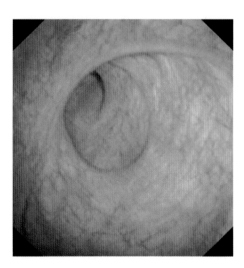

■ 图 12-11-3　胆道镜下所见:胆囊壶腹部黏膜
黏膜平坦、光滑,可见栅格状黏膜下血管分布

际是一种模糊的概念,包含 20 多种病变,可分为三大类:

1. 胆固醇性息肉(图 12-11-6) 此种病变实为胆固醇代谢异常,是大量吸收胆固醇的组织细胞,在胆囊黏膜固有层的堆积,外覆正常胆囊黏膜上皮,向胆囊腔内突出。镜下可见:大者可呈桑葚状、葡萄状,大多有蒂(图 12-11-7),大小不等,或呈"遍地蘑菇状"(图 12-11-8),悬挂于胆囊壁。此型占胆囊息肉病变的 1/2 以上,均为良性病变。

2. 非胆固醇样息肉病变(图 12-11-9) 此型约占息肉样病变的 1/5。其中包括腺瘤、腺肌

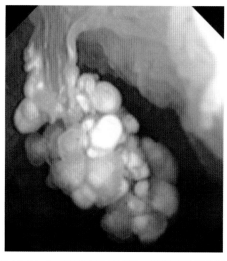

■ 图 12-11-6 胆道镜下所见:胆囊胆固醇性息肉

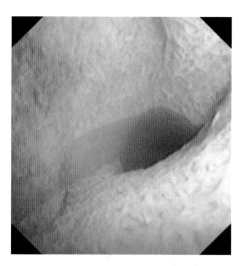

■ 图 12-11-4 胆道镜下所见:胆囊壶腹部黏膜
胆囊管开口处黏膜光滑,可见胆汁自胆囊管开口流入胆囊

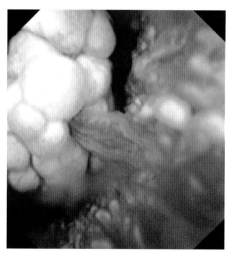

■ 图 12-11-7 胆道镜下所见:
胆囊息肉的血管蒂

瘤、腺瘤样增生、炎性息肉,以及少见的脂肪纤维瘤、平滑肌瘤、血管瘤和肝胰组织异位等。

3. 息肉样胆囊早期癌(图 12-11-10) 此型过去统计约占息肉样病变的 1/100。因为 B 超发现的胆囊良性息肉病例太多,过去统计癌变率分子式的分母无疑明显增大,故现在看来此型所占比例的统计结果就极不准确了。此型 70% 的病变位于胆囊颈部,一般肿块较大,88% 大于 1cm,55% 的病例伴有结石。

关于胆囊息肉的诊断,仅靠胆囊造影方法极不可靠,不易查出,尤其对小的息肉,故假阴性率很高。在 B 超技术问世以前,手术前很难做出诊断;自从 B 超应用于临床以来,发现了大量的

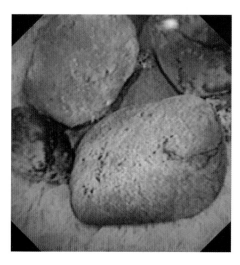

■ 图 12-11-5 胆道镜下所见:胆囊结石

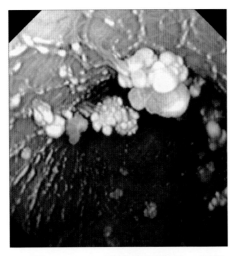

■ 图 12-11-8　胆道镜下所见：胆囊多发息肉，呈"遍地蘑菇状"

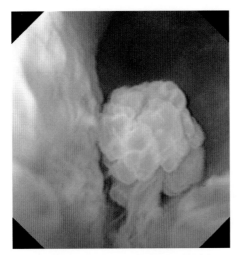

■ 图 12-11-9　胆道镜下所见：胆囊非胆固醇样息肉病变

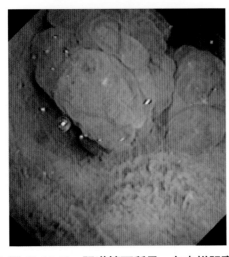

■ 图 12-11-10　胆道镜下所见：息肉样胆囊癌

胆囊息肉样病变，甚至小到直径 1mm 的息肉也能探出。因此过去在统计息肉癌变率时，其分母仅为术中发现的胆囊息肉病例，而从未做过手术的大量息肉病例并未计算在内。无疑，现在真正的息肉癌变率肯定较以前大大降低了。

4. 胆囊壁胆固醇沉积　有时胆囊壁中可见胆固醇沉积，其镜下所见为胆囊壁上较多黄色沉积物不易除去，其形成的原因为胆囊上皮细胞吞噬胆固醇颗粒所致，根据病变程度可分为 3 度：

Ⅰ度，胆囊壁上可见散在的黄色胆固醇沉积，每个内镜视野小于 10 个（图 12-11-11）。

Ⅱ度，胆囊壁上可见散在的黄色胆固醇沉积，每个内镜视野小于 20 个（图 12-11-12）。

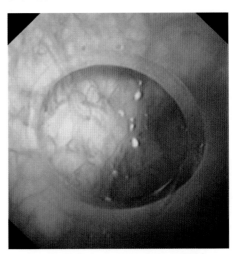

■ 图 12-11-11　胆道镜下所见：胆囊壁胆固醇沉积Ⅰ度

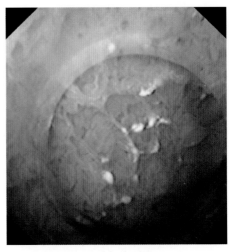

■ 图 12-11-12　胆道镜下所见：胆囊壁胆固醇沉积Ⅱ度

Ⅲ度，胆囊壁上可见散在的黄色胆固醇沉积，每个内镜视野 20 个以上（图 12-11-13）。

七、操作步骤

1. 麻醉选择连续硬膜外麻醉或静脉复合全身麻醉。

2. 常规消毒术野，皮肤铺巾，以 Murphy 点为中心沿肋弓走行切开皮肤 3～4cm（图 12-11-14），分离肌肉（勿切断），打开腹膜暴露胆囊（图 12-11-15），用两把 Allis 钳提起胆囊底，穿刺胆囊确认无误后，用小刀切开胆囊 1cm 左右（图 12-11-16），用 1-0 线悬吊胆囊插入胆道镜（图 12-11-17）。

3. 置入胆道镜观察胆囊内结石或息肉的大小、位置、数量。

4. 置入取石网篮分别依次将胆囊内结石取净（图 12-11-18A）。胆囊息肉患者置入活检钳在息肉根部将息肉钳夹切断（图 12-11-18B）。取出息肉立即送冰冻病理检查，若为恶性则中转手术方式，按胆囊恶性肿瘤进行处理。

5. 用 4-0 可吸收缝线进行胆囊全层缝合及浆肌层包埋，检查胆囊切口无渗漏后逐层关腹，皮肤切口仅用拉合胶布固定即可（图 12-11-19）。

6. 术后 12h 可饮水，24h 可进流质饮食，1 周内宜进清淡、低脂饮食。

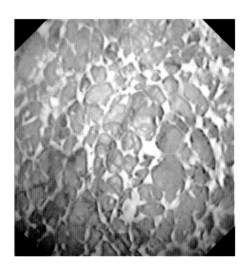

■ 图 12-11-13　胆道镜下所见：胆囊壁胆固醇沉积Ⅲ度

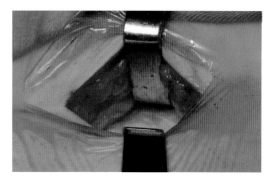

■ 图 12-11-14　微创保胆手术步骤 1：切开右上腹皮肤 3～4cm

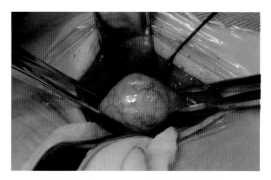

■ 图 12-11-15　微创保胆手术步骤 2：显露胆囊

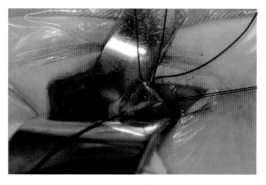

■ 图 12-11-16　微创保胆手术步骤 3：切开胆囊

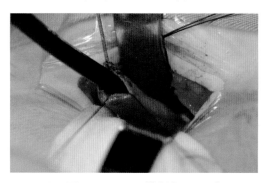

■ 图 12-11-17　微创保胆手术步骤 4：插入胆道镜

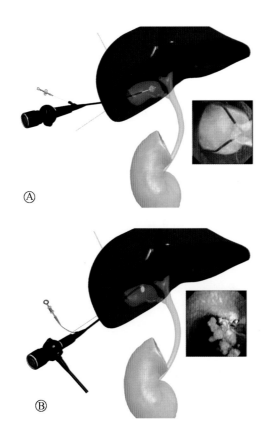

ⒶⒷ

图 12-11-18　微创保胆手术（示意图）
步骤 5：胆道镜取胆囊结石（A）或胆道镜下
切除胆囊息肉（B）

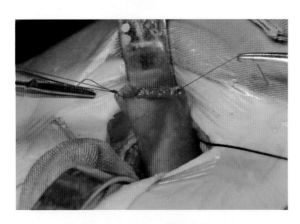

图 12-11-19　微创保胆手术
步骤 6：逐层缝合胆囊

八、微创保胆手术的操作注意事项

1. 腹部切口定位于胆囊体表投影位置上，这样才能做到切口尽可能小。

2. 牵挂胆囊轻柔，切勿使用暴力，以免迷走神经兴奋或造成胆囊管处撕裂。

3. 术中要仔细观察病变将结石或息肉全部取净，切忌遗漏。

4. 要认真确认胆囊管有无隐藏的结石，明确有胆汁自胆囊管处流入胆囊方可缝合胆囊。

5. 对于可疑胆囊管内结石患者应放置胆囊引流管。

6. 套取结石宜轻柔，应完整取出结石，勿将结石破碎，禁忌用手术取石钳钳夹结石。

九、微创保胆手术的临床意义

（一）微创伤，高科技，新技术

内镜微创保胆手术只有在内镜技术的基础上才能完成微创，观察病变，去除结石与息肉，从而科学地决定保胆还是切胆。虽然 B 超技术在临床上的应用，发现了大量的胆囊息肉，反映了胆囊息肉的真正发病率，但是还不能正确地辨别出肿块的性质。这是 B 超方法的局限性，因而给医生和患者又带来了"恐癌症"的压力。然而内镜微创保胆取息肉方法却很容易地解决了这一难题，这是内镜外科的又一巨大进步。

此法是目前治疗胆囊病变创伤最小的方法。腹部切口小，不切断腹壁肌肉，胆囊切口一期缝合。不放置任何造瘘管，皮肤小切口粘膏拉合，无须拆线；术后无须禁食，住院 1～2 日即可出院。

（二）保留胆囊，维持胆囊的生理功能

长期以来人们对于胆囊的功能认识不足，认为胆囊只具有储存和浓缩胆汁的作用，甚至将其看成是一个可有可无的器官，因此对于一个简单的胆囊结石、胆囊息肉，也一律行胆囊切除。

但是随着分子生物学、医学影像学和内镜技术的飞速发展，我们发现胆囊具有复杂的生物化学功能和免疫功能。胆囊是一个不可缺少和替代的器官。

众所周知，胆囊切除术后的副作用应该引起高度重视，它直接影响到患者的生活质量，其而危及患者的生命；但遗憾的是此点被多数外科医生忽略了。

（三）胆囊切除术后的远期副作用

1. 消化不良、腹胀、腹泻　就目前所知，胆囊至少具有储存、浓缩和收缩的功能。当然还具有复杂的生物化学功能和免疫功能。胆汁由肝

细胞分泌后经由毛细胆管，小胆管，左、右肝管，肝总管，沿胆囊管进入胆囊进行储存和浓缩。浓缩后的胆汁要比肝胆汁浓缩30倍，待人体需要时，方才排入肠道参加消化。如果胆囊已经切除，此时肝胆汁由肝内排出无处可存，不管人体是否需要，只好持续不断地排入肠道；当人体急需大量胆汁帮助消化时，体内却无"余粮"相助，身体只好耐受消化不良、腹胀、腹泻之苦了。

2. 胆囊切除术后十二指肠液的胃反流，胃液的食管反流　近年来对于胆囊切除术后十二指肠肠液反流（duodenogastric reflux，DGR）和胃液反流的报道很多。Walsh等在对照研究中也证实了胆囊切除术后所有标记物均向胃食管反流，且伴有食管下端括约肌张力明显下降。Chen等也指出DGR的原因是胆囊切除术后胆汁储备功能的丧失，导致胆汁由间歇性和与进食有关的排泄变成了持续性排入十二指肠，此时反流入胃的机会增多，产生DGR，引起胆汁反流性胃炎或食管炎，给患者带来了很多痛苦。

3. 胆囊切除术对结肠癌发病率的影响　近年来，许多欧洲学者发现一种现象，即在患结肠癌的病例中，部分有胆囊切除的病史。Moorehead对100例60岁以上的胆囊切除病例分析发现，患结肠癌者12例；而另100例未行胆囊切除的病例中，仅有3例结肠癌患者。更有学者指出：胆囊切除术后结肠癌发生的危险性较未行胆囊切除病例增加45倍。

Morvay通过动物实验指出：次级胆汁酸能直接增高动物结肠癌的发生率；Bandethini的对照研究发现胆囊切除能促进肠黏膜的增生，从而促使癌变的发生。

究竟胆囊切除术后为何易患结肠癌呢？Vernick等认为，胆囊切除术后胆汁的质和量的改变才是大肠癌变的主要原因。其病理生理的改变主要为：①次级胆汁酸的由来：肝胆管分泌出的胆汁酸为初级胆汁酸，进入肠道后与细菌接触，一部分被水解脱去7位羟基，转变为次级胆汁酸。②胆囊切除术后胆囊功能丧失，初级胆汁酸24h持续不断地流入肠道并与细菌接触，从而产生大量次级胆汁酸；而在胆囊功能正常时它只在进食时排入肠道。显然与细菌接触的时

间前者比后者为长，因而胆囊切除术后次级胆汁酸的量增多。③由于近端结肠内的次级胆汁酸的浓度较高且右半结肠对次级胆汁酸的吸收大于左半结肠，故胆囊切除术后癌肿好发于右半结肠。

因此关于胆囊切除术后促进结肠癌发生的机制普遍认为是：胆囊切除术后，胆盐池中的次级胆汁酸的含量和比例增高了，而次级胆汁酸具有致癌或协同致癌作用，故易发生结肠癌变。

4. 胆囊切除术后导致胆管损伤的问题　众所周知，在胆囊切除的手术过程中，由于Calot三角的解剖特点，加之局部组织的粘连影响，胆囊切除术所带来的并发症在所难免。比如总有一定的胆管损伤概率（胆管损伤率0.18%～2.3%），且有一定的死亡率（早期为5%～8%，目前仍有0.17%）。特别值得强调的是在胆管损伤的病例中，绝大多数是由胆囊切除引起的。黄晓强统计2566例胆总管损伤病例中，1933例为胆囊切除引起的，占狭窄病例的75%。以美国为例，每年要做胆囊切除约50万例，如此算来每年将有成千上万例胆管损伤发生。我国人口众多，胆囊结石病例应在美国之上。内镜保胆取石在胆囊腔内施行手术，根本不可能伤及胆囊周围器官；而此点恰是胆囊切除的最大缺陷。加之，考虑到胆囊切除带来的生理缺陷和免疫功能的影响，在选择胆囊切除治疗胆囊结石时，就应该慎重考虑了。

5. 胆囊切除术后综合征　以往胆囊切除术后综合征这一名词是一个模糊概念；随着现代影像学诊断技术的进步，已经排除了胆道术后残余结石、胆管损伤等诊断，而只有胆道术后发生的Oddi括约肌炎症和运动障碍方能称得上"术后综合征"。这一综合征的治疗临床上甚感困难。

研究表明：胆囊在维持胆道压力平衡方面起着举足轻重的作用。胆囊可容纳30～60ml的胆汁，以缓冲胆道的流体压力，维持胆道压力的平衡。一旦去掉胆囊，不能调节胆道压力，可导致Oddi括约肌功能障碍。

6. 胆囊切除术后胆总管结石的发生率增高。在治疗胆总管结石的过程中，不难看出：在未切除胆囊的胆总管结石病例中，结石多由胆囊排出而来，其形状和性质（胆固醇为主）也和胆囊结

石相似，呈石榴子样或桑葚状，称为继发性胆总管结石；而切除胆囊的胆总管结石病例中，其结石的性质多为胆色素结石，其形状多为铸型、圆柱形、方形、泥沙样和楔形，即所谓原发性胆总管结石。分析原发性结石形成的原因时，其中一个重要的学说就是流体力学的原理。在胆囊切除以后，胆囊对于胆管内的流体压力失去了缓冲的作用，导致了胆总管内压力增高，引起了胆总管代偿性扩张，从而又使胆总管内的胆流速度变慢，并发生漩涡或涡流。后者是形成胆结石的重要学说。在北京大学首钢医院 795 例胆总管结石病例中（经 ERCP 和 EST 证实），胆囊切除组明显高于未切除胆囊组（425：370）。

综上所述，内镜保胆手术保留了胆囊的生理功能；而胆囊切除术却丧失了胆囊生理功能，引起一系列生理障碍，甚而有引发结肠癌的可能。保胆治疗避免了胆囊切除的那些并发症。随着现代医学科学技术的发展，人们对胆囊这一重要的消化器官有了更进一步的了解。除了具有浓缩、收缩和调节缓冲胆道压力的作用外，它还是一个复杂的生物化学和免疫功能器官，故不应轻易切除。当然，对于胆囊萎缩、胆囊已无功能，或胆囊可疑癌变者，无疑应该切除胆囊，去除病灶。

第十二节　术后胆道镜技术

胆道镜在胆道系统疾病的诊断方面已得到广泛的应用。然而胆道镜在胆道疾病的治疗方面有着更重要的意义，是内镜外科的代表性技术之一，尤其术后胆道镜技术近年来得到了很大的发展。越来越多的新技术的应用，使得胆道镜的诊断和治疗水平不断提高。

术后胆道镜技术治疗胆道疾病主要用于胆道术后残余结石、胆管狭窄、胆管肿瘤、蛔虫等，但仅限于胆道术后带有胆道引流管者。

一、适应证

1. 已知或可疑胆道术后残余结石。
2. 胆管狭窄。
3. 胆道肿瘤术后需进一步处理者。
4. 胆道出血。
5. 胆管内异物。

二、禁忌证

同胆道镜检查。

三、并发症

胆道镜检查一般无严重并发症，至目前为止未见有死亡病例的报道。常见的并发症有：

（一）发热

一般为低热，38℃以下，多为一过性，只要开放胆道引流，大多可自行消退。

（二）窦道穿孔

多因操作粗暴，或取石时间过早，结石过大，拉出窦道时损伤胆道引起。预防方法为进镜时按照循腔进镜的原则通过窦道，过大结石不易拉出体外时，应使用其他办法碎石，切忌粗暴用力拉出结石。

（三）胆道出血

肝内胆管常因胆石压迫而致黏膜糜烂、溃疡，部分患者伴有门脉高压症，故取石以及使用碎石设备时均应准确、轻柔，反之，则有损伤胆管、引起出血的危险。

（四）腹泻

多因胆道镜取石时滴注生理盐水过多所致，一般每次取石时盐水滴入量在 3000ml 以内为宜。

（五）恶心、呕吐

多系胆道镜在进行胆管扩张或滴入盐水时引起胆管内压力过高所致，此时拔出胆道镜即缓解。

（六）取石网篮折断

国内已有取石网篮折断于胆道内的报道，此时应更换取石网篮，将断网取出。

四、术前准备及操作方法

1. 术后首次取石时间　多数学者认为术后 6 周为宜，最早不得短于 4 周。过早取石易发生窦道穿孔，两次取石的间隔时间以 5～7 天为宜。

2. 术前准备　同胆道镜检查章节。

3. 胆道镜取石方法　拔除胆道引流管后，常规消毒铺巾，将胆道镜沿窦道进入胆道，在视野清晰的条件下，先将可弯曲部向上，同时向右旋转镜身,此时即可进入胆总管,沿胆总管向下推送胆道镜即可达到胆总管末端(图 12-12-1)。发现结石后,沿胆道镜活检孔送入取石网篮,在直视下将取石网篮前端置于结石前方后将取石网篮张开,然后将取石网篮抽回少许,见结石已进入取石网篮中,收紧网篮,结石套牢后(图 12-12-2),松开胆道镜的方向钮,将胆道镜及取石网篮一起拔出体外,即可将结石取出(图 12-12-3)。需进入肝内胆管观察治疗时,将胆道镜进入胆道后向左旋转镜身,同时将胆道镜向上弯曲,即可进入肝总管,将胆管中心调整至视野中央,向前推送镜身即可望见左、右肝管及分叉处,向右即可进入左肝管,向左即可进入右肝管,发现结石即可按前述方法将结石取出。

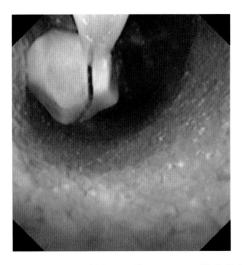

■ **图 12-12-2　胆道镜下图像:取石网篮套住结石**

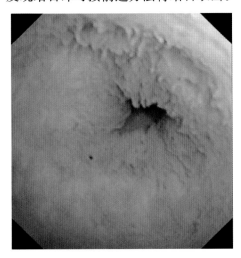

■ **图 12-12-1　胆道镜下图像:胆总管末端**

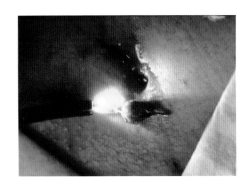

■ **图 12-12-3　胆道镜取石照片:
将胆道镜与取石网篮一起拔出体外**

五、胆道镜取石的常见困难与手术技巧

(一)胆管内巨大结石及嵌顿结石

胆管内结石的直径若大于 2cm 或嵌顿于胆管内,是胆道镜取石中的常见困难。前者即使取石网篮套住结石也难以从窦道中拉出体外;而后者取石网篮难以张开套住结石,即所谓"望石莫及",甚至使取石失败。此时可用活检钳行结石开窗碎石术、结石横切挖沟碎石法,或用等离子碎石、液电碎石、激光碎石、微爆破碎石等方法将结石破碎,解除嵌顿,分别将碎石取出,如此常可获得满意效果(图 12-12-4)。

(二)胆管狭窄和胆管过度弯曲

此种情况也是胆道镜取石中的常见困难,个

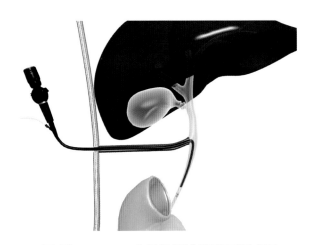

■ **图 12-12-4　术后经胆道镜碎石示意图**

别病例处理起来十分棘手。有时狭窄为管状,开口狭窄如针孔,胆道镜无法进入该支胆管取石,甚至使取石失败。幸好肝内胆管狭窄多为膜状,用活检钳和胆镜镜前端直接扩张后即可解除狭

窄，便于取石；如为管状狭窄，则可行胆道镜内瘘扩张治疗，常可成功。

（三）肝内胆管过度弯曲

因胆道镜弯曲度受限，难以到达该支胆管取石。此时可先用导丝导入该支胆管，然后胆道镜沿导丝滑入该支胆管再行直视下取石，大都可以成功。

（四）肝内胆管盲端小结石

结石过大常是胆道镜取石中的困难，但结石过小且位于胆管盲端也是取石中的困难。一则易于漏网；二则也不易进网，无法套住结石。此时张开半网，通过取石网篮注水冲洗至小结石浮起时套住结石，常可成功。

（五）窦道-十二指肠瘘

有时因 T 管压迫十二指肠壁而发生窦道-十二指肠瘘（图 12-12-5），此时胆道镜经瘘口易进入十二指肠肠腔，而难以进入胆道。此时的关键是寻找通向胆道的瘘口。在十二指肠腔内找不到胆道瘘口，应将胆道镜徐徐退出十二指肠肠腔，在肠腔外瘘口处仔细寻找，如见有胆汁外溢，定能找到通向胆管的窦道而进入胆管再施行胆道镜取石。

（六）胆管狭窄的胆道镜治疗

胆管狭窄的胆道镜治疗在本书其他章节已经详述，不再重复。然而术后胆道镜治疗胆管狭窄更为方便。部分胆道镜内瘘术放置内瘘导管的方向与经皮经肝胆道镜正好相反，操作更加方便。

（七）胆道晚期肿瘤

胆道肿瘤应当首选早期手术切除根治；此处所指肿瘤多为胆管肿瘤术后未能切除或未能根治者。在留有胆管引流管的情况下，可行术后胆道镜治疗，即通过术后胆道镜而行内瘘术，激光烧灼肿瘤，进行肿瘤局部化疗和放疗。

（八）胆道镜取蛔虫

蛔虫可以在胆道术后 T 管未拔除之前钻入胆道（图 12-12-6）；也可在术前钻入肝内胆管术中未能发现，或蛔虫死于胆道，呈腐烂状或节段状。此时胆道镜取蛔虫易如反掌，很容易全部取净，可用取石网篮或活检钳来完成。

（九）胆道镜取异物

胆道内异物包括线头、折断的取石网篮、T管残端等（图 12-12-7）。若留于胆管易形成结石，然而胆道镜取异物十分容易，效果满意。

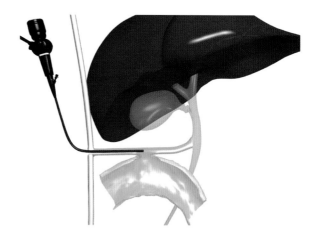

■ 图 12-12-5 窦道-十二指肠瘘

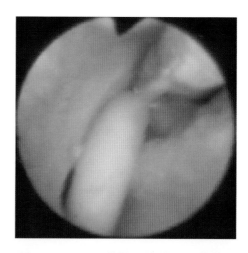

■ 图 12-12-6 胆道镜下照片：胆管内蛔虫

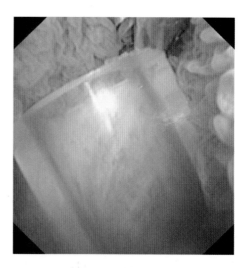

■ 图 12-12-7 胆道镜下照片：胆道内异物，折断的引流管

第十三节　选择性胆管造影术

传统的经 T 管胆道造影，是将造影剂经 T 管直接注入胆道内，依压力与重力使造影剂弥散充盈到各支胆管。在造影过程中虽可有体位变化，但往往造成胆管显影不完全，易遗漏病变。

选择性胆管造影术则克服了以上弊病，它是利用胆道镜技术，在胆道镜直视下选择特定的胆管，将造影剂直接注入该胆管的造影方法。运用此种技术可以毫无遗漏地将所有胆管显影，特别是对于肝内胆管狭窄、充满型肝内胆管结石，以及胆道畸形、胆肠吻合术后无法造影者具有独特的诊断意义。

一、适应证

1. 肝内胆管狭窄者。
2. 肝内胆管充满型结石者。
3. 胆道镜取石术后疑有肝内结石残留者。
4. 胆道畸形者。
5. 胆肠吻合术后胆道镜取石术后。
6. 经常规 T 管胆道造影显影不满意者。

二、禁忌证

1. 造影剂过敏者。
2. 其他与胆道镜检查的禁忌证相同。

三、并发症

1. 造影剂过敏　虽术前进行了碘过敏试验，但亦偶有过敏者。
2. 术后发热　多因造影时注药压力过大逆行感染所致。
3. 心血管意外　多因患者心功能不全所致。

四、术前准备

1. 术前需做碘过敏试验。
2. 术者应准备铅防护衣一套。
3. 其他同胆道镜检查术。

五、操作技术及要点

1. 患者仰卧于 X 线造影台上，拔除引流管，

按胆道镜检查常规进行消毒铺巾，将胆道镜自窦道口进入肝内胆管，依次观察各支胆管，然后在透视下自左肝管外侧各支胆管，左肝管内侧各支胆管，右前、右后各支胆管，经造影管依次注入造影剂，在透视观察的同时拍片，将胆管各支全部显示清晰（图 12-13-1～图 12-13-3）。

造影结束后，借胆道镜用抗生素生理盐水将各支胆管内造影剂冲洗干净后重新安放引流管，并用无菌敷料固定，开放引流 24h。

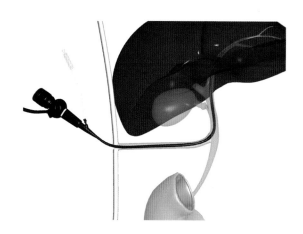

■ 图 12-13-1　选择性胆管造影术模式图

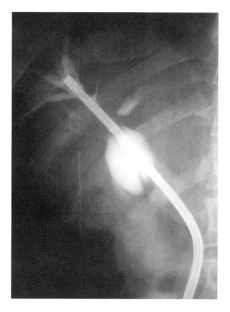

■ 图 12-13-2　选择性胆管造影术 X 线片
胆道镜进入右肝管，注入造影剂

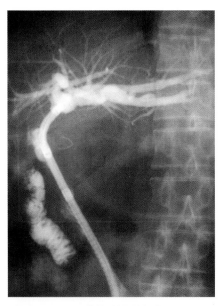

■ 图 12-13-3　选择性胆管造影术 X 线片

胆道镜进入左肝管，注入造影剂

2. 选择性胆管造影术要点

（1）注入造影剂时压力要适中，切勿压力过高造成术后发热。

（2）术中应在 X 线透视下仔细辨认每一支胆管，以免遗漏。

（3）术中应特别注意有无开口狭窄的胆管，术中应使用造影管仔细探查可疑的胆管开口处，并注入造影剂造影，防止漏诊。

（4）必须强调边注入造影剂边透视的方法，切忌隔室操作。

六、临床意义

1. 选择性胆管造影术是近 20 年来开展的一项最新胆管影像学技术。它将内镜技术与传统的 X 线造影技术完美地结合起来，赋予了直接胆管造影这一造影术以新的临床意义。它使医生首次能够任意选择任何一支胆管进行造影，可以清晰地显示每一支胆管的微小病变，可以极准确地诊断各种胆道疾病。

2. 选择性胆管造影可以清晰地显示常规胆道造影所无法显示的胆管病变与开口严重狭窄的胆管，对于胆道畸形亦有确诊意义。

3. 对于胆肠吻合术后残余结石胆道镜取石术后的患者，这是非创伤胆道镜造影的唯一方法。

（刘京山）

第十四节　胆道镜的临床评价与展望

一、胆道镜治疗胆道术后残余结石

胆道术后残余结石病的治疗十分困难，尤其是肝内结石，以往仅靠外科手术难以取净治愈，是胆道外科临床的一项复杂疑难课题。虽然手术方式几经改革，且手术有越做越大的趋势，但因手术未能完全解除肝内胆管的多处狭窄，又没能取净多发或深部的残余结石，故其手术效果至今仍不甚满意。加之，再次或多次手术的并发症和死亡率肯定较前次为高，最后容易引起胆道反复感染，胆汁性肝硬化，肝、肾衰竭，甚而死亡，成为良性病的"不治之症"，使患者处于绝望境地，临床亟待解决。

胆道镜具有直视和可以弯曲的特点，它可以到达扩张的一至四级胆管，甚而窥见五级胆管，又可以达胆总管末端，甚而穿出 Oddi 括约肌开口进入十二指肠降部。故可以做到哪里有结石胆道镜就到哪里取石，克服了手术取石的盲区。如此，胆道镜技术使过去的疑难之症一跃变为易治

之症。北京大学首钢医院外科报告胆道镜治疗胆道术后残石 600 例，取石成功率 98.2%，其中肝内胆管结石 200 例，成功率 98.3%。临床实践证明：胆道镜治疗胆道术后残石，疗效高（98%）、收效快、安全易行，并可避免再次手术的痛苦。胆道镜取石无须禁食，无须麻醉和住院，门诊即可施行治疗，十分简单方便。

二、胆道镜技术在微创外科领域的进一步应用

由于胆道镜技术在临床上的广泛普及，胆道镜技术在微创保胆治疗方面的应用已不仅限于诊断和治疗胆道术后残余结石。微创保胆治疗胆囊结石、胆囊息肉便是成功的一例。以往胆囊结石或胆囊息肉其治疗方法就是胆囊切除术，无论是传统的开腹手术还是腹腔镜手术，其最终结果均是切除胆囊。但是由于有了胆道镜技术，使保胆手术成为可能。胆道镜可以直视胆囊腔，对于胆

囊内病变一览无余，使结石、息肉暴露于内镜的直视之下。医生在内镜的直视下完成病变观察、治疗的全过程。从某种意义上讲，有了胆道镜技术才有微创保胆技术，从而促使胆道外科产生了微创保胆理论。

三、胆道镜技术在外科其他方面的应用

胆道镜有其广泛的用途，使许多原本很复杂的治疗变得十分简单，如胆肠吻合术。肝内胆管结石复发患者再次手术十分棘手，最后导致手术越做越大，越做越复杂，治疗效果往往不理想。若使用胆道镜技术仅手术时在空肠盲袢重新安放引流管即可，局部麻醉下就能完成手术。剩下的工作使用胆道镜技术就变得十分轻松了。胆道镜技术可以非常方便地将肝内胆管的结石取出，完成治疗。

胆道镜技术在胆道外科的应用，改变了以往外科手术的被动局面，使胆石症的治疗由过去的单一手术进入到手术、内镜综合治疗的新时代。

（张宝善）

参考文献

[1] 黄志强. 消化外科迎接 21 世纪. 消化外科，1999，26（1）：1-2.

[2] 黄志强. 当代胆道外科学. 上海：上海科学技术文献出版社，1998：183-212.

[3] 黄志强. 现代腹部外科学. 长沙：湖南科学技术出版社，1994：113-120.

[4] 李益农，陆星华. 消化内镜学. 北京：科学出版社，1995：414-419.

[5] 张宝善. 内镜在胆胰疾病方面的应用. 中华消化内镜杂志，1999，16（12）：323-324.

[6] 张宝善. 内镜外科技术的展望. 腹部外科，1993，7（6）：145-146.

[7] 刘京山. 胆道镜取石术后结石复发分析. 中国内镜杂志，1997，3（2）：2-8.

[8] 刘京山，金斗，苏荣刚，等. 经十二指肠镜壶腹周围针吸活检的临床价值. 中国内镜杂志，1997，3（5）：40.

[9] 金斗，刘京山，孙立中，等. 经皮经肝胆道镜在治疗术后肝外胆管狭窄中的作用. 中华肝胆外科杂志，2002，（4）：54-56.

[10] 刘京山，李晋忠，赵期康，等. 纤维胆道镜下胆囊切开取石治疗胆囊结石 612 例分析. 中华外科杂志，2009，47（4）：279-281.

[11] 刘京山，赵期康，李晋忠，等. 内镜微创保胆手术中几种特殊情况的处理. 中国内镜杂志，2010，14（1）：55-56.

[12] 王广义，谭毓铨. 医源性胆管损伤的临床进展. 中国实用外科杂志，1999，19（8）：497-499.

[13] 王秋生，黄延庭. 胆囊息肉样病变的特点与手术时机. 中国实用外科杂志，1995，15（1）：9-11

[14] Chen MF，Wang M. A prospective study of the effect of cholecystectomy on duodenogastric reflux in humans using 24 hour gastric hydrogen monitoring. SGO，1992，175（7）：52-56.

[15] Nano M，Plmas F，Giachlone M，et al. Biliary reflux after cholecystectomy：A prospective study. Hepaigastroenterology，1990，37：233-234.

[16] Walson TN，Jazrawi S，Byrne PJ，et al. Cholecystectomy and gastro-esophageal reflux. Br. J Surg，1991，78：753.

[17] Moorehead RJ，Mills JO，Wilson HR，et al. Cholecystectomy and the development of color ectal neoplasia：a prospective study. Ann R call Surg Engl. 1989. 71（7）：37-39.

[18] Dionigi L，Giovanni M，Vito M，et al. Duodeno-gastric reflux of bile acids，gastrin and parietal cells，and gastric acid secretion before and 6 months after cholecystectomy. Am J Surg，1990，159（6）：575-578.

[19] Morvay K，Szentleleki K，Trok G，et al. Effect of change of fecal bile acid excretion achieved by operative procedures on 1，2-dimethylhydrazine-induced colon cancer in rats. Dis Colon Rectum，1989，32（10）：860-863.

[20] Bandethini L，Filipponi F，Romagnoli P. Increase of the mitotic index of colonic mucosa after cholecystectomy. Cancer，1986，58（2）：685-687

[21] Vernick LJ，Kuller LH，Lohsoonthorn P，et al. Relationship between cholecystectomy and ascending colon cancer. Cancer，1980，45（2）：392-395..

第十三章
腹腔镜技术在胆道外科的应用

我们通常把胆道系统的解剖生理形象地比喻为"胆道树"和"溪流汇江河"。肝内胆管构成了"树冠"，肝外胆管（肝总管和胆总管）构成了两个"主枝杈"和"树干"，胆囊则是挂在"树杈"上的"葫芦"，整棵"胆道树"植根于胰肠的"沃土"之中。肝小叶分泌的胆汁首先流入"小溪"般的毛细胆管，然后流入逐渐变宽的"江河支流"（一级肝内胆管），直至两个"江河干流"（左、右肝管），再汇流至"大江大河"（胆总管）。这条"大江大河"的上游还有一个调节流量的"水库"（胆囊），最终"胆流"与"胰流"如"长江与嘉陵江汇聚"般共同流入"胃肠之海"。在"江河入海口"和"水库"开口处各有一道"闸门"（Oddi 括约肌和胆囊管 Heister 瓣）。它们保障着"江河"与"水库"的协调运行。由此可见，胆道系统与肝、胰腺密切关联，真可谓"肝胆相照"、"胆胰相依"。

一旦这一系统不能协调运转（患病），既可以出现相对独立、较易处理的胆囊疾病（如胆囊结石、胆囊息肉等），也可以发生"殃及四邻、株连九族"的肝内外胆管结石、肝门胆管癌、胆管下端癌、硬化性胆管炎等。因此腹腔镜技术虽然最早应用于胆道外科（即腹腔镜胆囊切除术，应用面最广，普及度最高），但它在整个胆道系统的应用（如腹腔镜手术治疗胆总管囊肿和胆管癌等）却最为缓慢。随着机器人手术在微创外科领域的应用，它不仅使经典腹腔镜手术器械的自由度由 3 个提升至 7 个，而且图像由放大 2～3 倍提高到 10～15 倍，从而大大提升了高难度复杂操作技术的可行性，降低了腹腔镜肝门胆管癌根治术和胰十二指肠切除术的难度。但由于其昂贵的成本和有限的适应证，很难达到腹腔镜胆囊切除术那样的普及应用度。

第一节　腹腔镜探查胆囊造瘘术

腹腔镜作为诊断腹腔疾病的手段最早可追溯至 1901 年。此后，由于技术进步缓慢，难以迅速有效地解决腹部问题而受到普外科医生的冷落，仅在妇科得到有限的应用。直到 20 世纪 80 年代末，高科技武装起来的现代腹腔镜，在探查诊断腹部外科疾病中，才显示出比传统开腹探查术明显的优越性。

腹腔镜探查诊断术在胆道外科领域主要应用于胆道急腹症的鉴别诊断和胆道肿瘤的分期方面。

针对某些病情危重、年龄偏大、手术与麻醉耐受性较差，以及局部解剖不清、操作难度超出术者处理能力的急诊患者，可先施行腹腔镜胆囊造瘘取石术。

一、手术适应证

1. 胆囊结石继发急性化脓性、坏疽性胆囊炎或胆囊穿孔。

2. 胆石症继发急性胆囊炎、病区炎性水肿严重、不易解剖分离、胆囊切除有困难，或术中血压不稳、无法耐受胆囊切除术者。

3. 术中发现由肿瘤等其他原因引起的胆道下段梗阻，作为胆道引流的临时措施。

二、手术要点

手术过程包括腹腔镜探查、排空胆囊、放置造瘘引流管经腹壁戳口引出。

注意：①要排空胆囊，取出结石，必要时使用胆道镜力争净结石；②造瘘管要固定牢靠；③引出腹腔时应垂直于腹壁并注意不要扭曲以利引流。

其实，早在 1979 年 Frimberger 等人就进行了腹腔镜胆囊造瘘取石术的动物实验并逐步改进应用于临床。20 世纪 80 年代后期，在欧洲及北美洲腹腔镜辅助的胆囊造瘘术渐渐为 X 线透视引导下的经皮胆囊穿刺取石术所取代。1990 年，我国云南曾有人以腹腔镜辅助实施经皮胆道镜胆囊造瘘碎石、取石术。由于胆囊造瘘术仅能起到减压、消炎、清除胆囊内结石、引流胆汁的应急目的，并未根除病灶，所以随着手术及麻醉技术的不断进步，腹腔镜胆囊造瘘术的应用有限。

对于胆道恶性肿瘤患者行腹腔镜探查术，不仅可以探查确定手术切除的可行性，对不能切除者还能切取活检，明确分期，甚至可行姑息性减黄引流手术。

第二节　腹腔镜胆囊切除术

腹腔镜胆囊切除术（laparoscopic cholecystectomy，LC）作为有症状性胆囊疾病（结石、息肉、胆囊炎等）的首选治疗手段已得到世界范围内医师的认可。LC 的手术指征伴随着该项技术的不断成熟、不断规范化而逐步扩大。在开展初期，一些相对禁忌证（如急性胆囊炎、胆囊萎缩、腹部手术后腹腔粘连、肥胖等）逐步变成适应证。对一名训练有素、成熟的腹腔镜外科医生而言，凡是有开腹切除胆囊指征者绝大多数也是 LC 的手术适应证。能够辩证地掌握腹腔镜胆囊切除术的手术指征，并能在腹腔镜手术中及时明智地中转开腹，以避免发生并发症后的被迫中转，是一名腹腔镜外科医生成熟的标志。此外，LC 技术也在不断进步，如缝合打结技术不仅提高了 LC 的安全系数，而且可使 LC 的中转开腹率降至 1% 以下，使被迫中转开腹率降至 0.1% 以下。微型（或针式）腹腔镜技术（器械直径 2～3.5mm）和单孔腹腔镜技术可用来完成 1/2 左右的 LC。非气腹技术使得大多数（90% 以上）并发心肺疾病不能耐受气腹的患者也能享受到腹腔镜胆囊切除术的微创优越性。

一、手术指征

对训练有素的腹腔镜外科医生而言，95% 以上的有胆囊切除指征者均可采用腹腔镜胆囊切除术。

二、术前准备

除了与开腹胆囊切除术一样常规进行血液生化、胸透、心电图、腹部 B 超等基本检查外，还应因人而异地补做必要的特殊检查。如心肺疾病患者、老年患者，宜补做动脉血气分析、肺功能检查、24h 动态心电图检查等。此外，为预防腹腔镜手术特有的气腹及戳口并发症，并为了清理肠道内的积气及内容物，应于术前 1 日服用泻剂（50% 硫酸镁 40～60ml，甘露醇 250ml 或番泻叶 10～20g）。习惯性便秘患者术前两天开始口服至出现腹泻即停止。这不但有利于术中使用较低的气腹压（10～12mmHg，1.33～2.66kPa），较好地暴露手术野，也有利于术后患者胃肠功能的早日恢复。此外，术前还要常规放置胃管。

三、麻醉与体位

麻醉一般采用气管插管或喉罩全身麻醉，以便术中控制通气，减轻高碳酸血症的不良反应。也有人采用连续硬膜外麻醉结合气管插管管理呼吸，同样可以保障二氧化碳的及时排出。

手术体位与术中变动方式通常是先仰卧位，腹腔镜探查后改为头高左倾位。脐部上或下缘 1cm 纵切口 Veress 气腹针常规造气腹，相继应用测压管试验、抽吸注水试验、最初充气压试验、容量试验和改良探针试验共 5 个试验方法以确保安全，使腹内压达到预设的 10～12mmHg（1.33～2.66kPa）。置入首枚 10mm 穿刺套管后先做"呼啸声"试验，以确定穿刺套管头端是否已进入高压的游离腹腔。插入 10mm 腹腔镜，首先探查脐下腹内脏器有无出血、有无肠内容物外溢等意外穿刺伤的征象，继而从肝胆区顺时针或逆时针探查全腹腔。

四、手术要点

直视下先在剑突下平肝门部肝下缘水平置入 10mm 或 5mm 直径穿刺套管作为主操作孔，接着置入右侧肋缘下和腋前线上的两枚 5mm 穿刺套管，引入 5mm 抓钳，进一步探查胆囊区有无粘连以及胆囊张力、炎症程度等。如遇胆囊颈部结石嵌顿、胆囊积液，或急性发作期、胆囊积脓等特殊情况，应先用 Veress 气腹针穿刺胆囊减轻张力。然后分别向上外、下外牵引胆囊底和 Hartmann 囊（两器械恰好成十字形交叉），展开 Calot 三角与肝门部，必要时先用电钩分离胆囊颈部前后叶的肝床系膜以松解 Calot 三角，再用可转杆弯分离钳接电凝，撕剥与点凝相结合，紧靠胆囊颈部分别解剖出胆囊管和胆囊动脉，直至明确看到两者在胆囊壁上的管脉分离征。

先于胆囊管远端尽量在胆囊-胆囊管交界处施夹，以尽可能减少胆囊内结石或脱落的息肉被挤至胆管内的机会。如胆囊动脉为一主干型，则先在其近端双重施夹或结扎一道后补施钛夹；如胆囊动脉为多分支型，则逐一近端施夹，远端均靠近胆囊壁电凝离断。如胆囊动脉与胆囊管靠得很近，则可将两者一并结扎，其远端也靠近胆囊壁电凝离断。先处理胆囊动脉后，胆囊颈向胆囊管衍变的"唯一管征"则清晰可辨。此时再在胆囊管近端结扎（采用体内或体外打结法，耗时多在 1min 以内）1～2 道。如胆囊管直径小于 5mm，近端结扎一道，施夹一枚；如胆囊管直径大于 5mm，则双重结扎其近端。在近、远端结扎的中远 1/3 处剪开一半胆囊管，进一步确认为单一管腔后再完全离断。

认清层次后电钩分离胆囊床，分离过程中如分破胆囊，则及时吸除外溢的胆囊内容物并处理破口，然后认真冲洗胆汁污染过的手术野，以尽可能减少其污染范围及持续的时间。将完整切除的胆囊标本装入用医用手套自制的标本袋内，用 5mm 胆囊抓钳将胆囊颈部拉入 10mm 套管内，或将标本袋口送至 10mm 套管口内（10mm 腹腔镜已逐步退至套管内），最后随着套管和腹腔镜同步拔出，胆囊颈部也被送至脐部戳口。用血管钳夹住胆囊颈部或标本袋口，抽回 5mm 抓钳，以大弯血管钳适度扩撑脐部戳口的筋膜层，必要时剪开扩张。

胆囊颈部周围用纱布保护戳口后，尽量远离胆囊管开口处（以免台上常规检查胆囊颈部的解剖时造成困难）剪开颈部，以开腹手术用的普通吸引器头尽可能地吸除胆囊内胆汁。用带槽纹的小头卵圆钳尽量取出胆囊内结石。取出标本即检查胆囊解剖结构，确认无胆管损伤

后将 10mm 套管外缠绕一块湿纱布（以防扩张后的戳口漏气），重新在导引棒帮助下置入脐部戳口，恢复气腹，插入腹腔镜。充分冲洗手术野，仔细检查肝门及胆囊床有无活动出血或胆汁渗漏。胆囊颈部无胆囊动脉主干而呈多分支者尤应注重胆囊床上可能存在的迷走动脉（肝穿通支），其一般分布于胆囊底体部。对胆囊床常规进行"地毯式"电凝，使胆囊床残余组织发生蛋白质凝固、变黄，可达到尽可能降低迷走胆漏或迷走动脉迟发性出血的目的。如有活动性渗血或怀疑有胆漏，则经 10mm 套管送入纱布条（为防遗落腹内并便于取出，可在其尾端系上 7 号的丝线，留在套管外的线尾以血管钳固定），冲洗吸引器直接在纱布上吸引，既安全又快捷，不仅免除了网膜、脏器堵塞吸引孔的烦扰，还可避免直接吸引创面血痂、造成新鲜出血的问题。检查纱布无黄染，或用纱布压迫止血满意后，取出纱布条，冲洗至吸引液清亮为止。

在分破胆囊时，手术野曾有活动性渗血，或胆囊解剖有变异，以及术者认为有需要时，则考虑放置腹腔引流管。适度放宽置管指征，不仅有利于术后动态监测手术野情况、引流创面渗血渗液，减少术后抗生素的花费，而且可在发生并发症后最大限度地减轻其危害。放管方法一般是将 5mm 胆囊抓钳经剑突下套管插入腋前线套管内并随之引至体外，夹住带螺旋负压的 Penrose 引流管头端并拉回腹腔（引流管的长度在体外以腋前线戳口至剑突下戳口，再到剑突为宜），用肋缘下抓钳夹住腹腔内引流管的中外 1/3 部引向肝下与肝右侧间隙的交汇处。引流管头端则先引向 Winslow 孔，继而置于胆囊体部的肝床。引流管呈反"S"形放置于肝床、肝肾间隙和结肠肝曲右侧后，体外及时缝合固定引流管。

首先逐一拔出 3 个 5mm 套管并检查戳口无活动性出血后，在逐步解除气腹的同时先拔出 10mm 套管，直接用腹腔镜观察脐部戳口有无活动性出血。如戳口有活动性出血，应使用闭戳针在皮下次全层缝合腹壁，或使用 Foley 球囊尿管压迫止血，直至获得满意止血效果。"8"字缝合脐部筋膜，在收紧缝线之前以左手示指尖探查戳口内确认无网膜或肠管疝入方可紧线打结。以白

色可吸收缝线或 3-0 丝线呈倒"U"字形缝合皮下 2~3 针，对合好戳口皮肤。每个戳口皮下及筋膜注射利布合剂（利多卡因 10ml＋布比卡因 5ml，加生理盐水稀释 1 倍）5~10ml。擦干戳口周围血迹及皮肤，创可贴拉合皮肤裂口。

五、术后处理

除应常规持续低流量吸氧外，其余与开腹胆囊切除术基本相同。术后胆管残余结石的处理可经内镜下乳头括约肌切开取石术来解决。

目前，除了经典式腹腔镜胆囊切除术外，还诞生了一些技术含量更高的改良式腹腔镜胆囊切除术（图 13-2-1，常规结扎法替代钛夹处理胆囊管与胆囊动脉）、根治性腹腔镜胆囊切除术（图 13-2-2，针对疑似或早期的胆囊癌患者）、腹腔镜胆囊次全切除术（图 13-2-3）、腹腔镜残余胆囊切除术（图 13-2-4，图 13-2-5；因保胆取石、胆囊造瘘术后或胆囊次全切除胆囊颈管残留过多者）、单孔气腹或非气腹腹腔镜胆囊切除术（图 13-2-6）。

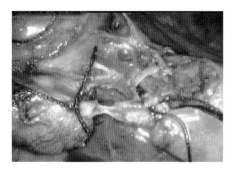 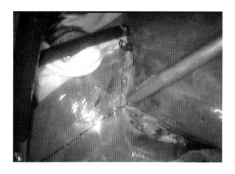

■ 图 13-2-1　改良式腹腔镜胆囊切除术
结扎处理胆囊管、胆囊动脉，必要时缝合胆囊床

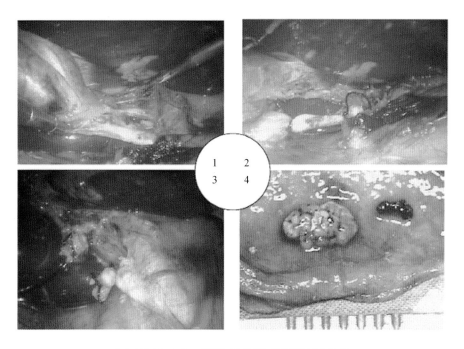

■ 图 13-2-2　根治性腹腔镜胆囊切除术
紧贴肝外胆管清除 Calot 三角内组织

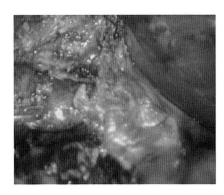
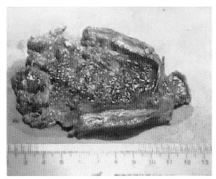

■ 图 13-2-3　腹腔镜胆囊次全切除术
靠近胆囊颈部缝扎处理，最大限度地规避胆管损伤

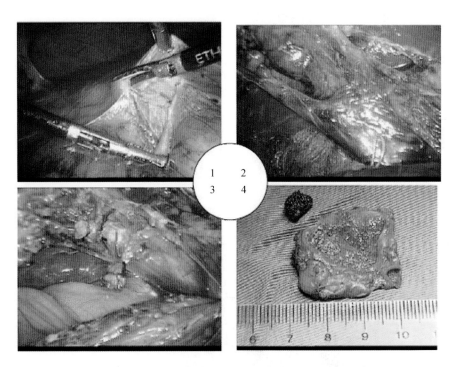

| 1 | 2 |
| 3 | 4 |

■ 图 13-2-4　腹腔镜切除开腹术后的残余胆囊

　　腹腔镜胆囊切除术由于其改立体视觉为平面视觉、改手指直接触觉为遥控长杆器械等内在缺陷而在开展初期走过一段弯路（learning curve）。其胆管损伤发生率曾一度高于开腹手术，但随着各项技术的不断完善及规范化培训的加强，腹腔镜专科医生的胆管损伤率已降至开腹手术的水平（0.2%～0.3%），有些可达到 0.1% 以下。根据 1999 年 3 月第二次全国文献调查资料，360 家医院报道了 138 788 例腹腔镜胆囊切除术，男女之比为 1∶2.6，年龄为 4～92 岁。术中胆管损伤发生率为 0.36%（0～

2.2%），动脉出血发生率为 0.3%，腹内脏器损伤的发生率为 0.15%；中转开腹率为 2.3%，术中因严重并发症被迫中转者占 29%；术后胆漏、出血、残余结石、胰腺炎的发生率分别为 0.32%、0.24%、0.24% 和 0.86%；围术期死亡率为 0.08%，在 22 例死亡患者中 15 例是手术并发症直接引起的。

　　目前，LC 已经成为普外科腹腔镜领域的基础手术，而且在各种腹腔镜手术培训中作为教学示范、培养训练腹腔镜外科医生的经典内容。

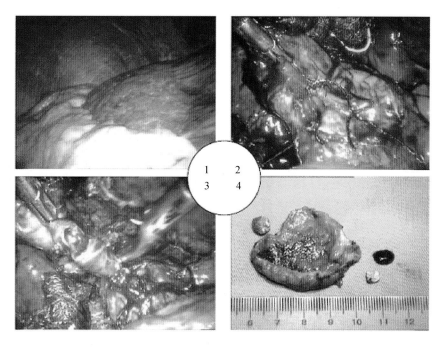

■ 图 13-2-5　腹腔镜切除肝硬化患者 LC 术后的残余胆囊

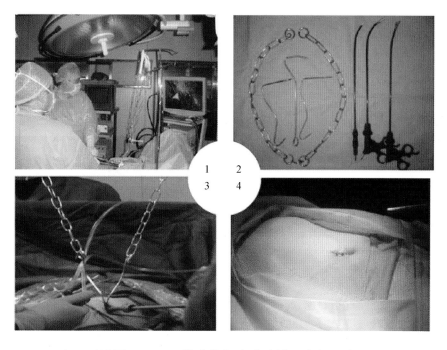

■ 图 13-2-6　单孔非气腹腹腔镜胆囊切除术
自制器械、单孔小切口 2～3cm

第三节　腹腔镜胆总管切开探查术

腹腔镜胆总管切开探查术（laparoscopic common bile duct exploration，LCBDE）正在逐步取代大部分开腹胆总管切开探查术而成为诊治胆管结石的重要手段之一。

胆囊结石并发胆管结石的发生率一般为 10%～15%。在有症状的胆囊结石患者施行胆囊切除时，并存胆管结石的可能性 60 岁以下为 8%～15%、60 岁以上为 15%～60%。因此在 LC 时代，如何诊断胆管内有无结石、如何进一步治疗是个焦点问题。

诊断方面除了依据临床上有无黄疸、胰腺炎病史，腹部 B 超胆总管是否增宽，胆囊内是否有<3mm 的细小结石，以及肝功能指标谷丙转氨酶（ALT）、谷草转氨酶（AST）、谷酰转肽酶（GGT）、碱性磷酸酶（ALP）和乳酸脱氢酶（LDH）有无升高这些基本资料外，还应有 MRCP、腹腔镜术中超声或直接胆道造影（术前 ERCP 或术中胆道造影），以进一步证实确有胆管并存结石，方可施行胆总管探查术。

具体治疗方案的选择则要根据胆囊管的粗细，以及胆总管内的结石的大小、数目、有无嵌顿等病情作出相应的决策。

一、腹腔镜经胆囊管胆道镜取石术

主要应用于胆总管增宽，结石 3～8mm，没有结石嵌顿，无临床症状，胆囊管较粗者。具体做法为：先沿导丝引入球囊导管，将胆囊管扩张至 8mm，并持续支撑 5min，然后选择 8～10Fr 的胆道镜导入 2.2mm 的取石篮，取净胆管内结石。

由于胆囊管从胆总管右侧汇入的方式不到 20%，胆结石患者大多伴有不同程度的炎症，以及至手术切除时胆囊管已经扭曲变形、胆囊管腔狭窄变细，所以用该方法治疗胆总管结石受到很大限制。为此，有学者在胆囊管与胆总管交界处前上方进行微切开，然后即可较为便利地置入胆道镜取石。该技术在一定程度上扩大了经胆囊管行胆道镜取石的应用范围。

二、腹腔镜胆总管切开、术中胆道镜取石、T 管引流术

此方法主要适用于胆总管内结石大于 8mm，结石数目较少者。由于此方法适用范围广，只要具有腹腔镜缝合打结技术加上 LC 设备器械和普通胆道镜即可实施，所以目前它在国内外开展最为广泛。我们自 1993 年开始施行腹腔镜胆总管切开探查 T 管引流术以来，在严格掌握适应证、精心设计手术步骤的实践中探索出一些独特的手术技巧。①用转关节抓钳作为胆道取石钳，在胆道镜直视下取石前先"盲取"以节省手术时间。②"三针缝合法探查胆总管"，即切开胆总管前壁约 12mm 后先在切口上端缝合一针并打结，留 2cm 线头以便抓取牵引；胆总管切口下端缝合一针后从线尾的活结襻中穿过，接着在胆总管切口中部缝而不扎，待取石后胆道镜探查时收紧该"8"字缝合线，可以最大限度地减少胆道内生理盐水的溢出以方便胆管内充盈和胆道镜检查及取石。牵引起最上端缝线插入 T 管并将之挤向上端，首先收紧最下端缝线打结，剪线后再收紧胆总管切口中部的缝扎线打外科结，最后达到牢靠固定 T 管的目的。

三、腹腔镜胆总管切开探查一期缝合术

其优点是可以显著降低术后胆道感染和伤口感染，术后住院时间由 T 管引流术的 16～18 天缩短至 6～9 天，且无 T 管相关并发症。

近年来，随着腹腔镜胆总管探查术的成熟与普及，国内外关于胆总管探查一期缝合的报道逐渐增多，主要适用于胆道探查阴性或单个结石、胆总管无明显炎症、胆汁清亮的患者。由于理论上仍无法避免因胆道探查术后十二指肠乳头水肿或 Oddi 括约肌痉挛造成围术期胆道高压而致胆汁渗漏的风险。为此，分别有人采用以下方法：

（一）胆道内置支架引流、胆总管一期缝合

因支架固定性较好，一般不会自行脱落，多需术后 1 个月复查时在十二指肠镜下取出支架。

（二）经胆囊管放置减压引流管、胆总管一期缝合

腹腔镜胆道探查术后切除胆囊，经胆囊管置入导丝，直接或扩张后引入胆道引流管至胆总管，或放置 C 形管通过胆总管下端进入十二指肠，而胆总管切开处一期缝合。经胆囊管可有效引流胆汁，降低术后胆管压力，术后第 4 天即可夹管出院，住院时间大大缩短，术后 11～21 天拔管。

（三）预置鼻胆管引流管、胆总管一期缝合

对胆囊结石继发胆总管结石患者 LC 前行 ERCP、EST 取石，顺便放置鼻胆管引流。此法

术前经鼻胆管引流减轻黄疸，可改善患者的全身状况，提高手术耐受力；鼻胆管还可指导术中胆道探查，术后可有效引流胆汁、减轻术后胆道压力，保证胆总管一期缝合的安全，无放置 T 管相关并发症，且术后可继续经鼻胆管造影检查了解胆总管情况。

上述方法可以处理 90％ 以上的胆总管结石。对于那些不能采用上述治疗者，如胆总管结石嵌顿、结石数目过多、胆总管下端狭窄等，则应酌情选择 LC 术前或术后 EST 取石，以及开腹手术。

随着纤维治疗内镜的不断发展与普及应用，腹腔镜胆总管切开探查取石术治疗胆管结石的病例数有所减少。通过十二指肠镜下的 EST 技术先碎取、清除胆管内结石，将胆囊胆管并存结石处理成单纯胆囊结石，然后由腹腔镜胆囊切除术解决胆囊结石。这种"软、硬"兼施式的联合内镜技术将成为治疗胆石症的首选方式，也是胆道微创外科的发展趋势。

第四节 腹腔镜胆肠吻合术

腹腔镜胆肠吻合术最先用于腹腔镜胆总管囊肿切除术后的胆肠重建。Farelo 等于 1995 年首次报告了 1 例为 6 岁女孩实施腹腔镜胆总管囊肿切除肝管空肠 Roux-en-Y 吻合术治疗其先天性胆总管囊肿。之后仅有数篇个案报道，平均手术时间为 10h。近年来，国外机器人腔镜手术成功应用使其报告的例数大幅增加。

国内文献最早的报告来自 2001 年李龙等报道的 5 例，2005 年他们报告截至 2003 年 10 月共施行 48 例。加上近 10 年来其他十余家医院报告的病例数共约 1000 余例。其中成人胆总管囊肿较少，大多以小儿为主，女性约为男性的 2 倍。囊肿分型以囊肿型最多，其次为梭型，胰内囊肿型最少。中转开腹率约 5％。报道的近期并发症主要有胆漏和粘连性肠梗阻。

目前国内外已报告数千例，以儿童居多。平均手术时间 2～3h，中转开腹率 2％～10％，术后平均住院日 5 天。

腹腔镜胆肠吻合术除了治疗胆总管囊肿外，还用来治疗胆管中下段良恶性狭窄、肝门胆管癌、晚期胰腺癌等疾病。手术方式主要有腹腔镜胆囊空肠吻合术、腹腔镜胆管空肠吻合术、腹腔镜胆管十二指肠吻合术。就胆肠吻合技术而言，胆管空肠或胆管十二指肠吻合均使用手工缝合，胆囊空肠吻合则除了手工缝合外，还有线形钉合器或圆形吻合器进行胆肠重建。

1992 年，Rhodes 等率先报道了 2 例腹腔镜胆囊空肠吻合术。1996 年 Tinoco 等报告了 25 例腹腔镜胆管十二指肠吻合术，平均手术时间为 115min，平均住院 4 天，没有发生手术并发症。1999 年，Rothlin 等报告了对 14 例无法切除的晚期胰头癌患者施行腹腔镜肝管空肠 Roux-en-Y 吻合术，并与 14 例开腹手术进行了对比分析。平均手术时间 129min，平均住院日 9 天（开腹组 21 天），止痛药较开腹手术组明显减少。

近年来，国内也陆续有数例至数百例的腹腔镜胆肠吻合术的报道。2002 年，陈安平等报告了 6 例腹腔镜胆总管十二指肠吻合术治疗无肝内胆管狭窄、球囊扩张或支撑失败、胆总管明显扩张（＞25mm）且其下端狭窄段过长（＞15mm）的胆管结石患者。其中男 2 例、女 4 例，平均年龄为 51 岁（37～65 岁）。手术时间 152～236min，术后 1～5 天每天引流量为 20～300ml。术后 3～7 天拔除引流管，7～15 天出院。2005 年，秦明放报告 32 例腹腔镜辅助的胆肠吻合术治疗晚期胰腺癌（胰头癌 28 例、胰体癌 6 例）。其中男性 22 例、女性 10 例，平均年龄为 65±4.6 岁。手术时间 70～200min，失血量 30～120ml。术后 3～5 天排气，平均住院 8.1±0.7 天（6～13 天）。综合其他文献，迄今报道的各种腹腔镜胆肠内引流术共约 1000 例。

近十年来，腹腔镜胆肠吻合术的突出特点是逐步由治疗良性疾病转向治疗有相当大难度的恶性疾病，如肝门胆管癌、胆管中下段癌（主要施行胰十二指肠切除术）。

第五节　机器人腹腔镜胆道手术

机器人腔镜手术经过十余年的积极探索日臻成熟，其突出优点主要表现为术者的视觉由传统腔镜的二维平面恢复为三维立体，腔镜的操纵由助手回归到术者自己，在左右手协同操作的同时可以另外增加 1～2 个辅助操作器械（犹如千手观音的化身）；器械末端关节的自由度由传统腔镜的 3 个左右增加到 7 个，使器械的操控性大为提高，加上图像放大倍数由传统腔镜的 2～3 倍增加到 10～15 倍，使深在狭小部位的精细操作成为可能。此外，机器人腔镜手术配置的单双极电外科工作站使得外科医生可以非常便利地进行左凝右切的高效操作，大大提高了手术速度，手术进程更为平顺，患者失血量大为减少，从而全方位地提高了手术的整体质量和安全性。由此可见，机器人腹腔镜手术在胆道外科的主要应用指征是那些传统腹腔镜技术较难突破的胆管癌根治术，特别是肝门胆管癌和胆总管下段癌。

机器人腹腔镜胆道手术在国外现已开展 10 年左右，总例数已逾千例。2009 年，国内由第二炮兵总医院的周宁新教授率先开展了机器人腹腔镜肝门胆管癌切除术和胰十二指肠切除术（治疗胆管下段癌）。从已开展的机器人腹腔镜胆道手术看，它在精准切除病变、淋巴廓清和胆肠吻合等消化道手工重建方面表现出非凡的优越性。不仅增加了操作的稳定性和精准度，而且大大提高了手术效率和安全系数。

目前，影响机器人腔镜手术推广普及工作的主要障碍是昂贵的耗材和较为烦琐的安装程序。前者使其应用于胆囊切除、胆总管切开探查等常规腹腔镜胆道手术的性价比大大降低，后者则大大增加了外科医生的培训成本。但随着科技进步和外科医生的不懈努力，机器人腹腔镜胆道手术有望取得迅速突破。

综上所述，腹腔镜技术在胆道外科应用最早，但由于从胆囊切除到胆管癌根治的技术跨度过大，致使其发展速度严重受阻，进展缓慢。我们相信，20 余年的腹腔镜技术积累和机器人腔镜高新技术的再武装，将为腹腔镜胆道外科赢得更大的发展空间和应用前景。

（王秋生）

参考文献

[1] 吴建斌，张明金. 腹腔镜胆囊切除术并发症及其对策. 中国实用外科杂志，2005，25（2）：99-100.

[2] 嵇武，李宁，黎介寿. 门诊腹腔镜胆囊切除术现状及展望. 中国实用外科杂志，2008，8（1）：69-72.

[3] 孙华新，汪益民，邓玉江，等. 腹腔镜胆囊切除术治疗急性胆囊炎. 中国临床医学，2010，17（6）：45-846.

[4] 张雷达，别平，陈平，等. 腹腔镜胆道探查术后胆管一期缝合与 T 管引流的疗效比较. 中华外科杂志，2004，42（9）：939-940.

[5] 尹思能，李青亮，张诗诚，等. 腹腔镜胆总管探查的临床价值（附530例报告）. 中国微创外科杂志，2003，3（2）：122-124.

[6] 田刚，尹思能，龙飞伍，等. 腹腔镜胆管探查术中难取结石的体内冲击波碎石治疗. 四川医学，2009，30（11）：1723-1725.

[7] 胡明彦，陈斌，田爱林，等. 腹腔镜胆管探查术中的问题及对策（附71例报告）. 中国内镜杂志，2002，8（12）：44-45.

[8] 钟兴国，熊茂明，孟翔凌，等. 腹腔镜胆管探查术常见并发症原因及防治对策. 中国临床医学，2008，15（5）：636-637.

[9] Sato Y, Oya H, Yamamoto S, et al. Successful laparoscopic-assisted hemostasis of intrathoracic massive vericeal rupture during living related liver transplantation：a case report. Transplant Proc, 2012, 44（3）：820-821.

[10] Tolerton SK, Hugh TJ, Cosman PH. The pro-

duction of audiovisual teaching tools in minimally invasive surgery. J Surg Educ, 2012, 69 (3): 404-406.

[11] Gray RJ, Kahol K, Islam G, et al. High-fidelity, low-cost, automated method to assess laparoscopic skills objectively. J Surg Educ, 2012, 69 (3): 335-339.

[12] Gómez-Vázquez ME, Hernández-Salazar E, Novelo-Otañez JD, et al. Effect of endovenous morphine vs. ketorolac on proinflammatory cytokines during postoperative analgesia in laparoscopic cholecystectomy. Cir Cir, 2012, 80 (1): 56-62.

[13] Sadhu S, Sarkar S, Jahangir TA, et al. Laparoscopic cholecystectomy in patients with cardiac dysfunction. Indian J Surg, 2011, 73 (2): 90-95.

[14] Völgyi Z, Fischer T, Szenes M, et al. A new type of rendezvous: introduction of laparoendoscopy in selected patients. Z Gastroenterol, 2012, 50 (4): 386-392.

[15] Spătariu A, Nicolau AE, Beuran M, et al. Conversion in laparoscopic cholecystectomy for acute cholecystitis. Chirurgia (Bucur), 2010, 105 (4): 469-472.

[16] Boru C, Silecchia G. Bariatric emergencies: what the general surgeon should know. Chirurgia (Bucur), 2010, 105 (4): 455-464.

[17] Gooneratne DL. A rare late complication of spilled gallstones. N Z Med J, 2010, 123 (1318): 62-66.

[18] Moyer MT, Haluck RS, Gopal J, et al. Transgastric organ resection solely with the prototype R-scope and the self-approximating transluminal access technique. Gastrointest Endosc, 2010, 72 (1): 170-176.

[19] Bouasker I, Zoghlami A, El Ouaer MA, et al. Parietal abscess revealing a lost gallstone 8 years after laparoscopic cholecystectomy. Tunis Med, 2010, 88 (4): 277-279.

[20] Khan MW, Aziz MM. Experience in laparoscopic cholecystectomy. Mymensingh Med J, 2010, 19 (1): 77-84.

[21] Takayama S. Percutaneous laser lithotripsy for gallbladder and common bile duct stones. Surg Laparosc Endosc Percutan Tech, 2009, 19 (4): 135-137.

[22] Kim JH, Jeong IH, Yoo BM, et al. Is xanthogranulomatous cholecystitis the most difficult for laparoscopic cholecystectomy? Hepatogastroenterology, 2009, 56 (91-92): 597-601.

[23] Shamim M, Memon AS, Bhutto AA, et al. Reasons of conversion of laparoscopic to open cholecystectomy in a tertiary care institution. J Pak Med Assoc, 2009, 59 (7): 456-460.

[24] Arakura N, Ozaki Y, Maruyama M, et al. Pancreaticobiliary fistula evident after ESWL treatment of pancreatolithiasis. Intern Med, 2009, 48 (7): 545-549.

[25] Bo T, Zhihong P, Peiwu Y, et al. General complications following laparoscopic-assisted gastrectomy and analysis of techniques to manage them. Surg Endosc, 2009, 23 (8): 1860-1865.

第十四章
胆道介入技术在胆道外科的应用

胆道介入技术（biliary intervention）主要是指在影像设备（血管造影机、超声等）的引导下，经皮经肝细针穿刺进入胆道，对梗阻性黄疸进行减压引流，对狭窄或闭塞的胆道进行球囊扩张和（或）支架置入，使胆道再通，以及经皮经肝穿刺通路对胆道结石的碎石、取石等。胆道介入治疗是建立在PTC的基础上的，近年逐步发展到引流、碎石以及内镜治疗等。

1952年，Carter和Saypol首次报道了PTC技术诊断胆道疾病。至20世纪70年代前，由于PTC使用的穿刺针直径大（18G以上），穿刺出血等副作用较多，该技术推广受到严重限制。70年代后出现了更为安全的细针穿刺技术，加之某些学者将血管造影用的导丝引入，在导丝的帮助下，可将较粗的导管送入胆管，并通过病变部位。这就是最早期的经皮经肝胆道引流术（percutaneous transhepatic biliary drainage，PTBD）。1974 Monert和Stockman首次报道了PTBD治疗梗阻性黄疸。1978年，Hoewels和他的同事们首先进行了胆管内外引流的尝试。他们通过手法及导丝导管技术，将带侧孔的引流管送入十二指肠。这种方法的优势是使胆汁顺行流入肠道，从而降低了水、电解质平衡紊乱的发生率。1990年Lammer等又报道了使用金属支架扩张胆道狭窄并维持通畅，从而使介入技术治疗胆道疾病迅速在临床推广应用。

第一节　经皮经肝穿刺胆道造影

PTC应用于临床已有80多年的历史。早在1921年，Burkhardt与Muller等就首次报道了经皮经肝穿刺胆囊造影，其后Hudrd等又报道了经皮经肝穿刺胆管造影，使经皮经肝穿刺途径注射造影剂显示胆管用来诊断胆道系统疾病成为可能。20世纪60年代开始该技术用于临床。我国由黄文于1956年首先报道。但受设备、器械等条件限制，并发症多，成功率低，该技术未能被放射科和外科普遍接受。直到1962年Arner开始在影像增强电视监视下操作，1969年日本大藤用Chiba细针穿刺及水溶性碘造影剂的发明，使PTC的成功率明显上升，并发症显著下降。该检查方法能够比较直观地显示胆管系统的形态，为诊断提供可靠的依据。因而PTC从20世纪70年代初期开始广泛应用于临床，并对肝胆系统疾病的介入治疗起到了重要的促进作用。

近年来，随着医学影像技术的发展，超声、CT、MRI、ERCP等新的检查技术的临床应用，单纯PTC在临床上的应用范围受到了很大限制。随着介入放射学的迅速发展，对于梗阻性黄疸的患者在PTC诊断明确后，可以进一步行PTBD，使诊断与治疗紧密结合，不仅降低检查费用，而且大大减轻了患者的痛苦。特别是近十几年，由于技术和器械的改进，PTBD的应用越来越广泛，不但可行外引流或内外引流，还可以行经皮经肝穿刺胆管内支架引流术，而不论以上哪种治疗方法，PTC都是其基础，是不可缺少的重要环节。

一、PTC 适应证

PTC最初多用于梗阻性黄疸的病因诊断与黄疸类型的鉴别。随着影像学检查技术的不断发展，造影诊断逐步被ERCP所取代。PTC的单纯诊断作用被逐渐削弱，但PTC仍有其特长。

1. 经超声、CT、MRI等各种检查仍不能定位和定性的梗阻性黄疸　超声、CT等对梗阻性与非梗阻性黄疸的鉴别诊断有很高的敏感性，但对于显示较小病变、部分梗阻和细小胆管分支的价值有限。特别是一些存在梗阻而超声及 CT 图像上并无明显胆管扩张的病例，PTC 可发挥重要作用。

2. ERCP 未能达到预期的诊断作用时 ERCP 结合超声、CT 对大部分梗阻性黄疸的患者都能够明确诊断。但是 ERCP 不能充分到达或清晰显示肝内胆管结石；肝门等部位的高位梗阻，ERCP 也较难成功；上消化道严重狭窄及 Billroth Ⅱ 法胃切除术后胆管空肠吻合的患者，ERCP 难以实施；极少数患者行 ERCP 时不能配合。此时，PTC 可作为一个有效的补充手段。

3. 介入治疗的先行步骤 PTC 作为介入治疗的第一步，继之行PTBD，是目前临床广泛应用的"减黄"手段。

二、PTC 禁忌证

1. 有明显的出血倾向，经治疗不能纠正者。
2. 碘过敏和麻醉药过敏者。
3. 大量腹水者。
4. 穿刺部位感染或全身严重感染者。
5. 穿刺路径有占位性病变者。
6. 恶病质或心、肺、肝、肾功能严重衰竭者。

三、术前准备

（一）患者准备

1. 腹部 B 超、CT、MRI 及血液生化检查，鉴别黄疸性质及了解胆管扩张的程度。
2. 术前 3 天测定出凝血时间和凝血酶原时间，如有异常，需先行纠正。
3. 术前 1 天行碘、普鲁卡因过敏试验。
4. 术前 2 天给予预防性抗生素治疗。
5. 与患者和家属谈话，签手术知情同意书。
6. 穿刺部位备皮。
7. 术前 4h 禁食、禁水。
8. 手术前 30min 肌内注射地西泮 10mg。
9. 做好患者思想工作，取得患者的理解和积极配合。

（二）器械准备

1. 监护设备，PTC 检查中严密监护心率、血压、呼吸等生命体征。
2. 局部消毒与术中所用物品和药品，如无菌纱布、局部麻醉药、造影剂、注射器等，与血管造影检查基本相同。

3. 17～23G 的各种类型穿刺针均可选用。只进行造影诊断时多用细针（22G Chiba 穿刺针）。

4. 同时进行介入治疗时需配备较粗的套管针、相配套的导丝、各种规格的引流管等（图 14-1-1）。

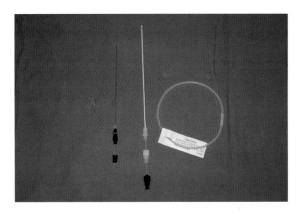

图 14-1-1 PTC 穿刺针、扩张器、微导丝套装

四、操作方法

（一）影像引导

自 PTC 发明以来，其实际操作大多在 X 线透视的引导下进行。近年来，在 B 超引导下行 PTC 者也开始逐渐增多。至于两种方法的优劣，需要结合患者病情、设备状况和术者习惯而定。

1. X 线透视引导 本方法是最常用的，其以影像清晰、直观、整体观强、能动态观察为优点。缺点为：二维显示在侧入路时对胆管靠近腹侧或背侧难以确定，需配合侧位透视；前入路时难以掌握进针深度；对胆管相邻的血管难以观察；需用较大剂量的造影剂和 X 线照射量。

2. B 超引导 其以能直接观察胆管和邻近血管、无 X 线照射和定位准确见长。可直接引导胆管穿刺，减少盲目性。缺点为：整体观差，对复杂的介入治疗操作难以独立引导完成；探头的位置对操作也有一定的影响。

3. CT 和 MRI 引导 直接由 CT 或 MRI 引导行 PTC 极少见报道，虽然可协助胆道穿刺定位，但难以动态观察，且费用昂贵。但可根据患者术前的 CT 或 MRI 图像资料找出胆管扩张最严重且容易穿刺的层面，设定穿刺点，观察进针路径，计算进针角度和深度。

4. 笔者经验和习惯 在介入室操作时用B超辅助引导比较好，特别是行前入路穿刺时。但不管何种入路，只要穿刺针及微导丝顺利进入靶目标胆管，就主要在X线透视引导下操作。X线透视引导与B超引导相结合，可以减少穿刺的盲目性，提高成功率。其后的造影检查及介入治疗在X线透视引导下进行，可使图像更加清晰，手术操作更加方便、快捷。这需由科室设备状况决定。

（二）操作步骤

1. 患者平卧于DSA检查台上，常规消毒铺巾，透视下定位，一般取右侧腋中线肋膈角下两个肋间为穿刺点，常为第7～9肋间隙，在此区域刺入胆管的成功率较高。左肝管狭窄者，选择剑突下2～3cm，偏左2cm。用Chiba针向右侧指向肝门区穿刺。

2. 以2%利多卡因溶液5ml（或普鲁卡因）做穿刺通道麻醉，先做一个皮丘，然后令患者屏气，把针直接刺入肝包膜下，并边注射边缓慢退针，直至注完为止。

3. 在穿刺点皮肤上用刀尖切开皮肤3～5mm，并钝性扩张皮下组织，选择肋骨上缘进针，避免损伤肋间动脉、神经。手持Chiba针，令患者屏气，在透视下将穿刺针水平略向头或足侧快速刺入肝包膜下，嘱患者平缓呼吸，调整穿刺针向第11胸椎右缘刺入，针尖距椎体右缘2～3cm处即停止进针。若未成功可调整针尖向头侧或足侧寻找肝内胆管。

4. 拔出针芯接上注射器，透视下边缓慢退针边回抽，有胆汁流出，表示胆管穿刺成功。也可采取一边退针，一边注入造影剂的方法，在透视下造影剂进入胆管时，也表示胆管穿刺成功。造影剂是否进入胆管，主要根据其影像学特征判断：①门静脉：其分支结构在大小和形态上与胆管相似，由于血管内的造影剂很快就被冲走，因而鉴别不难。②肝动脉：显示的分支结构很快消失，紧接着肝实质显影。③肝静脉：呈管状结构，一般看不到分支，造影剂向头侧流向右心房。④淋巴管：呈小而不规则的线样结构，停留时间长，分支形态无规律。⑤肝实质：呈不规则的片状结构，造影剂消散很慢。⑥胆管：当穿刺针进入胆管腔内时有突破感觉，注入造影剂缓慢

充盈胆管，边缘广，很快可见扩张胆管分支显影呈"树枝状"。如果停止注射片刻，可见造影剂停留在管腔内，不像在血管里那样很快被血流冲走。通过以上方法确认胆管穿刺成功后，先抽出部分胆汁（可留做细菌培养）行胆道减压后，注入稀释（1：1）造影剂10～20ml，直至胆管系统充盈显影，并摄片记录。

5. 笔者经验和习惯：①穿刺时如未能刺中胆管，则把穿刺针退至肝包膜下调整穿刺针方向再行穿刺，不必把穿刺针退出，避免肝包膜多处穿刺以减少出血的机会。②确认胆管穿刺成功后，一定要固定好穿刺针并嘱患者尽可能减小呼吸幅度，以防止穿刺针自胆管内脱出。③注入少量造影剂，观察穿刺针进入胆管的深度，再决定是否引入微导丝并置换造影导管。④胆道减压后手推造影剂时，一定要注意压力柔和，速度适中，造影剂用量尽可能与胆道减压所抽出的胆汁量相等，以患者不感到疼痛和明显压迫感为宜。以防止胆管内压力过度增高，造成逆行感染——菌血症，引起患者寒战、高热。⑤造影完毕，一定尽可能地抽出混有造影剂的胆汁，并可行胆管内冲洗。以防止发生败血症和胆汁性腹膜炎等。⑥右侧入路患者仰卧位时，左肝胆管显影延迟，如要得到清晰的左肝胆管影像，可使患者采取左侧卧位。

五、造影表现及临床意义

由于超声和多普勒技术的发展及高分辨率CT和MRCP的广泛应用，这些无创性诊断技术使胆道疾病的诊断符合率远远超过PTC，因此PTC一般不再用于单纯胆道疾病的诊断，而仅仅作为梗阻性黄疸治疗的关键步骤而用于临床；再加上经皮碎石技术、胆道镜及腹腔镜技术的应用及发展，介入技术（PTC、PTBD）也很少用于胆道结石的治疗。

（一）充盈缺损

结石的充盈缺损比较光滑，可表现为透明、单或多发、大小不等的充盈缺损，恶性肿瘤的充盈缺损多僵硬、不规则（图14-1-2～图14-1-7）。

（二）狭窄

光滑的狭窄应考虑良性病变，不规则、僵硬的狭窄多为恶性肿瘤所引起，当然术后狭窄有时也表现为多种多样（图14-1-8～图14-1-13）。

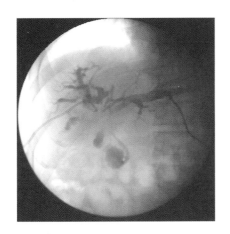

■ 图 14-1-2 左肝内胆管多发结石

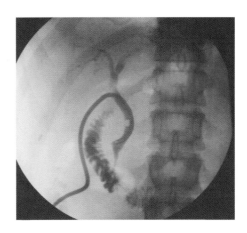

■ 图 14-1-5 胆总管结石,造影示
胆总管内圆形充盈缺损

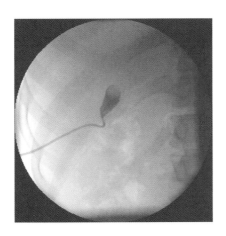

■ 图 14-1-3 胆囊结石

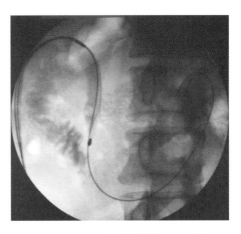

■ 图 14-1-6 胆总管结石,准备
网篮取石

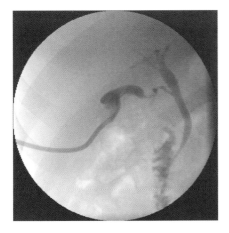

■ 图 14-1-4 胆囊造影示胆囊管、
胆总管、十二指肠显影

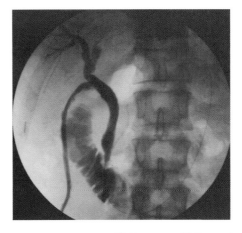

■ 图 14-1-7 胆总管结石,网篮取石后,
造影示胆总管内圆形充盈缺损消失

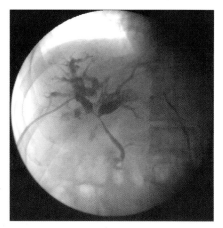

■ 图 14-1-8　肝门胆管癌，左、右肝管
僵硬、狭窄、不规则

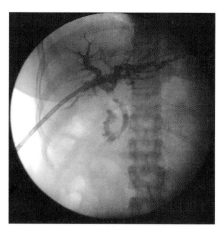

■ 图 14-1-11　胆囊切除术中胆总管损伤
8～14Fr 内外引流管逐步扩张 6 个月后，
造影示胆总管管壁连续性差，但造影剂
可顺利通过狭窄段进入十二指肠。现已
除引流管，患者正常生活 18 个月无不适

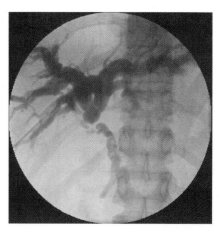

■ 图 14-1-9　胆囊切除术中胆总管损伤

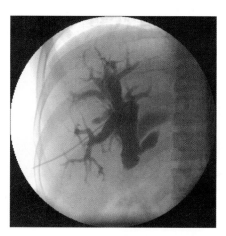

■ 图 14-1-12　胆肠吻合术后，
吻合口狭窄

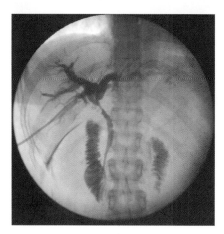

■ 图 14-1-10　胆囊切除术中胆总管
损伤，内外引流管扩张

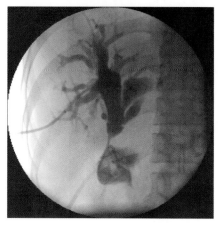

■ 图 14-1-13　胆肠吻合术后，吻合口
狭窄，置入内外引流管

（三）管壁僵硬、不规则、截断

多为肿瘤浸润征象，胆管呈截断征、鸟嘴征、不规则狭窄或鼠尾征（图14-1-14～图14-1-16）。

（四）肝内（梗阻近端）胆管明显扩张

如扩张的胆管柔软，形似"软藤"，考虑梗阻发生迅速，以恶性多见；如扩张的胆管比较僵硬，则梗阻发展慢，良性可能性大；如扩张的胆管不成比例，呈串珠状，应考虑先天性胆管扩张症的可能。以上情况并不绝对，需综合判断（图14-1-17～图14-1-19）。

六、并发症及术后处理

（一）并发症

曾有报道PTC并发症约3%。Harbin统计一组单纯PTC病例的并发症为：败血症为1.4%，胆漏为1.45%，腹腔内出血为0.35%，死亡为0.2%。但近几年，由于单纯PTC已较少采用，所以对单纯PTC并发症的统计已少有报道。

选好穿刺点和保证穿刺通道完全在肝实质内，以及尽可能地胆管减压是造影成功和减少并发症的关键。

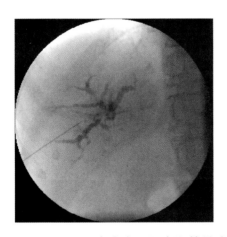

■ 图14-1-14 胰腺癌，肝内胆管扩张

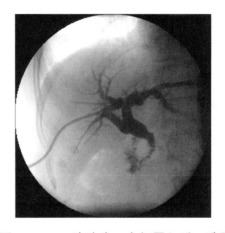

图14-1-16 胰腺癌，支架置入后，造影剂可顺利通过闭塞段进入十二指肠

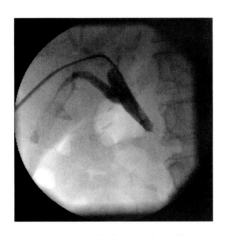

■ 图14-1-15 胰腺癌，肝内胆管、胆总管扩张，胆总管远端可见鼠尾征

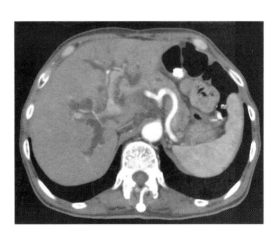

■ 图14-1-17 肝门胆管癌，增强CT示肝内胆管扩张

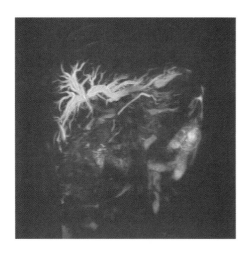

■ 图 14-1-18　肝门胆管癌，
MRCP 示肝内胆管扩张

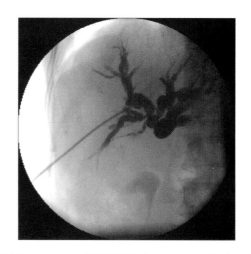

■ 图 14-1-19　肝门胆管癌，PTC 示肝内胆管
扩张，可见"软藤"征

（二）术后处理

1. 造影结束，如病情需要可在此基础上进行胆管引流术。

2. 拔出穿刺针后，局部压迫止血，覆盖消毒敷料。

3. 术后平卧 6～8h，观察血压、脉搏和腹部及全身情况，发生并发症及时处理。

4. 术后应静脉给予广谱抗生素。

5. 告知患者和家属造影结果及术后注意事项。

（何　山）

第二节　经皮经肝胆道引流术

胆道介入技术主要指 PTBD。PTBD 分为单纯外引流、内外引流和支架置入的内引流。而经 PTBD 通路对胆道的取石、碎石等和经皮穿刺的胆囊介入治疗，包括胆囊引流术、胆囊取石术以及经胆囊入路、经胆囊管对胆总管的置管引流和支架置入等，由于临床上应用较少，可参考 PTBD 操作，在此不作详细介绍。

一、适应证

不论是单纯外引流、内外引流，还是支架置入的单纯内引流，其适应证主要是各种原因造成的梗阻性黄疸。

1. 恶性梗阻性黄疸的对症治疗　恶性肿瘤如胰头癌、肝门与肝外胆管癌、胆囊癌、肝癌以及转移性肿瘤等，压迫肝内外胆管系统，均可引起梗阻性黄疸。确诊时，多已经失去手术机会。经皮经肝胆道引流可以在微创的基础上明显改善

患者由于胆道梗阻而产生的黄疸等一系列临床症状，提高患者生存质量。

2. 外科术前减压治疗　不论恶性还是良性胆道梗阻，在伴有严重梗阻性黄疸时行外科根治手术，其手术风险将大大提高。据文献报道，当胆红素超过 10mg/dl 时，外科手术的死亡率和并发症发生率分别高达 15％～25％ 和 40％～60％。因此术前引流减压越早越好。术前 PTBD 是胆道介入治疗的主要适应证之一。

3. 急性化脓性胆管炎　良恶性胆道梗阻均可引起急性胆道感染，患者常常很快出现高热、寒战、黄疸、腹痛等症状，往往还会合并严重的感染性休克。在这种情况下，不论是外科手术治疗还是药物保守治疗都具有极大的风险，死亡率很高。PTBD 成为挽救患者生命的重要手段。

4. 良性胆道狭窄的治疗　无论是胆肠吻合

术后吻合口狭窄，或是外伤等原因造成的良性胆道梗阻，不适合手术治疗时均可行 PTBD 治疗。

二、禁忌证

PTBD 没有绝对禁忌证，以下为相对禁忌证：

1. 有出血倾向而未被纠正 由于 PTBD 需要经皮穿刺腹壁、肝，所以明显出血倾向需及时纠正，必要时给患者输注鲜血并给予止血药物。

2. 大量的腹水 腹水增加腹腔内出血和胆汁向腹腔渗漏的风险。大量腹水患者可临时腹腔穿刺，给予放腹水治疗。

3. 严重的肝硬化 如患者肝硬化已属晚期，合并大量腹水、肝细胞性黄疸和凝血功能障碍，PTBD 并发症和死亡率会明显增加。

4. 多发性或弥漫性肝内胆管狭窄 对于慢性胆管炎症，肝内胆管广泛、多发性狭窄，PTBD 引流难以奏效。

5. 生存预期不足 1 个月的。

三、器材设备

PTBD 胆道技术操作和所有的介入技术操作一样，所用器材设备包括两个方面，即影像引导设备和术中操作器材。前者是大型影像设备，包括血管造影机和超声诊断仪。临床工作中血管造影机最为重要，也是不可缺少的。后者是指介入操作中所使用的主要消耗性器械和材料。

（一）血管造影机

血管造影机是 X 线引导设备。顾名思义其早期的主要用途是进行血管造影，诊断各种血管疾病。随着介入放射学的发展，血管造影机的功能在近 30 年已经悄然发生变化。其诊断的功能逐渐被引导治疗的功能替代，血管造影机的性能也发生了巨大的变化。新的诊断和治疗导引技术在血管造影机上不断创新和发展。PTBD 主要使用血管造影机的透视和直接采集技术。由于术中的所用器材均为不透 X 线材料，加之 X 线造影剂的应用，整个 PTBD 操作包括胆道引流和胆道扩张与支架置入均在血管造影机的透视引导下进行。血管造影机上进行 PTBD 操作的主要缺点和血管介入治疗操作一样，患者和医护人员均受到 X 线照射损伤。可喜的是和早期的 PTBD X 线引导设备（胃肠造影 X 线机）相比，新的血管造影机已经大大减少了射线剂量。

（二）超声诊断仪

超声影像诊断设备没有 X 线损伤是其优点，但是在胆道介入操作中单凭超声影像引导难以完成较为复杂的 PTBD 操作。目前临床上主要用超声影像引导经皮经肝的胆道穿刺，一旦胆道穿刺成功，导丝进入胆管系统即改为 X 线（血管造影机）引导。使用超声引导经皮穿刺胆管系统除了具有免受 X 线照射损伤的优点外，由于超声图像引导是在直视下穿刺肝内扩张胆管，还具备穿刺迅速、准确和安全等优点。但是超声的断面图像缺点是不能同时全面观察胆道解剖，更不能清楚显示各种介入操作的器材，尤其是介入器材在胆道的动态轨迹，难以引导治疗过程。另外，超声图像也容易受到气体、脂肪和肋骨伪影的干扰。

总之，条件具备时应充分利用 X 线血管造影机和超声诊断仪的优点。在 PTBD 的影像引导时，将两者有机地结合起来。首先，尽可能使用超声引导完成胆管的穿刺。尤其左侧肝管穿刺时，超声更显其优势。在穿刺成功后即改为血管造影机透视引导，包括进行胆管造影和完成 PTBD 引流术。

（三）胆道介入操作常用器材

1. 经皮胆道穿刺针套装 目前经皮经肝穿刺主要使用市场上的穿刺套装（图 14-2-1）。每个包装内包括 22G PTC 细针（内腔可通过 0.018 英寸导丝）、0.018 英寸（1 英寸＝2.54 厘米）细导丝、同轴 6Fr 扩张套管（3 件：内腔为经过 0.018 英寸导丝的金属支撑管，中间为 3Fr 塑料扩张管，最外层为 6Fr 塑料扩张管）。临床上首先在超声或 X 线引导下，使用 22G 针穿刺肝内胆管。一旦穿刺成功便引入 0.018 英寸细导丝，超声或透视下确定该导丝进入肝内胆管一定深度后撤出 PTC 针。沿 0.018 英寸导丝将 6Fr 同轴套管送入肝管。再将同轴套管内的金属和塑料支撑管撤出，保留 6Fr 扩张管在胆管内。

2. 常用导丝、导管 胆道介入所用导丝除上述穿刺套装内 0.018 英寸小导丝外，主要使用 0.035 英寸超滑（泥鳅）导丝和 0.035 英寸加硬普通导丝（如 Amplatz 导丝）。导管主要为 5～6Fr 普通血管造影导管（Cobra 2、H1 等）。超滑导丝主要用于引导导管通过胆道狭窄部位，并进入十二指肠，而加硬导丝主要用于导入胆汁引流管和置入支架。

3. 常用引流管套装 引流管的种类颇多。临床上最常用的是 8～8.5Fr 多侧孔猪尾型引流管。最粗的引流管多为 14～16Fr。根据引流的目的，引流管又分为单纯外引流管和内外同时引流管。前者引流孔是在引流管的猪尾端，一般为 5～8 个侧孔（图 14-2-2）。内外引流管的侧孔多为 30 个以上，分布在引流管的猪尾及前段 10cm 左右（图 14-2-3）。当胆道完全梗阻、超滑导丝和导管不能开通闭塞部位时，即适合将外引流管猪尾端置于梗阻上方行单纯外引流。如超滑导

丝、导管能够开通闭塞部位使导管进入十二指肠，即选用内外引流管。引流管的侧孔段分别位于狭窄的上下方，使胆汁部分进入肠道，部分引流至体外。

4. 常用球囊、支架

（1）球囊导管（图 14-2-4）：胆道介入治疗中对狭窄的胆管，尤其是良性狭窄病变也采取球囊扩张技术。胆道所用的扩张球囊即是血管扩张球囊。球囊的全称应为球囊导管，其组成分为导管和球囊两部分。根据需要导管设计成不同的长度和直径。在胆道扩张应用的球囊导管直径通常为 5Fr。球囊直径通常为 6～10mm。胆道介入所用球囊均为同轴交换系统，即两腔系统设计。其导管中心腔即导丝通过腔，为 0.035 英寸导丝设计。另一腔在导管头端形成盲端与导管前端的球囊相通，尾端为"侧臂"设计，以连接注射器或专业压力泵用来注射液体充盈导管前端的球囊。球囊在体外和输送到狭窄胆管过程呈压缩状

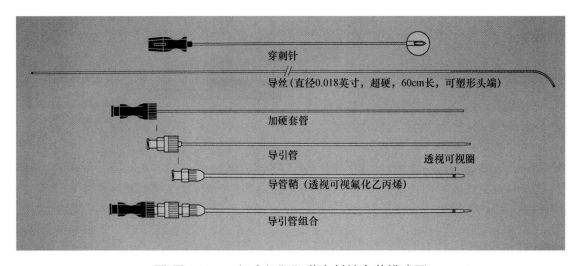

图 14-2-1 经皮经肝胆道穿刺针套装模式图

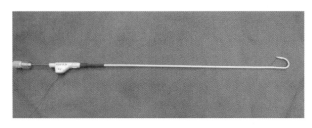

图 14-2-2 胆道外引流管

图 14-2-3 胆道内外引流管

态，达到病变部位并确认位置无误后通过体外的球囊导管"侧臂"连接管加压推注 30% 造影剂，充盈球囊的同时对狭窄胆管起到扩张作用。

（2）胆道支架：球囊对狭窄的胆管扩张后需撤出体外。由于胆管的弹性及外部的压迫作用，大部分狭窄胆管扩张后会残留较重的狭窄。为了解决球囊扩张残留狭窄、扩张失败和近期再狭窄等问题，20 世纪 90 年代初有学者尝试了胆道植入支架治疗。支架是一种管状结构，早期发明用来置入狭窄的血管部位起到支撑作用，从而防止血管扩张后再狭窄。胆道支架主要由金属材料制成。常用金属包括不锈钢或碳钢、镍钛合金、钴铬合金等。支架依据制作的方式，可分为编织式和切割式（图 14-2-5）。前者为金属钢丝按不同方式编织而成，代表产品为美国 Boston Scientific Co. 的 Wallstent 和 COOK Co. 的 Z-stent。目前市场上该类支架以后者为主。激光切割式支架是由镍钛等合金制作的直径不同的管状结构，按照预先设计的不同图案，通过激光雕刻、切割而成。目前该类血管支架在市场上占据主导地位。

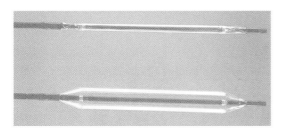

■ 图 14-2-4　球囊导管
上图为压缩状态，下图为充盈状态

支架依据其释放或体内置入方式又分为自膨式和球扩式。胆道支架主要为前者。支架具有一定弹性，在产品上市时已经预装在输送器前端。当推送器将支架送至预定部位后，通过类似方式回撤外鞘管，将支架释放。支架则依靠其弹性膨胀固定在狭窄的胆管部位。常用胆道支架的直径为 6～10mm，长度为 40～100mm。

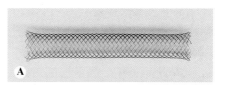

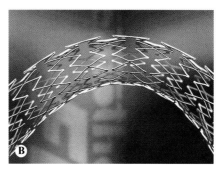

■ 图 14-2-5　胆道支架
A. 切割式；B. 编织式

四、术前准备

胆道介入治疗前应做好充分的术前准备，包括患者和手术器材，尤其是患者的全面、充分的术前准备可以有效地防止和减少并发症的发生。术前准备主要包括以下几个方面：

（一）全面了解心脑功能情况，避免术中发生心脑血管并发症

由于梗阻性黄疸患者往往年龄偏高，全身状况不佳。又因胆道感染常常伴有高热，加上介入手术操作中患者疼痛和个别患者的胆汁外溢刺激，患者心脑血管系统可能要承受更高的负担。为了防止术中意外的心脑血管并发症，术前应给患者进行全面心脑功能评价，尤其是注意高血压的控制。必要时通过静脉给予心血管动力药物，平稳控制血压。

（二）全面了解凝血功能，纠正出血倾向

梗阻性黄疸患者往往伴有严重的肝功能异常和凝血功能障碍。因此术前应对凝血功能进行系统检查。一旦发现异常应尽早给予纠正。急症患者也要做好术中出血的防治工作。为患者准备全血，并给予防止出血药物。

（三）注意患者肾功能状况，纠正水、电解质平衡紊乱

PTBD 介入操作中均要使用含碘离子造影剂，后者对肾功能有一定影响。加上肝功能受

损，肝肾综合征的风险增加。术前要系统了解肾功能状态。给予足量水化，及时纠正水、电解质的失衡。

（四）防治胆道感染，预防性抗生素治疗

梗阻性黄疸往往伴有不同程度的胆道感染。介入操作使胆道感染的机会又大大增加。因此在 PTBD 术前应常规给予抗生素防治胆道感染。

（五）完善胆道影像学评价，制定合理介入操作方案

由于梗阻性黄疸的部位和原因不同，PTBD 手术方案也各不相同。术前了解胆道梗阻的病因和梗阻的部位对指导正确的 PTBD 方案有重要意义。因此术前要完善胆道的影像学检查，包括超声、CT 和 MRI 等检查，尽可能明确原发病的诊断，确定胆道梗阻的性质和部位，并制定 PTBD 引导方法和进针部位。

（六）与患方进行良好沟通，签署知情同意书

梗阻性黄疸患者往往病情重、病程久，患者一般状况较差，加之介入操作中患者疼痛和可能的腹膜炎症刺激，尤其术中出血的风险，可能有严重并发症的发生，甚至导致患者死亡。因此术前应向患者和家属充分交代病情和 PTBD 手术操作过程中的风险、成功的概率与并发症的可能。征得患者和家属的理解与同意，并签署知情同意书。

（七）根据操作预案，做好器材准备

根据术前影像学评价和制定的 PTBD 方案，做好器材的准备。通常按照 PTBD 的内外引流和单纯外引流做好两手准备。而支架置入主张在成功引流胆汁 1~2 周后二期进行。

五、操作方法

如前述，PTBD 操作可在血管造影机（X线）或超声引导下进行。进针部位主要为剑突下和右侧腋中线。超声引导通常选择剑突下入路，一旦进入胆道则改为血管造影机引导 PTBD。剑突下入路适合肝总管以下梗阻，或肝总管上梗阻欲行单独左肝管引流。右腋中线入路适合右肝管引流和肝总管以下梗阻的胆道引流。由于肋骨的影响，腋中线超声引导多有困难。下面就介绍 PTBD 的基本操作方法：

（一）经皮经肝胆管穿刺术

1. 左肝管穿刺技术

（1）超声引导：剑突下通过超声检查选择合适进针点，通常在剑突下偏左下方 2~3cm 处。局部消毒铺巾后，在超声图像引导下，以 22G 穿刺针沿超声图穿刺引导线穿刺肝内胆管。一旦穿刺针进入肝管，可用针管轻吸，见有胆汁流出可确定穿刺针进入胆管。固定穿刺针，送入 0.018 英寸导丝。超声图像显示导丝进入肝管或导丝进入没有阻力，即改换透视观察。进一步确定导丝位置，并完成下一步的 PTBD 操作。

（2）X 线血管造影机引导：选择剑突左下方 2~3cm 处为穿刺点。局部消毒铺巾后透视下（后前位），同样使用 22G PTC 穿刺针朝右下偏上方穿刺。注意穿刺过程要在透视下进行，避开进入含气的胃肠和避免进入上方膈肌，在肝实质影像内走针。进针深度多在 10cm 左右，不能确定深度可加侧位透视。到位后穿刺针接含 30% 造影剂注射器，一边缓慢退针一边轻推造影剂。一旦胆管显影即固定穿刺针，行胆管造影。注意注射造影剂不宜过多，以免加重胆道压力，进一步加重胆汁血症和菌血症。结合胆管造影确定穿刺针进入胆管位置是否适合 PTBD 引流胆汁。如位置不合适，可在胆管造影后透视下重新穿刺。确定位置合适后，即送入 0.018 英寸导丝进入胆管系统。

2. 右肝管穿刺　选择右侧腋中线，透视下定位穿刺点，通常在第 8~9 肋间，避开肋膈角以免造成气胸。消毒铺巾并局部麻醉后，患者屏气，快速向第 11~12 胸椎方向进针至距其右缘 3cm 左右。拔出针芯，缓缓退针的同时，注射 30% 非离子碘造影剂，直至胆道显影。根据穿刺针进入胆管的部位决定是否适合 PTBD 入路。如进入位置不利于行 PTBD，可结合胆管造影，重新选择入路穿刺。入路合适后即送入 0.018 英寸导丝进入肝管。

（二）胆汁单纯外引流和内外引流术

1. 引入 6Fr 同轴扩张管　在上述超声或 X 线血管造影机引导下，经不同部位穿刺成功引入 0.018 英寸导丝，随后引入 PTBD 套针内的 6Fr 同轴扩张管，并将 6Fr 外管留置并尽可能向肝门方向深入胆管。此时可经该扩张管先做初步胆管减压，引流部分胆汁。减压后可进一步做胆管全

面造影，了解梗阻的具体部位、程度，并制定最终的 PTBD 方案。

2. 放置引流管　经 6Fr 扩张管进入 0.035 英寸超滑导丝并可更换普通血管造影导管，导丝结合导管试行穿越胆道狭窄。如成功穿过狭窄闭塞段，使导丝、导管进入十二指肠并交换加硬导丝，为置入内外引流管或支架做好准备。决定行引流管引流时，沿加硬导丝引入内外引流管行内外引流。内外引流管多选用 7～9Fr 直径市场现有的多侧孔专用引流管。引流管末端猪尾部分置于十二指肠。若成功置入内外引流管，部分胆汁会由引流管流至十二指肠（图 14-2-6）。如不能成功穿越闭塞段，可将外引流管的猪尾侧孔端放置在梗阻上方行单纯外引流（图 14-2-7）。

（三）胆道支架术

如病变部位适合置入支架行单纯内引流时，在征得患者知情同意后可行支架置入术。由于患者就医时多因病程较长，一方面身体整体状况较差，另一方面因胆道扩张和感染，胆管解剖形态多有改变。因此主张支架置入二期进行，即先行引流管的内外引流，1 周后黄疸消退、病情好转以及扩张的胆管回缩后再行支架置入。对于病情较轻、胆道无明显感染患者，也可一次性置入支架行内引流。

如前述，胆道支架主要采用自膨式、编织式激光切割网状支架。早期也曾较多地使用"Z"形编织支架，但由于输送器直径较大，目前使用很少。支架的直径和长短根据病变部位和长度确定。胆总管支架多选用直径 8～10mm、长 60～80mm 的。肝门部病变支架需跨左、右肝管和胆总管时，支架多选用直径 6～8mm 的，长度原则上两端均须超过病变 15mm 以上。支架置入技术和置入内外引流管相仿。当成功使导丝越过狭窄，进入十二指肠后固定导丝（二期支架置入将导丝经引流管推送至十二指肠，撤出引流管），沿导丝将支架推送器送入预定位置。支架释放前应结合胆道造影定位，根据经验和不同厂家及推送器的特点，准确释放在靶位置。完全释放支架后需再次造影，进一步确定位置和胆道的通畅度。自膨式支架具有缓慢扩张能力，通常置入支架前不需要做预扩张（图 14-2-8）。如支架释放后膨胀困难，可做球囊后扩张。

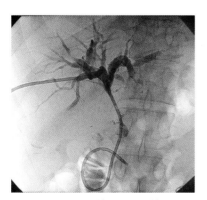

■ 图 14-2-6　肝总管与胆总管上段梗阻，内外引流管引流

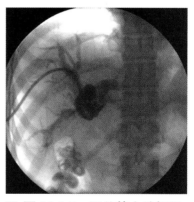

■ 图 14-2-7　肝总管上端梗阻，单纯外引流管引流

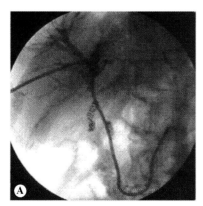

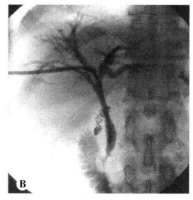

■ 图 14-2-8　胃癌转移胆总管梗阻，引流管内外引流（A）和支架内引流（B）

肝门部病变，胆道梗阻往往累及左、右肝管和肝总管。置入支架方式较多，不同患者可采取不同的方案。图14-2-9B示分别经左、右肝管穿刺置入双支架（"Y"形），图14-2-9 C示经右侧单侧肝管穿刺置入双支架（"T"形）。

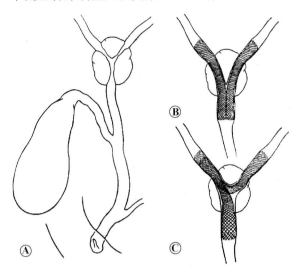

■ 图 14-2-9 因肝门病变导致左、右肝管和肝总管狭窄（A），"Y"形（B）或"T"形（C）支架的置入方式

六、术后处理

（一）术后一般护理

PTBD术后应常规卧床6h。由于经皮经肝穿刺和引流管置入操作存在出血风险，应严密观察生命体征。必要时应给予动态监护，直至生命体征平稳。由于梗阻性黄疸常常合并严重感染或潜在感染，有发生败血症的风险。PTBD术后应继续给予抗生素治疗，并至少连用3天。

（二）引流管护理

PTBD术后患者常常带有引流管。因此引流管的护理成为PTBD后的主要工作。护理的主要目的是尽早发现引流管是否堵塞，位置是否移动，引流胆汁是否正常，有无血液流出，有无感染等。不论是外引流还是内、外引流管，放置到位并体外固定连接引流袋后，需严格注意术后护理工作，包括记录每日胆汁量、颜色和性状。单纯外引流每天引流量应为400～800ml。正常胆汁色泽淡黄而透明，浑浊和有漂浮物则是感染的表现。引流量过少也是引流管不畅的表现，应及

时检查。但内外引流时不能单凭每日引流量判断是否引流管通畅。因为部分胆汁直接引流进入肠道。每日记录体温，引流管堵塞会再次出现胆管炎，引起发热，甚至引起肝多发脓肿。一旦发现感染和引流管堵塞征象，应及时更换新的引流管。

（三）定期追踪检查

定期（至少每周1次）检查血清胆红素、血清淀粉酶等。随时了解黄疸消退情况和是否出现胰腺炎并发症等。定期（每两周1次）胆道超声检查，若发现胆管再次扩张也是引流不通畅的征象。应及早采取措施，必要时更换引流管。

七、并发症及防治

早期术中并发症可有胆道、腹腔等出血，大量注射造影剂可引起菌血症，胆道迅速减压患者可出现休克，胆汁漏至腹腔引起腹膜炎等。据报道，PTBD并发症发生率为5%～10%。死亡率为1%～2.5%。使用超声引导胆道穿刺，并发症可相对减少。

（一）出血

如果穿刺时穿刺针伤及肝门处或肝内血管，或多次穿刺肝被膜，均有可能导致腹腔或引流管内出血。若引流管的侧孔未能全部进入胆道系统，在肝实质与肝内血管系统交通，血液一方面会沿着引流管流至体外，另一方面会在胆道内形成血凝块，影响引流效果。提高穿刺技术，尽量避免反复穿刺肝被膜，穿刺尽可能远离肝门部位，能够最大限度地避免这类并发症的发生。引流管少量出血，生命体征和血红蛋白检查无异常，可先暂时性关闭引流管。一般2～3天自行消退。但若出现严重出血征象，尤其是腹腔内或胸腔出血，应果断采取积极措施。动脉造影和栓塞是首选诊断治疗，必要时可开腹探查、止血。

（二）胆漏

反复穿刺若刺破肝被膜，胆汁可进入腹腔引起急性腹膜炎。患者会出现急性、剧烈腹痛。一旦出现胆汁性腹膜炎表现，在积极对症治疗的同时，应尽快完成PTBD操作，减轻胆道压力。避免多次穿刺肝被膜，避免穿刺肝外胆管，采用超声引导进入胆道都是预防胆汁进入腹腔引起腹膜炎的重要措施。

（三）急性菌血症

恶性梗阻性黄疸患者的胆汁有 25％～50％ 合并感染。因此建议预防性给予抗生素。术前和术中给予充分水化、补液。一旦穿刺针进入目标胆管并造影后，应先行胆汁引流、减压，再置入引流管。应尽量减少造影剂的用量，动作迅速准确，减少操作时间，适当应用抗生素进行预防性治疗。

（四）气胸

气胸因穿刺穿过胸膜腔引起，甚至继发脓胸。透视下避免穿刺胸膜腔是避免气胸唯一有效的方法。对于肋膈隐窝较深、膈活动度大的患者，手术时，这类并发症的发生概率相对较高。

（五）胆道感染

引流管堵塞或内外引流管夹闭时，容易发生胆道感染。临床表现为急性胆管炎，出现高热、寒战等。临床防治除抗生素的应用，主要是保持引流管通畅。夹闭的内外引流管，一旦发生胆管炎时应立即打开。

（六）支架再狭窄

行支架内引流患者，因支架的再狭窄会再次发生胆道感染和梗阻性黄疸。超声等影像学检查会发现胆管扩张。支架再狭窄的治疗需再次进行 PTBD，并可对狭窄支架进行球囊扩张和再次支架置入。多数病例只能放置引流管。

（七）其他

其他的少见并发症还有肝动静脉瘘、假性动脉瘤形成、引流管移位等。操作时应注意最大限度地避免这些并发症。

八、疗效评价与发展前景

经皮经肝穿刺胆道引流术技术成功率达 90％～100％，与操作者的经验和引导设备有关。引流管不论是单纯外引流还是内、外引流，只要保持通畅，均能起到胆道减压和缓解黄疸的作用。单纯外引流可以有效地降低黄疸，不容易合并胆道感染。但是由于胆汁不能进入肠道，一方面影响患者食欲，另一方面还可导致电解质失衡。内、外引流管可起到有效胆道减压和解除黄疸的效果。但由于内、外引流管的管径限制以及狭窄管壁的挤压因素，引流管与肠道相通但引流不够通畅，肠内压高时肠液反流至胆管容易出现反复胆管炎和肠液反流至体外等并发症。同时，引流管也给患者的生活带来不便。成功放置胆道支架后，因支架的腔径远远超过引流管，可以起到有效的引流作用，而且不易发生胆道感染并发症，同时可以去除引流管给患者带来的不便。然而，支架的狭窄和梗阻又带来新的问题。引流管的堵塞可以简单地通过冲洗和更换新的引流管解决，而支架一旦堵塞又需要重新开始针对梗阻性黄疸的 PTBD 治疗。根据文献报道，恶性梗阻性黄疸的患者平均生存期 6～8 个月。而金属支架 6 个月通畅率 60％～70％。因此金属支架应用在恶性梗阻性黄疸多数患者是可以获益的。而良性梗阻性黄疸的支架应用争议颇多。由于多数患者生存期很长，支架的再狭窄和闭塞是难免的。而且支架再狭窄的处理并非容易。所以对良性的梗阻性黄疸本人主张单纯使用引流管方式治疗，配合球囊扩张和长期的逐渐加粗的引流管的缓慢扩张（3～6 个月）。有外科手术指征的应尽早手术治疗。

梗阻性黄疸非手术的减压和解除黄疸治疗除 PTBD 外，还可通过内镜技术，即来自传统的 ERCP 技术。和 PTBD 相比，内镜技术有以下缺点难以克服：①成功率远比 PTBD 要低，尤其胆肠吻合手术后患者、高位梗阻患者如肝门部位梗阻以及胆管完全梗阻患者。②由于要经过食管、胃和十二指肠，给患者带来严重的消化道不适，甚至部分患者不能耐受。③内镜下通常使用的引流管容易脱落。我国高位梗阻即肝门胆管癌远比欧美人群发病率高，内镜下胆道引流成功率受到限制。展望未来，PTBD 技术仍然是梗阻性黄疸的最主要的治疗手段。不论是单纯外引流还是内、外引流的引流管技术依旧是 PTBD 应用最为广泛的方法。未来操作器材的发展会继续朝着微创方向努力，以最大限度地降低并发症的发生。可以起到有效解除胆管狭窄和内引流的支架技术，需要更多的研究和提高。不会再狭窄的支架是我们的最终目的和期望。

（邹英华）

参考文献

[1] 吴恩惠. 介入性治疗学. 北京：人民卫生出版社，1994：298-301.

[2] 吴沛宏. 肿瘤介入诊疗学. 北京：科学出版社，2005：366-372.

[3] 王建华. 腹部介入放射学. 上海：上海医科大学出版社，1998：113-117.

[4] 李天晓. 恶性肿瘤介入治疗学. 郑州：河南医科大学出版社，2000：101-108.

[5] 陈星荣. 介入放射学. 上海：上海医科大学出版社，1989：145-148.

[6] 王希锐. 介入放射学问答. 北京：人民军医出版社，1994：317-322.

[7] 李麟荪，介入放射学——非血管性. 北京：人民卫生出版社，2001：149-152.

[8] 戴放. 胆道支架与外科分流姑息性治疗恶性梗阻性黄疸临床疗效对比分析. 中华肝胆外科杂志，2001，7（2）：100-102.

[9] 钱晓军. 恶性梗阻性黄疸介入治疗的疗效分析. 中华肝胆外科杂志，2004，10（11）：752-755.

[10] Ferrucci JT Jr, Muller PR, Harbin WP. Percutaneous transhepatic biliary drainage: technique, results and applications. Radiology, 1980, 135: 1-13.

[11] Mueller PR, Ferrucci JT Jr. Percutaneous biliary drainage: current techniques. Appl Radiol, 1983, 12: 333-338.

[12] Mueller PR, vanSonnenberg E, Ferrucci JT Jr. Percutaneous biliary drainage: technical and catheter-related problems in 200 procedures. AJR, 1982, 138: 17-23.

[13] Pitt HA, Gomes AS, Lois JF, et al. Does preoperative percutaneous biliary drainage reduce operative risk or increase hospital cost? Ann Surg, 1985, 201: 545-553.

[14] Gobien RP, Stanley JH, Soucek CD, et al. Routine preoperative biliary drainage: effect on management of obstructive jaundice. Radiology, 1984, 152: 353-356.

[15] Yee CAN, Ho C-S. Complications of percutaneous biliary drainage: benign versus malignant diseases. AJR, 1987, 148: 1207-1209.

[16] Takada T, Yasuda H, Hanyu F. Techniques and management of percutaneous transhepatic cholangial drainage for treating an obstructive jaundice. Hepatogastroenterology, 1995, 42: 317-322.

[17] Carrasco CH, Zornoza J, Bechtel WJ. Malignant biliary obstruction: complications of percutaneous biliary drainage. Radiology, 1984, 152: 343-346.

[18] Hamlin JA, Friedman M, Stein MG, et al. Percutaneous biliary drainage: complications in 188 consecutive catheterizations. Radiology, 1986, 158: 199-202.

[19] Hatzidakis AA, Tsetis D, Chrysou E, et al. Nitinol stents for palliative treatment of malignant obstructive jaundice: Should we stent the sphincter of Oddi in every case? Cardio Vascular and Interventional Radiology, 2001, 24 (4): 245-248.

[20] Adam A. Metallic biliary endoprostheses. Cardiovasc Intervent Radiol, 1994, 17: 127-132.

[21] Coons H. Metallic stents for the treatment of biliary obstruction: a report of 100 cases. Cardiovasc Intervent Radiol, 1992, 15: 1367-1374.

[22] Rossi P, Bezzi M, Rossi M, et al. Metallic stents in malignant biliary obstruction: results of a multicenter european study of 240 patients. J Vasc Interv Radiol, 1994, 5: 279-285.

[23] Doctor N, Dick R, Rai R, et al. Results of percutaneous plastic stents for malignant distal biliary obstruction following failed endoscopic stent insertion and comparison with current literature on expandable metallic stents. Eur J Gastroenterol Hepatol, 1999, 11: 775-780.

[24] Davids PHP, Groen AK, Rauws EA, et al. Randomized trial of self-expending metal stents versus polyethylene stents distal malignant biliary obstruction. Lancet, 1992, 340: 1488-1492.

[25] Yamashita Y, Takahashi M, Kanazawa S, et al. Hilar cholangiocarcinoma. Acta Radiol, 1992, 33: 351-354.

[26] Molnar W, Stockum AE. Relief of obstructive jaundice through percutaneous transhepatic catheter: a new therapeutic method. AJR, 1974, 122: 356-367.

[27] Mueller PR, vanSonnenberg E, Ferrucci JT Jr.

Percutaneous biliary drainage: technical and catheter related problems in 200 procedures. AJR, 1982, 138: 17-23.

[28] Hamlin JA, Friedman M, Stein MG, et al. Percutaneous biliary drainage: complications of 118 consecutive catheterizations. Radiology, 1986, 158: 199-202.

[29] Salomonowitz EK, Adam A, Antonucci F, et al. Malignant biliary obstruction: treatment with self-expandable stainless steel endoprosthesis. Cardiovasc Intervent Radiol, 1992, 15: 351-355.

[30] Gordon RL, Ring EJ, LaBerge JM, et al. Malignant biliary obstruction: treatment with expandable metallic stent follow-up of 50 consecutive patients. Radiology, 1992, 182: 697-701.

[31] Teplick SK, Haskin PH, Kline TS, et al. Percutaneous pancreaticobiliary biopsies in 173 patients using primarily ultrasound or fluoroscopic guidance. Cardiovasc Interv Radiol, 1988, 11: 16-18.

[32] Nelson K, Kastan DJ, Shetty PC, et al. Utilization pattern and efficacy of nonsurgical technique to establish drainage for high biliary obstruction. J Vasc Interv Radiol, 1996, 7: 751-756.

[33] Dachman AH. Primary biliary neoplasia // Friedman AC, Dachman AH, eds. Radiology of the liver, biliary tract, and pancreas. St. Louis: Mosby, 1994: 611-632.

第十五章
胆 囊 结 石

第一节　胆囊结石的治疗现状

胆囊结石是临床上的常见病、多发病，随着人们生活水平的不断改善，人均寿命的提高，胆囊结石的发病率也在不断增高，已成为影响人类健康的大问题。我国胆石症近20年来发病率有明显上升的趋势，同样，胆囊结石的治疗观念和治疗水平也有了进一步提高，已形成了具有中国特色的诊断、治疗体系。胆囊结石目前治疗可分为下列几个方面：

一、药物治疗

药物治疗胆囊结石是最基本的治疗方法，也是最基础的治疗。虽不能完全消除结石，但可以有效地缓解症状，减少胆囊结石的急性发作的频率，为手术治疗创造有利的条件。

（一）药物溶石治疗

目前公认的确有溶石疗效的药物有熊去氧胆酸和牛磺熊去氧胆酸。牛磺熊去氧胆酸在体内代谢过程中不产生石胆酸，故副作用小，疗效较好。其主要作用是通过降低胆汁中胆固醇的饱和度来溶解胆石，主要用于治疗胆固醇结石，有效率可达50%以上，但服药时间较长，一般疗程为3～6个月。

（二）消炎利胆药物治疗

目前大量使用的消炎利胆类药物治疗作用相似，作用原理是通过舒张胆道括约肌，促进胆汁分泌，同时具有抗炎、解痉作用，此类药物可缓解胆囊痉挛，松弛平滑肌，可有效地缓解胆囊结石急性胆囊炎的发作。

二、碎石治疗

20世纪80年代国内许多医院开展了体外震波碎石治疗胆囊结石，虽治愈了部分病例，但也带来了一些问题。胆囊结石被击碎后能否排出胆道影响因素较多，与胆囊管的长度、内径，胆总管末端括约肌的情况，结石的形状、数量、大小，以及胆囊的功能状况均有密切关系。试想一块结石若要经过诸多关卡排出胆道，其不确定因素很多，尤其机械碎石后胆囊壁水肿增厚，管腔狭窄，更易引起结石嵌顿，导致急性胆囊炎或梗阻性黄疸，目前胆囊结石的体外震波碎石已很少应用。

三、胆囊切除术

胆囊切除手术一直是治疗胆囊结石的主要方法，自从1882年Langenbuch开始，100多年以来，胆囊切除手术挽救了大量患者的生命，也切除了大量有功能的胆囊。但在100多年以前的科技不发达的状况下，也不可能期待医学有更高的水平，胆囊切除术是当时那个时代的产物。除了开腹手术切除胆囊外，随着科学技术的发展，腹腔镜技术在外科的应用越来越广泛，1991年云南曲靖第二人民医院率先在国内开展了腹腔镜胆囊切除术，自此以后，腹腔镜胆囊切除手术在国内迅速普及。到目前为止，胆囊切除手术基本上都是使用腹腔镜完成的。胆囊切除手术虽治疗了大量胆囊结石患者，但毕竟是以切除器官为代价，而且创伤大，有胆总管损伤之虞。腹腔镜胆囊切除术虽腹壁创伤小，但腹腔内创伤并不小，开腹胆囊切除术的所有并发症它都有可能发生。

四、微创保胆手术

1992年北京大学第一医院张宝善教授率先开展了经内镜微创保胆手术。它是利用内镜技术，经皮肤小切口进入胆囊，在内镜的直视下取净胆囊内的结石，胆囊切口一期缝合。其手术特点为腹壁小切口，使用内镜取出胆囊内结石，完全避免了胆总管损伤，保留了器官功能，是目前治疗胆囊结石的最新方法。经过十几年的临床观察，复发率仅为 4%～10%，是一个值得推广的治疗方法。

综上所述，胆囊结石的治疗目前仍以保守的药物治疗为主，但其只能减少发作，缓解症状，并不能去除结石。而胆囊切除手术无论是腹腔镜胆囊切除，还是开腹胆囊切除，虽彻底去除了结石，但也痛失了人体的重要脏器——胆囊，而且还有胆总管受损伤的风险，故胆囊切除手术应仅限于急性化脓性胆囊炎、胆囊坏疽、胆囊萎缩无功能的情况使用。而对于仅有胆囊内结石但胆囊功能正常的患者，应采用经内镜微创保胆取石的方法来解决。微创保胆取石术是目前治疗胆囊结石的最新方法，保留了器官，避免了胆囊切除的所有弊病，是一个很有发展前途的治疗方法。

第二节　腹腔镜胆囊切除术

自从 Langenbuch 于 1882 年完成了第一例开腹胆囊切除手术至今已有百余年历史。它一直是外科治疗胆囊结石的"金标准"。1987 年法国医生 Mouret 医生完成了第一例人体的腹腔镜胆囊切除手术，此后各国纷纷应用此项技术，一度兴起了腹腔镜切除胆囊的热潮，目前在大部分医院仍是治疗胆囊结石的首选方法。

在中国首先开展这一手术的是云南曲靖第二医院的医生，他们于 1991 年成功地完成了国内第一例腹腔镜胆囊切除手术，此后很快腹腔镜胆囊切除手术在全国迅速普及，迄今全国已有千余家医院开展了腹腔镜胆囊切除手术，发展之快为其他新技术所不及。

经过十几年的实践和大量病例经验的积累，腹腔镜胆囊切除手术已被公认为是一种损伤小的胆囊切除手术，具有伤口小、出血少、腹腔内脏器功能干扰小的特点，很少发生与切口有关的并发症，具有患者术后恢复快、住院时间短等优点，是治疗胆囊良性疾病的重要方法。

一、适应证

胆囊切除术有严格的适应证，一般只适用于：

1. 胆囊无功能的胆囊结石患者　胆囊结石是我国的常见病，其患病人群逐年增多，大部分患者无症状，但是不应以患者有无症状作为腹腔镜胆囊切除的依据，而应以胆囊有无功能、胆囊有无保留的价值来作为标准。在胆囊结石的患者中，有症状的，胆囊不一定尤功能，而无症状的，其胆囊也不一定有功能。切除胆囊前首先要对胆囊的功能进行判断，无功能的可切除，有功能的则要保留。对于胆囊功能的判定一般有两种方法，一种是口服胆囊造影，另一种是 ECT 胆囊功能显像。

2. 保胆手术失败　在行保胆手术时，其最根本的原则就是取净结石。但胆囊内结石大小、形状各不相同，胆囊管的粗细迂曲也有个体差异。在术中若有小结石在胆囊管内无法取出，且预计即使是胆囊造瘘术后也无法取出，此时就需要切除胆囊。无疑，腹腔镜切除胆囊当是第一选择。

二、禁忌证

腹腔镜胆囊切除手术需造气腹，目前多使用二氧化碳气体，对心肺功能有一定影响，故在选择手术时，一定要考虑到患者的全身整体状况。其禁忌证为：

1. 严重心肺功能不全者，不能耐受手术者。如肺功能不全、心力衰竭者，应暂缓手术。

2. 全身明显的凝血功能障碍，一旦手术发生出血，止血困难，应禁止手术。

3. 有上腹部大手术史，腹腔粘连严重，造气腹有一定风险，术中剥离困难，易损伤腹腔脏器者。

4. 局部疾病较重，如严重的急性胆囊炎，同时合并有胰腺炎，局部粘连水肿严重者。

5. 医师的手术经验不足是相对禁忌证。在腹腔镜手术中，手术成功与否与手术医师的经验密切相关。经验不足的医师应从简单手术开始，逐渐过渡到复杂困难的手术。中度和重度凝血功能障碍是腹腔镜胆囊手术的相对禁忌证。已知有凝血功能障碍的患者，在术前要输入血液制品和维生素 K 等，能否做腹腔镜手术取决于外科医师的经验和血液疾病的严重程度，以及治疗后的效果。

在开展腹腔镜外科的初期，急性胆囊炎被认为是腹腔镜手术的禁忌证，但随着手术技巧的提高和经验的积累，相当多的急诊患者也可以使用腹腔镜的方法治疗。一般认为在发病后 48h 内炎症改变不明显，多可用腹腔镜方法切除胆囊。炎症病变明显者容易出血，粘连也会较重，转为开腹手术的可能性也会大一些，一般临床报道为 10%～30%。发病时间超过 48h，经保守治疗缓解者，亦可在缓解后 3 个月至半年再行腹腔镜手术。若症状不缓解需急诊手术者，因炎症充血和粘连严重，致使手术难度加大，术中发生并发症的风险也会加大，一般选择开腹手术。胆囊坏疽或穿孔胆漏的患者，应以开腹手术为宜，若患者伴有弥漫性腹膜炎应行剖腹手术。

上腹部做过手术是否为腹腔镜手术的禁忌证，主要取决于腹部手术的部位和范围、术后时间以及腹腔镜手术医师的经验。有上腹部手术史可引起胆囊周围粘连，分离困难，易致出血及损伤周围器官，应视为禁忌证。而中下腹的手术粘连较多，影响气腹针和套管的穿刺部位，还是以开腹手术为安全。

三、术前检查与准备

腹腔镜胆囊切除术与开腹手术一样，在手术前必须对每一个患者进行详细的病史采集和认真的体格检查。血、尿、便常规，肝、肾功能，电解质，血糖等项检查已属术前常规，影像学检查也是至关重要的。医生应对这些资料进行分析，以明确患者是否需要做胆囊切除，以及患者是否能耐受胆囊切除手术。

（一）术前检查

腹腔镜胆囊切除术的术前准备与开腹胆囊切除手术基本相同。包括：①血、尿、便常规检查；②血液生化检查；③肝、肾功能检查；④心、肺功能检查；⑤B 超、CT 等影像学检查；⑥胆囊功能试验。

通过术前检查应明确：①胆囊是否需要切除；②是否适合做腹腔镜胆囊切除；③是否需要做胆管探查；④腹腔内是否粘连，穿刺是否安全。

在行肝胆系统 B 超检查的同时，应检查穿刺部位有无肠管粘连。

（二）术前准备

1. 术前要备皮，特别是要认真清洁脐部。
2. 置胃管以减轻腹部膨胀。
3. 置尿管。
4. 可在术前半小时给予抗生素。
5. 术中若拟做胆道造影时术前要做好碘过敏试验。

四、手术步骤

（一）腹腔镜胆囊切除的设备

气腹机、摄像系统、高频电凝器、冲洗吸引系统以及手术器械。手术器械应包括气腹针、光学视管、分离钳、抓钳、钩状电刀、电刀、钛夹钳及钛夹、穿刺管鞘等。

（二）制造气腹

一般患者选择静脉全身麻醉，麻醉成功后常规消毒皮肤铺巾，气腹针一般从脐下缘切口进腹，证实气腹针在腹腔内便可充气，一般腹腔内压力到 1.6～2.0kPa 即可。

（三）插入套管，显露胆囊

气腹造好后，在气腹针穿刺处将直径 10mm 的管鞘刺入腹腔，穿刺时易缓慢，左右旋转进针，当有气体自套管冒出时，提示已进入腹腔，便可插入光学视管。

第 2 个管鞘直径为 10mm，穿刺部位为剑突下肝下缘自肝镰状韧带右侧刺入。

第 3 个管鞘为直径 5mm，穿刺部位为右侧锁骨中线肋缘下 3cm 处刺入。

第 4 个管鞘为直径 5mm，穿刺部位为右侧腋前线肋缘下 5cm 处刺入。

后 3 个管鞘穿刺因可在腹腔镜直视下放置，故较为安全和容易。

将 4 个管鞘放置完成后，自第 2、第 3 和第 4 管鞘内插入抓钳或剥离钳，分别抓起胆囊底部和胆囊壶腹部，辨认清楚胆囊管及胆总管的关系（图 15-2-1），之后准备开始胆囊切除手术。

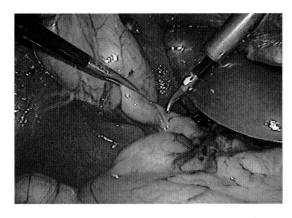

■ **图 15-2-1 腹腔镜下图像：抓起胆囊底部，暴露胆囊三角**

（四）胆囊切除

1. 胆囊管的处理 胆囊管和胆囊动脉均位于 Calot 三角区内，正确地处理两者是胆囊切除的关键。

胆囊结石常并发胆囊炎，若多次发作，常有大网膜、结肠或十二指肠与胆囊粘连，一般大网膜与胆囊的粘连分离较容易，可用钩状电刀分离，也可用分离钳钝性分离，若十二指肠、结肠与胆囊粘连（图 15-2-2），则要小心有内瘘的可能。

胆囊管的分离可用电凝分离钳撕开胆囊颈部被膜，将胆囊管分离清晰后（图 15-2-3），特别是要辨认清楚胆总管与胆囊管的关系，之后将胆囊管周围的脂肪组织剥离干净，在分离时将胆囊管自胆总管处向胆囊方向分离至足够长度。

胆囊管分离完成后即可以进行夹闭或结扎，一般常用的方法是用钛夹夹闭距离胆总管 0.5cm 处施夹，在近侧应夹两个钛夹，远侧夹一个钛夹，夹闭的胆囊管用剪刀剪断（图 15-2-4）。勿用电凝切断，以防止损伤胆总管。若胆囊管过粗时以结扎为好，以防止夹闭不牢引起胆漏。

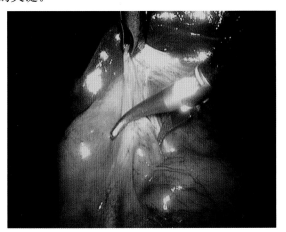

■ **图 15-2-2 腹腔镜下图像：用分离钳钝性分离胆囊与横结肠之间的粘连**

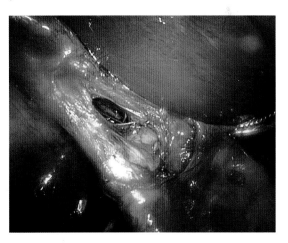

■ **图 15-2-3 腹腔镜下图像：将胆囊动脉、胆囊管分离清晰**

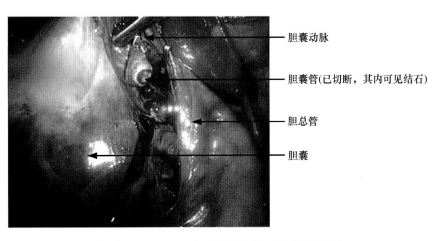

胆囊动脉
胆囊管(已切断，其内可见结石)
胆总管
胆囊

■ **图 15-2-4 腹腔镜下图像：切断胆囊管**

2. 胆囊动脉的处理 胆囊动脉变异较多，应仔细辨认清楚，以防止误伤右肝动脉。

胆囊动脉常由右肝动脉分出，在近胆囊颈处分为前后两支进入胆囊壁，在切断胆囊管后，切开胆囊系膜后容易暴露出动脉主干，此时可使用钛夹将动脉夹闭，后使用剪刀剪断即可（图15-2-5）。

3. 分离胆囊 在处理好胆囊管和胆囊动脉后，从胆囊床上分离胆囊较为容易，主要是要辨认好层次。顺序是先在胆囊两侧距肝0.5cm处剪开胆囊系膜，并用电凝止血，提起胆囊颈部，从胆囊颈与肝附着面的疏松结缔组织处，沿胆囊壁分离直至胆囊与肝床全部分离（图15-2-6）。

胆囊与肝床分离后，创面常有渗血，可用电凝——电凝止血。

4. 提出胆囊 分离胆囊完成后，自剑突下套管插入有齿抓钳，夹住胆囊管的断端，拉入套管内，然后把套管和胆囊一并拉出体外，也可将胆囊颈部拉出腹壁以外，吸净胆囊内胆汁或取出部分胆囊内结石后再拉出体外。

5. 胆囊床冲洗与止血 手术结束之前，应仔细检查胆囊床，胆囊管残端和胆囊动脉残端有

无出血和胆汁渗漏，凡有出血，应使用电凝充分止血，止血后应彻底冲洗创面，干净后将冲洗液吸净，必要时可在小网膜囊内放置引流管。

6. 缝合皮肤切口 检查腹腔无异常后，将腹腔内气体放掉后逐个拔除管鞘，注意管鞘穿刺处有无渗血，缝合腹膜与筋膜，将皮肤用拉合胶布对齐粘合。

五、术后观察及处理

患者麻醉清醒后，即可拔除气管插管，术后患者要继续观察呼吸、血压、脉搏，若患者已安放腹腔引流管，要注意观察引流液的性质和量。

术后要注意保持呼吸道通畅，要给予吸氧，促进二氧化碳的排出。若引流管排出鲜血或胆汁引流液明显增多要立即开腹探查。

术后要注意观察患者胆红素的情况，若术后出现梗阻性黄疸，应警惕胆总管损伤的问题。此时应进行胆道影像学检查，必要时应行ERCP检查。

患者完全清醒后可下床活动，术后若恢复顺利可于48～72h后出院。

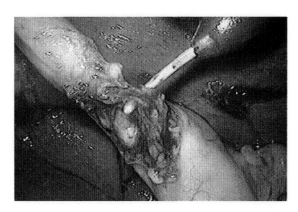

图15-2-5 腹腔镜下图像：切断胆囊动脉

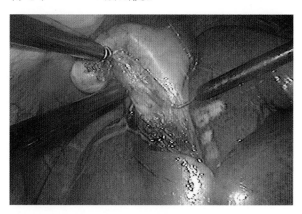

图15-2-6 腹腔镜下图像：将胆囊自肝床分离

第三节 经内镜微创保胆取石术

在胆囊结石的治疗中，100多年来一直是胆囊切除术占据着主导地位。其开创者是德国医生Langenbuch，他提出了胆囊结石的温床学说——"胆囊是产生结石的温床，那么胆囊切除就是非常必要的了。"在这种观念的指导下，外科医生认为胆囊是可有可无的器官，所以对于胆囊结石

一概是将胆囊一切了之。在科学技术不发达的100多年前，对于胆囊结石的认识，停留在胆囊切除的水平上无可厚非，胆囊切除手术也是治疗某些胆囊疾病的有效方法。但随着科学技术的发展，对人体器官功能的认识不断提高、对胆囊疾病的研究不断深入的今天，仍然遵循100多年前

的观念，就显得落后了。胆囊是人体的重要器官，不应随意切除，要最大限度地保护器官的功能，这才是真正的微创观念。

一、胆囊切除术的危害

（一）胆囊是人体的重要器官

胆囊有储存浓缩及排泄胆汁、调节胆道压力的作用。近年来的研究提示，胆囊还是人体的重要免疫器官，并非可有可无。现代医学的观点，一切能保留的器官均不应切除，最大限度保留器官的功能才是真正的微创。

（二）胆囊切除术后有一系列副作用

1. 消化不良、腹胀、腹泻。
2. 十二指肠液的胃反流，胃液的食管反流。
3. 胆总管结石的发生率增高。
4. 胆管损伤。
5. 结肠癌发病率增加。
6. 胆囊切除术后综合征。

综上所述，在保胆与切胆之间，有着本质的区别，经内镜保胆手术保留了胆囊的生理功能；而切胆手术则丢掉了胆囊，丧失了胆囊生理功能，还可引起一系列生理障碍，甚而有增加结肠癌发病率的可能。微创保胆治疗，避免了胆囊切除的并发症，至今无严重并发症发生，无死亡率。随着现代医学科学技术的发展，对胆囊这一重要的消化器官有了更进一步的了解，它除了具有浓缩胆汁、收缩和调节缓冲胆道压力的作用外，还是一个复杂的生物化学和免疫功能器官，故不应轻易切除。当然，对于胆囊萎缩、胆囊已无功能，或胆囊息肉可疑癌变者，无疑应该切除胆囊，去除病灶。

二、经内镜微创保胆取石术的优势

（一）经内镜微创保胆手术是微创伤、新技术

经内镜微创保胆取石术不同于以往的碎石胆道镜，它在纤维内镜基础上完成微创观察、取出结石、摘除息肉，并科学地决定是保胆还是切胆。

（二）经内镜微创保胆取石术可在内镜直视下完整取净结石

经内镜保胆取石与传统胆囊造瘘取石术有着本质的区别。经内镜保胆取石是在纤维胆道镜直视下，用取石网篮完整取净结石，且胆道镜无视野死角，进镜可达胆囊管内；而胆囊造瘘取石术则是在非直视下用手术器械夹取结石，带有很大的盲目性，易将结石夹碎，造成结石遗漏。

（三）经内镜微创保胆手术术后复发率低，安全可靠，具有广阔的发展前景

三、微创保胆手术的发展概况

微创保胆手术由北京大学第一医院张宝善教授于20世纪90年代率先在国内开展，其利用外科手术与内镜技术相结合的方法，采用右上腹小切口，切开胆囊，使用胆道镜进入胆囊，取净胆囊内的结石。十几年来，在全国各地的不同级别医院，相继开展了保胆手术，手术已完成上万例。据2007年全国第一届微创保胆学术会议统计，全国不同的医院手术复发率仅为5%～10%，北京大学首钢医院一组1010例保胆患者的15年随访结果，其复发率为5%。由此可见，微创保胆手术创伤小、手术简单、疗效肯定、复发率低，特别是保住了人体的重要器官——胆囊，是目前治疗胆囊结石的最佳方法。

四、适应证

1. 经B超或其他影像学检查，确诊为胆囊结石。
2. 经口服胆囊造影或 ^{99m}Tc-ECT 胆囊功能显影证实胆囊有功能者。
3. 虽口服胆囊造影或 ^{99m}Tc-ECT 胆囊未显像，但术中证实胆囊管通畅者。
4. 术前证实胆囊壶腹部结石嵌顿但术中能取净结石、胆囊管通畅者。

五、禁忌证

1. 胆囊结石患者，胆囊萎缩，胆囊腔消失者。
2. 胆囊管内结石无法取出者。
3. 术中造影证实胆囊管不通者。
4. B超或术中造影发现胆囊管内结石，而术中胆道镜无法发现者。
5. 合并有胆总管结石者，应先治疗胆总管结石，再行保胆手术。

六、检查与术前准备

（一）血、尿、便常规，心电图，胸透等常规检查

（二）肝、肾功能，凝血功能，电解质等血液生化检查

（三）影像学检查

1. B超检查　如图 15-3-1 所示，B超对胆囊结石的诊断率颇高，几乎所有的胆囊结石都可以通过 B超明确诊断，但保胆手术对 B超有特殊要求，要注意以下几个方面：

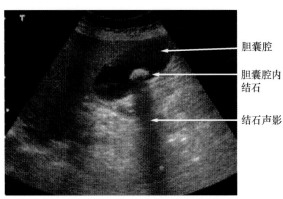

胆囊腔
胆囊腔内结石
结石声影

■ 图 15-3-1　B超图像：胆囊结石
胆囊腔内可见强回声，并伴有粗大声影

（1）胆囊的大小：对判定手术难度及胆囊的病理状况有意义。若胆囊过大，有可能是胆囊管结石梗阻导致胆囊胀大，术中应格外注意胆囊管是否通畅。胆囊过小，可能导致手术暴露困难，手术难度加大，也有可能是胆囊萎缩，胆囊功能丧失。

（2）胆囊壁的厚度：正常胆囊壁为 1.5～3mm，若胆囊壁厚度超过 4mm，提示胆囊有慢性炎症，甚至胆囊功能受损，可能无法保留胆囊，导致手术中切除胆囊。

（3）结石的情况：应注意胆囊内结石的大小、数量、位置以及是否随体位改变移动，这是判断结石是否嵌顿的重要依据。若结石不移动，则有可能嵌顿于胆囊颈部，则手术难度加大。术中能否取出嵌顿的结石则成为手术成败的关键，有可能需要碎石等手段取出结石，甚至有可能胆囊造瘘，术后二期取石。

2. 胆囊功能检查

（1）^{99m}Tc 胆囊功能显像：这是测定胆囊功能的最重要的方法。静脉注射放射性同位素

^{99m}Tc 后，30min 在胆囊区探测，若胆囊显影，同位素在胆囊内浓聚（图 15-3-2），则说明胆囊管畅通，胆囊浓缩功能正常。若胆囊不显影（图 15-3-3），则说明胆囊管不畅通，有梗阻，胆囊功能丧失，术中有可能要切除胆囊。需要特别指出胆囊不显影有两种情况：①胆囊对 ^{99m}Tc 未吸收，但胆囊管通畅，仍可保留胆囊。②当结石在胆囊颈部嵌顿时，导致同位素无法进入胆囊，并不意味着胆囊功能丧失，往往术中将嵌顿的结石取出后，胆汁即可流入胆囊内，胆囊功能即可恢

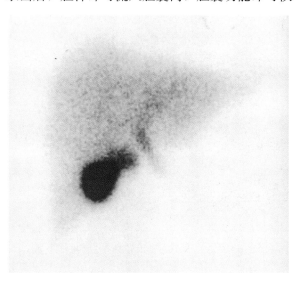

■ 图 15-3-2　ECT 胆囊功能显像：胆囊显影正常
静脉注射放射性同位素^{99m}Tc后，胆囊区探测到同位素浓聚，提示胆囊功能正常

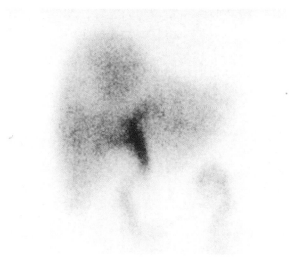

■ 图 15-3-3　ECT 胆囊功能显像：胆囊未显影
静脉注射放射性同位素^{99m}Tc后，胆囊区未探测到同位素，提示胆囊无功能

复，此种情况仍可保留胆囊。

（2）口服胆囊造影：如图 15-3-4，此种方法是口服碘造影剂（碘番酸片），经肠道吸收后在肝内与胆汁一同排入胆道，在胆囊内浓缩。此时经 X 线拍片即将胆囊显示出来，除能够判定胆囊功能外，还可以观察到胆囊内的充盈缺损，对胆囊结石、胆囊肿瘤有重要的诊断意义。

3. MRCP 检查　如图 15-3-5 和图 15-3-6 所示，可将胆道系统清晰地显示出来，其对于保胆的意义有两点：一是可以清晰地显示胆囊内结石的数目、大小及位置，尤其是胆囊管内有无结石；二是可以判定胆总管内有无结石。在行保胆取石之前要明确胆总管内有无结石。部分胆总管结石的患者，可无任何临床症状，应先将胆总管内结石取出后方可行保胆手术。

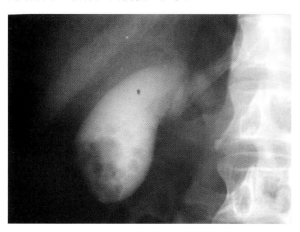

■ 图 15-3-4　口服胆囊造影 X 线片

口服碘番酸片后拍片，胆囊影显清晰，内可见结石负影；提示胆囊结石，胆囊功能正常

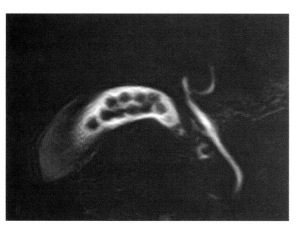

■ 图 15-3-5　MRCP 胆道成像

胆囊内多发充盈缺损，提示胆囊结石

4. ERCP 检查　如图 15-3-7 所示，若核磁胆道成像仍不能明确胆管内是否有结石，则应行 ERCP 造影，以确定诊断。

（四）手术前禁食、禁水 6h

（五）麻醉可选择连续硬膜外麻醉或静脉复合全身麻醉

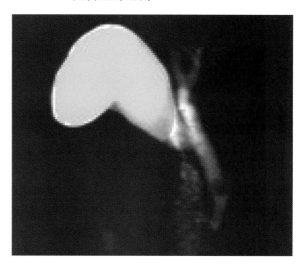

■ 图 15-3-6　MRCP 胆道成像

胆总管内可见圆形充盈缺损，提示胆总管结石

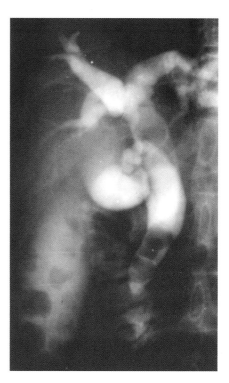

■ 图 15-3-7　ERCP 造影 X 线片

胆囊与胆总管内均可见多发充盈缺损，提示胆囊结石合并胆总管结石

七、手术操作过程与技巧

（一）手术步骤

1. 在右上腹肋缘下切口，切口 3～5cm，只要能够显露出胆囊底部即可。

2. 将胆囊底部切开插入胆道镜，将胆汁冲洗干净，在胆道镜下探查胆囊内情况。应观察：

（1）结石的大小、数量、位置是否活动。

（2）胆囊壶腹部有无结石嵌顿。

（3）胆囊管内有无结石，是否通畅，有无胆汁流入胆囊。

（4）胆囊壁有无胆固醇沉积，是否有胆壁间结石。一般可将胆囊壁的胆固醇沉积分为 4 度：0 度，

胆囊壁无胆固醇沉积；Ⅰ度，胆囊壁有胆固醇沉积，每个内镜视野 10 个以下；Ⅱ度，胆囊内有胆固醇沉积，每个内镜视野 10～20 个；Ⅲ度，胆囊内有胆固醇沉积，每个内镜视野 20 个以上。

（5）胆囊腔内有无分隔（图 15-3-8），分隔连接部狭窄程度如何。

（6）胆囊内是否有肿物（图 15-3-9）及其他畸形。

3. 用取石网将胆囊内结石取净，切忌用取石钳夹取结石，以防将结石夹碎（图 15-3-10）。

4. 取石结束后仔细检查胆囊管内有无结石遗漏，一定要观察到胆囊管有胆汁流入胆囊内方可结束取石（图 15-3-11）。

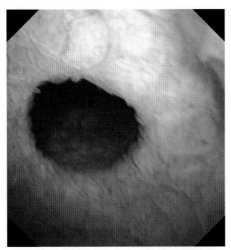

■ 图 15-3-8　胆道镜下图像：胆囊腔内分隔，将胆囊腔分成内外两部分

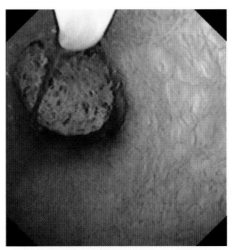

■ 图 15-3-10　胆道镜下图像：用取石网篮套取胆囊结石，防止将结石夹碎

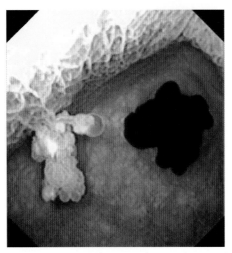

■ 图 15-3-9　胆道镜下图像：胆囊结石合并胆囊息肉

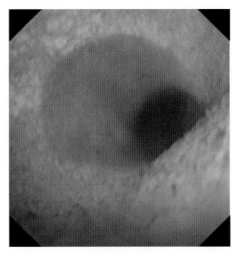

■ 图 15-3-11　胆道镜下图像：胆汁自胆囊管流入胆囊

为防止胆囊管内结石残留，一定要观察到胆囊管有胆汁流入胆囊内，方可结束手术

5. 逐层缝合胆囊切口。

（二）几种特殊情况的处理

1. 细小结石 胆囊内常有细小结石，用取石网篮取出困难，有时甚至无法取出，此时可用吸引装置将结石吸出。

2. 巨大结石 超过 2cm 的巨大结石，用取石网篮无法套取。此时可用取石钳轻柔夹取，切忌将结石夹碎。一旦将结石夹碎，结石的细小碎屑很难取净，将会造成结石复发。若发生这种情况，应配合吸引将碎屑冲洗干净。

3. 结石嵌顿 胆囊结石往往嵌顿于壶腹部

或胆囊管内（图 15-3-12）。此种情况在术前口服胆囊造影或 ECT 时不显影，但并非胆囊功能不可恢复。若能将结石取出，使胆管通畅，胆囊功能自然恢复。对于嵌顿结石可用冲洗管加压冲洗，迫使结石移动，再将结石取出。若仍不松动，预计术后结石可以取出，则可行胆囊造瘘术，待手术后使用胆道镜取石。若有碎石设备，可在术中将结石破碎后取出（图 15-3-13 ～图 15-3-15）。一旦结石取出，梗阻解除，多可见胆汁自胆囊管流入胆囊（图 15-3-16）。只要胆囊管通畅，术后胆囊功能均可恢复。

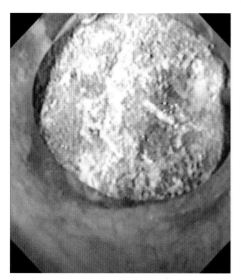

■ **图 15-3-12** 胆道镜下图像：结石嵌顿于胆囊壶腹部

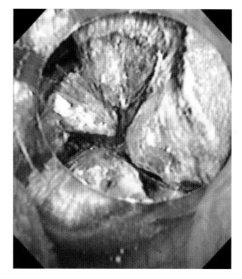

■ **图 15-3-14** 胆道镜下图像：结石已被击碎

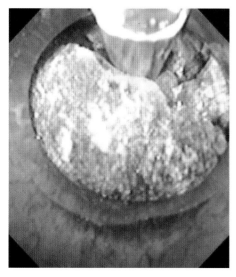

■ **图 15-3-13** 胆道镜下图像：使用碎石仪将结石击碎

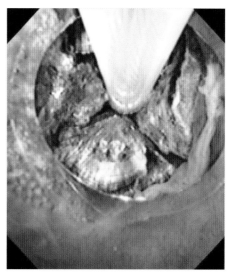

■ **图 15-3-15** 胆道镜下图像：使用取石网篮将击碎的结石取出

4. 胆囊管内结石　有时可见胆囊管内结石虽未嵌顿，但由于胆囊管的螺旋瓣结构，往往取出困难。此时可用冲洗管加压冲洗，配合吸引常可将结石取出，若仍无法取出，可行胆囊造瘘，预计术后仍无法取出时，则应将胆囊切除。

5. 胆囊管内无胆汁流入　术中若发现胆囊管无胆汁流入胆囊，应探明原因，不可轻易结束手术，一般有3种情况：

（1）胆囊管内有未发现的结石梗阻。

（2）胆囊管炎症粘连导致梗阻。

（3）胆囊内注水压力过大，导致胆汁无法流入胆囊。

发生这种情况时，应使用胆道镜的负压吸引，将胆囊管内的内容物吸出，若仍无胆汁流入胆囊，则要进行术中胆道造影，以明确胆囊管是否通畅，若造影证实胆囊管不通畅或发现胆囊管内结石，此时一般已无法取出结石，可将胆囊切除。

6. 胆囊壁间结石　胆囊壁间结石是一种继发性改变，其形成原因为：在正常的胆囊黏膜下，有上皮组织下陷而形成罗-阿窦，可达肌层，呈囊状。窦与胆囊腔之间有管道相联通，形成假性憩室。憩室内常存留胆汁，并逐渐沉积成为结石，则形成壁间结石（图15-3-17）。病变部位胆囊壁明显增厚，实际上是胆囊腺肌

症的早期临床表现。结石存留于罗-阿窦内引起周围的增生性病变，并最终引起胆囊腺肌症。若能及时取出胆囊壁内结石并将憩室口开大，因引流通畅而有利于炎症的消除。故对于术中发现胆囊壁间结石应予以处理。方法是在镜下使用活检钳将憩室外口撕开（图15-3-18），取出憩室内结石（图15-3-19）。取出后胆囊创面如图15-3-20。术中应仔细检查胆囊壁，若发现某处胆囊壁有少许黄色胆汁溢出，且黏膜下隐约见黑色结石，此处即为病变部位，用活检钳撕开此处黏膜，其下方均可见结石，应一一取出。

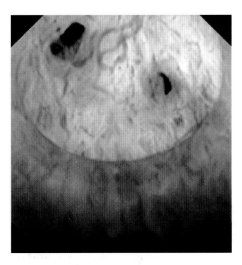

■ 图 15-3-17　胆道镜下图像：胆囊壁间结石

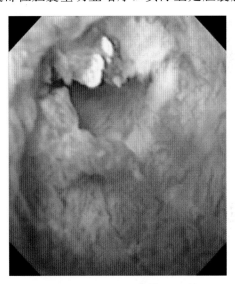

■ 图 15-3-16　胆道镜下图像：胆囊结石取净后胆汁流入胆囊

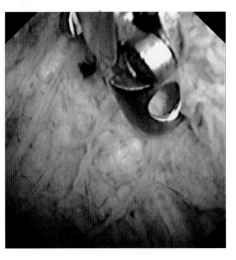

■ 图 15-3-18　胆道镜下图像：用活检钳撕开胆囊黏膜

7. 胆囊分隔　胆囊分隔并非少见，北京大学首钢医院 1010 例保胆手术中，术中发现胆囊分隔 82 例，占 8.1%。处理原则：若分隔之间通畅、无梗阻（图 15-3-21），且胆囊壁正常，可将结石取净，无须其他处理；若分隔之间通道狭窄（图 15-3-22）或胆囊底部胆囊壁增厚，炎症明显，甚至已发展为胆囊腺肌症，若下半部分胆囊正常，可将上半部分胆囊切除（图 15-3-23，图 15-3-24），其保留的部分胆囊仍有胆囊的功能。

八、术后处理

1. 术后应禁水 12h、禁食 24h；24h 后可进清淡半流食。

2. 补充电解质溶液。

3. 使用抗生素预防感染。

4. 密切观察体温、脉搏及腹部情况。

九、并发症及其预防

虽然保胆手术创伤小，手术安全，但仍有发生并发症的可能。

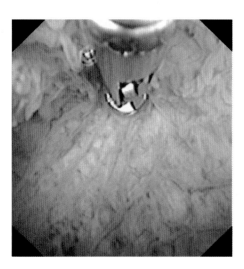

■ 图 15-3-19　胆道镜下图像：
用活检钳取出壁间结石

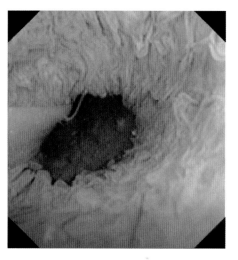

■ 图 15-3-21　胆道镜下图像：
胆囊内较大分隔，无狭窄

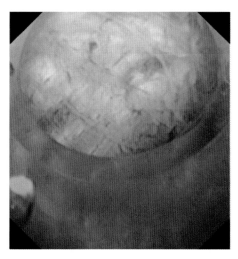

■ 图 15-3-20　胆道镜下图像：
胆囊壁间结石取出后创面

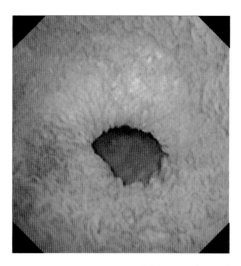

■ 图 15-3-22　胆道镜下图像：
胆囊内分隔处狭窄，胆汁排出不畅

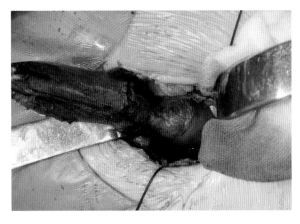

■ 图 15-3-23 将胆囊分隔以上部分分离并切除

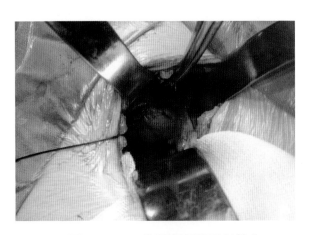

■ 图 15-3-24 将胆囊断端重新缝合

（一）胆漏

若胆囊壁缝合不严密或血运障碍，则术后可发生胆漏，表现为腹痛、发热、白细胞升高等。查体可见患者有明显的腹膜炎体征，即腹部压痛、反跳痛、肌紧张等。一旦发生此种情况，应再次开腹，重新缝合或胆囊造瘘。

（二）胆囊管梗阻

由于术中没有认真探查胆囊管，导致胆囊管梗阻未被发现。术后表现为胆囊无功能，ECT或口服胆囊造影未显影。发生此种情况可行胆囊切除手术。

（三）胆囊内结石残留

保胆术后结石残留系由于手术时未仔细观察胆囊，导致结石遗漏。发生此种情况可择期再次行保胆手术。预防方法很简单，应在缝合胆囊之前仔细探查胆囊，确认无结石方可缝合胆囊壁。

（四）伤口感染

胆囊手术时，其胆汁可污染切口，导致伤口感染，在手术时应注意随时吸净胆汁，保护好切口，关腹时应将切口冲洗干净。一般发生后应给予换药处理，手术切口应选择距肋缘1.0cm以上，若切口距肋缘过近，一旦发生伤口感染，将波及肋骨，引起肋软骨炎或骨髓炎，极难愈合。

附：胆囊结石微创保胆治疗规范

一、手术适应证

1. 经 B 超或其他影像学检查确诊为胆囊结石。

2. 患者有临床症状。

3. 经 ^{99m}Tc-ECT 或口服胆囊造影，胆囊显影，功能良好。

4. 虽 ^{99m}Tc-ECT 或口服胆囊造影不显影，但术中能取净结石者。

二、手术禁忌证

1. 胆囊萎缩、胆囊腔消失者。

2. 胆囊管内结石无法取出，预计术后仍无法取出者。

3. 胆囊管经术中造影证实梗阻者。

4. 术中 B 超或造影见胆囊管内结石，而术中胆道镜无法发现者。

5. 合并有胆总管结石者，应先治疗胆总管结石，再行保胆手术。

三、术前准备

1. 血、尿、便常规，胸透，心电图检查。

2. 肝功能检查、肾功能检查、凝血功能检查。

3. 胆红素检查。

4. 肝胆胰 B 超检查。

5. 口服胆囊造影或 ^{99m}Tc-ECT 胆囊动态显像。

6. 必要时行 CT 或 MRCP、ERCP 检查。

7. 术前禁食、禁水 6h 以上。

四、麻醉

连续硬膜外麻醉或静脉复合全身麻醉。

五、手术步骤

（一）经腹腔镜微创保胆取石手术

1. 常规消毒皮肤制造气腹。

2. 经脐穿刺放入管鞘插入腹腔镜观察。

3. 在上腹正中、右上腹、右中腹安放 3～4 个管鞘。

4. 在胆囊底部切开胆囊（切口视结石大小而定）。

5. 吸净胆汁后进入胆道镜仔细观察，确认结石后，用取石网篮将结石取净。

6. 对于嵌顿结石可行内镜下碎石后取石。

7. 仔细探查胆囊管，将胆囊管内结石取净。

8. 观察胆囊开口处有胆汁流入。

9. 必要时行术中胆囊造影证实胆囊管是否通畅、有无结石。

10. 有条件者术中 B 超检查胆囊结石是否取净。

11. 用可吸收缝线将胆囊切口全层连续缝合一层，浆肌层包埋一层。

12. 手术结束，常规处理腹壁创口。

（二）开腹微创保胆取石术

1. 常规消毒皮肤。

2. 经 B 超定位，在胆囊底体表投影位置，切开皮肤 3～4cm，依次切开皮下组织，钝性分离腹直肌进腹。

3. 在胆囊底部提起胆囊，经穿刺证实为胆囊后，在其底部切开胆囊。

4. 进入胆道镜（软性或硬性），用取石网篮将胆囊内结石全部取净。

5. 对于嵌顿结石可行内镜下碎石后取石。

6. 仔细探查胆囊管，将胆囊管内结石取净。

7. 观察胆囊开口处有胆汁流入。

8. 必要时可行术中胆囊造影，证实胆囊管无结石、通畅。

9. 有条件者可行术中 B 超检查，证实结石全部取净。

10. 胆囊切口用可吸收缝线连续全层缝合及浆肌层包埋。

11. 逐层关腹，皮肤用拉合胶条粘合。

六、术后处理

1. 手术后 12h 可饮水，术后 24h 可进清淡流食。

2. 手术后 48h 可进清淡半流食。

3. 手术后 1 周恢复正常饮食。

4. 手术后 2 周开始服用牛磺熊去氧胆酸 6 个月。

5. 手术后每年复查 B 超一次。

（刘京山）

参考文献

[1] 刘京山，荣万水，邓勇，等. 胆石症术后不良反应多中心联合调查分析. 中国内镜杂志，2011，17（10）：1009-1013.

[2] 刘京山，赵期康，李晋忠，等. 纤维胆道镜下胆囊切开取石保胆治疗胆囊结石 612 例随访结果分析. 中华外科杂志，2009，47（4）：279-282.

[3] 刘京山，赵期康，黄坤全，等. 内镜微创保胆手术中几种特殊情况的处理. 中国内镜杂志，2010，16（1）：55-56.

[4] 张宝善，刘京山. 内镜微创保胆取石 1520 例临床分析. 中华普外科手术学杂志，2009，3（1）：39-41.

[5] 张宝善，刘京山. 内镜保胆取石术的讨论. 中华消化外科杂志，2009，8（6）：406-408.

[6] 刘国礼. 现代微创外科学. 北京：科学出版社，2003：110-169.

[7] 陈训如，田伏洲，黄大熔. 微创胆道外科手术学. 北京：军事医学科学出版社，2001：123-225.

[8] 张阳德. 内镜微创学. 2 版. 北京：人民卫生出版社，2011：801-813.

[9] Felicilda-Reynaldo RF. Oral gallstone dissolution therapies. Medsurg Nurs，2012，21（1）：41-43，48.

[10] Qiao T，Ma RH，Luo XB，et al. Tiny cystine

stones in the gallbladder of a patient with cholecystolithiasis complicating acute cholecystitis: a case report. Eur J Med Res, 2012, 17 (1): 6.

[11] Vidal O, Pavel M, Valentini M, et al. Single-incision laparoscopic cholecystectomy for day surgery procedure: are we prepared? Am Surg, 2012, 78 (4): 436-439.

[12] Martins MV, Falcao JL, Skinovsky J, Faria GM. Single-port cholecystectomy in a patient with situs inversus totalis presenting with cholelithiasis: a case report. J Med Case Reports, 2012, 6 (1): 96.

[13] Grassi M, Petraccia L, Mennuni G, et al. Chan-ges, functional disorders, and diseases in the gastrointestinal tract of elderly. Nutr Hosp, 2011, 26 (4): 659-668.

[14] Ebert E. Gastrointestinal involvement in spinal cord injury: a clinical perspective. J Gastrointestin Liver Dis, 2012, 21 (1): 75-82.

[15] Kim JE, Lee JM, Baek JH, Han JK, Choi BI. Initial assessment of dual-energy CT in patients with gallstones or bile duct stones: can virtual nonenhanced images replace true nonenhanced images? Am J Roentgenol, 2012, 198 (4): 817-824.

第一节　胆囊息肉的治疗现状

在 B 超技术广泛普及和诊断技术不断提高的情况下，胆囊息肉的发现率不断增高。胆囊息肉已成为临床经常遇到的情况。但由于 B 超常难于确定胆囊病变的确切性质，因此临床上常使用胆囊黏膜隆起性病变这一名称，其特点是在胆囊黏膜上的强回声的隆起性病变，不随患者体位而移动，而且无结石的声影特征。

一、胆囊息肉的分类

（一）胆固醇性息肉

胆固醇性息肉是胆囊息肉的最常见的一种类型。北京大学首钢医院 403 例胆囊息肉患者中胆固醇性息肉占 94.7%（382/403）。它本身并不是真正的肿瘤，而是胆囊上皮细胞吞噬了胆汁中的胆固醇颗粒所致。常多发，0.5～2.0cm 大小不等甚至更大。肿物呈分叶状，淡黄色，有蒂与胆囊黏膜连接（图 16-1-1）。显微镜下可见息肉具有结缔组织、微血管，大量的巨噬细胞内充满了泡沫样颗粒（图 16-1-2）。

（二）炎性息肉

多单发，0.5～1.0cm 大小，肿物呈圆形，系由于胆囊慢性炎症刺激局部黏膜上皮增生所致，有较粗的短蒂，颜色常与胆囊内黏膜相似或略红（图 16-1-3）。显微镜下可见局灶性腺上皮细胞增生，血管结缔组织间有明显的炎性细胞浸润，上皮与邻近的胆囊黏膜上皮相似（图 16-1-4）。

（三）胆囊腺瘤

胆囊腺瘤是来自胆囊黏膜上皮的良性肿瘤，多为单发，0.5～1.5cm 大小，肿物呈淡红色，有短蒂（图 16-1-5）。胆囊腺瘤可分为乳头状腺瘤和管状腺瘤两种。

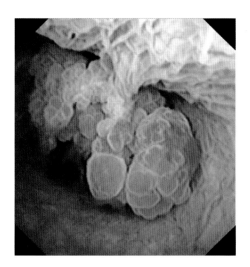

■ 图 16-1-1　胆道镜下图像：胆囊息肉
息肉有血管蒂与胆囊壁相连接

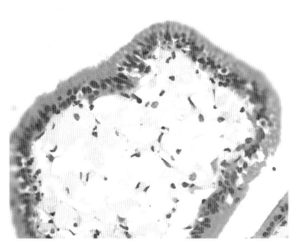

■ 图 16-1-2　显微镜下图像：胆固醇性息肉
（ⅡE 染色，20×10）

1. 乳头状腺瘤　镜下见分枝状或树枝状结构，有较细的血管结缔组织与胆囊壁相连，有单层立方上皮或柱状上皮覆盖，与周围正常的胆囊黏膜上皮移行较好。

2. 管状腺瘤　镜下可见多数增生的腺体被中等量的结缔组织间质包绕，有时可见囊性扩张的腺体，覆盖的单层柱状上皮与胆囊黏膜相连续。由于该型腺瘤以腺体的管状增生为主，故得此名（图 16-1-6）。

（四）胆囊腺肌症

多位于胆囊底部，多见胆囊底局部隆起样的结节，0.5～1.5cm 大小，伴有中心部脐样凹陷。显微镜下表现为胆囊上皮和平滑肌的增生，病变的中心最为明显。周围的腺体内呈囊性扩张并充满黏液，间质中有炎性细胞浸润（图 16-1-7）。

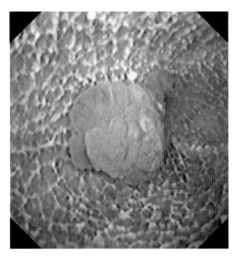

■ **图 16-1-3　胆道镜下图像：胆囊炎性息肉**

有较粗的短蒂，颜色比胆囊内黏膜略红

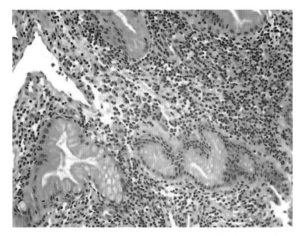

■ **图 16-1-4　显微镜下图像：胆囊炎性息肉**

（HE 染色，20×10）

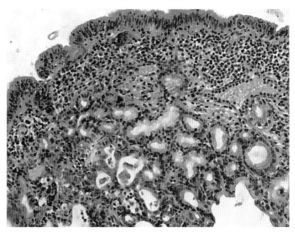

■ **图 16-1-6　显微镜下图像：胆囊绒毛状管状腺瘤**

（HE 染色，20×10）

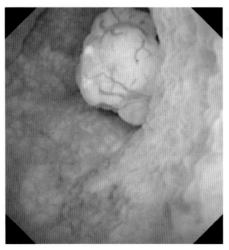

■ **图 16-1-5　胆道镜下图像：胆囊腺瘤**

单发，肿物呈淡红色，有短蒂

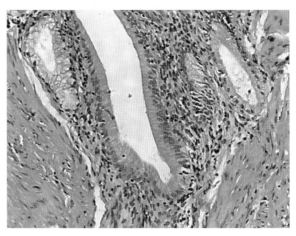

■ **图 16-1-7　显微镜下图像：胆囊腺肌症**

（HE 染色，20×10）

二、胆囊息肉的治疗

以往传统的外科对胆囊息肉的治疗仅限于胆囊切除。这是建立在对胆囊息肉认识不足的前提下的。而实际上几乎所有的胆囊息肉患者的胆囊功能是正常的。如何保留有功能的胆囊，是治疗胆囊息肉的关键问题。以往对于胆囊息肉的治疗原则是息肉大于 1.0cm，应切除胆囊。理由是大于 1.0cm 的息肉有可能恶变，但此种假说缺乏理论依据。北京大学首钢医院一组 403 例术前诊断为胆囊息肉的患者中发现了 3 例胆囊癌患者，占胆囊息肉就诊患者的 0.9%，肿物未超过 1.0cm，故诊断胆囊癌不能依据胆囊的大小，而是要依据术中病理诊断。一般来讲小于 0.5cm 的息肉恶变率极低，可以进行临床观察，而大于 0.5cm 的胆囊息肉，则应考虑手术治疗。

目前对于胆囊息肉的治疗有以下几种：

1. 保守治疗　对于小于 0.5cm 的息肉可以采用保守治疗的方式：①服用牛磺熊去氧胆酸来改变胆酸池的成分，同时应密切观察息肉的变化，一般应 3 个月至半年复查 B 超，若发现息肉生长过快，则应及时手术，若肿物无变化，则可继续观察；②对症治疗。

2. 手术治疗　胆囊切除手术对于良性的胆囊息肉是不可取的。现代最新的治疗方案是实施保留胆囊的微创手术，即微创保胆息肉切除术，手术的基本方法是利用胆道镜技术，在胆道镜的直视下，将胆囊内的息肉切除，之后缝合胆囊切口。切下的息肉术中做冰冻病理检查，若为良性即可结束手术；若为恶性，则行胆囊癌的根治术。

此种手术方法突破了传统的胆囊息肉只能行胆囊切除的传统观念，是胆囊疾病治疗上的一场革命，既祛除了疾病，又保留了有功能的胆囊。以往对于保胆息肉切除的争论点在于复发率，北京大学首钢医院的随访资料显示，胆囊息肉在行保胆治疗后 15 年的临床复发率仅为 1.7%。由于此项技术在临床的应用保留了大量有用的胆囊，是迄今为止最为科学的治疗胆囊息肉的方法。

无论是腹腔镜切除胆囊，还是开腹胆囊切除手术，其基本目的只有一个，就是切除胆囊。对有功能的胆囊不应轻易切除，胆囊息肉只有在以下情况下方可考虑切除胆囊：①息肉已有恶变；②胆囊息肉密布于胆囊壁上已无法全部切除；③胆囊功能丧失。至于切除胆囊，应首选腹腔镜胆囊切除术。

第二节　腹腔镜下胆囊切除术

腹腔镜下胆囊切除手术，也适用于某些胆囊息肉的患者。

一、适应证

对于胆囊息肉的患者，行胆囊切除应有严格的适应证，并非所有的胆囊息肉患者都需要切除胆囊，胆囊切除仅适用于：

1. 息肉已长满胆囊内壁无法彻底切除　对于良性的胆囊息肉均要尽量行保胆手术。一般的良性息肉可将息肉切净，保留胆囊，但个别情况下胆囊息肉过多，可达上百个乃至几百个，此时已无法切净息肉保留胆囊，可行胆囊切除手术。

2. 息肉为广基无法彻底切除　一般的胆囊息肉多为胆固醇性息肉。往往为带蒂的息肉。其他的息肉无论是腺瘤样息肉还是炎性息肉，以带

蒂者居多，均可摘除。但有时腺瘤样息肉、炎性息肉其基底部为广基，此时无法彻底切除，应行胆囊切除。

3. 保胆手术失败　胆囊息肉行保胆手术时，有时胆囊息肉无法彻底切除，如在胆囊管部位的息肉，胆道镜无法进入，有时胆囊息肉切除后，基底部出血，止血无效，此时应切除胆囊。

二、禁忌证

1. 严重心、肺功能不全，不能耐受手术者。
2. 全身严重凝血功能障碍。
3. 有上腹部手术病史，腹腔粘连严重者。

三、术前检查与准备

同胆囊结石，腹腔镜胆囊切除。

四、手术步骤

同胆囊结石，腹腔镜胆囊切除。

五、术后处理

同胆囊结石，腹腔镜胆囊切除。

第三节　经内镜微创保胆息肉切除术

经内镜微创保胆息肉切除术是迄今为止治疗胆囊息肉最好的方法，它是先进的胆道镜技术与传统的手术相结合的方法，保留了胆囊，切除了息肉，是一项比较成熟的保胆技术。

一、适应证

1. 经 B 超等影像学检查，确诊为胆囊息肉，息肉大于 0.5cm。

2. 经 ^{99m}Tc-ECT 或口服胆囊造影，胆囊功能正常者。

3. 虽经 ^{99m}Tc-ECT 或口服胆囊造影，胆囊不显影，但术中证实胆囊管通畅者。

二、禁忌证

1. 术中病理证实息肉有恶变者。

2. 息肉广基无法彻底切除者。

3. 息肉切除后创面出血，止血无效者。

4. 有严重凝血功能障碍者。

5. 息肉多发，密布于胆囊壁已无法彻底切除者。

三、术前检查与准备

1. 血、尿、便常规检查，肝、肾功能，心电图，胸透等。

2. 凝血功能检查。

3. 口服胆囊造影或 ^{99m}Tc-ECT 胆囊功能显像。

4. 必要时应行 CT 或 MRI 检查。

5. 术前应禁食、禁水 6h 以上。

四、操作步骤

1. 常规消毒皮肤。

2. 在胆囊体表投影位置切开皮肤 2～3cm，钝性分离皮下、肌肉，切开腹膜进入腹腔。

3. 寻找到胆囊，提起胆囊，在胆囊底部切开胆囊约 1.0cm。

4. 将胆道镜送入胆囊内，将胆汁冲洗干净。

5. 在胆囊内寻找胆囊息肉，观察胆囊息肉的位置、数量、大小及形态，特别是胆囊息肉是否有蒂。要在镜下仔细观察蒂部的血管，要根据蒂部的血管决定切除及止血的方式（图 16-3-1）。

6. 使用胆道镜电活检钳，钳夹住息肉的根部，将息肉切除。可根据蒂部的血管决定切除及止血的方式（图 16-3-2，图 16-3-3）。

7. 切下息肉立即行冰冻病理检查。

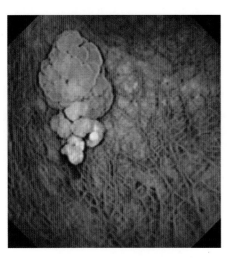

■ **图 16-3-1**　胆道镜下图像：
待切除的胆囊息肉

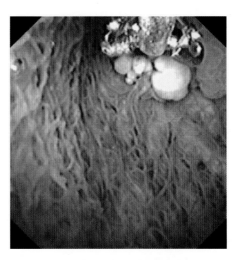

■ **图 16-3-2**　胆道镜下图像：
用电活检钳切除息肉

8. 将胆囊内息肉全部切除干净后，逐一彻底止血。

9. 在胆道镜下仔细探查胆囊管内有无息肉，胆囊管是否通畅，观察胆囊管是否有胆汁流入胆囊（图16-3-4）。

10. 胆囊管内若无胆汁流入胆囊，应行术中胆道造影以观察胆囊管是否通畅。

11. 确认胆囊管通畅，胆囊内息肉已切净，创面无出血后，缝合胆囊切口。

12. 将胆囊周围胆汁冲洗液等吸净后逐层关腹。皮肤切口可用拉合胶带粘合即可。

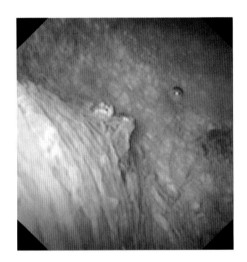

■ **图16-3-3** 胆道镜下图像，使用胆道镜电活检钳钳夹息肉的根部，将息肉切除

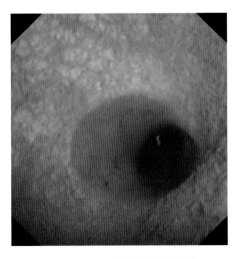

■ **图16-3-4** 胆道镜下图像：息肉切除后，胆囊管有胆汁流入胆囊

13. 术中息肉病理检查若为恶性应行胆囊癌根治术。

五、术后处理

1. 术后12h后可饮水，24h后可进流食，48h后可进清淡半流食，1周后恢复正常饮食。

2. 术后应密切观察患者的体温、腹部状况及皮肤切口情况。

3. 术后2周可服用牛磺熊去氧胆酸6个月。

4. 术后定期复查B超。

六、并发症及其防治

微创保胆息肉切除术创伤小，手术安全，患者恢复快。一般很少出现术后并发症，但术后仍有出现并发症的可能，应密切观察。

（一）伤口出血

由于保胆手术的皮肤切口不缝合，使用拉合胶带腹部粘合，若皮肤切缘止血不彻底，有可能出现皮肤切口渗血，多发生于术后6h以内。少量渗血只需要更换敷料即可，出血较多时应去除拉合胶带，重新止血。预防方法：关腹时对腹壁切口特别是皮缘应仔细止血，无渗血时方可拉合皮肤。

（二）胆漏

胆漏发生的原因是胆囊壁缝合不严密，或术中使用电凝过大，造成胆囊穿孔。一般发生于术后6~48h内，表现为患者发热、腹痛，体检时出现腹膜炎体征。一旦发生胆漏应立即重新开腹探查腹腔，若是胆囊底部切口处胆漏，应拆开缝合，将边缘重新缝合即可。若污染严重则应行胆囊造瘘术，若穿孔由电凝损伤所致，亦应行胆囊造瘘术，同时将腹腔清理干净。胆漏是完全可以预防的，关键是要将胆囊切口缝合严密，应将切口缝合两层，第一层用可吸收缝线连续缝合，特别要注意切口的两端不要有遗漏。第二层为浆肌层包埋，若缝合规范，不会出现胆漏。在使用电凝器切除息肉时，功率要较开腹时小，电凝时间不要过长，同一部位不要反复电凝。特别是胆囊壁较薄尤其要注意。缝合胆囊前要在镜下仔细观察电凝创面确认有无穿孔。关腹前再仔细观察胆囊浆膜面有无异常，胆囊内电凝不应凝到浆膜层，若浆膜面已发生凝固，则有发生术后坏死穿孔的可能，应做局部修补，必要时行胆囊造瘘。

（三）胆囊内出血

若切除息肉的创面止血不彻底，可发生术后胆囊内创面出血，导致胆囊内积血，表现为术后患者出现右上腹腹痛、发热等症状。B超检查可见胆囊张力较高，充满弱回声的液体。这时一般保守治疗很难奏效，一旦发生应重新进腹，打开胆囊清理积血，重新止血。若胆囊炎症水肿较重或止血困难则应切除胆囊。预防：缝合胆囊前应仔细观察胆囊内的创面，确认无出血，胆道镜冲洗液清亮后方可缝合胆囊。

（四）伤口感染

腹壁伤口感染多发生于术后5天左右，表现为伤口红肿、疼痛，可有发热等全身症状。处理应打开腹壁切口，清创引流，若感染蔓延到肋骨，引起肋软骨炎或骨髓炎，则需长期换药，甚至行病灶清除，切除软骨。

附：胆囊息肉微创保胆治疗规范

一、手术适应证

1. 经B超或其他影像学检查，确诊为胆囊息肉直径大于5mm者或胆囊多发息肉者。

2. 经^{99m}Tc-ECT或口服胆囊造影胆囊显影，胆囊功能正常者。

3. 虽经^{99m}Tc-ECT或口服胆囊造影胆囊不显影，但术中证实胆囊管通畅者。

4. 合并有胆囊结石者参照胆囊结石处理。

二、手术禁忌证

1. 术中病理证实息肉为恶性者。

2. 息肉切除后创面出血，止血无效者。

3. 息肉为广基无法彻底切除者。

4. 息肉已长满胆囊内壁无法彻底切除者。

三、术前准备

1. 血、尿、便常规，胸透，心电图检查。

2. 肝功能检查、肾功能检查、凝血功能检查。

3. 胆红素检查。

4. 肝、胆、胰B超检查。

5. 口服胆囊造影或^{99m}Tc-ECT胆囊动态显像。

6. 必要时行CT或MRCP、ERCP检查。

7. 术前禁水6h以上。

四、麻醉

连续硬膜外麻醉或静脉复合全身麻醉。

五、手术步骤

（一）经腹腔镜微创保胆息肉切除术

1. 常规消毒制造气腹。

2. 经脐穿刺放入管鞘插入腹腔镜观察。

3. 在上腹正中、右上腹、右中腹安放3～4个管鞘。

4. 在胆囊底部切开胆囊。

5. 吸净胆汁后插入胆道镜，仔细检查，确认病变。

6. 使用活检钳在息肉根部将息肉完整切除。

7. 将切除息肉的创面止血。

8. 观察胆囊管开口处有胆汁流入。

9. 病理证实为良性病变后，用可吸收缝合线将胆囊切口连续全层缝合及浆肌层包埋。

10. 有条件者可行术中B超检查，证实胆囊息肉切净。

11. 手术结束，常规处理腹部创口。

（二）开腹微创保胆息肉切除术

1. 常规消毒皮肤。

2. 经B超定位胆囊体、底在体表的投影位置，切开皮肤3～4cm，依次切开皮下，钝性分离腹直肌进腹。

3. 在胆囊底部提起胆囊，经穿刺证实为胆囊后，在其底部切开胆囊。

4. 吸净胆汁后插入胆道镜，仔细检查，确认病变。

5. 使用活检钳在息肉根部将息肉完整切除。

6. 将切除息肉的创面止血。

7. 观察胆囊管开口处有胆汁流入。

8. 病理证实为良性病变后，用可吸收缝合线将胆囊切口连续全层缝合及浆肌层包埋。

9. 有条件者可行术中B超检查，证实胆囊息肉切净。

10. 逐层关腹，皮肤用拉合胶布粘合。

六、术后处理

1. 手术后 12h 可饮水，术后 24h 可进清淡流食。

2. 手术后 48h 可进清淡半流食。

3. 手术后 1 周恢复正常饮食。

4. 手术后 2 周开始服用牛磺熊去氧胆酸 6 个月。

5. 手术后每年复查 B 超一次。

（刘京山）

参考文献

[1] 张宝善. 内镜微创保胆治疗胆囊息肉. 中国内镜杂志，2002，8（3）：1-2.

[2] 欧健苹，苏凤章. 超声检查脂肪肝与胆囊息肉的关系分析. 新医学，2010，41（2）：90-92.

[3] 吕复君，张东，刘江伟. 胆囊息肉成因的研究进展. 现代生物医学进展，2010，10（24）：4785-4787.

[4] 吴建华，荣万水，刘京山. 内镜保胆胆囊息肉摘除术的临床应用. 中国内镜杂志，2008，14（8）：721-722.

[5] Genc V，Kirimker EO，Akyol C，et al. Incidental gallbladder cancer diagnosed during or after laparoscopic cholecystectomy in members of the Turkish population with gallstone disease. Turkish Journal of Gastroenterol，2011，22（5）：513.

[6] Wong JS，Cheung YS，Chan KW，et al. Single-incision laparoscopic cholecystectomy：from four wounds to one. Hong Kong Med J，2011，17（6）：465-468.

[7] Boberg KM，Lind GE. Primary sclerosing cholangitis and malignancy. Best Pract Res Clin Gastroenterol，2011，25（6）：753-764.

[8] Wang W，Yang ZL，Liu JQ，et al. Identification of CD146 expression, angiogenesis, and lymph angiogenesis as progression, metastasis, and poor-prognosis related markers for gallbladder adenocarcinoma. Tumour Biol，2012，33（1）：173-182.

[9] Eaton JE，Thackeray EW，Lindor KD. Likelihood of malignancy in gallbladder polyps and outcomes following cholecystectomy in primary sclerosing cholangitis. Am J Gastroenterol，2012，107（3）：431-439.

[10] Erhart D，Pohnán R. 55 laparoscopic cholecystectomies using single incision laparoscopic surgery—initial experience. Rozhl Chir，2011，90（6）：361-364.

[11] Yang L，Lan S，Liu J，et al. Expression of MK-1 and Reg Ⅳ and its clinicopathological significances in the benign and malignant lesions of gallbladder. Diagn Pathol，2011，21（6）：100.

第十七章
胆总管结石

胆总管结石仍是当今胆道外科的常见病之一。在胆囊切除术的病例中，约有15%需进行胆总管探查，其中约2/3可发现胆总管结石。胆总管结石一部分来源于胆囊结石，称之为继发性胆总管结石；另一部分来源于胆总管本身或肝内胆管结石掉入胆总管，称之为原发性胆总管结石。虽然各种胆总管结石的病因不同，但除要治疗原发疾病外，对胆总管结石的治疗其基本原则是一致的，应给予通畅引流，去除结石，解除梗阻。

第一节　胆总管结石的形成原因

一、胆道感染

胆总管结石的形成与胆道内细菌感染有着密切的关系。100多年以前Galippe就首次报道了胆石内的细菌。随后各国科学家相继在胆石内分离出了大肠埃希菌、伤寒沙门菌，以及真菌、寄生虫卵。胆管结石患者的胆汁细菌培养阳性率可达80%～90%，其中主要为肠道菌群中的大肠埃希菌。

二、胆汁淤滞

胆道狭窄、部分胆道梗阻可以导致胆汁淤滞。这是胆道感染、胆石形成的重要因素，胆汁引流不畅和胆管结石的形成关系极为密切。临床上常见的十二指肠乳头炎性狭窄、十二指肠乳头功能障碍、十二指肠乳头旁憩室，常常导致胆总管内胆汁排出不畅或产生胆汁排出的流体力学改变，使本应排出顺畅的胆汁产生涡流，导致胆汁中有形成分析出、沉淀，产生结石。

三、寄生虫感染

（一）胆道蛔虫

蛔虫成虫寄生于小肠内，当其钻入胆管内即可引起胆道蛔虫症。此时蛔虫残体、蛔虫卵均可成为结石的核心。有时在幼虫移行过程中，幼虫穿过肠壁经过腹腔组织进入肝实质内则不能发育为成虫，而是被纤维组织包裹最后形成钙化。

（二）华支睾吸虫

华支睾吸虫的虫卵、死亡后的虫体均可成为结石的核心，大量虫体或虫卵填塞胆管可形成胆管的铸型结石。

四、胆道残留结石

有相当比例的胆总管结石患者，由于前次手术胆总管内结石未取净而遗留结石。在胆道镜应用于临床之前，此种情况的处理颇难，往往需要再次手术。在胆道镜广泛应用的现在，术后经T管窦道取出胆总管结石变得十分简单。故许多胆总管结石并不强求一定要在术中取净结石。有时在术中由于取石困难，污染较重，费时较长，可不取结石，仅放置T管即可结束手术，待术后使用胆道镜取石，此称为"预计胆道残留结石"。

五、胆囊内结石排入胆总管

部分胆囊结石的患者，由于各种原因（如胆囊管短粗、进行排石治疗等），致使胆囊内结石排入胆总管导致胆总管结石。

六、胆总管狭窄

临床上常见的引起胆总管狭窄的原因为胆总

管损伤后行端-端吻合术后,肝移植胆管吻合口狭窄,以及胆管损伤后狭窄等。以上这些因素均可引起胆汁的流出受阻,使胆汁在梗阻段以上产生涡流,致使其有形成分析出、沉淀,形成结石。

七、胆总管囊性扩张症

由于胆总管呈囊性扩张,胆总管开口相对狭窄,同样导致胆道的流体力学改变,极易产生结石。几乎所有的胆总管囊性扩张症的患者均伴有结石。

第二节 胆总管结石的临床表现及诊断

一、症状

胆总管结石在无梗阻和感染的情况下可以无任何症状。小的结石可以从胆总管内被排入十二指肠而不产生任何症状,也可以一时性阻塞胆管导致急性梗阻性黄疸和急性胰腺炎发作。当结石被排入十二指肠后,症状也就随之缓解;若不能排入十二指肠,即可导致梗阻性黄疸,如急性胆管炎发作甚至会导致急性梗阻性化脓性胆管炎。胆总管结石梗阻继发感染时,其典型的临床表现为 Charcot 三联征,即腹痛、寒战高热、黄疸。当梗阻严重合并急性梗阻性化脓性胆管炎时(亦称重症胆管炎)还可出现休克体征和精神障碍。

（一）腹痛

发生在剑突下及右上腹部,多为绞痛,开始时为阵发性发作,之后可转为持续性发作。腹痛可向右肩或背部放散,伴有恶心、呕吐。其原因是结石嵌顿于胆总管下端或壶腹部,引起胆管梗阻,胆道平滑肌和 Oddi 括约肌痉挛所致。

（二）寒战高热

胆总管梗阻继发感染后,由于胆道内压力升高,感染的胆汁沿胆管向上逆行扩散,致使胆汁中的细菌及毒素经毛细胆管扩散入肝血窦内,继而进入血液循环,导致毒血症、菌血症甚至败血症,从而产生严重的全身症状,甚至感染中毒性休克。部分患者可出现寒战高热,可达 39～40℃,一般为弛张热。对于胆总管梗阻的患者,一旦感染发生后若出现寒战高热,达 39℃以上,常预示病情严重,应紧急处理。

（三）黄疸

胆管梗阻后即可出现不同程度的黄疸,其轻重程度、发生发展、持续时间,取决于胆管梗阻的程度,是否继发感染,以及有无胆囊等。较轻的梗阻时可无肉眼黄疸,仅表现为血清中胆红素升高,梗阻较重时可发生明显的黄疸,表现为皮肤、巩膜明显黄染。如梗阻为部分或间歇性,黄疸程度较轻且呈波动性。如为完全梗阻,特别是合并感染,则黄疸明显,且可呈进行性加重。需要指出的是,胆囊对胆管梗阻后黄疸的发生和发展有着重要影响。胆囊功能良好者,由于胆囊的缓解压力的作用和免疫抗感染作用,即使完全梗阻也多在 48h 以后才出现黄疸,且发生胆管炎的比例也低。如胆囊已切除或有严重的功能障碍,则梗阻后 24h 内即可发生明显的黄疸,发生胆道感染的比例也明显升高。黄疸时常有尿色加深,大便颜色变浅,皮肤、巩膜黄染,有时可出现皮肤瘙痒。胆石所致梗阻性黄疸可呈间歇性和波动性。

静止期的胆总管结石患者,患者可以全无症状,病程可长达数年或更长,主要由于胆管未完全梗阻,胆管下端无狭窄,尽管胆道内有结石,但胆汁尚可从结石的缝隙中通过,患者可能没有典型的胆管炎症状。

二、影像学检查

影像学检查是诊断胆总管结石的重要依据。对于明确诊断、确定治疗方案有重要意义。

（一）B 超检查

B 超是首选的影像学检查。B 超可发现胆总管是否扩张,可发现胆管内的结石(图 17-2-1)。由于前方的十二指肠气体干扰,B 超对胆总管下端结石难以诊断,但有经验的 B 超医师仍可发现 0.3～0.5cm 的位于壶腹内的小结石。

（二）CT

大于 0.5cm 的胆总管结石一般能在 CT 断层上发现(图 17-2-2),特别是胆管胰腺段的结石。

CT 能够清晰地显示胆总管扩张的情况和结石的大小、位置，对于胆总管结石的确诊率优于 B 超。但应使用加强造影及薄层扫描，一般 0.5cm 为一层，层数距离太大往往会遗漏结石。

（三）MRCP 检查

MRCP 可清晰地显示胆道树的全部情况，包括结石的数量和部位（图 17-2-3），无痛苦，无创伤，但需要很好的二次成像处理。

（四）ERCP

如图 17-2-4，通过十二指肠镜可观察十二指肠乳头病变，同时进行胆道插管造影，可清楚地显示出胆道树的全貌，明确胆管内结石的数量、部位及大小，特别是能够在电视下动态观察。ERCP 可发现 CT、B 超难以发现的病变。但由于胆道存在梗阻，有引起胆道感染胰腺炎的可能，若梗阻严重便不能显示梗阻以上的胆道情况。对于梗阻性黄疸患者 ERCP 后往往需置入一个鼻胆引流管，可起到减轻黄疸、引流胆汁的作用。

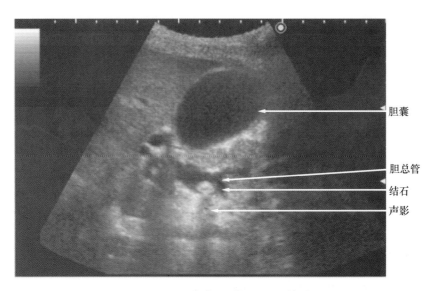

胆囊

胆总管

结石

声影

■ 图 17-2-1　B 超图像：胆总管结石
胆总管扩张，可见强回声，伴声影

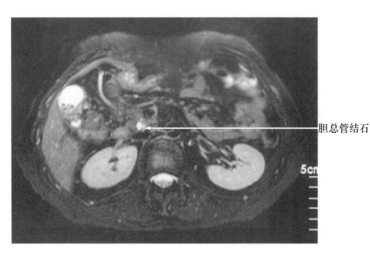

胆总管结石

■ 图 17-2-2　CT 图像：胆总管结石
胆管下端可见高密度结石影

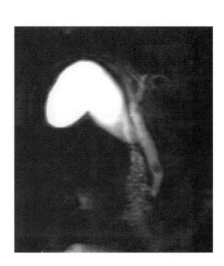

■ 图 17-2-3　MRCP：胆总管结石

（五）PTC

对于某些非创伤性检查不能明确诊断的患者，方可行经皮经肝穿刺造影来明确诊断，PTC可以显示梗阻以上全部胆道树的情况，可明确梗阻的部位以及梗阻的性质、胆管扩张的程度等，还可以置管引流（PTCD）。其缺点是，此为有创检查，有发生并发症的可能。

三、诊断

根据临床表现及影像学检查，一般诊断不难。

1. Charcot 三联征：腹痛、寒战发热、黄疸。
2. 胆囊肿大。
3. 白细胞升高。
4. 影像学检查可见胆道梗阻，胆管内结石影。
5. 病情进展快，发展成重症胆管炎时，患者可很快出现寒战、精神障碍以及感染中毒性休克。

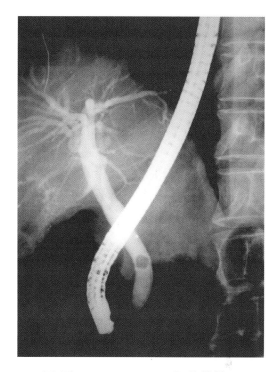

图 17-2-4　ERCP：胆总管结石

第三节　胆总管结石的治疗现状

胆总管结石是胆道外科最常见的疾病之一，目前对于胆总管结石的治疗各个医院治疗方法依据医疗水平、设备不同而不尽相同。

一百多年以来，对于胆总管结石的治疗一直以开腹手术为主，尤其是在各类中小医院。开腹手术主要是指胆总管探查 T 管引流术、胆囊造瘘术。但胆囊造瘘术只能解决胆汁引流问题，并不是针对病因的治疗，往往需要再次手术治疗。此种方法仅限于危重状态的紧急处理。胆总管探查 T 管引流术，虽引流较为彻底，为下一步微创治疗创造了条件，但是手术创伤大，麻醉的风险高，仍不是最佳选择。

微创医学的发展为胆总管结石的微创治疗创造了条件，可以在不麻醉、微创伤的条件下，完成对胆总管结石的治疗，使治疗风险大大降低，安全性和疗效大大提高。近几年发展起来的方法有：

一、内镜下十二指肠乳头切开取石术

该方法是利用内镜技术将十二指肠乳头切开，使用取石网篮将胆总管内结石取出，方法简单，疗效确切，是目前治疗胆总管结石的首选方法。

二、体外震波碎石术

对于胆总管内较大结石，内镜下十二指肠乳头切开术后，结石无法自切开处一次取出。此时可先经内镜置入鼻胆引流管，之后在 X 线造影下进行体外震波碎石，大部分结石均可破碎取出。

三、胆道子母镜技术

该法先使用母镜将十二指肠乳头切开，而后经母镜将子镜送入胆道内，在子镜的直视下取石，对于较大的结石可使用等离子碎石或激光破碎后取出。

四、经十二指肠镜内瘘术或鼻胆管引流术

对于重症胆管炎病情危重者可先经内镜将内或外引流管放入胆道，以达到解决胆道梗阻、降低胆道压力的目的。

五、经皮经肝胆道引流术

对于不适于以上方法的患者也可以使用经皮

经肝胆道引流术，可以有效地引流胆汁，减轻黄疸，且通过对穿刺窦道的扩张，可进入胆道镜来处理胆管结石。

综上所述，目前对胆总管结石的处理，更多的是使用微创伤的方法。这是胆道外科的发展现状和方向，在有条件的情况下，应优先选择，完全靠开腹手术来解决问题的方法是不可取的。

第四节 胆总管结石的治疗方法

一、内镜下十二指肠乳头切开取石术

内镜下十二指肠乳头切开取石是目前治疗胆总管结石的主要方法。在有条件的医院几乎所有胆总管结石均可通过十二指肠镜治疗。对于1.0cm以下的结石切开十二指肠乳头后可用取石网篮直接取出，对于较大的结石，还可使用机械、等离子方法进行碎石后再行取石。此方法创伤小，患者安全，疗效确切。

（一）适应证

所有胆总管结石的患者，无内镜禁忌证均可施行乳头切开取石术。

（二）禁忌证

1. 有严重心、肺功能障碍者。

2. 凝血功能障碍者。

3. 结石以下胆总管狭窄预计结石无法取出者。

4. 十二指肠憩室内乳头无法插管者。

（三）术前准备

1. 血、尿、便常规检查。

2. 电解质生化检查。

3. 凝血功能检查。

4. 相关肝炎的抗原、抗体检查，HIV抗体检测。

5. 术前禁食、禁水6h以上。

6. 做好相关碘造影剂的过敏试验。

7. 术前患者及家属签署知情同意书。

（四）操作过程

1. 按ERCP的检查方法 使用十二指肠镜，找到十二指肠乳头后先行插管使胆道显影，了解胆总管及胆管内结石的情况，包括结石的大小、部位、数量。

2. 插入电刀 确认电刀位于胆管内后方可通电切开。目前最常用拉式电刀。电刀容易深插，易于控制电刀方向。当确认电刀位于胆总管内后，将电刀拉成弓状，使用电刀前1/3将十二指肠乳头11至12点处通电切开（图17-4-1），应分次间断使用切割与凝固电流，切开长度应参考结石的大小及形状，最大的切开长度应不超过乳头最前端的横行皱襞（图17-4-2），超过此限易损伤十二指肠壁造成穿孔。

3. 切开完成后将电刀拔出，经十二指肠镜插入胆道取石网篮（图17-4-3），至胆总管内张开取石网篮套取结石（图17-4-4）。取石困难时，也可在X透视下取石（图17-4-5）。

（五）几种特殊情况下的取石方法

1. 胆总管内巨大结石 一般在将十二指肠乳头充分切开后，可取出1.0~1.5cm大小的结石。过大的结石将无法直接用取石网篮取出，遇此种情况可使用下列方法处理：

（1）使用机械碎石网篮碎石：较大的结石者盲目套取可使结石及取石网篮嵌顿于胆管内，此时可用机械式碎石网篮将结石网住后进行破碎，将结石破碎后分次取出（图17-4-6）。

（2）使用等离子碎石器碎石：等离子碎石器对胆道结石有很好的碎石作用，可在X线透视下将碎石电极对准胆道结石，破碎后分次取出。但此方法的缺点是不可能在镜下直视结石进行碎石，仅在透视下碎石略显盲目，若损伤胆道黏膜，可引起胆道出血。

（3）使用体外震波碎石：如图17-4-7，对于较大结石不必强求一次取出，此时将乳头切开后可置入鼻胆引流管。术后可经鼻胆引流管注入造影剂，在体外震波碎石机下碎石，经3~4次碎石，一般结石均可击碎。此时再经十二指肠镜进行取石。此方法的缺点是治疗周期较长。一般体外震波碎石每周只可进行一次，以免造成胆道穿孔。

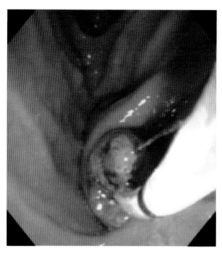

■ 图 17-4-1 内镜下十二指肠乳头切开取石术：
将电刀插入十二指肠乳头内

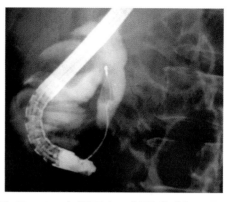

■ 图 17-4-4 内镜下十二指肠乳头切开取石术
X 线片：胆道取石网篮已套住结石

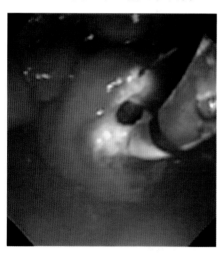

■ 图 17-4-2 内镜下十二指肠乳头切开取石术：
用电刀切开十二指肠乳头

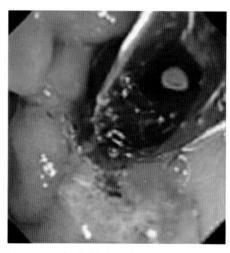

■ 图 17-4-5 经内镜十二指肠乳头切开取石术：
将胆总管结石取出

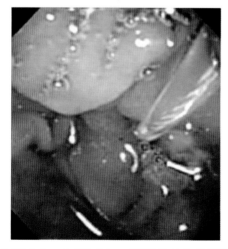

■ 图 17-4-3 内镜下十二指肠乳头切开取石术：
插入取石网篮套取结石

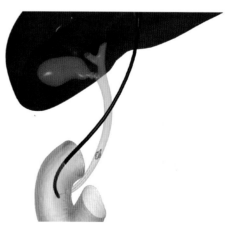

■ 图 17-4-6 十二指肠镜下机械碎石网篮
碎石示意图

（4）使用胆道子母镜治疗：如图17-4-8，胆道子母镜虽操作复杂，需要两位医师配合，但此种方法可直视结石，是其他方法所无法达到的。胆道子母镜通过母镜将十二指肠乳头切开，经过母镜将子镜送入胆道，在子镜的直视下进行治疗。使用的碎石方法有：①等离子碎石器碎石：直视下碎石准确安全可靠；②激光碎石：可经子镜直视下将激光导丝对准胆石碎石（图17-4-9），疗效可靠，但需使用专用激光器，价格昂贵。

2.细碎结石的处理

（1）细碎的小结石，取石网篮难以取出，一般可经切开处自然排出，也可使用气囊导管，将细碎结石拉出胆道。此法安全，结石取净率较高（图17-4-10）。

（2）生理盐水冲洗：可使用冲洗管用生理盐水冲洗胆道，将细小结石冲洗干净。

3.壶腹部结石嵌顿　临床上往往可见到胆总管内结石嵌顿于壶腹部。镜下可见十二指肠乳头

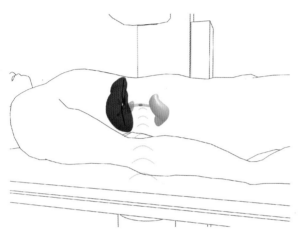

■ 图17-4-7　使用体外震波碎石治疗胆总管结石示意图

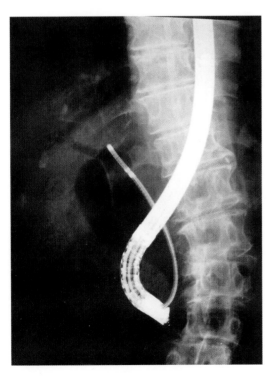

■ 图17-4-8　胆道子母镜检查X线片：子镜已进入胆道

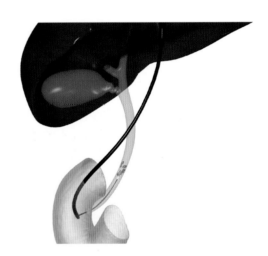

■ 图17-4-9　胆道子母镜下激光碎石示意图

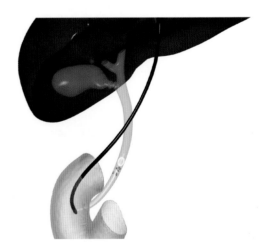

■ 图17-4-10　使用气囊导管，将细碎结石拉出胆道示意图

明显突出于十二指肠腔内，有时甚至于乳头开口处可见到结石，此时应与壶腹部肿瘤相鉴别。对于嵌顿于壶腹部的结石，此时使用普通电刀插入困难，可用针状电刀将突出于十二指肠腔内的乳头表面切开，一旦切开后壶腹内的结石即可脱落到肠腔内（图17-4-11），大量梗阻的胆汁自切开处涌出。

4. 胆总管末端十二指肠瘘的结石处理　如图17-4-12，胆总管结石有时可合并有胆总管-十二指肠瘘。此时经十二指肠乳头插管可见造影导丝或导管在乳头上方肠壁穿出，此处即为瘘口，若在此处切开或取石，必然造成十二指肠穿孔或撕裂，此时仍应在乳头处切开，然后再行取石治疗。

5. 十二指肠乳头旁憩室或憩室内乳头　如图17-4-13，十二指肠降部憩室属解剖异常，系内胚层的前肠分化异常所致。十二指肠乳头附近的憩室常因Oddi括约功能障碍及解剖异常引起胆汁排出不畅，引起胆总管结石。在进行乳头切开时要注意切开范围不要超出乳头的隆起部，即使是憩室内乳头切开也是安全的。

（六）术后处理

内镜下十二指肠乳头切开取石术后，其术后观察及处理十分重要，切勿认为只要切开顺利，结石取出，治疗就已完结。术后认真的观察和及时的处理应视为手术治疗的一部分，是保证手术成功、预防并发症的重要环节。

1. 术后禁食72h　乳头切开后为防止食物摩擦创面，结痂过早脱落出血，72h内应禁食，但可不禁水。

2. 注意观察生命体征　切开后应密切观察生命体征，以期能够及时发现切开处出血的征象，包括血压、脉搏、心率以及血红蛋白、血细胞比容的变化。在内出血早期，患者可能无特殊不适，最敏感的变化就是心率的变化，表现为心率加快。血细胞比容的变化要早于血红蛋白的变化，因为切开处的出血多为少量、持续、缓慢地出血。由于血液浓缩，早期血红蛋白变化不明显，但血细胞比容的变化较为明显，表现为血红蛋白正常而血细胞比容升高。这是观察内出血的敏感指标。

3. 酌情使用止血药物　由于多数患者合并

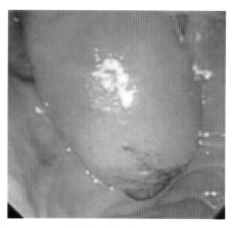

■ 图17-4-11　内镜下十二指肠乳头切开取石术：壶腹部结石嵌顿

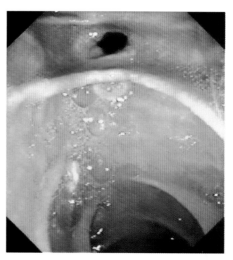

■ 图17-4-12　十二指肠镜下图，胆总管-十二指肠瘘

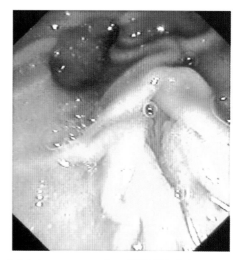

■ 图17-4-13　十二指肠镜下图，十二指肠憩室旁乳头

有梗阻性黄疸，加之肝功能受损，导致凝血功能障碍，故术后应使用止血药物以防止切开处出血。但使用要适量，特别是老年人血流缓慢，加之术后卧床，若长期大量使用止血药物，容易形成血栓。一般可用氨甲环酸、维生素 K 等。时间不超过 24h。过长时间使用对患者并无益处，反而导致心脑血管或下肢血栓形成的风险增加。

4. 抗生素治疗　乳头切开取石术后，要常规静脉使用抗生素治疗，以防止感染进一步扩散，一般术后 3 天内要使用抗生素治疗。

5. 注意观察黄疸情况　梗阻解除、结石取出后，一般 6h 内胆红素就会下降，12h 后黄疸下降很明显。若切开取石或引流 12h 后，黄疸无明显下降甚至有升高的趋势，则说明梗阻并未解除，应寻找原因加以解决。

6. 注意观察胰腺炎体征　一般乳头切开术后 24h 内血浆中淀粉酶会有所升高，但患者一般无明显症状。淀粉酶多在 72h 内恢复至正常。若血、尿淀粉酶持续升高，加之患者有腹痛、腹胀等表现，则说明患者已合并了术后胰腺炎。一般经保守治疗均可缓解。若胰腺炎持续加重，则需手术治疗或胰腺置管行胰管引流。

7. 观察腹部体征　乳头切开取石术后，一般无特殊腹部体征。个别患者可出现轻度腹胀，系由于内镜注气所致。要观察有无腹痛等腹膜炎体征。若术中发生十二指肠穿孔，患者术后即可有腹痛、腹胀等体征。若穿孔到腹膜后，则患者可有腰部疼痛。十二指肠穿孔后，患者除有腹部体征外，还有发热等体征。一旦发生十二指肠穿孔的体征，均需急诊手术处理。

8. 注意维持水、电解质平衡　乳头切开取石术后，若术后恢复顺利，可不用营养支持，但应适当补充液体以防止水、电解质平衡紊乱。每日所补充液体应根据出入量掌握，维持电解质在正常范围内。尿量应在每日 1200ml 以上，但对老年人、心肺功能减弱者，补液速度不应过快，每分钟在 2ml 以内。

（七）乳头切开取石术的并发症及防治

1. 出血　术后出血是乳头切开并发症中最常见的。若切开后即刻发生出血，则应立即止血。止血的方法有电凝止血、钛夹止血、喷洒局部止血药物、球囊压迫止血等。若出血无法控制，则应当机立断行开腹手术止血。若术后发生出血，表现为心率加快、血红蛋白下降、便血、出汗等内出血症状，应立即给予止血药物、输血、输液等补充血容量，纠正休克。同时应再次行十二指肠镜检查，观察乳头切开处的出血情况。用大量生理盐水将切开处血凝块冲洗干净，明确出血点后给予适当的止血措施。若止血效果不佳，则应立即手术止血。

2. 十二指肠穿孔　患者发生十二指肠穿孔后往往表现为发热、腹痛、腰部疼痛。若十二指肠前壁穿孔则很快出现腹膜炎体征。X 线照片可发现腹膜后气体或膈下游离气体。一旦发生穿孔应立即开腹手术，修补穿孔，同时要放置引流管。

3. 取石网篮嵌顿　在网篮套取结石时，若结石过大，不能自切开处拉出结石，但又不能松开网篮，导致结石连同网篮一起嵌顿在胆道内。此时切勿用力强行拉取结石，以免损伤胆道及十二指肠壁。解决的办法是，卸下网篮操作手柄，剪断网篮钢丝，抽出网篮塑料外套管，将网篮连接碎石器，将结石破碎后再重新进行取石。若无碎石条件，则需开腹手术取出嵌顿结石和网篮。预防办法是不要去套取过大的结石，若结石过大，应进行碎石后再行取石。

4. 急性胰腺炎　乳头切开术后急性胰腺炎发生率约为 10%，表现为腹痛、腹胀、恶心、呕吐、血淀粉酶明显升高。产生原因为造影导管插入胰管，推注造影剂的压力过高，导致胰管水肿或毛细胰管破裂，引起胰腺炎。在乳头切开时，有时为了预防出血而过多地使用凝固电流，导致组织凝固范围过大，产生局部水肿，胰管开口梗阻，从而引发急性胰腺炎。预防胰腺炎发生的关键是插管时尽量减少对胰管的刺激，注药压力不可过高，不要反复刺激胰管，在使用电刀时注意电凝时间不可过长，电凝的范围不宜过大，以免凝固范围波及胰管开口处，必要时放置鼻胆引流管。一旦术后发生急性胰腺炎，应给予积极的保守治疗，一般可缓解，对于保守治疗无效或有发展成为重症胰腺炎的迹象时应考虑手术治疗。

二、腹腔镜胆总管探查术

腹腔镜胆总管探查术是治疗胆总管结石的重要方法，已成为许多医院治疗胆总管结石的常规疗法之一。

（一）适应证

1. 术前明确诊断胆总管结石，且经乳头切开取石失败或不适合行乳头切开术者。

2. 腹腔镜术中造影证实胆总管内有结石者。

（二）禁忌证

1. 患有严重凝血功能障碍者。

2. 严重心、肺功能障碍，不能耐受手术气腹和麻醉者。

3. 有上腹部手术史，腹腔内粘连严重者。

（三）术前检查及准备

1. 血、尿、便常规，胸透，心电图检查。

2. 电解质，血气分析，肝、肾功能测定，黄疸常规。

3. 肺功能测定。

4. B超检查　通过B超检查可初步判定胆总管内结石的大小、数量及位置，对手术有指导意义。但B超对胆道结石诊断率与临床差别较大，不能作为诊断胆道结石的唯一手段，需要借助其他影像学检查判断。

5. ERCP检查　ERCP可清晰地显示胆管的形态以及病变，特别是对胆总管内的结石可一目了然。

6. CT检查　CT检查无创伤，特别适用于不能耐受ERCP的患者，但对于胆总管末端的小结石有时分辨不清。

7. MRCP检查　MRCP是诊断胆管疾病的有效手段，可在无创伤的情况下清晰显示胆道树的情况，对胆总管结石有确诊价值。

8. 术前准备　同一般腹腔镜手术，包括术前下胃管、尿管，术前禁食6h。

9. 器械准备

（1）腹腔镜及相关设备、器械。

（2）胆道镜及相关设备，包括取石网篮、冲洗管等。

（四）手术步骤

1. 患者全身麻醉后，消毒皮肤，制造气腹，完成LC手术后用电钩解剖肝十二指肠韧带浆膜层，寻找辨认出胆总管。胆总管表面呈浅蓝绿色，用钳子触之为有弹性的管道组织，位于肝十二指肠韧带的右前部。

2. 选择胆总管与肝总管交界处血管稀疏区，用手术剪在胆总管前壁剪开一小口，吸净胆汁后，沿胆总管纵轴适当扩大切口。

3. 取出胆总管内结石

（1）腹腔镜直视下取石：当胆总管切开后，若胆总管内结石较多，往往在胆总管切口处即可发现结石，可用分离钳将结石取出，放于收集袋内，也可以用钳子自胆总管外面向切口处轻轻推压胆总管，可使胆总管下端结石靠近胆总管切口，再用钳子夹出。

（2）胆道镜取石：如图17-4-14，腹腔镜直视下取石，只能取出位于胆总管切口附近的结石，而对位于胆总管下端的结石，往往无法取出。此时，就需要使用胆道镜进行取石。将胆道镜自剑突下下管鞘插入腹腔，在助手配合下将胆道镜送入胆道。先探查胆总管下端，再探查胆总管上端及肝内胆管，发现结石后将胆道镜取石网送到结石远端，然后收紧取石网篮，将结石网住后，拉出胆总管。可直接经管鞘取出胆道镜及结石，如此反复直至将结石取净。除要取净胆总管下端的结石外，还要认真探查肝门部及肝内胆管，当发现有结石时，应全部取出。对于较多的结石或壶腹部结石嵌顿者，不一定强求结石取净，此时可安放T管，等待术后二期胆道镜取石。

4. 安放T管　如图17-4-15，选择与胆总管直径相适应的T管，经过适当修剪后，经剑突下下管鞘，放入腹腔内。在腹腔镜下解剖钳夹住一侧横臂，在助手配合下放入胆总管内，再将另一横臂放入胆总管内，安放平直、无曲折后，用5-0可吸收缝线缝合胆总管切口。缝合完毕后，轻轻牵拉T管横臂，证实T管安放牢固、无胆汁渗漏后，将T管直臂自右腋前线引出体外。T管注水无渗漏后取出腹腔内结石收集袋、纱布等，吸净腹腔内液体，检查T管周围无渗漏，吸净腹腔内二氧化碳，将T管固定于皮肤上。

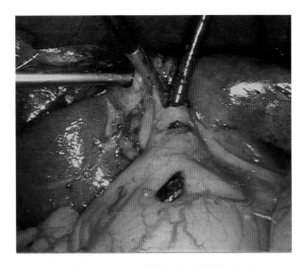

■ 图 17-4-14　腹腔镜下胆道镜取石

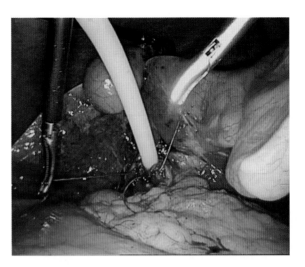

■ 图 17-4-15　腹腔镜下安放 T 管引流

（五）术后处理

1. 手术后 12h 可进流质饮食。

2. 术后应静脉使用抗生素 3～5 天。

3. 术后 6h 应鼓励患者早期下床活动，以防止下肢静脉血栓形成。

4. 术后 2 周可行 T 管造影，若无结石可拔除 T 管，若有残留结石，则术后 6 周开始进行胆道镜取石。

（六）并发症及其防治

1. 切开胆总管时出血　变异的胆囊动脉可从胆总管前方跨过，特别是十二指肠上缘。胆总管的血管分布丰富。这些均可引起胆总管切开时出血。因此切开胆总管前需仔细辨认，确认无误后，在切开胆总管前还需用电钩切开肝十二指肠韧带，认清胆总管的走向及直径，若发现胆囊动脉横跨于胆总管前面时，一定要避开。若胆囊切除，则可在胆总管的两侧将胆囊动脉夹上钛夹后剪断。一定要在血管稀疏区切开胆总管，即使有少量出血，可用小纱条压迫止血，胆总管切口不宜过长，在使用胆道镜取石网篮取石时切忌不要过度牵拉，若结石较大可等待术后二期取石。一旦术中发生大量出血，又止血无效时，应果断开腹手术止血。

2. 术后胆道出血　术后胆道出血多是在术中取石时胆道黏膜挫伤引起的出血。一般可给予止血药物，或 T 管内灌注血管收缩剂（去甲肾上腺素等）。较大的出血可行血管介入进行止血。若仍无效则手术开腹探查止血。手术中取石应轻柔，切忌使用暴力牵拉结石或胆管。

3. T 管脱出　术后 T 管脱出多是因为术后患者躁动、体位变动或术后腹胀将 T 管脱出胆总管。T 管脱出距手术时间越短，危害也就越大，胆汁性腹膜炎的发生率就越高。手术后 5～7 天 T 管周围已形成包裹，此时 T 管脱出不致引起严重的后果。若术后 3 天以内 T 管脱出，表现为胆汁引流量突然减少，患者伴有腹痛、发热等腹膜炎体征，应高度怀疑 T 管脱出，可经 T 管造影透视检查。若 T 管位于胆总管附近，仍有一定量胆汁流出，表明 T 管已脱出胆道，但可起到腹腔引流管的作用，不应急于取出，可密切观察。若 T 管已远离胆总管，T 管内无胆汁流出，则应手术重新安放 T 管。若手术 5～7 天以后 T 管脱出，可在胆道镜引导下置入导丝于胆管内，沿导丝重新安放引流管，置管 3 周后再拔出。术后安放 T 管一定要牢固，T 管引出体外时，要在腹腔镜监视下操作。T 管不应过直，不应有张力，要在皮肤上固定牢固，患者活动时要注意保护好 T 管，防止脱出。

三、剖腹胆总管探查术

胆总管结石在经十二指肠镜下微创治疗失效时应及时选择手术治疗，手术治疗的原则：解除梗阻，尽量取出胆管内结石，特别是引起梗阻的结石，通畅引流，进行有效的胆道减压，控制感染，使用强有力的抗生素，迅速控制感染的扩散。

（一）手术治疗适应证

1. 患者不适合做内镜治疗者，如门脉高压、食管胃底静脉曲张、进行过消化道手术以及患者不能配合者。

2. 内镜治疗失败者。

（二）手术禁忌证

除患者已处于严重的感染性休克状态，已无法耐受麻醉外，均应进行急诊手术。

（三）术前准备

充足的术前准备对保证手术成功、减少术后并发症是至关重要的，应认真做好术前准备工作。

1. 术前应进行认真的术前检查，包括 B 超、MRI、CT 检查等。手术前应对患者的胆道情况有一个基本的了解，特别是结石的大小、位置、数量，胆道有无畸形，胆管扩张的程度等，尽量做到术前明确诊断。

2. 补充血容量　特别是术前并发急性胆管炎的患者，应积极补充血容量，纠正贫血、低蛋白血症的情况，以增强患者对手术的耐受程度。

3. 抗感染　应使用对革兰阴性杆菌和厌氧菌敏感有效的抗生素，以控制或减轻胆道感染，改善患者的一般状况。

4. 做肝功能、肾功能、心电图、生化、电解质、血糖、胆红素等项检查，对判断患者的整体状况十分重要。

5. 做凝血功能检查　梗阻性黄疸的患者加之胆道感染，肝功能受累，往往凝血功能较差。

术前主要明确患者的凝血情况，对于凝血功能差的患者，应在术前给予纠正。

（四）手术方法

术前应对胆道系统进行认真检查。合并胆管炎的患者，肝十二指肠韧带往往充血、水肿，胆管壁增厚，失去正常的形态。此时应仔细解剖，防止误伤到其他组织。切开胆总管后，可见有大量深色胆汁涌出，有时胆汁呈脓性，吸净胆汁后，可用取石钳取出结石，术中若有条件应进行胆道镜检查，以进一步明确胆道内情况，还可以取出未取净的结石。取净结石后，可安放 T 管。T 管不宜过细，应 20Fr 以上，应根据胆管扩张的情况决定。若患者一般状况较差，不能耐受长时间手术，可切开胆总管后直接安放粗大 T 管，以备术后胆道镜取石（图 17-4-16～图 17-4-19）。

（五）术后处理

1. 患者手术后仍应密切观察生命体征。

2. 术后 T 管引流液是重要的观察指标。一般患者术后即有黄色胆汁引流出来，每天引流量 200～500ml 不等。伴有急性胆管炎的患者，由于梗阻时间长，术后 48h 内胆汁量不多。随着肝功能的改善，胆汁量会逐渐增多。胆汁的颜色对判断肝功能的恢复十分重要。若胆汁颜色较深，说明肝功能较好，有分泌正常胆汁的功能。若胆汁量少或呈淡黄色的稀薄胆汁，则说明肝功能严重不良，一般预后较差。

3. 抗生素治疗　术后抗生素治疗仍很关键，应根据胆汁中的细菌培养结果选用敏感抗生素。

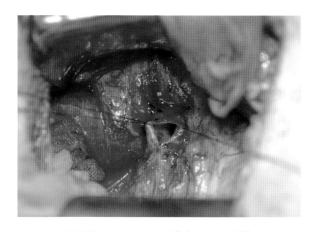

图 17-4-16　于术切开胆总管

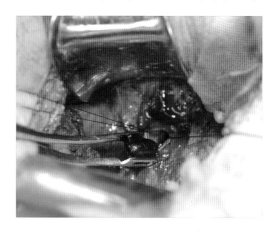

图 17-4-17　取石钳取山结石

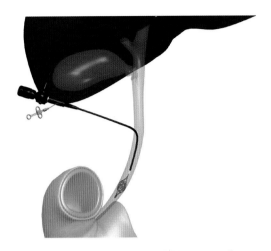

图 17-4-18　进入胆道镜取石示意图

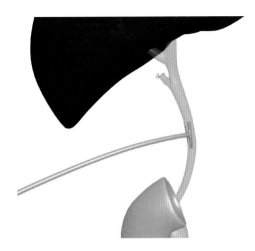

图 17-4-19　安放 T 管示意图

4. 维持水、电解质、酸碱平衡　每日要观察患者的电解质情况、血气情况，往往患者合并有酸中毒，应注意纠正。

5. 营养支持　一般患者无须营养支持，若患者感染较重，预计禁食时间较长，则应尽早给

予营养支持。可首先选用肠内营养，也可使用肠外营养，热量应为 25～30cal/kg 体重。

（刘京山）

参考文献

[1] 王立新，彭颖，徐智，等. 胆总管结石的内镜治疗. 中国微创外科杂志，2007，7（1）：43-45.

[2] 张澍田，王拥军. 胆总管结石的内镜治疗. 中国实用内科杂志，2007，27（11）：836-838.

[3] 张锁林，缪林范，志宁，等. 421 例老年人胆总管结石的内镜治疗. 中国微创外科杂志，2007，7（12）：1164-1166.

[4] 何正在，孙永忠，江应平，等. 152 例老年人胆总管结石的内镜治疗. 临床消化病杂志，2011，23（4）：208-209.

[5] 徐由锁，孟庆顺，栾兴龙，等. 老年患者十二指肠乳头旁憩室并胆总管结石的内镜治疗. 中华临床医师杂志（电子版），2011，5（8）：2471-2472.

[6] 张凯杰，王红敏，秦月花，等. 老年人胆总管结石的内镜治疗. 中国老年学杂志，2005，25（12）：1532-1532.

[7] Shiryajev YN，Glebova AV，Koryakina TV，et al. Acute acalculous cholecystitis complicated by MRCP-confirmed Mirizzi syndrome：A case report.

Int J Surg Case Rep，2012，3（5）：193-195.

[8] Alexakis N，Connor S. Meta-analysis of one- vs. two-stage laparoscopic/endoscopic management of common bile duct stones. HPB (Oxford)，2012，14（4）：254-259.

[9] Sakai Y，Tsuyuguchi T，Sugiyama H，et al. Current situation of endoscopic treatment for common bile duct stones. Hepatogastroenterology，2012，59（118）：1712-1716.

[10] Coté GA，Singh S，Bucksot LG，et al. Association between volume of endoscopic retrograde cholangiopancreatography at an academic medical center and use of pancreatobiliary therapy. Clin Gastroenterol Hepatol，2012，10（8）：920-924.

[11] Kim KH，Rhu JH，Kim TN. Recurrence of bile duct stones after endoscopic papillary large balloon dilation combined with limited sphincterotomy：long-term follow-up study. Gut Liver，2012，6（1）：107-112.

第十八章
肝内胆管结石

肝内胆管结石是指位于左、右肝管汇合以上的结石。由于其分布于肝内胆道系统，所以在临床上有其特殊性。肝内胆管结石目前仍属于临床上的常见病，特别是在农村地区。虽然近几十年国内对肝内胆管结石的病因、病理诊断与治疗方面，都进行了大量研究，并取得显著成绩，但肝内胆管结石在当前仍是难以处理、疗效不够满意的疾病，仍有许多问题亟待解决。

第一节　肝内胆管结石的形成原因

肝内胆管结石的主要成因为胆道感染与胆道狭窄，但由于肝内胆管系统的解剖特点，肝内胆管结石的形成有其独特的解剖学基础。

一、胆道感染

几乎所有的肝内胆管结石患者都伴有胆道感染。许多时候患者往往是因为胆道感染急性发作而入院治疗的。95％以上的肝内胆管结石的患者胆汁培养均有细菌生长。菌群种类与肠道菌群类似，主要为大肠埃希菌、克雷白杆菌等。近年来的研究还在胆汁发现了幽门螺杆菌的基因序列。胆道感染常由多种细菌所致，且大部分是与厌氧菌的混合感染。

Maki 提出了 β-葡萄糖醛苷酶学说。他认为 β-葡萄糖醛苷酶主要来源于肝组织和胆道内的细菌。来源于肝组织的 β-葡萄糖醛苷酶在 pH4.5 时活性最好，而来源于细菌产生的 β-葡萄糖醛苷酶则 pH7.4 时活性最好。β-葡萄糖醛苷酶可将结合胆红素分解为游离胆红素和葡萄糖醛酸，在钙离子的参与下生成胆红素钙沉淀，此乃胆红素结石的主要成分。肝内胆管结石除了通过 β-葡萄糖醛苷酶将结合胆红素水解生成游离的胆红素之外，尚与胆汁中存在的大分子物质如黏蛋白、酸性黏多糖和免疫球蛋白有关。其中酸性黏多糖起着更重要的作用。胆石切片的组织化学染色证明，胆石内有中性黏多糖和酸性黏多糖所形成的支架结构。胆石核心发现有黏蛋白、胆红素钙-蛋白的复合物，金属离子与钙、钠、铜、镁、铁及其他一些微量元素。胆道感染与肝内胆管结石形成的关系已得到确认，那么胆道内细菌从何而来呢？一般认为，胆道内的细菌是肠道内细菌经由门静脉血流排入，也可由胆道逆行感染而来。当 Oddi 括约肌功能障碍时，肠道内细菌可通过括约肌反流入胆道内。胆道蛔虫引起的胆管结石，也很常见。蛔虫卵往往成为结石的核心。发生胆道蛔虫时，胆道内感染也是不可避免的。

二、胆道狭窄

肝内胆管狭窄是发生肝内胆管结石的必要条件。某一支肝内胆管狭窄，可使该支胆管的胆汁流动变得缓慢甚至停滞，故肝内胆管结石是一个慢性的病理过程，是伴有肝内胆管狭窄、胆汁排出障碍和胆道内感染的病理过程。胆道狭窄的发生部位多在肝门部胆管及一、二级胆管。肝内胆管狭窄多是由于胆管炎症时溃疡修复所引起的纤维性缩窄。感染较轻时，狭窄部多呈环状，其远端的胆管扩张，导致胆汁停滞则有利于胆石的形成。胆汁停滞可引起胆汁内细菌的繁殖及产生大量的 β-葡萄糖醛苷酶，促进了胆石的形成。胆道细菌感染的作用、胆汁引流障碍、胆道的狭窄，是肝内胆管结石形成的主要因素，起到了相互加重的作用。

三、胆道寄生虫

胆道寄生虫引起肝内胆管结石的重要性已得到确认。常见的胆道寄生虫有华支睾吸虫和蛔虫。寄生虫所引起的胆道感染、慢性炎症改变、胆管上皮增生、胆管狭窄，以及胆道内虫体、虫卵等异物，均给肝内胆管结石生成提供了条件。

四、胆道的先天性异常

最常见的胆道先天性异常是左、右肝内胆管汇合处变异，导致胆汁流出不畅，而致结石形成。肝内胆管囊性扩张症、Caroli 病等常常并发有肝内胆管结石。这是肝内胆管结石的又一病因。

五、营养不良

蛋白质营养缺乏与胆管内色素结石形成有关。有动物实验也表明低蛋白质饲料可诱发胆道色素性结石形成，其原因是蛋白质缺乏可使胆道内的黏膜上皮合成及分泌 IgA 减少，从而影响到胆道上皮的免疫功能。肝内胆管结石的患者，胆道感染、慢性肝功能损害、平时的营养低下、疾病反复发作，均是使患者营养不良的基本原因。营养不良与胆管结石之间的关系是显而易见的。

第二节　肝内胆管结石的治疗现状

肝内胆管结石是较复杂的良性胆管疾病，迄今为止，各种治疗方法尚不能完全满意。肝内胆管结石经治疗后仍有一定的复发率，如何降低复发率仍是当前面临的主要问题。

当前在肝内胆管结石的治疗方面进行了大量的尝试，取得了可喜的成果，但总体上治疗效果仍不尽如人意。目前肝内胆管结石的治疗有以下几种：

一、肝叶（段）切除术

肝内胆管结石往往发生于一侧肝叶（段），可将一侧肝叶或肝段切除。此方法的特点是可将结石及病变的胆管一并切除，病灶切除彻底，完全避免了复发。但也存在不足：

1. 手术创伤大　虽肝叶（段）切除手术并不复杂，但毕竟要切除一侧肝叶（段），患者要经受较大的手术打击，仍有一定的风险，对于基层医院仍是较大的手术。

2. 患者损失了部分有功能的肝　虽然去除了结石，切除了有病变的胆管，但也切掉了有功能的肝组织，对患者的肝功能打击大。

3. 并不能去掉全部结石　肝内胆管结石有时分布范围较广，切除部分肝后往往遗漏部分结石，仍需术后取石。

4. 术后恢复慢　肝叶切除毕竟是较大的手术，加上切除了部分肝，对肝功能的打击大，患者术后恢复时间较长。由于肝叶（段）切除存在以上问题，我们须对肝叶（段）切除持慎重态度。此种手术适用于结石局限于一侧肝叶（段），

且肝已萎缩、无功能，方可考虑。

二、肝切开取石术

有时肝内胆管的结石仅局限于某一支胆管内，且比较表浅，往往通过肝表面即可触及胆管的结石。为了避免切除肝，此时可沿胆管纵轴经肝切开胆管，取出胆管内结石。之后在胆管内安放 T 管，将胆管及肝组织缝合。此法的优点是避免了切除肝组织，创伤较小，术后患者恢复快。其缺点为：

1. 术后拔除 T 管后由于局部胆管的瘢痕、缝线难免造成胆管狭窄和异物，是术后结石复发的重要原因。

2. 为术后使用胆道镜取石造成困难。由于胆道镜取对侧结石较为方便，若同侧其他胆管还有结石，由于角度关系，术后胆道镜将无法取石，故安放 T 管前一定要确认结石取净。

三、肝门部胆管胆肠 Roux-en-Y 吻合术

较严重的胆管结石特别是左、右肝管均有结石时，往往合并有肝门部胆管炎症、狭窄或肝内胆管结石较多，为通畅肝内胆管胆汁引流，预防术后复发，可行肝门部胆管 Roux-en-Y 吻合术，并将肠管盲袢埋于皮下，当肝门部胆管狭窄时，可行胆管成形术。此种手术方法避免了切除肝，为术后胆道镜取石创造了条件。特别是一旦术后复发，仅仅切开皮下肠袢即可进行胆道镜取石，是一种较好的治疗方法。

四、胆总管探查 T 管引流术

此种方法是目前最常用的治疗肝内胆管结石的方法。方法是将胆总管切开，术中使用胆道镜取石，并安放 T 管，将胆总管缝合。术后 6 周起行胆道镜取石，分次将肝内胆管结石取净后拔除 T 管。此种方法手术简单，创伤小，术后恢复快，可多次经 T 管窦道用胆道镜取石，避免了切除肝，不必解剖肝门部胆管，术后可从容地使用胆道镜取石，是一种目前来看较为理想的治疗肝内胆管结石的方法。其不足是术后须经 6 周、待 T 管窦道形成后方可取石，等待时间较长。若是复杂的肝内胆管结石需要多次取石，治疗时间也较长，且对胆道镜治疗技术要求较高。

五、经皮经肝胆道镜技术

经皮经肝胆道镜技术 20 世纪 80 年代由张宝善率先在国内开展。具体方法是先行经皮经肝穿刺胆道置管引流，待引流管窦道形成后，自窦道进入胆道镜取石。此种方法简单、安全，避免了手术，是真正的微创治疗肝内胆管结石的方法。不足是只能治疗对侧的肝内胆管结石及胆总管结石。若左、右肝管均有结石，则左、右肝管均要穿刺方可取出结石。

综上所述，目前对于肝内胆管结石的治疗方法颇多，但每一种方法都不尽如人意，究其根源，是因为目前对肝内结石的形成原因、如何彻底解决肝内胆管的狭窄等一系列问题，还没有有效的解决办法。在这种状态下，要想彻底解决肝内胆管结石的治疗问题，也是不现实的。但就目前而言，现在临床使用的方法中应首先选择创伤小、相对微创的方法来治疗肝内胆管结石。胆肠吻合的方法适用于肝门部胆管狭窄的患者，即手术解决胆管狭窄，术后胆道镜取净胆管内结石。而对肝门部胆管无狭窄的肝内结石患者，应采用胆总管探查 T 管引流的方法，手术为胆道镜创造通道，术后使用胆道镜取净结石。真正微创伤的方法是利用 PTCD 建立通道，利用胆道镜取净结石。但是此种方法可能会受到医疗条件的限制，恐很难普及。肝叶切除的方法因要切除部分肝，在选择上除非必要应尽量避免。以上几种方法选择的关键是治疗效果及复发率的问题。利用胆道镜取净肝内胆管结石的方法，其疗效是满意的。张宝善报道了 593 例胆道镜治疗后肝内胆管结石，取净率达 99%，术后 5 年复发率为 17%。刘京山曾报道 276 例术后胆道镜治疗肝内胆管结石，取净率 98%，术后 5 年复发率为 16%。现在看来对于肝内胆管结石的治疗，与其说是方法的选择问题，不如说是治疗观念的转变问题。我们应当把创伤小、相对微创的方法作为首选疗法。

第三节　肝内胆管结石的治疗方法

肝内胆管结石的病理变化特点决定了外科治疗的方向和要求。肝内胆管结石的治疗原则是解除梗阻，去除病灶，通畅引流。大量的临床实践表明，治疗方式可以有种种差异，但治疗的原则应围绕这 3 条原则进行，同时也要考虑到患者的具体情况。不考虑患者的具体情况，不切实际地去追求 3 条原则，也是应尽量避免的。去除病灶、通畅引流、解除梗阻是相互关联、互相补充的。解除结石和狭窄造成的胆管梗阻是治疗的核心和关键，而去除病灶则是解除梗阻的手段。以通畅引流为目的的胆肠吻合术，必须是以解除肝内胆管狭窄为前提，否则难以奏效。同样，以去除结石、解除梗阻的术后胆道镜取石也必须达到通畅引流的要求，才能取得良好的效果。肝内胆管结石的治疗较为复杂，往往需使用多种治疗手段。在制定治疗方案时要统筹考虑，把各种治疗方法作为一个整体考虑，把几种治疗方法割裂开来是片面的。如经常使用的术后胆道镜取石术，应是治疗的一部分，在手术前制定治疗方案时即应考虑进去，避免出现术后胆道镜取石只是手术后的补救措施的局面。

一、胆总管探查，胆道镜取石术

此种方法是将外科手术与内镜技术相结合综合治疗胆管结石的方法。利用外科手术建立取石通道，利用内镜技术治疗结石和狭窄。这是目前治疗肝内胆管结石最常用、最有效的方法。

（一）手术适应证

任何肝内胆管结石的患者，只要能够耐受手术及麻醉均可施行此种手术。

（二）手术禁忌证

1. 患者合并有胆汁性肝硬化，肝功能在Child 二级以下无法耐受手术。

2. 严重凝血功能障碍者。

3. 严重心、肺、肾等重要脏器功能障碍，无法耐受手术者。

（三）术前检查及准备

肝内胆管结石患者术前准备十分关键，除了要了解各主要脏器功能外，还应对结石的部位、范围，肝内胆管有无狭窄、扩张，肝功能受损程度以及有无晚期并发症，做出明确判断。从临床症状看，肝内胆管结石往往不易与胆总管结石相鉴别，必须依靠各种影像学检查，以明确结石的定位，还需进行各种实验室检查，以了解重要脏器功能。

1. 实验室检查

（1）血、尿、便常规。

（2）肝、肾功能检查，特别是要对肝功能做出细致判断。

（3）电解质检查。

（4）心、肺功能测定，心电图，肺功能检查。

（5）凝血功能测定。

2. 影像学检查

（1）B超检查：B超可作为肝内胆管结石判断的首选检查手段，可作为定性诊断（图18-3-1）。

（2）CT 检查：CT 检查是诊断肝内胆管结石的必要手段，可以清晰地显示结石在肝内的分布情况以及胆管扩张情况，对确定手术方案有重要指导意义（图18-3-2）。

（3）MRCP：可以在无创的情况下显示肝内外胆管的二维或三维图像，特别是在梗阻以上部位的胆管。但此种检查对较细的含胆汁量少的胆管显示不清，对无胆汁对比的胆石显示不清（图18-3-3）。

（4）ERCP：ERCP是诊断肝内胆管结石的重要手段，通过造影可以完整地显示全部的胆道树的形态。其最大的优点是，可以动态观察胆道的情况，可以清晰地显示结石的大小、位置，特别是与胆管的相对关系。不足是对梗阻的远端胆管显示不清（图18-3-4）。

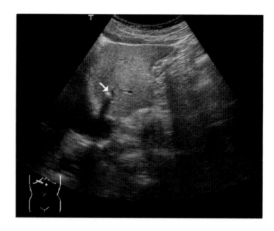

■ 图 18-3-1　B超图像：右肝管结石

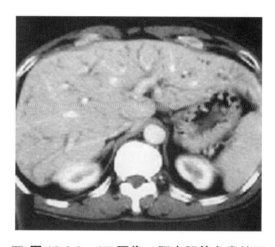

■ 图 18-3-2　CT 图像：肝内胆管多发结石

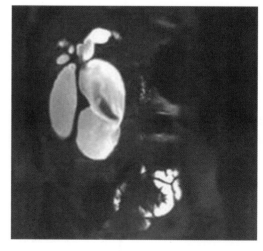

■ 图 18-3-3　MRCP：肝内胆管结石

左、右肝内胆管均被结石充满，显影不全

3. 改善全身一般状况 肝内胆管结石患者由于结石反复发作，常伴有营养状况差、贫血、低蛋白血症等，术前应注意纠正。

4. 抗感染 术前应有效地控制胆道感染，使用抗革兰阴性杆菌和厌氧菌的抗生素。

5. 保肝及纠正凝血功能障碍 肝内胆管结石往往存在梗阻性黄疸，对肝功能及凝血功能均有较大影响。术前应使用葡醛内酯（肝泰乐）、维生素 K 等药物。应在肝功能有所好转，凝血功能明显改善，凝血酶原活动度（prothrombin activity，PTA）>80% 的情况下方可手术。

（四）手术方法

1. 按腹部手术常规麻醉，消毒皮肤，铺巾，切开腹壁，暴露清晰后，打开肝十二指肠韧带，将胆总管显露后，穿刺确认无误（图 18-3-5）。

2. 纵行切开胆总管，吸净胆汁后，将胆道镜送入胆总管内。先向下观察胆总管，之后向上观察肝内胆管。此时可见到肝内胆管的结石，可用取石网篮取出。若结石较大，嵌顿于胆管内，则可行胆道镜下碎石，之后将结石取出。术中不必强求将结石全部取净，可待术后再行取石（图 18-3-6）。

3. 安放 T 管引流。为方便术后取石，应选用较粗的 T 管，一般至少要求 20Fr 以上。T 管

引出体外时，T 管长臂应与胆管成直角，造成短、粗、直的窦道。逐层关闭腹腔，在腹壁固定好 T 管，手术结束。术后 6 周后可经 T 管窦道行胆道镜取石（图 18-3-7）。

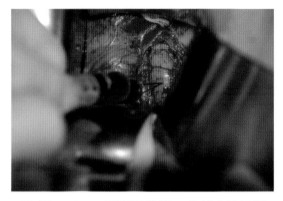

■ 图 18-3-5　显露胆总管，穿刺确认无误

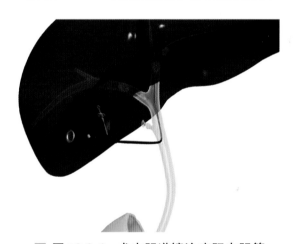

■ 图 18-3-6　术中胆道镜治疗肝内胆管
结石示意图
经胆总管切口进入胆道镜套取肝内胆管结石

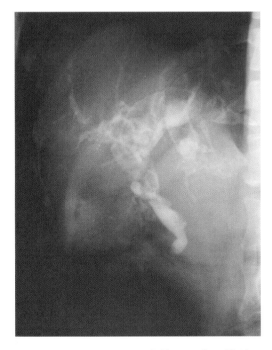

■ 图 18-3-4　ERCP X 线片：肝内胆管结石
左、右肝内胆管可见大量结石负影

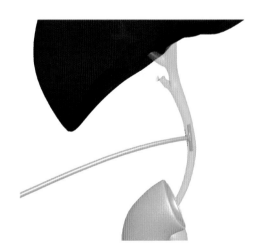

■ 图 18-3-7　胆总管内安放 T 管示意图

（五）术后处理

1. 术后禁食、禁水，补充电解质溶液，待患者胃肠功能恢复后，方可恢复饮食。

2. 胃肠减压，并要严格记录患者的出入量，作为补液判断肾功能的依据。

3. 抗生素治疗　术后应继续应用抗生素来有效地控制感染。肝内胆管结石的患者，由于术中取石等操作对胆管的刺激，原胆管抵御感染的屏障被破坏，可能导致术后高热等感染加重的征象。此时应加强抗感染治疗，应用敏感的抗生素，同时应保持 T 管引流通畅，一般术后高热持续 1 周左右便可消退。

4. 加强营养治疗　肝内胆管结石患者术前若营养状况不良，加之手术打击，机体消耗较大。应酌情给予营养治疗，可首选肠内营养制剂，可以使用整蛋白型营养剂，也可以选用经过预消化的营养制剂。

5. 加强保肝治疗　可选用葡醛内酯、氨基酸等制剂。

6. 注意观察胆汁引流量及性状　术后对于引流胆汁量及性状的观察十分重要，术后 24～48h，由于手术的影响，胆汁量可以不多，48h 后胆汁逐渐增多。每日 300～500ml。若颜色较淡，则说明肝功能受损严重，常预后不良。若胆汁呈绿色，提示胆道内感染较重，胆汁发酵。

（六）术后并发症及其防治

1. 术后高热　由于手术使原胆管与结石之间的防御屏障被打破所致。此时应加强抗生素治疗，做胆汁的细菌培养＋药敏试验，选用敏感抗生素及抗厌氧菌的药物，特别要保持胆管引流通畅。在充分抗感染的基础上酌情使用糖皮质激素，可选用对肝功能影响小的氢化可的松 100～200mg/d，静脉点滴。

2. 术后肝功能不全　在严重的肝内胆管结石的情况下，术后可发生肝功能不全，表现为术后黄疸下降不明显，甚至逐渐加重，引流胆汁为淡黄色。此种情况常预示患者预后不好，一般肝功能恢复的可能性不大。此时应加强保肝治疗，包括加强输入白蛋白、支链氨基酸等，也可使用糖皮质激素，常可部分缓解症状。

3. 术后 T 管脱出　手术应将 T 管固定牢固。若术后 2 周以上 T 管脱出，立即重新安放常可成功。若 1 周以内 T 管脱出，应重新开腹安放 T 管。

4. 若术后 T 管自 T 管旁有胆汁溢出，可能是由于腹水造成的渗漏，也有可能是胆管过粗而安放的 T 管较细，缝合不严密造成的。此时应加强换药，防止腐蚀皮肤。渗漏严重可在 T 管旁放入一个细引流管引流，勿用油纱填塞，以免导致腹腔积液。一般引流 1 周左右即可停止。

二、肝切开取石术

肝内胆管结石的手术方法有多种，其中肝切开取石术是保留肝、治疗肝内胆管结石的一种可行方法。

（一）适应证

本方法适用于远离肝门的右前叶或左外侧叶，孤立的或局限在一支胆管内的结石。

（二）禁忌证

1. 结石分布于多支胆管内。

2. 结石位于右后支或左内侧支胆管内。

3. 结石位于接近肝门部的胆管内。

4. 严重的凝血功能障碍者。

5. 肝功能严重不良，不能耐受手术者。

（三）术前检查及准备

1. 血、尿、便常规，X 线透视，心电图检查。

2. 肝、肾功能检查。

3. 凝血功能检查。

4. 术前应改善患者的一般状况，应注意纠正贫血、低蛋白血症等。

5. 积极抗感染治疗，一般选用抗革兰阴性杆菌抗生素及抗厌氧菌抗生素。

6. 积极保肝及纠正凝血功能障碍。

（四）手术方法

1. 麻醉成功后消毒皮肤，打开腹腔，适当切开三角韧带、镰状韧带，将病变胆管一侧的肝充分暴露。

2. 探查病变胆管，一般可清晰地触到结石的位置，若手术触诊不清结石时，可术中 B 超定位。

3. 将结石表面肝沿胆管长轴方向切开，边切边止血，直至含结石的胆管（图 18-3-8）。

4. 切开结石表面的胆管，长度以能够进入器械取出结石为限。

5. 用取石钳将胆管内结石取出，若结石较大，也可夹碎后分次取出（图 18-3-9）。

6. 将 20Fr 以上的 T 管放入切开的胆管内，逐层缝合胆管、肝组织（图 18-3-10）。

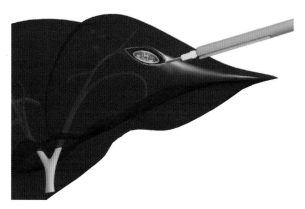

图 18-3-8　将结石表面肝沿胆管长轴方向切开，直至含结石的胆管

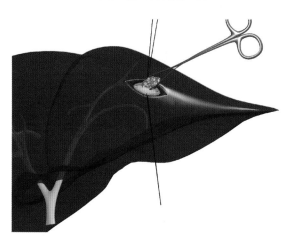

图 18-3-9　用取石钳将胆管内结石取出

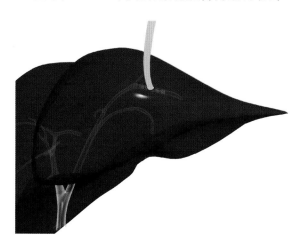

图 18-3-10　将 T 管放入切开的胆管内

（五）术后处理

1. 术后 72h 后，腹腔引流管若无胆汁可以拔除。

2. 术后 2 周可行 T 管造影，必要时可行 CT 检查以明确胆管内是否有残余结石。若无结石，术后 2～3 周可拔除 T 管。拔管时应常规进行胆道镜检查，以确认胆道结石取净。

3. 若造影仍有结石，应术后 6 周开始行胆道镜取石。

（六）并发症及其防治

1. 膈下感染　主要是胆管内脓性胆汁或细菌污染造成的。膈下引流不畅、积血、胆汁均可引起感染。一旦发生，均可通过抗感染、全身支持疗法及保持原引流通畅而痊愈。一般无须手术。预防：胆道引流管要缝合严密，各种引流管要保持通畅。

2. 胆漏　由胆管切开处缝合不严密，胆汁渗漏所致。一般通畅引流约 1 周后，胆汁量会逐步减少。预防：要保证胆道引流管通畅，切口胆管处要缝合严密，防止渗漏。

3. 胆道感染　系由于胆管切开时原胆管内的保护屏障被破坏后，污染的胆汁进入其他胆道而引起发热等，只要通畅引流，同时应用抗生素治疗，感染可很快被控制。

三、胆肠 Roux-en-Y 吻合术

胆肠 Roux-en-Y 吻合术对某些肝内胆管结石的患者是适用的，但决定其手术效果的核心是手术适应证的选择问题。特别要注意防止出现以下问题：一是盲目使用胆肠吻合术；二是在狭窄的胆管以下做胆肠吻合；三是手术技术不规范和术后处理不及时。故手者应严格掌握手术指征。

（一）适应证

1. 肝内胆管结石合并有肝门部胆管狭窄者。

2. 肝内、外胆管结石合并有肝外胆管狭窄者。

（二）禁忌证

1. 胆管狭窄位于吻合口的上方。

2. 其他同胆总管探查术。

（三）手术方法

1. 麻醉后，消毒皮肤，开腹进入腹腔，在肝十二指肠切带内分离出胆总管，向上分离至肝门狭窄处，并注意保护肝固有动脉

（图 18-3-11）。

2. 切除胆囊。

3. 在十二指肠上方将胆总管切断，在门静脉前方，仔细游离胆总管至肝门部胆管狭窄以上。

4. 在狭窄以上 0.5cm 处切断胆管，使用取石钳或胆道镜进行取石（图 18-3-12）。

5. 若切除后的胆管仍狭窄，则应将狭窄的胆管切开成形，联合成一个大的肝管开口（图18-3-13）。

6. 在距屈氏韧带 40cm 处切断空肠与胆管开口行端侧吻合（图 18-3-14）。

7. 吻合口放入支撑引流管，另一端通过肠腔引出腹壁，并固定牢固（图 18-3-15）。

8. 小网膜孔处放置腹腔引流管。

（四）术后处理

1. 术后注意观察腹腔引流管的引流量。一般胆肠吻合术后，吻合口均有少量胆汁渗漏，可经腹腔引流管引出，有时日引流量多达 200ml。一般 1 周左右逐渐减少，若 2～3 天无胆汁引出，患者无发热等不适，经 B 超检查吻合口附近无积液，便可逐渐拔管。

2. 术后 2 周可夹闭胆道引流管。

3. 术后 2 周后可经胆道引流管进行胆道造影，以进一步确定肝内有无残留结石。若无肝内残留结石可拔除引流管。

4. 若有肝内残留结石，则可于术后 6 周开始经空肠盲袢胆道镜取石。

5. 结石取净后，仍需经造影确认肝内胆道有无结石，必要时可行 CT 扫描以进一步明确。

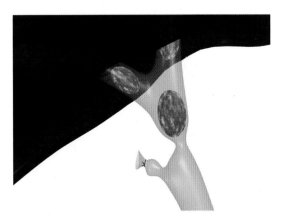

■ 图 18-3-11　在肝十二指肠韧带内分离出胆总管，向上分离至肝门狭窄处

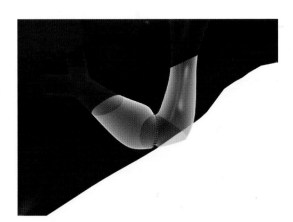

■ 图 18-3-13　将狭窄的胆管切开成形，联合成一个大的肝管开口

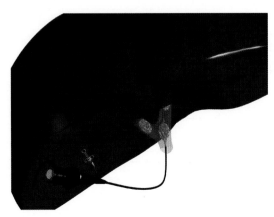

■ 图 18-3-12　在狭窄以上 0.5cm 处切断胆管，使用胆道镜取石

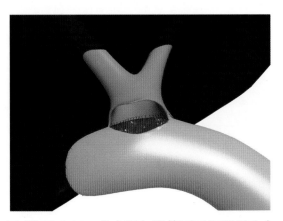

■ 图 18-3-14　将空肠与胆管开口行端侧吻合

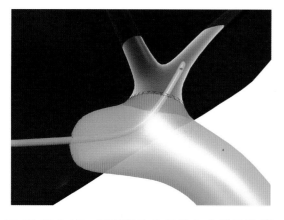

图 18-3-15　经胆肠吻合口放入支撑引流管，另一端通过肠腔引出

（五）并发症及处理

1. 胆漏　是术后常见的并发症，只要引流管保持通畅，一般胆漏很快即可好转。约 5 天后，胆汁引流量会明显减少或停止。

2. 输入肠袢梗阻　多因肠袢成角所致。此时患者应禁食、禁水，给予营养支持，一般经保守治疗后多能痊愈。

3. 反流性胆管炎　多因输入肠袢过短所致。表现为患者反复发作的突然发热，轻度黄疸。手术中应注意输入肠袢不应过短，至少要保留 40cm 以上，一旦发生反流性胆管炎可给予抗炎、禁食等保守治疗，很快即可缓解。

（六）胆肠吻合术治疗肝内胆管结石的评价

应用胆肠吻合术治疗肝内胆管结石的治疗效果，不取决于手术本身，而在于对其应用的掌握是否合理。应注意以下 3 点：第一，胆肠吻合术只应在解除梗阻的基础上使用。第二，任何形式的吻合术，在吻合口以上的胆管内不应存在胆管狭窄或梗阻因素，因为胆肠吻合术并不能代替对肝内胆管结石或胆管狭窄的处理。第三，胆肠吻合术只是对肝内胆管结石处理的一部分，术后胆道镜的治疗是治疗肝内胆管结石或狭窄的重要手段。很难想象，没有胆道镜技术的参与来治疗肝内胆管结石。

（刘京山）

参考文献

［1］张宝善. 胆道镜治疗疑难肝内结石. 中华临床外科杂志，2005，7：36-38.

［2］张宝善. 术后肝内残石的胆道镜治疗. 临床外科杂志，2005，13（7）：406-407.

［3］张阳德. 内镜微创学. 北京：人民卫生出版社，2009：801-820.

［4］田伏洲，张炳印，赵铭军，等. 肝内胆管结石的内镜治疗. 肝胆外科杂志，2000，8（4）：251-253.

［5］熊云新. 肝内胆管结石的诊断和治疗. 右江民族医学院学报，2004，26（5）：738-740.

［6］苟欣，黄建钊，周松，等. 多轴全方位机器人造影系统在内镜治疗胆道结石中的应用价值初探. 中华消化内镜杂志，2011，28（7）：365-367.

［7］丁庆英，刘培喜，孙文生. 内镜治疗老年胆石病 500 例临床分析. 山东医药，2010，50（49）：103-103.

［8］吴国栋，孙丰深，孙海，等. 胆总管结石内镜治疗与开腹手术的临床对比观察. 中华消化内镜杂志，2011，28（6）：537-539.

［9］Weilert F，Binmoeller KF，Marson F，et al. Endoscopic ultrasound-guided anterograde treatment of biliary stones following gastric bypass. Endoscopy，2011，43（12）：1105-1108.

［10］Ulas M，Polat E，Karaman K，et al. Management of choledochal cysts in adults：a retrospective analysis of 23 patients. Hepatogastroenterology，2011，59（116）：115-116.

［11］Senda Y，Nishio H，Ebata T，et al. Hepatolithiasis in the hepatic hilum mimicking hilar cholangiocarcinoma：report of a case. Surg Today，2011，41（9）：1243-1246.

［12］Mou Y，Zhou H，Xu B. Single gigantic calculus of common bile duct and multiple hepatolithiasis. Am J Surg，2011，202（4）：38-40.

［13］Wree A，Canbay A，Müller-Beissenhirtz H，et al. Excessive bilirubin elevation in a patient with hereditary spherocytosis and intrahepatic cholestasis. Z Gastroenterol，2011，49（8）：977-980.

［14］Ramchandani M，Reddy DN，Gupta R，et al. Role of single-operator peroral cholangioscopy in the diagnosis of indeterminate biliary lesions：a single-center, prospective study. Gastrointest Endosc, 2011, 74 (3): 511-519.

[15] Fan YF, Fang CH, Chen JX, et al. Application of three-dimensional visualization technology in precise diagnosis and treatment for hepatolithiasis. Nan Fang Yi Ke Da Xue Xue Bao, 2011, 31 (6): 949-954.

[16] Xing G, Chen G, Peng X. The application of intraoperative ultrasound during partial hepatectomy for the accurate detection and removal of intrahepatic bile duct stones. Cell Biochem Biophys, 2011, 61 (2): 449-452.

[17] Tsui WM, Lam PW, Lee WK, et al. Primary hepatolithiasis, recurrent pyogenic cholangitis, and oriental cholangiohepatitis: a tale of 3 countries. Adv Anat Pathol, 2011, 18 (4): 318-328.

[18] Urushihara N, Fukuzawa H, Fukumoto K, et al. Totally laparoscopic management of choledochal cyst: Roux-en-Y jejunojejunostomy and wide hepaticojejunostomy with hilar ductoplasty. J Laparoendosc Adv Surg Tech A, 2011, 21 (4): 361-366.

[19] Zhang ZY, Wang D, Ni JM, et al. Comparison of three-dimensional negative-contrast CT cholangio-pancreatography with three-dimensional MR cholangiopancreatography for the diagnosis of obstructive biliary diseases. Eur J Radiol, 2011, 4: 830-837.

[20] Song ID, Oh HC, Do JH, et al. Spontaneous external biliary fistula: a rare complication of cholangiocarcinoma. Intern Med, 2011, 50 (5): 443-446.

第十九章
胆道术后残余结石

胆道术后残余结石系指肝内、外胆管结石和胆囊结石病经过外科手术取石治疗不能取净，仍有结石残留者。此章所指胆道术后残余结石患者是指术后仍带有胆道引流管的患者。

第一节　胆道术后残余结石的治疗现状

胆囊结石和肝内、外胆管结石的治疗，目前主要为外科手术取石治疗。以往在无胆道镜技术的条件下，不能直视胆道内部情况，无法判断胆道结石是否真正地取净，故造成术后结石残留，肝内结石亦然。在 20 世纪 70 年代以前，我国胆道术后残余结石的发生率高达 30%～90%，远远高于欧美国家，成为中国胆道外科的特点。这与我国人民的饮食特点有关。欧美国家人民以肉食和奶类为主，患胆囊结石（胆固醇性结石）比例最高；而我国人民的饮食以五谷粮食为主，患肝内结石（胆色素性结石）的发病率远比欧美国家要高。顾卓云教授报道，中国人胆管结石比胆囊结石多，为 1.4∶1；胆色素性结石比胆固醇性结石多，为 2∶1。1963 年以前统计，肝内结石所占的比例高达 49.3%。20 年后随着人民生活水平的提高，胆固醇性结石所占比例上升，肝内结石所占比例有所下降，但个别穷困地区仍占 30.0%。我国广大农村地区的肝内结石患者仍然屡见不鲜，沿海和山区尤著。这是中国胆石病的最大特点。

众所周知，肝内结石病的病理解剖非常复杂，胆管构成错综复杂，且伴有胆管炎症、肝内胆管狭窄、结石，三者互为因果。因为外科手术器械既不能照明又不能弯曲，肝内胆管是外科手术的盲区，无法取净结石。所以手术取不净结石，残留复发，终使大部分病例发生胆汁性肝硬化、胆管炎、感染性休克，甚而死亡。人们称其为"良性病的不治之症"。长期以来，其成为胆道外科临床的疑难课题，亟待解决。

对于肝内结石病的治疗，以往主要为手术方法。如前所述，外科手术不能取净治愈，十分悲观。尽管手术方式几经改革，但其手术治疗效果仍然不太满意。如胆总管 Oddi 括约肌切开、扩大、成形，或各种方式的胆肠吻合术，人们希望肝内结石能自动掉入小肠内，排出体外。但由于肝内胆管多处狭窄，结石不可能随意掉至肠腔，使得术者的愿望大都落空。在万般无奈的情况下，为了去除结石，消除炎症，保护生命，医生将结石和部分肝一并切除了之。于是国内不少学者纷纷响应，大谈肝叶切除治疗肝内结石的种种好处。其对策就是：左肝结石就切除左叶根治；右肝结石就切除右肝根治。那么，左、右肝都有结石，该怎么根治？众家都回避了。再说，切除了左肝或右肝，患者的生存质量如何评价？许多学者也回避了。他们只看到切除肝，却忽略了胆道镜的取石工作。他们老是盯住胆道镜取石术的复发率，唯独不重视切肝治疗带来的并发症和死亡率。这大概是黄志强院士所批评的"外科大夫只重视手术刀下技术的近视症"的表现吧。

一代名医希波克拉底（希腊）曾大声呼吁："医学的干预首先必须无创伤，否则，治疗效果可以比疾病的自然病程更坏。"那么，手术、微创的判断标准应该是最后的治疗效果，其根治的真正含义又是什么呢？

正当外科界对于肝内结石的治疗一筹莫展的时候，20 世纪 70 年代，先进的胆道镜技术传到了中国，改变了胆道外科的落后局面，对于胆道外科临床的发展，特别是诊断和治疗方面的进步，做出了巨大的贡献。北京大学第一医院张宝善教授在我国开创了胆道镜技术治疗胆道术后残余结石的新纪元，被誉为是我国胆道镜技术的开拓者。胆道镜技术，克服了外科手术在肝内结石治疗领域中的盲区，能够做到肝内胆管哪里有结石，胆道镜就能到达哪里取石，使肝内结石病能够取净结石，同时也能保住肝。肝内残余结石病的取净治愈率高达 97%，肝外胆管术后残余结石的治疗，犹如探囊取物，十分简单，成功率更高达 99%。不仅如此，张宝善教授在此领域还发明了著名的彗星征定律，在国内首先提出了肝内胆管狭窄的最新分型和命名。他提出了手术要为内镜制造通向胆道的路径——短、粗、直的胆道窦道；内镜要发挥外科手术器械所起不到的作用。如此，内镜、手术两者相辅相成，方能取得最佳的治疗效果。如此，在国内将此治疗肝内结石的治疗方法正式命名为"手术、内镜综合治疗方法"。大大改变了胆道外科的落后面貌，是目前治疗胆道术后残余结石症十分理想的方法。

第二节　胆道术后残余结石胆道镜治疗的特点

一、术后胆道镜取石的适应证

如上所述，此处胆道术后残余结石患者多指经过胆道手术取石仍未能取净而带有各种形状的胆道引流管者。其中包括肝内、外胆管残余结石，胆囊造瘘术后的残余结石等。至于无胆道引流管的肝内结石，则先行 PTCD，扩张窦道后，再行胆道镜取石术，详细情况请见第十二章。

二、术后胆道镜取石的禁忌证

1. 胆道窦道过度弯曲，窦道过长致使胆道镜无法到达胆道者；或胆肠吻合术后的空肠输入段肠袢过长，致使胆道镜无法到达吻合口肝内胆管者。

2. 窦道纵轴与胆总管的夹角过小（<30°），使得胆道镜不能过度弯曲到达相应的胆管取石而致胆道镜取石失败。

3. 有明显凝血功能障碍或心、肺功能不全者。

三、术后胆道镜取石的并发症

1. 发热　多为胆道镜检查术后引起，一般在 38℃左右，且多为一过性。此时持续开放胆道引流，发热常可自行消退，不需要特殊处理。如为结石嵌顿再次引起发热，则应立即行胆道镜取石处理；解除梗阻，方能控制发热。

2. 窦道穿孔　常因胆道镜操作粗暴引起。我们主张术后 6 周方能行胆道镜取石或检查。不能过早行胆道镜治疗；否则窦道壁过薄，容易引起穿孔。当然，即使窦道已够 6 周时间，胆道镜操作动作也应当轻柔，切忌粗暴硬捅。这是避免窦道损伤的重要前提。窦道穿孔的特点是胆道镜进不了胆管，而是进入视野宽广的腹腔视野，可以看到脂肪团或肠管等。

3. 胆管出血和胆管撕裂　一般胆管因胆石压迫而致黏膜糜烂，甚而发生溃疡。此时在套取较大结石拉出体外时，均有不同程度的出血，但绝大部分病例不需要特殊处理。少数病例，因操作粗暴，用力过猛，可引起胆管血管撕裂而导致大出血。有时也忽略了在胆道镜直视下边观察边推进（胆道镜）的常规操作，而过分依赖 X 线透视下进行胆道镜检查，从而产生胆管撕裂的严重并发症。

4. 腹泻　多因胆道镜检查时，灌注生理盐水过多所致（一般不超过 3000ml）。

5. 取石网篮断于胆道内　多因取石网篮陈旧，牵拉较大结石时拉断。此时不必惊慌，可在胆道镜下用活检钳夹出或用新的取石网篮取出。

6. 胆道镜窦道拉断，形成胆汁性腹膜炎。此种并发症是一种特殊的类型。它不应该属于胆道镜检查的并发症，它是因拔除 T 管而发生的。但它又和胆道镜检查有十分密切的关系。在拔出 T 管准备行胆道镜检查时，胆道窦道管拉断，胆汁流入腹腔引起胆汁性腹膜炎，患者疼痛难忍，十分危险。

此种并发症出现时，临床处理起来十分棘手，甚至需要重新开刀，重新放入 T 管。但具备 ENBD 技术、腹腔镜设备的医院则不必行再次开刀，更不需要再行胆总管探查。拉断窦道多因拔管方法不当，或因患者的窦道壁较薄，或根本就没有形成窦道，导致了胆汁性腹膜炎。处理的方法是，不要慌张地行胆道镜，盲目乱捅。胆道镜下要仔细检查，拉断窦道的近端开口会有胆汁流出。此时在胆道镜直视下将一根导丝导入窦道和胆管内，然后再将一根较细的直型引流管导入窦道进入胆管引流胆汁，等待窦道形成后再做胆道镜检查。

如重新放置直型胆道引流管未成，则立即做ENBD处理，减小胆总管内的胆道压力，减少胆汁的排出，如此治疗胆汁性腹膜炎，常可收到满意的效果，不必着急再次开刀处理。

如果实行ENBD也未能成功，则行腹腔镜检查。在腹腔镜直视下，冲洗腹腔，寻找窦道近端开口，因为有胆汁外溢，不难寻找。找到近端开口后，镜下缝合牵拉三针缝线，胆道镜可从原窦道外口插入胆管，再利用导丝引导下放入直型胆道引流管；或经腹腔镜套管直接插入直型胆道引流管，常可获得成功。

胆道镜作为检查和治疗的方法十分安全。至2010年2月为止，北京大学第一医院收治胆道镜检查和治疗患者5000多例，胆道镜检查和治疗上万例次，无严重并发症，无死亡率。

7. 胆道镜取石术后，上腹部疼痛或胆道引流管不流胆汁。此种情况多为引流管在胆管内打弯之故，此时将引流管向体外拔出1～2cm，引流管一般都能有胆汁排出，疼痛消失。

8. 迷走神经反射性休克　极为少见。

在介绍和分析胆道镜检查和治疗胆道术后残余结石的过程中，列出了许多并发症，似乎胆道镜技术很危险，这是一个理解的误区。仔细分析，胆道镜技术无严重并发症，无死亡率。胆道镜技术开展至今，国内外无一例死亡报告。这种安全系数是胆道外科领域里所有手术方法都无法比拟的。

四、术前准备

此类患者多为肝内结石患者，身体状况较差，且伴有营养不良或水、电解质紊乱。胆道镜取石前需要纠正为佳。胆道镜检查或取石的仪器设备应包括纤维胆道镜或电子胆道镜及电视监视器，冷光源，取石网篮，胆镜碎石吸附器，适合胆道镜的碎石机，活检钳和高频发生器的电凝等设备（详见本书有关章节）。

第三节　胆道镜取石术中的常见困难及其对策

一、残余结石过大

胆道镜取石的工具是经胆道镜插入取石网篮套取结石，取出体外（图19-3-1，图19-3-2）。但是如果结石过大（直径＞2cm），套网直径小于结石，套网难以套住结石，不能完成任务；即使套住结石，但因窦道管径太细，也不能取出体外，常可使胆道镜取石失败。此时可用碎石机将结石破碎变小，再用套网取石，可取净结石。

二、残余结石过小

结石过小，细碎如泥，套网取石容易造成漏网；吸引取石，因胆道镜镜端吸引孔太小，难以吸出结石；即使吸住部分结石碎末，在牵拉过程中易于脱掉；使用注水冲洗方法，可将部分碎石

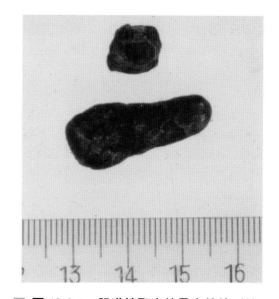

■ **图19-3-1　胆道镜取出的最大的铸型结石**

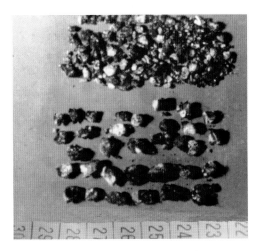

图 19-3-2　胆道镜取出较多较大结石

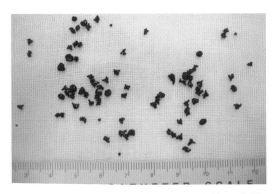

图 19-3-3　胆道镜取出大量细小的胆囊结石

冲出，但也不能保证取净，且易引起肝内胆管高压，导致患者发热，应为胆道镜取石禁忌。这是胆道镜取石中常见的困难，造成结石遗漏在所难免，肝内结石尤著。此时，利用我国张宝善教授独创的专利技术，处理胆道碎石胆泥的仪器——胆道镜碎石治疗仪，可将碎石、胆泥取得干干净净。取出的胆囊小结石、细碎结石见图 19-3-3 和图 19-3-4。

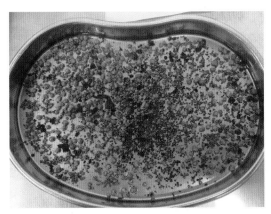

图 19-3-4　胆道镜取出的细碎结石

三、嵌顿结石

胆道内结石虽然体积不大，但嵌顿于肝内胆管开口处，或嵌顿于胆总管下部开口处，或胆肠吻合口处，或胆囊颈部，或胆囊管处。结石不能活动，致使取石网篮无法张开套住结石。这成为胆道镜取石的另一困难。此时可利用胆道镜碎石技术，将结石破碎变小，解除嵌顿，取净结石（图 19-3-5）。

四、胆囊壁的镶嵌结石

在胆道术后残余结石的病例中，有可能是胆囊造瘘术后病例。于此种病例中，常可看到镶嵌在胆囊壁上的结石，或叫壁间结石（图 19-3-6）。此时套网无法取石，应用活检钳将壁间结石表面的薄层黏膜撕破，活检钳扩张，再用碎石治疗仪负压吸引，一一取出。效果令人满意。取出的胆囊壁间结石，如图 19-3-7 所示。

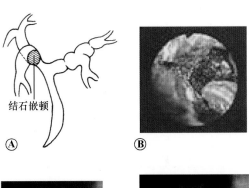

结石嵌顿

Ⓐ　　　　Ⓑ

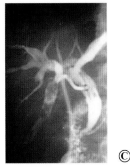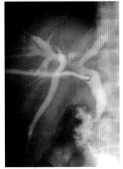

Ⓒ

图 19-3-5　A. 右肝管结石嵌顿；B. 嵌顿结石破碎；C. 嵌顿结石破碎取净

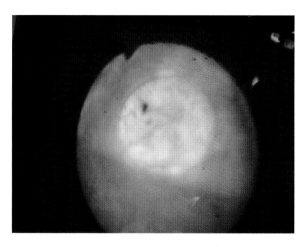

■ 图 19-3-6　胆囊壁间结石

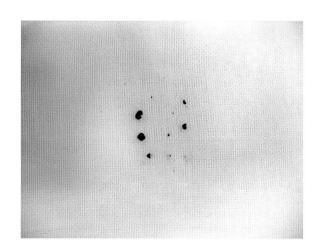

■ 图 19-3-7　取出的胆囊壁间结石

五、胆管狭窄

在胆道镜取石过程中，最大的困难是胆管狭窄。此时胆道镜无法通过狭窄部位到达结石所在之处取石，因此常常使胆道镜取石术失败。肝内结石更为常见。胆管狭窄若为膜状狭窄，可用活检钳将狭窄开口处的薄膜撕破，用胆道镜镜身扩张狭窄开口，也可用自制的鼠尾塑料扩张器扩张后，再行胆道镜取石，常可收到满意的效果。胆管狭窄若为管状狭窄，则用梭形气囊扩张器扩张后，再进行胆道镜取石。

六、胆管过度弯曲

此类患者均为胆道术后病例，常由于术后脏器粘连，使得胆总管过度弯曲，胆道镜无法到达

结石部位取石。此时若为胆总管末端结石，可用 EST 取石治疗，如图 19-3-8 和图 19-3-9 所示。若为肝内结石，肝内胆管过度弯曲，胆道镜进入困难，取石更困难。此时在胆道镜直视下，先导入取石网篮或导丝，在后者导引下，循序渐进，常可到达结石部位，取石成功。

七、窦道长轴与胆总管夹角过小

T 管放置的正确位置如图 19-3-10 所示。

对于肝门部结石，若胆道引流管窦道与胆总管纵轴夹角小于 30°（时针方向），胆道镜无法拐

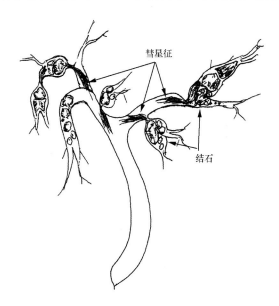

■ 图 19-3-8　肝内结石伴多处狭窄

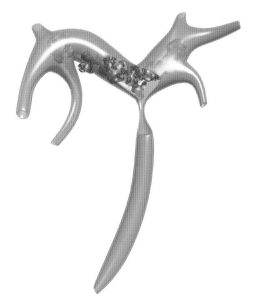

■ 图 19-3-9　肝门胆管狭窄伴肝内结石

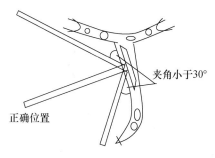

图 19-3-10　T 管放置的正确位置

过如此小的锐角进入肝内胆管进行胆道镜取石。此时可与 EST 技术相结合，经 EST 将肝门部结石拉至胆总管下端，小结石可直接取出；较大结石，估计 EST 拉出胆总管外有困难，此时再用胆道镜碎石、取石就十分容易了。另外，此种夹角有利于胆道镜下端的结石，因为此时的夹角是钝角了，胆道镜取石十分容易。若窦道与胆总管的夹角处于时针 5 至 6 点位置，胆道镜进入肝内胆管容易，进入胆总管下端则困难了。此时用 EST 方法为佳。

八、胆肠吻合术后，经空肠盲襻胆道镜取石

对于胆肠吻合术后的肝内胆管结石病例，在检查和治疗时，胆道镜必须先经过一段空肠盲襻寻找胆肠吻合口，然后进入肝门和肝内胆管进行检查和治疗（图 19-3-11）。然而此种形式的取石常见困难是必须先找到胆肠吻合口。解决的方法关键是在胆道镜由皮肤窦道口进入空肠盲襻肠腔时，先区分肠襻的输出端和输入端。当然，胆道

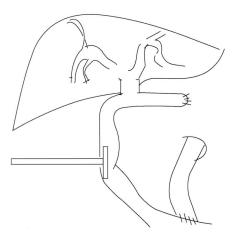

图 19-3-11　经胆肠吻合口的胆道镜取石

镜只有进入输入端肠襻，方能找到吻合口；否则，胆道镜进入输出端肠襻，胆道镜离吻合口就越来越远了。输入端的特点是：输入端的肠腔胆汁较多，越接近吻合口时，黄色胆汁絮状物越多，甚至可以看到吻合口的缝线线头。

胆肠吻合术后胆道镜取石的另一困难是，如果空肠盲襻较长，肠腔较宽，在推进胆道镜时，胆道镜镜身容易打弯，此时越推进胆道镜，胆道镜先端则越向后退，影响胆道镜检查和治疗的效果（图 19-3-12）。此时为了胆道镜镜身不易打弯，胆道镜内可插入一根硬性的活检钳或取石网篮，如此，胆道镜不易打弯，易于前进，操作常常获得成功。

九、胆道出血

在胆道镜取石过程中，特别是在肝内结石取石过程中，由于大部分肝内结石患者伴有肝功能不良，甚而伴有不同程度的肝硬化、门脉高压症、门静脉扩张。此时若胆道镜套取到较大的肝内结石，向体外拉出有困难，注意不要强拉硬拽，否则容易引起肝内胆管大出血。如在窦道勉

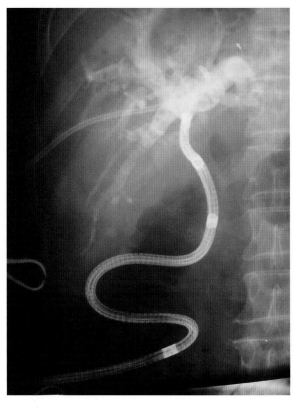

图 19-3-12　胆肠吻合盲襻过长，胆镜过度弯曲

强生拉硬拽结石，也可引起大出血。一旦发生出血，此时不要惊慌，先用大量生理盐水加压冲洗，迅速找到出血部位用活检钳夹住止血，并将胆道镜远端堵住封闭该处肝内胆管，等待自行止血；如有气囊导管，可在此处膨胀加压止血。如果上述方法仍然不能止血，则可行血管造影方法找到出血的血管，利用介入途径进行血管栓塞治疗常可收到满意的效果。

腹壁窦道的出血，可用胆道镜压迫或血管介入止血治疗。

十、T管窦道-十二指肠瘘

拔除 T 管后行胆道镜取石，在取石过程中，胆道镜进入窦道后常常找不到胆管，却进入小肠肠腔，无法取石。这一点令初学者迷惑不解。

究其原因，乃是由于术中放置 T 管位置不当，T 管长臂过度弯曲，正好压迫着十二指肠球部或上部肠壁，天长日久，十二指肠肠壁非常娇嫩，渐渐由于长臂压迫而缺血、坏死。此时 T 管部分或全部进入肠腔，形成了 T 管窦道-十二指肠瘘。

待到行胆道镜检查时，无经验者往往发现胆道镜从窦道口容易进入十二指肠肠腔，而"无法"进入胆总管进行检查或取石，甚至使取石失败。解决的办法是，在找不到胆管腔时，千万不要盲目乱捅。胆道镜一定要在即将进入肠腔前向右、向上仔细地探查有无胆汁溢出。在胆汁溢出的地方很容易找到通向胆道的窦道部分。此时胆道镜下放入导丝，很容易进入胆总管。这时也不急于经胆道镜取石，应利用胆道镜及导丝再放一个直型的窦道引流管，等待窦道两周后重新形成，再行胆道镜取石。反之，胆道镜在探查过程中，胆道镜绝对不能进入肠腔寻找胆总管造口处，因为您已经进入肠腔，会永远找不到通向胆总管的造口处，当然此时胆道镜取石就失败了，此点非常重要。

第四节　胆道镜治疗胆道术后残余结石的临床意义

一、微创外科的定义

微创外科的定义绝不是仅仅指外科切口的大小，其真正的含义是对于人体重要脏器或器官功能损伤的大小，是尽量保护和维持人体内环境的平衡和稳定。对于复杂的肝内结石病，外科医生首先想到的是保护肝功能，去除结石，治愈此病。而不仅仅是为了完成去除结石的任务，便不考虑肝损伤大小，不考虑患者的生活质量，一味地扩大手术，犯了希布克拉底"医学干预的结果比疾病的自然病程更坏"所警示的错误。

肝内结石病治疗的现代观点是首先保护肝。对外科大夫的考验是能否既取净结石，又保护肝的功能不受侵犯。胆道镜治疗此病恰恰具备了这两项优点，是单纯手术治疗方法所不能比拟的。

对于外科手术未能取净的胆总管结石，胆道镜取石却更容易，犹如探囊取物，这已为临床所证实。唯某些外科医生的微创外科理念淡漠，轻视内镜技术，崇尚开刀，崇尚大手术。殊不知，

胆肠吻合术或 Oddi 括约肌成形术，它破坏了括约肌的功能和屏障作用，带来的是严重胆道逆行感染、胆管狭窄、胆管结石的再生等疑难病症，破坏了患者的生理平衡，影响了患者的生活质量。外科医生应该引以为戒，以人为本，全面保护患者的器官功能。

纵观 21 世纪微创外科的观念，其主要核心是保护器官的功能，切口的大小应放在次要地位。那些小切口切胆囊，单纯追求美容的各种脏器切除术，严格地讲，都不应算是微创手术，甚而算是重创手术。因为整个的脏器被清除了，功能不在，却留下了许多祸根，怎么还算是微小创伤呢？

胆道镜技术是典型的内镜微创外科技术之一。

胆道镜技术治疗肝内外胆管术后残余结石，取净了残余结石，保护了肝，不禁食、不麻醉、门诊即可施行治疗。本法治疗简单易行，收效快，痛苦少，免除了患者遭受再次或多次开刀之苦，是典型的内镜外科微创技术。

二、从内镜观点重新认识肝内结石的病理生理特点

肝内结石病的外科手术治疗十分困难，尽管手术方式几经改革，但其治疗效果至今仍不甚满意。长时间以来人们对于肝内结石的治疗效果十分悲观失望，称为"良性病的不治之症"。究其原因是，在内镜技术应用于胆道外科临床之前，我们对于肝内结石病理生理的认识还很不够，特别是对于复杂的肝内胆管解剖了解得也很不足。因为外科手术器械不能随意弯曲，也不能照明直视肝内胆管，故具有明显的盲区，有一定的局限性。

近30年来我国引进和开展了胆道镜技术。对于这一疑难课题我们进行了认真的研究和探索。从北京大学第一医院的1024例肝内结石病例统计中发现，近一半病例伴有肝内胆管狭窄（38.77%）。并非过去传统观点认为的那样：肝内胆管腔内光滑如洗，结石可以在管内自由流动。因此西方外科医生才设计了各种胆肠吻合手术术式，想象中结石可以自然地排出胆道进入肠管。结果事与愿违，治疗效果极差。研究结果表明，从胆道镜的检查中发现：肝内结石的主要病理改变是结石、炎症、胆管狭窄。且多数病例不但一支胆管有一处狭窄，而且一支胆管有多处狭窄，或多支胆管多处狭窄，胆管曲曲弯弯，极为复杂。在胆道镜的直视下可以看到胆管狭窄的程度也不一样，细小者状如针眼；其长度（或厚度）也不尽相同，多数病例为膜状狭窄。这些狭窄开口狭小，四周与管壁由薄膜相连，将胆石牢牢地兜在胆管内，形成胆管梗阻、炎症、化脓。如此，结石→梗阻→炎症→狭窄→结石，互为因果，形成了胆道感染的恶性循环，构成了肝内结石的病理生理特点。肝内结石最突出的病理生理特点是肝内胆管的多处狭窄、梗阻。了解了肝内结石这一病理生理特点，就不会认为那些胆肠吻合的手术能让结石自然排出胆管进入肠道了。

综上所述，肝内结石的治疗原则应该是保护肝、取净结石、解除胆管狭窄。但是由于外科手术在治疗肝内结石时具有一定的盲区和局限性，一次手术难以取净所有肝内结石和解除

深部多处胆管狭窄。因此单凭外科手术治疗肝内结石难以取净结石，术后残余结石发生在所难免。而此时若加用胆道镜技术治疗此病，发挥内镜外科技术的优点，克服外科手术的盲区，可以做到完全取净结石，解除肝内胆管狭窄，同时又保护了肝。这要求外科手术者要为内镜治疗建造一条通向胆道的径路——胆管窦道。如此两者相辅相成，无疑会取得最佳效果，使过去的疑难之症一跃变为易治之病，已为胆道镜临床所证实。

然而，目前部分外科医生对于新兴的内镜技术了解得很不够，更由于迷恋于过去传统的外科手术的观念，也不了解肝内结石的真实病理生理特点，因此设计了胆总管末端成形术，加大切口，设计了肝门部的胆肠吻合术，以期肝内结石自动掉入肠内，结果令人大失所望。殊不知在胆道镜套取结石时，内镜医生遇有嵌顿结石时，向外用力牵拉都无济于事，怎么能幻想结石自动排出胆管？在这种失望、悲观的情绪下，只好将存有结石的一叶肝一切了之。照此办理，那么如果左、右两叶都有结石又该如何处理？做肝移植？似乎不近人情，也不切合实际。

主张对肝内结石行肝叶切除，甚至肝移植的医生，主观片面地强调了"预防复发，一切了之"的观点。他没有考虑和分析患者所受的手术打击、术后恢复的快慢、术后的生活质量，以及寿命的长短。反之，胆道镜技术高度发展的今天，胆道镜技术治疗肝内结石，特别是术后胆道镜治疗肝内结石，不麻醉、不禁食、不住院，在门诊即可施行。为此，北京大学第一医院在胆道镜治疗肝内结石病方面，获得了国家科技进步二等奖。胆道镜30多年的临床实践已经证明：胆道镜技术治疗肝内结石疗效高，收效快，安全易行，无严重并发症，到目前为止，无死亡病例。即使是再复发的病例也还可以再做胆道镜取石。

总之，微创外科是21世纪的发展方向，内镜外科又是微创外科的重要组成部分。我国著名的胆道外科大师、中国工程院院士黄志强教授高瞻远瞩，多次呼吁：面对着微创外科的到来，是坚守阵地，还是来一个观念上的转变？我想答案应该是后者。

三、彗星征定律的临床意义

彗星征定律是胆道镜技术领域中的又一新概念、新名词。当 B 超和胆道造影的各种检查均肯定提示有肝内结石时，胆道镜检查却未发现结石，这常使术者迷惑不解，致使结石漏诊误治。此时若胆道镜下仔细检查，常可发现该处胆管内有黄白色絮状物漂浮，该黄色漂浮物的头部细小，连于胆管壁；其尾部较宽，漂浮于胆管中，状如彗星（图 19-4-1）。此时镜下仔细探查"彗星"头部，将发现有极度狭窄的胆管开口。若进一步扩张狭窄的胆管开口，常可发现该支胆管内充满脓液和结石。正如前文讨论肝内结石病理时指出，由于肝内胆管狭窄梗阻，引流不畅，炎症化脓，胆管内压力增高，脓液向外喷射，形成了彗星征的特殊现象。有此征象，就提示该处胆管有结石。这是有肝内结石的提示和标志。经过临床上反复的印证和实践，我们发现和总结出了一条规律——"在肝内胆管，有彗星征必有胆管狭窄和结石，但不能反过来说"，这是一条定律。定律中所提"但不能反过来说"，意指不能说"有结石必有彗星征"。这是因为即使有肝内结石，若无肝内胆管狭窄，未形成梗阻，未形成化脓，自然也就没有彗星征了。

此定律为北京大学第一医院张宝善教授发现，命名为彗星征定律（1991 年）。经全国 100 多家医院 5000 多例次病例调查核实，无一例外（1997 年）。

彗星征定律为我国发现和首创，为认识肝内结石病的病理生理特点，为提高胆道镜诊断和治疗技术水平做出了重要的贡献。

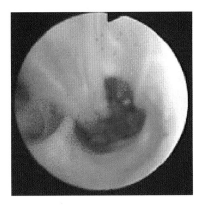

■ 图 19-4-1 肝内胆管彗星征

彗星征定律的发现，在胆道镜技术领域内，具有十分重要的临床意义。认识彗星征，就可以避免肝内结石漏诊，这直接影响到肝内结石的治疗效果；认识彗星征，就知道有无肝内胆管狭窄的存在；认识彗星征，就知道了胆道镜取石的难度；认识彗星征，就可推测肝内结石的治疗及预后。有彗星征，说明该患者有胆管狭窄存在；彗星征越多，胆管狭窄就越多，胆管感染就较重，肝功能受损就越大，复发率就越高，当然预后就越差了。

四、胆道镜碎石治疗仪的临床评价

不要轻视胆道镜碎石治疗仪的临床意义。它的发明和出现促进了肝内结石内镜治疗的革新和胆囊结石治疗的革命，对胆道外科的发展具有重要的临床意义。

在胆道镜取石过程中，巨大结石是常见的困难；但细小结石也是取石的困难。因为取石网篮是只有 4 根金属线构成的网篮，那些直径小于 0.3cm 的细小结石，网篮套取后容易漏网，至于碎石、胆泥，则网篮取石肯定失败。医者曾使用加压冲洗方法将胆管内碎石冲出，但效果不佳，对肝内胆管的胆泥、碎石大都无效，相反却招来肝内胆管发炎之祸，故临床上禁用此法。日本奥林巴斯公司曾出品逆喷式导管，意指经胆道镜沿导管纵轴注射生理盐水，让盐水射流向反方向喷出。但因射流细小，动力不够，无法冲净结石，效果不佳。胆道镜医生也曾尝试用胆道镜负压吸引的方法将细小的结石吸出。在吸引的过程中，部分胆泥、碎屑可能短暂地附着于胆道镜镜端，但稍有震动即脱落，更无法拖出窦道。如此，常常造成胆道镜取石术失败，肝内结石亦然。这些严重影响着胆道镜治疗技术的发展。

北京大学第一医院张宝善教授发明了专门治疗胆管内碎石、胆泥的吸附器（图 19-4-2）。用来专门处理胆道镜碎石过程中所形成的碎屑和胆泥或其他已有的各种细小结石。这种技术可以取出Ⅲ级至Ⅳ级肝内胆管的碎石、胆囊管的碎石和胆囊壁的镶嵌结石。

胆道镜碎石治疗仪的问世，为提高治疗肝内结石取净率、降低术后结石复发率、保证内镜保胆取石的成功率做出了巨大贡献。

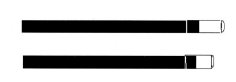

■ **图 19-4-2 胆道镜碎石吸附器示意图**

五、肝外胆管术后残余结石的治疗
——胆道镜取石与 EST 比较

对于肝外胆管术后残余结石已有胆道外引流管者，从事 ERCP 或 EST 的内科医生认为，EST 很简单，技术熟练者，20min 即可完成，故优于胆道镜取石。这是一种误区。对于带有 T 管的胆总管结石病例，胆道镜取石更加简单，成功率高达 99%。不仅如此，胆道镜取石术收效快，安全易行，患者无痛苦，无严重并发症，无死亡率。与 EST 技术相比，胆道镜技术明显优于 EST。

六、关于 T 管的学问

在胆道外科临床，放置 T 管、拔除 T 管的技术是最普通的外科技术手段，无人重视和过问。然而，放置 T 管不仅仅是胆管引流，更是手术、内镜综合治疗的重要手段，不能轻视。因为放置 T 管位置不当，可影响胆道镜取石效果，甚至导致取石失败；拔除 T 管方法不对，可引起严重并发症，甚至必须二次开腹手术。

（一）手术中放置 T 管的学问

如上所述，治疗肝内结石病，目前最好的、最合理的方法是手术、内镜综合治疗方案。其中手术要为内镜取石制造一条通向胆管的窦道，供胆道镜进出胆道检查和取石之用；而内镜要发挥外科手术所起不到的作用。因此正确地放置 T 管，对以后胆道镜治疗胆道术后残余结石具有举足轻重的作用。

1. T 管材料准备与修剪　一般胆道手术所用的 T 管为市面所供用的橡胶材料 T 管，不能用硅橡胶或其他塑料所制的引流管，因为后者

不易在引流管周围导致纤维素聚集形成窦道。放置 T 管的型号要根据胆总管的具体粗细选择，粗细适中，一般为 20～26Fr；但不能太粗，否则因 T 管较粗，缝合胆总管张力过大，胆管壁缺血，容易导致术后胆管狭窄（黄志强语）。

T 管的横臂原为圆管状，其作用是将引流管固定在胆管内，不易拖出胆道。但是如果横臂过长，其两端容易顶压胆管内壁黏膜，形成压迫性溃疡，肝内端更易发生。如溃疡过深，溃疡痊愈后易形成肝门部狭窄，此点常被人们忽略。T 管的两端横臂长度各保持 1.5cm 即可，不是越长越好。为了术后拔除容易，在横臂中央处剪一个三角缺口，使 T 管横臂容易折叠，以助于拉出 T 管。也可将 T 管横臂纵行剪掉一半，以利于拉出胆道和体外。

2. T 管放置的方向（角度）　如图 19-4-3 所示：T 管放置的方向系指 T 管长臂与胆总管纵轴的夹角，两者应尽量垂直，不能一边过大为钝角，而另一边过小形成锐角。若锐角小于 30°，此后所形成的窦道同样形成锐角。造成胆道镜无法拐过锐角进入胆管取石。若锐角在下方，则胆道镜无法取胆总管结石；若锐角在上方，对肝内胆管结石，胆道镜无法取石。

T 管长臂在腹腔内不应过长、过度弯曲，要拉直 T 管长臂，在离腹壁最短距离处从腹壁处穿出。如此，要造成一条短、粗、直的胆道窦道，有利于术后胆道镜取石。如果外科医生头脑中没有内镜技术的观点，随便放置一条 T 管，造成一条又长、又细、又弯曲的窦道（图 19-4-4），会致使胆道镜镜身不能到达胆总管内，不利于胆道镜取石，甚而使取石失败。

另外还有一些 T 管放置不当的情况如下：T 管长臂腹腔打弯（图 19-4-5）；T 管横臂过长压迫肝门（图 19-4-6）；T 管放在肝内胆管（图 19-4-7）；胆总管引流管脱离胆管等（图 19-4-8）。

3. T 管窦道-十二指肠瘘　如前所述，由于放置 T 管位置不当，T 管长臂过度弯曲，压迫十二指肠球部或上部，天长日久，该部长臂渐渐将十二指肠肠壁压迫坏死，T 管部分或全部进入肠腔，形成了 T 管窦道-十二指肠瘘（图 19-4-9，图 19-4-10）。此时行胆道镜检查，无经验者往往

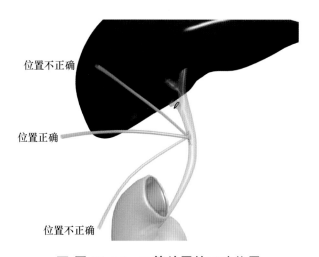

图 19-4-3 T 管放置的正确位置

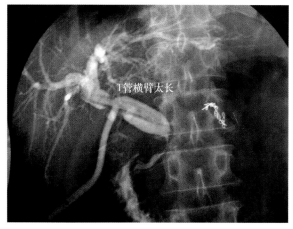

图 19-4-6 T 管横臂过长压迫肝门

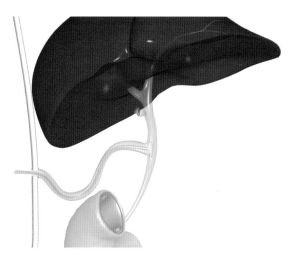

图 19-4-4 T 管长臂迂曲过长

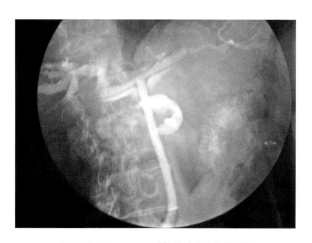

图 19-4-7 T 管放在肝内胆管

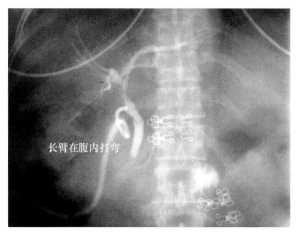

图 19-4-5 T 管长臂腹腔打弯

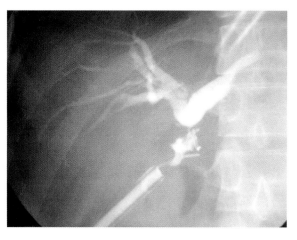

图 19-4-8 胆总管引流管脱离胆管

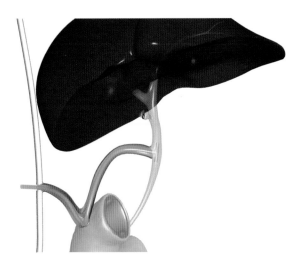

图 19-4-9　T 管窦道-十二指肠瘘示意图

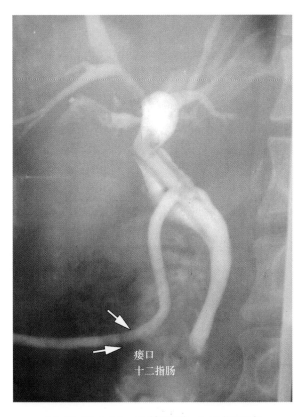

瘘口
十二指肠

图 19-4-10　T 管窦道-十二指肠瘘

发现胆道镜从窦道口容易进入十二指肠肠腔，而"无法"进入胆总管进行检查或取石，甚至使取石失败。解决的办法是，找不到胆管腔不要盲目乱捅。胆道镜要在即将进入肠腔前，向上、向右仔细地探查有无胆汁溢出，在有胆汁溢出的地方很容易找到通向胆道的窦道部分，放入导丝，插

入胆道镜；此时还不急于经胆道镜取石，利用胆道镜及导丝再放一个直型的引流管，结束检查，2 周后再行胆道镜取石。

（二）拔除 T 管的学问

临床上一般在术后 2 周即可拔除 T 管；然而对术后胆道镜取石的病例则需要在放置 T 管术后 4～6 周方可开始。这是希望 T 管周围的窦道越厚、越牢固越好，因为取石时窦道不易划破或拉断。

拔出 T 管时要注意方法，不可随意拉拽，以免拉断窦道，造成胆汁性腹膜炎，甚至需要再次开刀修补。

如果万一发生窦道拉断形成胆汁性腹膜炎，也不要惊慌。应小心地、轻轻地插入胆道镜进入腹腔，仔细检查拉断窦道的近端开口，若能观察到有胆汁流出的地方，此处即为拉断窦道的近端。在胆道镜下插入导丝，在导丝的引导下再插入较细的直型引流管于胆总管内。腹壁固定胆道引流管，2 周后再行胆道镜检查。如导丝探查失败，则行 ENBD 进行减压引流，一般都能自行缓解好转；如果实行 ENBD 治疗失败，也不要急于开腹探查，可先行腹腔镜检查，冲洗腹腔胆汁，仔细寻找 T 管窦道的近端断端开口（近胆总管端）。此时可以看到胆汁外溢的开口，腹腔镜下将开口部缝合悬吊三针，向腹腔插入胆道镜，在胆道镜控制下再插入导丝，如有困难，固定导丝，将胆道镜拔出，选择相应合适的直型引流管沿导丝放入胆总管内。腹壁外侧行缝针固定，等待 2 周或更长的时间再行胆道镜检查或取石。

如果腹腔镜下非手术方法仍不能放入新的引流管解除胆漏，此时只有开腹探查。但也不需要无意义地寻找或打开胆总管。仍然是以寻找拉断的窦道近端开口为目的。在找到开口后，仍按开腹情况下放置引流管的方法，放置直型的胆道引流管，常可收到满意的效果。千万不要开腹后急急忙忙去寻找胆总管；否则此时因胆总管放置 T 管处粘连较重，一味地寻找和解剖胆总管，将易造成出血，也易伤及胆总管，大都事倍功半，得不偿失。要知道，找到窦道断端开口，重放引流管是最好的治疗方法。

为防止窦道拉断发生，拔 T 管时也有窍门（图 19-4-11）。具体方法如下：先消毒 T 管造口

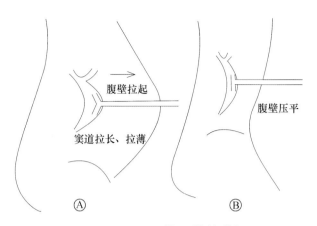

图 19-4-11　拔 T 管的学问

A. 错误方法：将腹壁拉起，使窦道拉长、拉
紧、拉薄，容易拉断；B. 正确方法：将腹壁
向后压平，窦道松弛，不易拉断

处的皮肤，剪断固定缝线。右手拉住 T 管长臂，
左手下压 T 管周围的腹壁，使其腹腔内的窦道
处于放松状态，在此持续放松的状态下，右手慢
慢地一段一段地将 T 管拉出胆道和体外。不能
只用右手一味地拉紧将腹壁吊起，将窦道拉得过
紧、过长，此时窦道容易拉断；反之，腹壁下
压，减小窦道的张力，如此很少发生拉断窦道的
现象。

（三）胆道镜取石术后再放置 T 管的学问

胆道镜取石后，为了再次行胆道镜检查或
取石，或预防术后感染，保留取石的窦道径
路；或为了取石术后胆道造影，能否再放 T
管？答案是"能"。经过修剪后的 T 管完全可
以再放进胆总管。为了防止引流管脱落，仍可
放置改良的 T 管（图 19-4-12）。修剪的方法
是：可将普通 T 管的横臂剪短，两端各留
1cm，将横臂纵行减去一半，再将横臂中央减
去少许并将两臂折合，用镊子或血管钳夹住送
往窦道和胆管，常可成功。皮肤窦道口缝线固
定或粘膏固定，等待下次取石或造影。另外，
术后重放胆道引流管还可用日本山川达郎教授
所设计的山川胆道引流管（图 19-4-13）。此种
引流管一方面可做引流胆汁，另一方面还可用
来做支架长期使用；并且外面用纱布固定，应
用方便，深受患者欢迎。

有时在重新放置胆道引流管后，患者感到上
腹部疼痛，或胆道引流管不流胆汁，或出现发

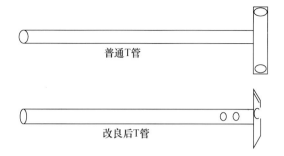

图 19-4-12　普通 T 管和改良后 T 管模式图

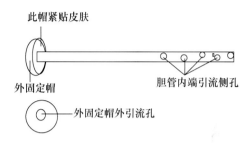

图 19-4-13　山川胆道引流管模式图

热，此时应考虑到引流管在胆道内打弯折叠所
致，应及时向外拔出引流管少许；此时患者应顿
时感到疼痛缓解，胆汁排出通畅。

胆道镜治疗胆道术后残余结石的实例介绍如下：

病例 1：男性，55 岁，胆囊切除，胆总管探
查术后，胆总管残余结石。具体操作及结果见图
19-4-14。

病例 2：男性，28 岁，因肝内结石、胆总管
结石、胆囊结石，伴有肝硬化、腹水、黄疸，行
胆囊切除、胆总管探查取石术后。术后 T 管造
影，因肝内外胆管充满结石，胆道外形显示不清
楚。经 16 次胆道镜取石，结石取净，黄疸消退，
肝功能好转，痊愈出院（图 19-4-15）。

病例 3：女性，39 岁，1980 年行胆囊切除、
胆总管探查取石术后，仍有大量肝内残余结石，
伴有梗阻性黄疸、发热、腹痛、肝功能异常。T
管造影，因肝内结石极多，充满肝内外胆管，故
不能显示肝内外胆管大致图像。行胆道镜取石治
疗，经胆道镜 18 次取石治疗，结石取净，黄疸
消退，肝功能正常（图 19-4-16）。

胆道镜技术最早的贡献就是非手术治疗胆道
术后残余结石获得成功，在肝内结石的内镜治疗
领域做出了突出的成绩，引起了胆道外科界的高

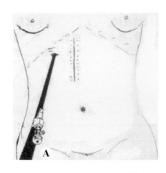
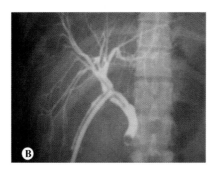
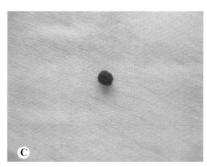

■ 图 19-4-14   胆道镜取胆总管术后残余结石（1min 完成）

A. 术后胆道镜入路；B. T 管造影：胆总管末端结石；C. 胆道镜取出的结石

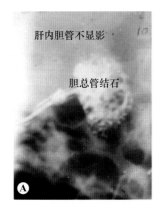
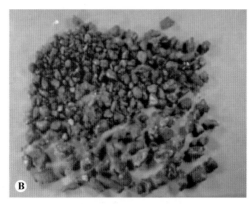
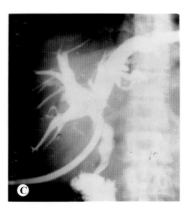

■ 图 19-4-15   胆道镜治疗术后肝内残余结石，胆道镜取石 16 次，结石取净

A. T 管造影：正常胆管外形消失；B. 胆道镜取石 16 次，取出结石 540 块（直径＜0.5cm，
风干后）；C. 结石取净，黄疸消退，T 管造影显示肝内、外胆管高度扩张

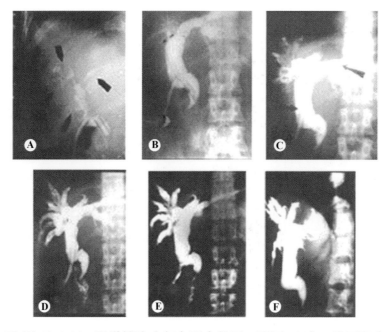

■ 图 19-4-16   胆道镜治疗复杂肝内结石，取石 18 次，结石取净

A. 取石前胆道造影：胆管内大量结石；B. 胆道镜取出部分结石后胆道造影：胆道内有较多结石；
C. 胆道镜取石 15 次后胆道造影：胆道内仍有结石；D. 胆道镜取石 17 次后胆道造影：胆道内仍有
少量结石；E. 胆道内结石全部取净胆道造影片（正位）；F. 胆道内结石全部取净胆道造影片（侧位）

度重视。其主要的贡献是发挥了胆道镜的长处，起到了外科手术所起不到的作用，将手术和内镜相结合，两者相辅相成，使人们认为难治的疾病一下变成了易治之病。这是近 30 年来在胆道外科临床的巨大进步。

胆道镜对于肝外胆管残余结石的治疗更是非常简单，并且不禁食、不麻醉、不住院，门诊即可施行，使绝大部分的残余结石患者免除了再次开刀手术的痛苦。内镜微创外科的时代已经到来。

（周望先）

第五节　胆道结石定向微爆破碎石新技术

胆道结石定向微爆破碎石，指应用一套设备，导入炸药，利用炸药引爆后对胆道结石定向产生地点状或细束冲击波作用，来破碎胆道结石的一项技术。该技术最早报道于 1987 年，此后经过多年的研究，如今该项技术已经应用于临床实践中，成为治疗胆道系统结石的另一种可行的方法。

一、炸药的选择

装填炸药一般选用二硝基重氮酚（DDNP）。这是因为 DDNP 具有以下优点：

1. 从本身化学成分组成来看，对人体毒性低，属低毒性炸药。

2. 爆炸性能高于含金属成分的起爆药，因而破碎同样大小的结石其装药量相应减少。

3. 撞击感较其他炸药低，因而微爆器装药、储运和试验及至临床应用更为安全。

4. 价格较为低廉，来源较为丰富。

5. 装药过程中在约 900MPa 压力下也不出现压死现象，因而实现机械化批量压装时，不易产生拒爆（即不引爆）现象。

6. 它与多种金属特别是不锈钢接触，不会产生相互作用。这种与金属的广泛良好相容性有利于用不锈钢套管进行装药。

7. 热稳定性良好。干燥状态下在温度 60℃ 时能长期储存而保持其爆炸性能稳定不变。

当然，DNNP 也有其不够理想的地方：

1. 在热引爆条件下，它由燃烧转为爆轰的距离较其他起爆药长，因而在微量装药时有可能出现不完全爆轰。

2. 爆炸后产生的气体较多，有可能产生过多气体量而对人体软组织带来损害。

不过，后两个问题可以通过改善起爆条件和控制装药量最大限度地加以改善。

二、微爆器

（一）微爆器的结构设计原则

由于胆结石所在胆道系统位置空间有限，且受所用手术胆道光纤内镜直视操作的严格制约，爆破系统中所需的微爆器在设计时应遵守如下原则：

1. 微爆器对胆道结石的爆炸破碎作用方式，只能采取与结石表面接触、定向单点爆破的方案。

2. 微爆器全部硬质构件的外径和长度应小于胆道镜的侧向插入孔的内径和入口弯折半径。

3. 微爆器的装药量应尽可能小，以充分保证患者的安全和贵重手术器械不受损害。

（二）微爆器分类以及各自结构

微爆器分两类：非电起爆式微爆器、电起爆式微爆器。

1. 非电起爆式微爆器　这是一个由起爆源、非电导爆管及装药钢套管三元件组合而成的爆炸系统。起爆源一般采用起爆枪、撞击式底火火帽或其他方式。非电导爆管是现今工程爆破中广泛采用的传爆器件，可按照特殊要求而委托定制规格和尺寸。

装药钢套管与非电导爆管的连接见图 19-5-1。

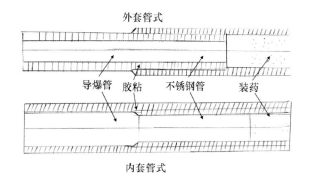

图 19-5-1　非电起爆式微爆器连接结构示意图

2. 电起爆式微爆器 电起爆式微爆器在一定意义上是普通工业电雷管的微型化，但其构造要素和作用特点又有重要区别。装药容器的钢套管爆炸时不允许被破坏，应可回收并多次重复使用，爆炸能量冲击波作用具有可控性，只指向正前方局部极小部位而不是向四周各个任意方向作用。导电脚线在爆炸过程中保持原有良好连接状态而不允许炸坏分离脱落。电起爆式微爆器结构如图 19-5-2 所示。

电起爆式微爆器主要优点是无论用干电池或用起爆器均可起爆，其操作使用简便、可靠、安全。微爆器成品组装后和使用前可用仪表检查是否损坏。成品在正常情况下可长期储存而不影响使用。

电起爆式微爆器主要缺点是其结构比较精细，技术要求严格，加工难度较大、程序较多，影响产品质量的因素较多，装配费时，效率较低，制造成本较高。另一个突出问题是使用时要注意防止因杂散电流引起意外引爆。

（三）微爆器中炸药的填装

上述两类微爆器的装药方法基本相同，有手工填装和机械压装两种方法，可以根据具体情况采用不同的装药操作方法。手工装填具有极大的灵活性，可按试验要求调整装药量和装药位置结构。以手工方法装药时，炸药中应掺调有适量的添加剂。各套管管体除严格进行清洗、干燥、填装和整理等工序外，装药前后均逐个用精度万分之一克天平称量，以保证实际称量记录的各微爆器装药量精度达到 0.1mg。

（四）微爆器结构的可靠性和安全性

结构可靠性和安全性是决定微爆器可行性和合理性的关键问题。

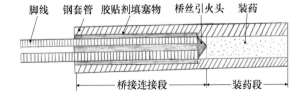

脚线　钢套管　胶贴剂填塞物　桥丝引火头　装药

桥接连接段　　　　装药段

■ 图 19-5-2　电起爆式微爆器结构示意图

可靠性是指起爆或传引爆是否可靠，微爆器各组件粘接装配是否牢固稳定等问题。

安全性则包含更多内容，首先是钢套管强度是否足以保证在爆炸过程中保持完整，其他组件是否发生破坏，套管对炸药爆炸作用约束的方向性等，其他还有爆炸声响、爆炸气体产物生成量及其成分组成的可能影响等。

一系列试验观测得出，两类微爆器的起爆或传引爆都是可靠的。钢套管装药本身均能实现正常稳定爆炸，微爆器组件粘接装配已能满足储存和使用对牢固可靠性的要求。只要钢套管壁厚足够且装药量数量不过大，钢套管可经受爆炸而不被炸坏，并能多次重复装药使用。套管控制爆炸作用的方向性也是良好的。

从广泛的更严格的安全性来要求，非电起爆式微爆器在试验中暴露了一些会影响临床应用的问题：钢套管与导爆管的连接并不完全牢固可靠，有偶然脱落现象；接近钢套管的一段导爆管则会由于多种因素而产生壁面穿孔侧向泄压现象（虽有解决措施但增加了外径尺寸而影响实用操作）；由于增加了导爆管的爆炸声响而使整个声响强度提高，临床应用时对患者有不利影响；由于导爆管与装药钢套管在爆炸作用过程一完成便形成直通大气的管型开放系统而有可能在临床应用时使患者体内产生大量大气。

因此临床一般采用电起爆式微爆器。

（五）微爆器的体外破碎结石实验

为了解微爆器装药量与被破碎结石类型性能及其尺寸大小的一般定量关系，为离体动物胆管模拟试验和动物活体试验提供可靠的参考数据，有人进行了胆结石实物体外破碎实验。

破碎试验中除考虑不同结石力学性能不同而需对比外，还根据据不同目的，采取了不同的结石状态。

1. 长期储存已干燥了的结石，其硬度高于湿润的和新鲜的结石样品。

2. 新鲜状态的结石，或将已干燥的结石浸置于生理盐水中经 48h 以上使之吸水重新恢复湿润状态。

破碎实验的具体做法：将实验用胆结石实物自由放置于纸盒或类似容器中的软质垫衬物（医用纱布、药棉、塑料块或纸片）上，微爆器的装药爆炸端从正向下或侧向贴近和紧靠结石实物表面的某一选定点，多半是中央部位，然后引发爆炸，观察分析其实际破碎效果和其他情况。

从大量实验统计数据表明以下几点：

1. 总的来说，限于人体医疗部位有限空间而决定采用的表面接触型定向单点破碎结石的技术方案是实际有效的。

2. 与原来的外观性能判断相同，胆色素性结石最易破碎，胆固醇性结石最难破碎。

3. 湿润状态或新鲜状态的结石容易破碎，干燥以后硬度提高，呈固结状态的难以破碎。

4. 一般来说，最大径小于10mm的胆色素性结石甚至是干燥状态的胆色素结石，采用很小装药量即可很好地破碎；而小于10mm的胆固醇性结石，则需要较大装药量且重复爆炸2次以上才能有效地破碎，要达到一次破碎则需要更大的装药量。

5. 胆色素性结石爆炸破碎后多呈松散细碎粉粒状态，胆固醇性结石破碎后多呈大块裂开状态，部分破碎成小粒和细粉。

（六）微爆器爆炸作用过程的高速电影摄影观测

1. 观测方法与内容

（1）单纯微爆器在空气中和水中爆炸。

（2）微爆器在空气中和水中爆炸破碎结石实物。

（3）微爆器在猪胆管内爆炸破碎结石实物。

爆破试验摄影采用平板玻璃胶连接成的150mm×150mm×150mm正方且上部敞口的玻璃箱盒作为透明保护容器，微爆器及结石或猪胆管从上部悬挂于金属架上，固定在容器中央的规定高度位置，爆炸方向均为垂直向下。

摄影记录采用 Pentazet 35 型高速电影摄影机，摄影频率选用 2000 帧/秒，镜头焦距 45mm。为获得满意的象物比例，前置一个放大器。起爆与摄影的同步用毫秒量级的时控设备实现。

2. 观测结果分析　所获得的摄影记录用 Movias-100 图像分析仪进行定性和定量分析。

选用 3 种微爆器装药量条件，进行上述各项目的摄影记录分析，结果如下：

（1）在空气中爆炸时，爆炸产物的最大作用宽度为 35～40mm，最大作用距离为 70～120mm，最大初速度为 50～75m/s，平均速度为 20～40m/s。

（2）在水中爆炸时，爆炸产物最大作用宽度为 15～32mm，最大初速度为 15.5～17.5m/s，平均速度为 1.8～2.3m/s。气泡初期膨胀持续时间为 3ms，最大初速度为 7～12m/s，平均速度为 3～5m/s，最大气泡直径按平均膨胀速度算得为 9mm×2mm～15mm×2mm。

（3）在空气中爆炸破碎直径约 21mm 的胆色素性结石，测得结石破碎作用的初速度为 4m/s，平均速度为 2.8m/s。

（4）在水中爆炸破碎直径约为 17mm 和 26mm 的胆色素性和胆固醇性结石，破碎作用的初速度为 5.9m/s 和 5.5m/s，平均速度为 1.2m/s 和 1.3m/s。

（5）在直径 15～16mm 的新鲜猪胆总管中，爆炸破碎临时嵌顿其中的湿润胆色素性结石（直径为 17.5mm 和 14mm），得出胆管扩张运动参数为：初速度在 x 方向径向为 0.8～2.5m/s、y 方向纵向为 8.3m/s，平均速度在 x 方向为 0.8～2.5m/s、y 方向为 5.9m/s，扩张持续时间分别为 2.5ms 和 17.6ms。

（6）从全部摄影资料看出，微爆器的爆炸能量作用显示出严格导向的特点，表明能充分满足临床医疗应用的安全要求。

（七）微爆器爆炸压力观测

已知微爆器作为爆炸源在空气中和水中的压力分布可表述为 $\Delta p = p - p_0 = f(\alpha, r)$。式中 p 为第一道激波后的压力峰值，p_0 为爆炸前的空间压力；α 为极坐标系的极角；而 $\bar{r} = r/\sqrt[3]{W}$，r 为极坐标系的矢径长度；W 为微爆器的装药质量。

已知微爆器爆炸时的压力为微秒级时间范围内的脉动变化形式，为此采用了功态频率极好的压电式压力传感器，以及与之匹配的电荷放大器（具有高输入阻抗的电路）、瞬态记录仪和存贮示波器，进行爆炸压力观测。确定以下参数作为试验条件：W 取为 1～7mg，α 取为 0°、45°和 90°，r 取为 0.5～10cm。对约 100 个微爆器进行了在空气和水中爆炸的压力测定记录，对大量实验数据的统计分析，得出如下结果（图 19-5-3～图 19-5-6）：

（1）总的数据分布趋势，基本反映出爆炸压力值随着极角 α 和相对距离 $r/\sqrt[3]{W}$ 的增大而相应减小的一般规律。

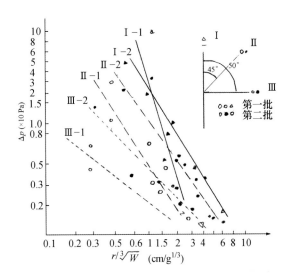

■ 图 19-5-3 空气中爆炸时 Δp 与 $r/\sqrt[3]{W}$ 的关系曲线

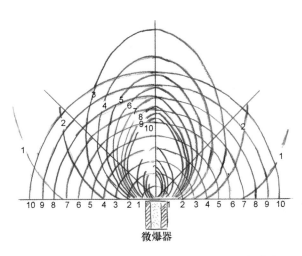

■ 图 19-5-5 空气中爆炸时 Δp 当量点半径（等压线）算出值典型图

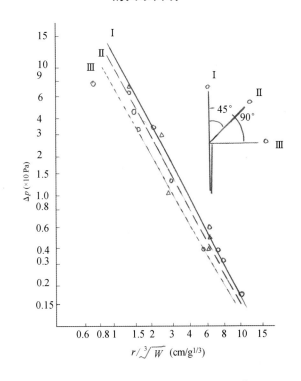

■ 图 19-5-4 水中爆炸时 Δp 与 $r/\sqrt[3]{W}$ 的关系曲线

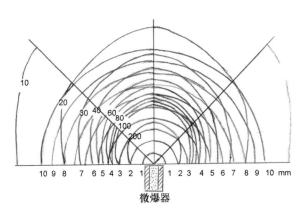

■ 图 19-5-6 水中爆炸时 Δp 当量点半径（等压线）算出值典型图

（2）当 $r/\sqrt[3]{W}$ 值较小时，不同 α 位置上的 Δp 值相差较大。随着 $r/\sqrt[3]{W}$ 值的增大，不同 α 的 Δp 差值变小至逐渐靠拢。

（3）水中爆炸条件下，不同 α 位置的 Δp 值要比空气中爆炸条件为小，因而其当量点半径曲

线（即等压线）呈近似圆形，不如空气中爆炸的等压线所显示的同一 $r/\sqrt[3]{W}$ 值正前方压力强度有明显突出的方向性。

（4）相同 $r/\sqrt[3]{W}$ 上，水中爆炸条件的压力强度比空气中爆炸条件相应几乎高一个数量级，这

是由于水的不可压缩性造成的。

（八）微爆器爆炸压力波的纹影摄影观测

鉴于微爆器爆炸的压力波运动属于气体动力学中的高速流场问题，所以采用了最常用的纹影摄影法进行观测，其所获得的纹影记录照片，可清晰地显示某一时间内观测范围流场密度梯度变化的全部信息（图 19-5-7）。

根据微爆器的爆炸特点和观测要求，具体采取了如图 19-5-7 所示的单反射镜平行光系统的分离式纹影仪光路布置方法进行试验观测。为了保证能在某一规定瞬间拍摄到激波纹影图像，采用了火花光源作为纹影仪点光源，以 Z-80 单板机控制系统作为时间触发控制器，从而实现爆炸与光源闪光的同步。与此同时，估算了整个观测系统的其他时间影响因素，采取了相应的保证措施。

在选定的仪器设备条件下，获得了在空气中爆炸的纹影照片（图 19-5-8）。

对各纹影照片进行分析可初步得出如下看法：

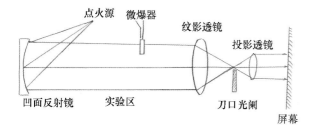

图 19-5-7　纹影仪光路布置工作原理

1. 不同药量的所有微爆器在不同时间显示的激波阵面均为近似圆球的椭圆球面波，其正前方 0°附近的波前运动速度最大。

2. 与上相应，可知正前方 0°附近的激波强度最大，随着与中心轴线的角距越大，同一半径距离上的强度越小。

3. 装药量不同，在同一时间内爆炸激波传播的距离也不同，即激波运动速度也不同。

4. 个别一些药粒在激波面附近形成锥形马赫波轨迹，可按公式 $v = a / \sin \mu$（a：波前静止流场音速，约为 340m/s；μ：马赫波半锥角）算出药粒的运动速度为 360～440m/s。此速度亦可认为是药粒所在处附近的激波运动速度。

5. 由有关公式推算得出，该处激波后与激波前的压力比值为 1.12～1.8。

（九）微波器爆炸反应产物分析

由有关 DDNP 爆炸产物组成和生成量的理论值和实测值文献资料来估算，可知微爆器每毫克 DDNP 装药量的爆炸反应产物生产量：按理论反应可产生 0.64～0.75ml，实测参考值为 0.45～0.53ml（暂时还未找到一种精确可靠的方法和仪器来进行微爆器爆炸反应产物生成量的实际测定）。

具体测定方法为：采用 10ml 一次性注射器作为爆炸容器采样。产物组成采用气相色谱法进行分析。

在测定过程中发现，NO_x 含量甚微，通用的比色分析法则一次需用大量气样，暂无其他可用的微量分析方法或装置进行分析，所以没有分

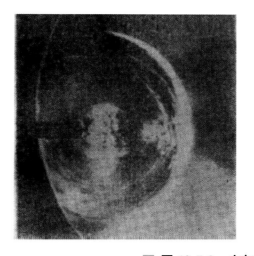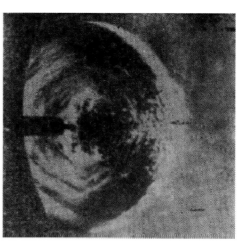

图 19-5-8　空气中爆炸的纹影照片

析气样中的 NO_x 含量比例。除 NO_x 含量暂时无法分析外，固体残余碳和实际已经冷凝成液态的水都均匀吸附在整个注射器内壁面上，呈极薄层分布，无法很好地收集并称量分析。

实际对 15 个微爆器进行了爆炸反应物取样分析。分析条件为 SP-2305 型和 100 型气相色谱仪，色谱柱长 2m 和 1.8m，柱内担体为 GDX 和 TDX-01，载气氢和氩。

测得的微爆器爆炸反应产物组成结果，分为非电起爆型和电起爆型两组数据。非电起爆型的反应产物组成中，氢气（ H_2 ）的含量很高（达 $10\%\sim22\%$ ），有毒气体一氧化碳（CO）含量更高（达 $15\%\sim40\%$ ），二氧化碳（ CO_2 ）含量则较少；电起爆型的反应产物则以 N_2 占绝大比例， H_2 的含量极少，CO 的含量也不多，其他几种被检测气体的含量则无法检出。由此可以知道电起爆型微爆器的爆炸反应气体产物中有毒成分极少，而且可以判断大部分碳（C）均以固体残留碳的形式反应产出，由此表明这类微爆器的爆炸反应结果对人体基本上是无害的，适于临床医疗应用。

三、经胆道内镜直视下微量炸药定向爆破碎肝内胆管嵌顿结石

（一）微爆破碎肝胆管内结石（microexplosion of biliary calculi，MEBC）的基本原理和可行性

1. 基本原理　MEBC 是采用内装微量炸药的特殊微爆破器（ZS），用一种可靠的方法引爆，将炸药爆炸时产生的冲击波严格导向正前方的狭小区域内，呈点状冲击波作用方式来破碎结石。微爆破器包括装药品的不锈钢套管和导爆管，两者在爆炸过程中不发生破裂，具有充分安全性，两者连接处采用特殊的工艺，以保证钢套管和导爆管在爆炸时不致脱落，使整个微爆器成为一个高度防水的密封整体。ZS 器爆破头直径为 $1.5\sim1.8$ mm，可选用于各种纤维内镜下爆破碎石。

所采用的炸药为低毒性，根据结石大小及部位选择装药量范围为 $1.0\sim1.5$ mg，用精度为万分之一的天平称量。爆炸后的产物为纯气体物质，主要成分为 N_2 ，不会形成重金属及固体化合物的沉积。

2. 可行性

（1）碎石效能：用 MEBC 在一般正常的条件下（装药量 $1.0\sim1.5$ mg），新鲜胆石一两次均可击碎，个别需达 $3\sim4$ 次。在所有类型胆石中，胆固醇性结石较难碎，胆色素性结石较易破碎，混合性结石居于两者之间。一般来说，直径 $1.0\sim2.0$ cm 大小的胆色素性结石用 1.0mg 装药量的 ZS 器 1 次可破碎，而胆固醇性结石则需要 1.5mg 的装药量重复 2 次以上才能实现有效破碎。胆色素性结石爆炸破碎后多呈松散细碎状态；胆固醇性结石爆炸破碎呈多片块状散开。

（2）对局部组织的影响：微爆器药量少，爆炸中不发生破裂，且只向接触的作用对象（指结石）局部极小部位释放能量。经 2850 次实验证明，微爆器定向性能好，只要不对准胆管爆破，爆破时没有发生胆管穿孔现象。

（3）冲击波对循环、呼吸和其他重要器官功能的影响：在 ZS 器碎石中，心电图、呼吸未发现受干扰；少数患者血清学检测指标中虽有谷丙转氨酶升高，但恢复快，其他指标均未见异常。组织学检查表明微爆破对其他器官的影响也极小。

（4）毒性试验：对爆炸药进行了急性和慢性毒性动物试验，证明炸药为一种低毒性的化学物质；爆炸后产生的主要成分为 N_2 ，对人体无害。

（5）临床应用：235 例患者，一次性破碎胆石成功率为 93.2%，嵌顿结石被爆破粉碎的同时，剩余能量未造成胆管、胆囊破裂，少数几例 ZS 器直接击于胆管壁后有少量出血但止血迅速。碎石术中无一例有心跳与呼吸紊乱。

（二）MEBC 的适应证与禁忌证

1. 适应证

（1）肝胆管内嵌顿结石。

（2）结石大，经胆道镜无法取出。

（3）高龄或肝内胆管扩张性肝内结石。

（4）复杂的肝内胆管扩张性肝内结石。

2. 禁忌证与 PTCD 相同，包括严重的凝血功能障碍，门脉高压，严重心、肝、肾功能不全，大量腹水，超声证实肝内有大的液平面，以及对碘、普鲁卡因过敏等。

（三）MEBC 的技术要点

1. 通过引流的 T 管或 U 管插入胆道镜，B 超定位导向经皮经肝穿刺造瘘，或腹腔镜下造瘘。

2. 通过胆道镜观察结石所在部位、数目、大小及结石特点，然后通过导管引入微爆器，将微爆器对准结石引爆。

3. 插入网篮，套取破碎结石。

4. 结石取净后应立即进行术中胆道造影或采用胆道镜对肝内、外胆管进行全面检查，确认肝内、外结石已取净。

（四）MEBC 的术后处理

术后口服维生素 C、维生素 K，用抗生素 3～7 天，止血和预防胆道炎的发生，并可隔日 1 次 20～40ml 生理盐水加庆大霉素 2 万单位缓慢冲洗管道。

（五）MEBC 的并发症及预防

微爆破肝胆结石是一种爆炸性的碎石方法，在爆破碎石时可能造成胆管内膜损伤、胆管穿孔及周围血管损伤等。因此正确、合理地掌握 MEBC 技术操作，选择合适的炸药量，将微爆器对准结石引爆是预防并发症发生的关键。

四、经皮经肝胆道镜下微爆破碎肝内胆管嵌顿结石

通常在术中或术后用胆道镜，需经腹部手术建立与胆道相通的窦道始能进行，而经皮经肝胆道镜则是术前经皮经肝穿刺置管建立窦道，再逐步扩张窦道，最后经过窦道将胆道镜插入胆道行碎石取石。这是一种创伤小、有效且易重复的手术方法，符合微创理念。而经皮经肝胆道镜下微爆破碎石，是在经皮经肝胆道镜的基础上采用微量炸药定向爆破碎石的一种技术，是一种有价值、可行的治疗胆结石的方法。

目前，欧美国家开展此技术少。日本和韩国主要以治疗为主，用于诊断较少。我国开展经皮经肝胆道镜的医院尚少，主要用于治疗胆道系统结石和胆管良性狭窄。

取石治疗前首先制作插入胆道镜的窦道，先行 PTCD，然后行扩张术，扩张至 16～18Fr，才够胆道镜经过窦道进入胆道。

（一）PTCD

PTCD 按穿刺途径可分为经前胸壁穿刺左肝内胆管和经右侧胸壁穿刺右肝内胆管两种方法。选择何种方法是根据结石部位和胆管扩张情况决定的。经前胸壁随呼吸移动性小，不易脱出，因

穿刺经过肝镰状韧带或其附近发生胆漏的危险性小，窦道容易形成，也不易损伤肋膈角。

PTCD 时，术前应检查血常规，出、凝血时间，及心电图，并禁食 4h，了解有无明显的禁忌证，如凝血功能障碍、大量腹水、败血症等。术前肌注哌替啶 75mg，常规消毒铺巾、局部麻醉后，B 超引导下再次确认穿刺点，避开血管，使荧光屏上的穿刺引导线正好穿过选定的胆管穿刺点。穿刺右肝管多选右侧胸壁第 7～9 肋间，穿刺左肝管可经剑突下偏右 1.5cm 左右进针，局部麻醉下做 1～1.5cm 切口，较易显露穿刺点的肝表面，且可减少术中、术后出血及溢胆等并发症。选用 22G 金属带针芯引导针自探头导向器插入腹壁至腹膜前，嘱患者屏气不动，迅速进针，触及胆管前壁可在荧光屏上见到向下的压迹，稍加力即有突破感，拔出针芯后可见有胆汁溢出，注入少量造影剂造影，将导丝插入肝内，然后借助导丝插入 7Fr 引流管，留置于胆管内。PTCD 后 1 周开始行扩张术，一般每周扩张 2～4 次，每次扩张 2～4Fr 经皮经肝胆道镜取石需要数次换管。从 PTCD 至经皮经肝胆道镜取石治疗一般需要 3 周左右。

（二）经皮经肝胆道镜下爆破碎肝内胆管嵌顿结石

PTCD 成功后，对小于 5mm 的结石，可直接用网篮取出，对较大结石或嵌顿结石，则采用 MEBC 技术，炸药量及注意事项见本章第一节。

（三）并发症

由于该技术是一种侵入性治疗，故有其并发症。如经皮经肝穿刺后疼痛、引流管阻塞、发热、出血、窦道穿孔、肝内胆管撕裂、气胸等。但只要穿刺部位选择准确、操作轻巧、器材合适，这些并发症一般是可以避免的，但应引起注意。至于发热，则多为一过性，只要胆道引流通畅，体温常可自退。

五、开腹手术中经胆总管胆道内镜下微量炸药定向爆破嵌顿结石

微量炸药定向爆破胆道内嵌顿结石是目前内镜下治疗肝内胆管结石的一种有效治疗手段。在开腹手术中，结合应用胆道镜取石可清楚地了解胆道内情况，由于视野更开阔，对定向爆破后可能出现的

并发症能及时处理，增加了一次性取净结石的可能性，尤其对分支胆道内嵌顿结石的治疗。

（一）手术操作

见本节第一部分。

（二）手术操作注意事项

1. 先用普通胆道镜或直接插入碎石专用内镜初步观察和了解胆道系统的解剖情况，注意胆管黏膜有无炎症、肿瘤等，必要时进行活检组织取材送病理检查。

2. 保持清晰的操作视野，如果视野内出现胆石碎末漂浮，使视野变模糊，应立即将浊水吸出，注入清洁生理盐水冲洗，待视野清晰后再操作碎石，切忌在视野不清的情况下盲目轰击碎石，避免出现并发症。

3. 碎石引起胆管损伤出血，应立即注入去甲肾上腺素生理盐水止血，术后置管引流，若出血不止则及时手术止血；碎石时引起胆管穿孔，术后置管引流，若穿孔过大，应及时手术修补缝合。

经皮经肝胆道镜微爆破碎石术，是非开腹手术取石的新方法，其疗效好，痛苦小，安全可行，特别是对高龄、体衰患者或危重病例尤为适用。MEBC方法填补了国内外治疗胆道结石的空白，为无瘢痕外科治疗胆石病提供了新的破碎结石技术。随着制造技术的改进，微爆破控制装置可以更加小型化和更具可控性。它还可以应用到泌尿系统结石或其他部位结石的治疗。

（张阳德）

参考文献

[1] 张宝善，梁晋雨. 纤维胆道镜的临床应用. 实用外科杂志，1982，2（1）：19-20.

[2] 张宝善. 胆道镜にょる术后胆管遗残结石111例の治疗经验. 外科诊疗，1984，26：776-780.

[3] 张宝善，刘国礼，孙占其，等. 经T管窦道应用纤维胆道镜治疗术后残余结石. 中华外科杂志，1982，20（6）：352-353.

[4] 张宝善. 经皮经肝胆道镜的临床应用. 中华外科杂志，1985，23（6）：353-354.

[5] 张宝善，郑绍文，周望先，等. 胆管狭窄的纤维胆道镜治疗. 中华医学杂志，1991，71（5）：286-287.

[6] 周望先，刘培根，周忠明，等. 纤维胆道镜的临床应用. 医师进修杂志，1990，13（8）：14-15.

[7] 张宝善. 肝内残余结石的胆镜治疗. 实用外科杂志，1991，11（11）：566-567.

[8] 张宝善. 迎接内镜外科的新时代. 现代医学杂志，1992，2（5）：102-103.

[9] 张宝善. 内镜外科技术的展望. 腹部外科杂志，1993，6（4）：145-146.

[10] 张宝善. 肝内遗残结石の胆道镜治疗. 日本消化器内视学会雜誌，1994，36（12）：2532.

[11] 周望先. 胆道镜取石の"ESWL"の应用. 日本消化器内视学会雜誌，1994，36（12）：2554.

[12] 周望先，刘培根，周明忠. 手术内镜联合治疗疑难肝内胆管结石131例分析. 中国实用外科杂志，1998，18（3）：130.

[13] 周望先，刘培根，周明忠. 肝内残余结石的内镜综合治疗. 中华消化内镜杂志，1998，15（6）：335-336.

[14] 张宝善. 肝内胆管"彗星征"的临床评价. 中国实用外科杂志，1997，17（3）：182-183.

[15] 冯秋实，张宝善，魏九九，等. 疑难肝内结石的胆镜治疗. 中华肝胆胰杂志，2000，6（3）：168-169.

[16] 张宝善，冯秋实. 胆道镜治疗疑难肝内术后残余结石. 中国普外基础与临床杂志，2001，8（2）：111-112.

[17] 张宝善. 术后肝内残石的胆道镜治疗. 临床外科杂志，2005，13（7）：406-407.

[18] 聂森林，张阳德. 微爆破碎胆道系统结石的试验研究. 长沙矿山研究院季刊，1991，11（1）：15-25.

[19] 张阳德，聂森林，张阳根，等. 微爆破碎肝胆管内结石（MEBC）实验与临床研究——Ⅰ. ME-BC临床应用报告. 中国现代医学杂志，1994，4（2）：17-22.

[20] 曲方，毕郭龙. 胆道镜治疗胆道术后残余结石. 中国内镜杂志，2004，10（5）：41-42.

[21] 刘金钢，余云. 胆道术后残余结石及再生结石的内镜治疗. 中国实用外科杂志，2004，24（2）：97-98.

[22] 钟德玕，王群伟，黄生福. 术后纤维胆道镜治疗胆道残余结石失败析因. 中国内镜杂志，

2000，6（1）：16-18.

［23］鲜其福，江长清，胡换春，等. 电子胆道镜下等离子碎石治疗胆道术后残余结石. 中国内镜杂志，2008，14（2）：171-173.

［24］梁冲，劳景茂，何文海. 经 T 管窦道应用纤维胆道镜治疗胆道术后残余结石 186 例. 广西医科大学学报，2011，28（1）：117-118.

［25］Pernice LM，Andreoli F. Laparoscopic treatment of stone recurrence in a gallbladder remnant：report of an additional case and literature review. J Gastrointest Surg，2009，13（11）：2084-2091.

［26］Li L，Cai X，Mou Y，Wei Q. Reoperation of the biliary tract by laparoscopy：an analysis of 39 cases. J Laparoendosc Adv Surg Tech A，2008，18（5）：687-690.

［27］Li LB，Cai XJ，Mou YP，et al. Reoperation of biliary tract by laparoscopy：experiences with 39 cases. World J Gastroenterol，2008，14（19）：3081-3084.

［28］Lacitignola S，Minardi M. Management of common bile duct stones：a ten-year experience at a tertiary care center. JSLS，2008，12（1）：62-65.

［29］Demetriades H，Pramateftakis MG，Kanellos I，et al. Retained gallbladder remnant after laparoscopic cholecystectomy. J Laparoendosc Adv Surg Tech A，2008，18（2）：276-279.

［30］Tuveri M，Calò PG，Medas F，et al. Limits and advantages of fundus-first laparoscopic cholecys-tectomy：lessons learned. J Laparoendosc Adv Surg Tech A，2008，18（1）：69-75.

［31］Pamuk ON，Umit H，Unlü E，et al. An increased frequency of gallbladder stones in rheumatoid arthritis patients：Factors related to gallbladder stone formation. Clin Exp Rheumatol，2006，24（3）：317-320.

［32］Lee JK，Ryu JK，Park JK，et al. Risk factors of acute cholecystitis after endoscopic common bile duct stone removal. World J Gastroenterol，2006，12（6）：956-960.

［33］Lacitignola S，Minardi M，Palmieri R，et al. A "one-stage" laparoscopic procedure for treating choledocholithiasis. JSLS，2005，9（4）：419-421.

［34］Lien HH，Huang CC，Huang CS，et al. Laparoscopic common bile duct exploration with T-tube choledochotomy for the management of choledo-cholithiasis. J Laparoendosc Adv Surg Tech A，2005，15（3）：298-302.

［35］Válek V，Kala Z，Kysela P. Biliary tree and cholecyst：post surgery imaging. Eur J Radiol，2005，53（3）：433-440.

［36］Mishin I，Ghidirim G. Accessory splenectomy with gastroesophageal devascularization for recurrent hypersplenism and refractory bleeding varices in a patient with liver cirrhosis：report of a case. Surg Today，2004，34（12）：1044-1048.

第二十章
肝内胆管结石的再手术治疗

第一节 概 述

本章疾病指肝内胆管结石经过各种外科手术治疗仍然未能取净者或肝内胆管结石术后复发者；并且患者已不带有各种形状的胆道引流管（T管等）。

肝内胆管结石是我国的常见病，农村尤为多见，而欧美国家很少发现。此病主要分布在亚洲各国，尤其是以粮食为主食的民族区域或国家；以肉食、奶油、面包为主食的民族或国家则很少发病，故欧美国家此病发病率很低，有关文献也很少。

著名胆道外科前辈冉瑞图教授报道："肝内胆管结石"一词在我国20世纪30年代以前很少提到，至1942年，当时的西南、齐鲁大学联合医院方才发现首例肝内胆管结石患者，并且认为胆管结石与胆道蛔虫有密切的关系。王训颖教授1945年在世界上首先报告了肝内结石的核心部

84%含有蛔虫卵，对胆石成因研究做出了重要的贡献。

肝内胆管结石在我国胆石病中发病率随着地区的不同、城乡地域的不同和时间的推移有不同的改变，但通过全国大宗病例的调查，肝内胆管结石发病率占全部胆道结石病例中的16.2%~38.8%，个别地区高达79.1%，详见表20-1-1。

在胆石病的流行病学调查中，胆石形成的类型（胆囊结石、肝内胆管结石等）与人们的饮食习惯、营养种类和时代的推移有着密切的关系。欧美国家的人们生活水平较高，多以肉食、奶油、面包为主，他们患胆囊结石（胆固醇性）为多；而亚洲国家的人们生活水平较低，多以粮食为主，罹患肝内胆管结石远远高于欧美国家。在贫穷落后的旧中国，人们生活水平低下，肝内胆管

表 20-1-1 我国肝内胆管结石不同地区的分布

作者	年代	地区	病例总数	肝内胆管结石	肝外胆管结石	胆囊结石
1. 华西医科大学	1938—1987	四川成都	6317 例	18.7%	47.2%	34.4%
2. 陈积圣	1950—1986	四川泸州	2259 例	31.0%	—	—
3. 魏北有	1960—1981	福建福州	1464 例	38.8%	—	—
4. 中华医学会外科学分会	1983—1985	全国 146 家医院	11 307 例	16.2%	20.1%	52.8%
5. 严济帮等	1981—1985	广西	3174 例	22.9%（农村为 79.1%）		
6. 广西	1990—1995	广西农村	8585 例	35.8%		40.6%
7. 上海 9 所医院	1981—1985	上海市区	7282 例	3.84%		
		上海农村	同上	34.07%		

结石的发病率很高；而新中国成立60多年后的今天，中国人民生活水平大大提高，饮食习惯也明显西化，因而患胆囊结石的比例明显升高，肝内胆管结石的比例明显下降。现代化的上海大都市城区的肝内胆管结石发病率仅为3.84%，充分说明了饮食种类和习惯与胆石种类的关系。

第二节　肝内胆管结石的病理生理学

对于肝内胆管结石的治疗，临床医生感到十分困难，其成为胆道外科临床上复杂疑难的课题。之所以难治及其预后不好，是由肝内胆管结石的病理生理特点决定的。

众所周知，肝外胆管和肝内胆管的解剖不同。肝内胆管走行和结构极为复杂。肝内胆管与肝动脉、门静脉并行迂曲，构成了复杂的肝内胆管网，即汇管区。恰恰肝内结石分布于这些胆管内，由于胆石的梗阻，阻碍了胆汁的正常引流，常可导致肝内胆管发炎、化脓、糜烂，临床表现为高热不退，疼痛难忍，或出现黄疸。待到炎症缓解时，糜烂胆管壁内的弹力纤维破坏，失去了支撑作用，肝内胆管塌陷、变形、狭窄，且大都呈现为多发性、节段性狭窄。如此又形成和加重了胆管的梗阻，同时胆流的梗阻和放慢又是胆石形成的极好条件，于是又生成新的结石。如此，炎症—狭窄—结石互为因果，恶性循环，发展为急性梗阻性化脓性胆管炎，成为肝内胆管结石病理生理的典型改变。如果结石取不净，狭窄不解除，炎症也消不了，长此以往，可以导致胆汁性肝硬化、肝衰竭，预后极差。

第三节　肝内残余结石的诊断

在B超、ERCP、CT、MRCP等先进技术没有问世之前，对于肝内胆管结石，临床上很难确诊，多需开腹探查方可确诊。当然临床上的表现仍然是诊断的重要一环，不能忽视。但是在肝内胆管结石静止期，症状轻微，无法正确、快速地做出诊断。此时，上述先进检查手段或技术则是非常重要和必需的。

一、临床症状

（一）疼痛、发热

肝内胆管结石患者在其发病过程中，必有右上腹疼痛，可放射至右后背，且疼痛难以忍受。因为肝内胆管的化脓、发炎，加之肝内神经、血管极为丰富，容易发生菌血症，发热在所难免。当然热度过高时常伴有发冷、寒战症状。可以说没有发热和疼痛，基本上可以排除肝内胆管结石的诊断。也可以说肝内胆管结石必有疼痛、发热。

（二）黄疸

肝内胆管结石发生在较大的胆管，梗阻胆流导致受损的区域较广，可以出现不同程度的黄疸，如巩膜黄染，皮肤黄染，尿色茶红；但黄疸也可以不出现，不是必备的条件。

（三）消瘦

如上所述，肝内胆管结石患者经常发热、疼痛、不思饮食、不能饮食，营养难以维持，肯定日渐消瘦，也就是说没有肥胖的肝内胆管结石患者。

二、实验室检查

（一）血常规

在胆管炎的发作期，血常规检查常见有白细胞总数升高，核左移明显；但在疾病的稳定期，血常规可以大致正常。

（二）肝功能

可疑肝内胆管结石的患者必定要检查肝功能和胆红素。有肝内胆管梗阻的患者多数胆红素升高，且直接胆红素升高更为明显。因为化脓性胆管炎对肝功能有明显的损害，故血清的谷丙转氨酶和谷草转氨酶常常升高。

三、影像学检查

（一）B超

B超是检查肝内胆管结石的首选方法。一则

是因 B 超检查对人体无害，患者无痛苦，并且可以允许多次重复检查。二则因结石周围有大量肝实质衬托，不受空腔脏器的影响，更容易发现结石所表现的回声和声影，其诊断肝内胆管结石的正确率高达 90% 以上。

B 超技术本书虽有专门的章节叙述，但在这里必须强调一下临床上超声大夫和外科大夫极易犯的误诊错误，即肝内胆管结石和肝内钙化灶的鉴别诊断常常相互混淆，极易误诊。肝内胆管结石的 B 超特殊表现或特征与肝内钙化灶极为相似，易相混，造成误诊误治的开腹探查。这一问题必须引起外科大夫和超声医生的高度重视。

在临床上，由于不明原因的代谢异常，在肝实质内、肝胆管外见有不同大小的钙质堆积，无任何临床症状，临床上称为肝内钙化灶。在 B 超检查时，此处多表现为较强的回声和伴有明显的声影，与肝内结石 B 超表现极为相似。如果外科医生不问病史的特殊性，不去研究钙化灶与结石的 B 超表现的根本区别，极易误诊。肝内胆管结石发生在肝胆管内，而肝内钙化灶病变发生在肝胆管外、肝实质内，两者发生的部位不同。因此 B 超医生在报告肝内胆管结石时，可见有肝内强回声和声影，并伴有局部胆管扩张；而肝内钙化灶，可见有肝内强回声和声影，但不伴有局部胆管扩张（图 20-3-1）。因此描述有无肝内胆管扩张，这一条证据十分重要，这是鉴别肝内胆管结石和肝内钙化灶的依据。

例如一例肝内胆管结石患者的 B 超报告为，右肝可见有 1cm 的强回声伴有声影，并伴有局部胆管扩张，此时诊断肝内结石就是正确的；反之，如果只报告右肝见有 1cm 的强回声伴有声影，而未见有局部胆管扩张时，就不能诊断肝内胆管结石，应是肝内钙化灶。这是因为正常的肝内胆管直径如在三级胆管，其直径大都在 2～3mm 之间。如此狭小的胆管内怎么盛得下 1cm 直径大的结石呢？相反，肝内钙化灶是长在胆管外、肝实质内，它可大可小，不受肝内胆管直径的影响。然而，许多超声医生往往对强回声周围的局部胆管有无扩张不予重视，常常把肝内钙化灶误报为肝内胆管结石，造成了外科大夫误诊误治的局面，应该引以为戒。

（二）MRCP

MRCP 是核磁成像技术衍生出的诊断胆胰系统疾病的诊断方法，也称为核磁胆胰水成像技术。它可以利用数字剪影技术显示出具有水分（胆汁和胰液）的肝内外胆管、胆囊和胰管。此法对人体无大伤害，患者无痛苦。此法可以描绘出胆囊及肝内、外胆管系统的大致轮廓，即胆道树的形象，显示出胆管内有无明显扩张和明显占位。它是诊断肝胆胰疾病的、微创的、较好的检查方法，但因所得出的肝胆胰图像较小，仍然不能代替 ERCP 检查（图 20-3-2）。

（三）ERCP

ERCP 技术系指经内镜胰胆管造影术，它不仅能直视胃及十二指肠黏膜病变，而且还可以经过十二指肠乳头开口插管造影，即可获得满意的、较大的胰胆管树图像。由于图像较大，可以全面地观察到肝内胆管有无狭窄、扩张，有无结

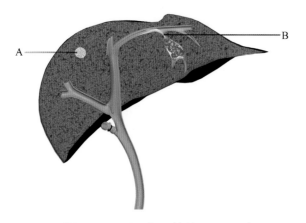

■ **图 20-3-1　肝内胆管结石（B）与肝内钙化灶（A）的模式图**

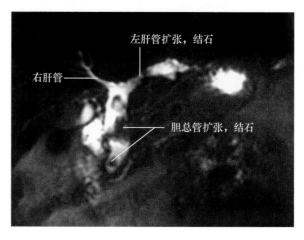

■ **图 20-3-2　肝内胆管结石 MRCP 像**

石。它比 MRCP 清晰、准确，为其优点。但是 ERCP 方法检查会给患者带来一定的痛苦，不能滥用，应先做 MRCP 筛查，后做 ERCP 确诊。

（四）CT

此法诊断肝内结石的准确率很高，但对患者有一定的放射性损害。

（五）PTC

PTC 方法系指在 ERCP 失败的情况下，可再经皮经肝胆道穿刺进行胆道造影。此法在急性梗阻性化脓性胆管炎时，在 ERCP、ERBD 方法失败时不失为一种有效的检查和治疗方法。PTC 可以得到清晰完整的肝内、外胆管图像，也可以进行胆道置管引流。但本法的肝穿刺操作、插管胆道扩张给患者带来一定的痛苦，且有肝胆出血的可能，故应首选 B 超、MRCP、ERCP，次选 PTC 或 PTCD，详情请阅读本书相关章节。

（六）胆道镜技术

胆道镜技术在肝内胆管结石未行开腹手术前，无从插手；但是在手术中行胆总管探查时、胆肠吻合手术时，胆道镜可直接插入胆道进行直视下检查和确诊，并且还可行取石治疗，不失为一种有效的诊断检查手段。

当然，在特定情况下，在 PTCD 术后，可行经皮经肝胆道镜，即先做经皮经肝穿刺，然后扩张窦道，再行胆道镜检查、造影和治疗。

第四节　肝内残余结石的再手术治疗

如上所述，肝内胆管结石由于解剖学、病理生理学复杂，其预后不良。结石位于肝的深部，单纯外科手术器械既不能顺应胆管自由弯曲，又不具备照明功能，不能直视胆管内部具体病变。所以肝内胆管是外科手术的巨大盲区，无法取净结石，不能解除肝内胆管多处狭窄，结石残留在所难免。如此手术→结石残留→再手术→再残留→再手术，尽管手术方式几经改革，术式做尽，最终治疗效果仍令人失望，成为良性病的"不治之症"。由于近年来外科手术技术进步，处理肝切除的超声刀、微波刀、电切、电凝先进仪器的出现，部分学者考虑到既然肝内胆管的结石外科手术不能取净结石，便消极地采取了连带含有结石的部分肝或整叶肝一并切除，一切了之。就技术而言，似乎完成这种手术去除了结石，却忽略了患者术后并发症的增加，死亡率的升高，生活质量的下降，寿命的影响。即使是勉强能够接受这种治疗，肝内胆管结石患者尚能耐受肝一叶切除的打击，然而倘若肝两叶都有结石，外科医生又应该作何决策？肝切除，肝移植？有没有一项技术，能够取净肝内结石，而不切除肝呢？

近 30 年来，由于医学领域其他学科的高度发展，特别是内镜技术、影像学技术的发展，形成了 21 世纪医学发展的主要方向之一——微创外科。肝内胆管结石的微创治疗就是其中的重要内容之一。

近年来，不少外科学者，总结近百年来的外科医疗实践，深感有"医疗过度"的倾向。许多疾病都需要根治性手术治疗，似乎手术越做越大为好，到头来却发现事与愿违。患者不仅大伤元气，受尽手术的痛苦和打击，而且寿命并未延长，甚而不如小型的微创治疗的预后，如乳腺癌的超根治手术治疗、胃癌的全胃切除术、胃溃疡病的各种胃大部切除手术、胆囊结石的胆囊切除术等。有些甚至连外科治疗原理都搞错了，如溃疡病的制酸学说——胃大部切除术，胆囊切除术的温床学说等。针对这些外科领域的现象，我国胆道外科专家黄志强院士提出了"外科文化近视症"的论述，即只重视外科刀下的工作，而对手术刀以外的工作和技术不敏感。

内镜技术的问世是医学史上的一次革命，具有划时代的意义。之所以如此高地评价内镜技术的作用，是因为内镜技术克服了外科手术的盲区，并且可以代替外科手术治疗某些疾病。胆道镜技术就是微创外科的典型代表之一。北京大学第一医院外科张宝善教授早在 30 多年前开展了胆道镜技术，积累了胆道镜治疗肝内胆管结石的丰富经验，领先于世界水平。他发明了著名的胆道镜领域内的彗星征定律，对诊断和治疗肝内结石病具有重要的临床意义。提出了肝内胆管结石手术、内镜综合治疗的新观点，积累了丰富的胆道镜治疗肝内胆管结石的经验。

该方法的内容主要为手术、内镜综合治疗技术。手术为内镜治疗建造一条通向胆道的径路，即短、粗、直窦道；而内镜则发挥外科手术所起不到的作用，两者相辅相成，取得最佳效果。胆道镜既可以随意弯曲，又具有照明的功能，可以直视胆管内部结石的形状，又可以看到胆管有无狭窄。如此，胆道镜可以通过外科手术创建的窦道直接进入病理扩张的三～四级肝内胆管分支，甚而窥见扩张的五级胆管。胆道镜可以做到哪里有结石，胆道镜就到达哪里取石。近年来由于内镜仪器的进步，内镜的外径更细，弯曲度更大；加之，碎石技术的出现和进步，肝内结石取净率、治愈率高达 98％ 以上。如此，许多的肝内胆管结石患者避免了切肝手术的重创治疗，减少了手术死亡率，减少了手术的痛苦，保存了劳动能力。这是外科手术所不能与之比拟的，是微创外科带来的巨大进步。

这种手术的模式是：不管肝内胆管结石分布多广、多复杂，不做复杂的肝叶切除术，更不做肝移植，只做简单的外科胆道引流术。即在胆总管或在原胆肠吻合术的近吻合口处手术放置胆道引流管；术后 4～6 周拔除胆道引流管，经窦道行胆道镜取石治疗（不住院、不麻醉、不禁食，门诊即可施行），十分简单，而且是行之有效的治疗方法。当然，遇有肝萎缩，已无肝组织，当以切除为佳。

肝内胆管结石的再手术、内镜微创综合治疗方法，大致分为下列几种：

一、胆总管探查 T 管引流术＋术后
###　　胆道镜取石治疗

如上所述，此类病例系指肝内胆管结石经过胆总管探查、术中取石或术后胆道镜取石未取净者，或肝内胆管结石复发者，且未接受过胆肠吻合手术治疗。

此类患者只需要进行简单的胆总管切开探查术。术中如有条件，可先行胆道镜检查肝内、外胆管结石的分布。术中可简单快速地行术中取石钳取石，不必延长时间，只为了追求胆道镜取净结石。因为术后胆道镜取石比术中取石更加容易。另外要强调的是，术中要放较粗的 T 管，要从锁骨中线、肋缘下穿出腹壁，拉直 T 管长

臂。如此，形成一个短、粗、直的窦道，有利于术后胆道镜取石。

在胆总管探查术后 4～6 周，窦道已形成牢固，拔除 T 管，胆道镜经此窦道进入肝内、外胆管进行认真的、细致的、耐心的胆道镜取石，定能取得满意的结果（图 20-4-1）。

二、胆肠吻合术：术后胆道镜取石治疗

部分学者考虑到肝内胆管结石容易复发，设想在肝门部行空肠和肝总管的 Roux-en-Y 胆肠吻合术，希望肝内结石从容地经肝管掉入空肠，即使以后结石复发也一通百通，一劳永逸了。但事实并非如此，肝内胆管的结石因肝内胆管有多处狭窄，是无法自行排出的。

然而想施行胆肠吻合术的医生，在行胆肠吻合术的同时，将吻合中的空肠盲袢留有适当长度固定于腹壁，并将引流管经此盲袢引出，待到术后 4 周，经此窦道行胆道镜取石。并且，如若日后肝内胆管结石复发，可经此盲袢固定处，在局部麻醉下，局部穿刺进入空肠盲袢腔内，胆道镜下寻找胆肠吻合口，进入肝行胆道镜取石。从预防和治疗肝内胆管结石复发的观点看，此法不失为治疗肝内胆管结石的好方法、好式式。但是尽管胆肠吻合术有这样的优点，甚至还有符合和顺应空肠蠕动方向的特点，对胆肠反流也有抑制作用，但终究手术的本身破坏了 Oddi 括约肌的功能，是本种手术最大的缺憾。

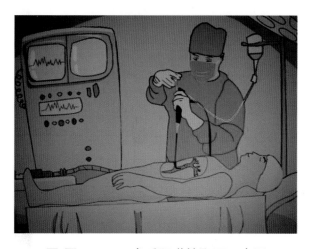

■ 图 20-4-1　术后胆道镜取石示意图

三、空肠盲袢造瘘术：术后胆道镜取石治疗

如果患者前次手术已经做了胆肠吻合术，Oddi 括约肌功能已经丢失，不复存在；且未做局部空肠盲袢腹壁固定术。然而患者仍有肝内结石，急需治疗。此时的治疗方法只好是将计就计，局部麻醉、硬膜外麻醉或全身麻醉下行空肠盲袢造瘘术。术后 4～6 周，再行胆道镜肝内取石术，取净结石，治愈此病。这也是一种常用的方法。

第五节　肝内胆管结石的药物治疗

目前还没有一种有效的溶石药物。因为肝内胆管的复杂解剖，多管多处狭窄，将肝内胆管结石死死地套住，怎么能够顺利、轻松地排至胆总管或肠道呢？因为我们专门讨论的是肝内结石，并非是胆总管结石；即使是胆总管结石，也不主张中药排石，因为人体的 Oddi 括约肌的正常开口状如针孔，结石难以排出，相反造成急性梗阻性胆管炎的严重并发症，是外科的大忌。只有中西医结合，先行 EST，扩大了 Oddi 括约肌开口后，方可考虑排石治疗。

第六节　肝内胆管结石手术治疗中对胆囊的处理

在肝内胆管结石的手术治疗方法中，似乎将胆囊的存在遗忘了。因为人们有一种莫须有的糊涂概念，不管胆囊是否有病，在胆总管探查过程中，借口"预防"、"顺便"的理由，似乎是按"套餐"的形式将胆囊白白地切掉了。这是认知上的错误！胆囊具有重要的生理功能，不能轻易地去掉。详细情况请查阅内镜保胆取石篇章。我们主张：在肝内胆管结石的手术治疗过程中，只要是胆囊正常或有轻度的慢性炎症，均应保留胆囊，因为它对肝内、外胆管的压力平衡、生理平衡和免疫功能具有重要的作用。那些随便切除胆囊的怪论都是无稽之谈。慢性胆囊炎是病灶论不可取。经过保胆取石后的随访观察，慢性炎症大都可以恢复。胆囊炎的癌变论不可取。经过大宗病例的调查，胆囊结石的癌变率仅为 3.8 人/10 万人。这些都不是切除胆囊的理由。

（赵期康　张宝善）

参考文献

[1] 刘庆全. 肝内胆管结石的手术治疗近况. 肝胆胰外科杂志，2002，21（4）：254-256.

[2] 骆剑华. 再次手术治疗肝内胆管结石 35 例临床分析. 实用医学杂志，2009，25（10）：1635-1636.

[3] 谷春伟，李军成，邢春根，等. 胆道残余结石再手术治疗 65 例分析. 苏州大学学报（医学版），2002，22（3）：313-314.

[4] 刘宁，吕云福. 肝内胆管结石 112 例手术治疗. 中国现代普通外科进展，2009，12（6）：537-539.

[5] 谭黄业，樊献军，张力峰，等. 肝内胆管结石的手术治疗. 临床军医杂志，2010，38（4）：645-647.

[6] 杨忠义，苗雄鹰，胡雄，等. 肝内胆管结石再手术治疗分析. 中国现代手术学杂志，2006，10（3）：203-206.

[7] Pan W, Xu E, Fang H, et al. Surgical treatment of complicated hepatolithiasis using the ultrasound-guided fiberoptic choledochoscope. Surg Endosc，2011，25（2）：497-502.

[8] Poupon R, Arrive L, Rosmorduc O. The cholangiographic features of severe forms of ABCB4/MDR3 deficiency-associated cholangiopathy in adults. Gastroenterol Clin Biol，2010，34（6-7）：380-387.

[9] Koshinaga T, Inoue M, Ohashi K, et al. Persistent biliary dilatation and stenosis in postoperative congenital choledochal cyst. J Hepatobiliary Pancreat Sci，2011，18（1）：47-52.

[10] Choi SC, Lee JK, Jung JH, et al. The clinico-

pathological features of biliary intraductal papillary neoplasms according to the location of tumors. J Gastroenterol Hepatol，2010，25（4）：725-730.

［11］Chamadol N，Laopaiboon V，Kaewradee J，et al. Comparison of computed tomographic finding of the intraductal and periductal cholangiocarcino-ma. J Med Assoc Thai，2010，93（4）：481-488.

［12］Kim IG，Jeon JY，Jung JP，et al. Totally laparoscopic left hemihepatectomy using ventral hilum exposure（VHE）for intrahepatic bile duct stone. J Laparoendosc Adv Surg Tech A，2010，20（2）：143-146.

第二十一章
肝内胆管结石手术方式的评价

第一节　肝内胆管结石外科治疗现状

目前肝内胆管结石治疗的现状主要存在 3 种形式：一为悲观失望，无能为力；二是做肝肠大手术，名曰根治术性手术，包括各种胆肠吻合术、肝肠吻合术、肝叶切除术、肝切除术、肝移植等；三是手术、内镜微创的综合治疗方法。

一、悲观失望，无能为力

在我国广大的农村基层医院，不具备输血和大型手术的条件，加之技术水平限制，对于肝内结石的重症患者，医生万般无奈，只做一种胆总管探查手术，减压、消炎，救命要紧。术中只能用取石钳盲目夹取，能取多少算多少，更无法保证取净结石，放置 T 管，救命至上，为其普遍存在的现象。更有甚者，即使术后 T 管造影，明确提示有肝内结石存在，大夫还是无奈地回答，"拔除 T 管，如若犯病再来手术。"当然，这种悲观的论调是不可取的，你的医院做不了，应该积极地转到有条件的大医院治疗，这才是为患者负责、为患者服务的正确态度。

二、胆肠吻合术、肝肠吻合术、肝叶切除术、肝切除术、肝移植等重创手术

胆肠吻合及肝肠吻合手术源自医生美好的愿望，但对于肝内胆管的解剖和肝内结石的病理生理复杂度和难度估计不足。医生希望做一个大口径的胆肠吻合口，靠近较粗的肝总管或肝门，等待肝内结石自动脱落掉至肠道，自行排出体外。殊不知肝内结石在肝内胆管有多处狭窄，死死地将结石套住，绝不会自行掉出，即使服用中药排石也无作用。因此做了胆肠吻合和肝肠吻合，首先丢失了 Oddi 括约肌功能，无法弥补；即使是 Roux-en-Y 型的吻合术也不能完全避免胆肠反流

的副作用。此种手术既失去了重要的 Oddi 括约肌功能，又未能达成排出结石的愿望，却增加了手术的并发症和死亡率，得不偿失。与单纯的胆总管探查、取石术仍留有残余结石的术式无任何差别，甚至更差，因为单纯的胆总管探查术，保留了 Oddi 括约肌功能。

对肝内胆管结石施行肝叶切除术，甚至肝切除、肝移植治疗，与手术、内镜综合微创治疗，这是被动的、悲观的、无能的表现。当然在内镜技术出现以前，这种术式尚可以理解和接受，但时至今日，内镜技术能够基本取净结石，为什么对此种手术和贡献，还视而不见、充耳不闻呢？我们外科界对于肝内胆管结石的治疗，还在进行切肝治疗的大比武，崇尚手术越大越好。患者术后是活了下来，但是术后生活质量如何，能否保存劳动能力呢？其实这是个极大的误区，因为这些手术均是重创手术，对于患者的脏器功能、免疫功能均有明显的打击和损害。与现代的手术、内镜综合治疗新方法相比，其患者的生活质量及预后均不佳。

三、手术、内镜微创综合治疗

手术、内镜微创综合治疗新方法是微创外科的典型代表之一，是 21 世纪医学发展的方向和主要内容之一。

外科手术的原则是，在去除疾病的目的下，应尽量保护胆道系统生理功能，如 Oddi 括约肌功能和胆囊功能。

新式手术、内镜微创综合治疗方法的第一步是传统的胆总管探查术（但不包括胆囊切除术，有胆囊结石则行内镜保胆取石术；无胆囊结石，则保留胆囊）。本法历史最久，经验最多，无疑

是安全的。本法是以微小的创伤打开胆总管减压、引流，简单地去除肝门和胆总管的结石，放置 T 管减压引流，同时建造了一条通向肝内外的通道，安全易行。更重要的是它保护、保留了 Oddi 括约肌的重要功能，符合患者的生理需要，避免了胆道术后反流性胆道感染的弊病。至于肝内胆管结石不求术中一次取净，术后胆道镜取石更加容易。

新式手术、内镜微创综合治疗方法的第二步是术后胆道镜取石。由于胆道镜具有照明和直视的功能，并有随意弯曲的功能，它可以进入病理扩张的三～四级肝内胆管，甚而窥见五级胆管。几乎能够做到哪里有结石就能够到达哪里取石，起到了外科手术所起不到的作用。胆道镜治疗肝内胆管结石的成功率高达 98％（图 21-1-1）。

新式手术、内镜微创综合治疗方法经过了二十多年的临床实践证明，是十分成功和熟练的技术；只要经过严格的胆道镜技术培训，肝内结石的胆道镜取石成功率，全国为 90％～98％。本技术将过去所谓的良性病的"不治之症"改变为"易治之病"，是目前治疗肝内胆管结石的最安全、最有效的微创治疗方法。

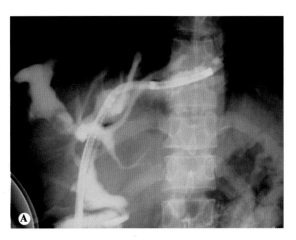
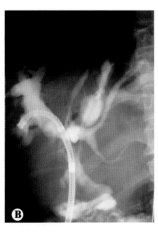

■ 图 21-1-1　胆道镜取石到达的范围 X 线片图像

A. 左肝取石；B. 右肝取石

第二节　肝内胆管结石手术术式的评价

一、胆总管探查和 T 管引流术

在肝内胆管结石的手术治疗中，我们推荐这种术式，当然还要加入术后胆道镜取石术。此种手术是多年来经典的、传统的胆总管探查术，是胆道引流、胆道减压、胆道取石行之有效的手术方法。当然，单纯的胆总管探查术治疗肝内胆管结石是不彻底的，因为仅靠此种术式不能取净肝内结石，还需要应用胆道镜耐心地取净肝内胆管结石，此即为新式手术、内镜微创综合治疗方法（图 21-2-1）。

另外，本章讨论和治疗的肝内胆管结石病例是经过多次手术治疗复发的肝内结石患者，术后

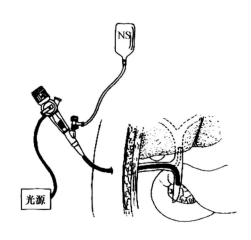

■ 图 21-2-1　胆总管探查术后胆道镜治疗肝内胆管结石示意图

腹腔内胆总管周围多有局部的粘连，给手术探查胆总管带来一定的困难。如有条件，术前做一次鼻胆管引流术处理。术中探查时，摸到引流管即可确定胆总管，对胆总管探查和确定帮助极大。

二、胆总管探查加 Oddi 括约肌成形术

在没有 EST 技术问世以前，基于外科手术无法取净结石，复发在所难免。有人考虑到 Oddi 括约肌开口太小，结石不易自行排出，于是设计了外科手术将环形 Oddi 括约肌切掉一部分，扩大开口，以利结石排出。如此手术需要切开十二指肠，肉眼寻找 Oddi 开口困难，且在探查开口时，往往并非在真正的开口探出，而是在开口上方探破十二指肠肠壁，并且楔形切除、切断了自以为的"Oddi 括约肌"，形成了胆总管-十二指肠瘘。这并非 Oddi 括约肌的成形术，但此种错误十分常见。

这种手术本身是为了治疗肝内胆管结石的，但手术部位距离肝内结石十分遥远，根本起不到排石的作用；倒是惹来了肠内液反流、感染的祸害，故所谓的十二指肠 Oddi 括约肌成形术，早已废用。

三、胆总管-十二指肠球部吻合术

此种术式在 20 世纪六七十年代盛行，考虑到手术简单，且距离肝门或肝内结石较近，而行胆总管-十二指肠球部吻合术，其效果与十二指肠 Oddi 括约肌成形术前途一样，早已废除。

四、胆肠吻合术（Roux-en-Y 吻合术）

在接受上述两种术式容易造成胆肠反流并发症的教训后，Roux 医生设计了 Roux-en-Y 的胆总管-空肠端侧吻合术。理论上胆汁从胆总管流出至空肠的输出肠袢，与空肠蠕动方向相同，减少了反流的弊病。然而胆道镜经胆肠吻合口取石时，仍见有相当一部分病例有反流现象。但是为了治疗肝内胆管结石，只做现在的手术仍然达不到治疗效果，而必须用胆道镜经胆肠吻合口进行胆道镜去除肝内结石，方能达到治疗目的，两者必须结合（图 21-2-2）。

五、肝门胆肠盆式吻合术

此种术式就是典型的"外科文化近视症"。

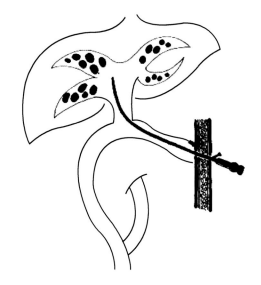

■ 图 21-2-2　胆肠吻合术后胆道镜进入肝内胆管取石

不考虑肝内胆管结石经过 Roux-en-Y 手术排出体外的原理，仅考虑到吻合口距离肝门较远，于是就设计了在肝门或近肝门处剖开胆管，将横断的空肠与肝门吻合，以期结石自动滚入肠袢，排出体外。结果事与愿违，结石没有取净，却招来了严重的出血、肠漏并发症，增加了死亡率。

当然，胆肠吻合术本身在胆道外科临床的应用价值不能完全否定，它在胆总管损伤、胆总管狭窄、胆管肿瘤的治疗方面仍有一定的实用意义。

六、田氏胆囊-肝总管吻合术

上述两种胆肠吻合术都是在横断了胆总管，丧失了或废弃了 Oddi 括约肌功能的代价下设计的，这些是手术的主要缺点。Oddi 括约肌是人体具有复杂生理功能的肌性结构，与许多肝、胆、胰临床疾病密切相关。它是一个具有自主运动功能的器官。Oddi 括约肌具有防止胆肠反流、调节胆道压力、胆囊动力学的复杂功能。为了治疗肝内胆管结石或复发后的肝内结石，成都军区总医院田伏洲教授考虑在不废弃 Oddi 括约肌功能条件下，将胆囊 Hartmann 囊与肝总管吻合，胆囊底造瘘并固定在腹壁，经此瘘口行胆道镜进入肝内取石，收到了满意的效果（图 21-2-3）。

七、肝叶切除或肝大部分切除术

肝叶切除术、肝大部分切除术对于肝内胆管

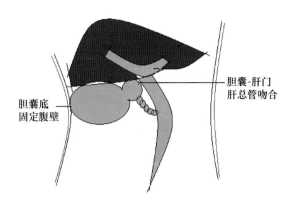

图 21-2-3　田氏胆囊-肝总管吻合术示意图

结石的治疗是重创治疗。对于肝内胆管结石的治疗，外科手术治疗能取净结石而不要切肝吗？那就是我们提倡的新式手术、内镜微创综合治疗方法。

21 世纪医学发展的方向是微创外科、脏器移植、生物医学工程。肝叶切除术、肝大部分切除术，甚至肝切除、肝移植手术对于肝肿瘤、肝硬化的终末期治疗无可非议。但对于肝内胆管结石的良性病来说，其治疗原则应该遵循微创外科治疗，在取净结石、治好此病的基础上，尽量减少或减轻手术对脏器功能的损伤。更不应借口肝内结石难以取净，将结石连带大部分肝实质一并切除。

对于绝大多数肝内胆管结石的患者，首先要考虑能否取净结石，治好此病；其次是要考虑术后患者的生活质量；第三要考虑术后的生存率。肝内结石的复发率为 15%～23%，即使肝切除术也避免不了肝内胆管结石复发。肝大部分切除

术的病例也仍有一部分还有结石残留，也没能解决根治问题。如图 21-2-4 所示，因肝内结石而被切除的肝标本中仍有大部分正常肝组织存在，切面中所谓白色的纤维化组织，实则是扩张的肝内胆管和动静脉的剖面。在目前已经有先进技术能够取净肝内胆管结石的条件下，试问为什么还要坚持这样的重创手术呢？笔者在 20 多年的胆道镜临床专业中，积累胆道镜治疗肝内结石1300 多例，胆道镜取石近 8000 例次，其中肝内结石患者多为农民或有在农村生活的经历，90%以上的患者术后都能恢复原来的劳动能力，而肝叶切除术、肝移植术的治疗效果与新式手术、内镜微创综合治疗方法是无法比拟的。

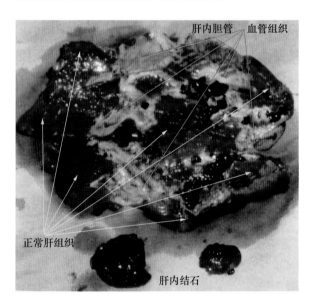

图 21-2-4　肝内结石切下的部分肝标本剖面

第三节　肝内胆管结石手术治疗的新标准和新理念

评价一种手术的好坏、水平的高低不在于手术的大小和复杂的程度，而在于治疗疾病的效果，患者所受创伤的轻重，对患者生理平衡及内环境的影响，对生活质量的影响，对劳动力的影响，对寿命的影响。假如一个肝内胆管结石的患者，手术前在农村尚能劳动，在城市尚能维持日常工作，如果做肝部分切除尚且能够接受；如果做肝大部分切除、肝切除、肝移植的话，术后生活质量严重下降。况且手术后并发症重，死亡率高，这样的治疗方法有待于进一步改进。

因此不管是什么治疗方法，只要是效果好，就是好方法。目前外科临床界重视外科手术开刀的工作，而轻视现代内镜技术应用，这种倾向是片面的、错误的。正如黄志强院士所提倡的：要来一个观念的转变，外科大夫要一手拿刀，一手拿镜，两者相互结合，相辅相成，方能取得更好的成绩。

（赵期康　张宝善）

参考文献

［1］黄志强. 胆道病学. 北京：人民卫生出版社，2010：241-258.

［2］张宝善. 肝内残余结石的胆镜治疗. 实用外科杂志，1991，11（11）：566-567.

［3］张宝善，郑绍文，周望先，等. 胆管狭窄的纤维胆道镜治疗. 中华医学杂志，1991，71（5）：286-287.

［4］张宝善，刘国礼，孙占其，等. 经T管窦道应用纤维胆道镜治疗术后残余结石. 中华外科杂志，1982，20（6）：352-353.

［5］张宝善. 经皮经肝胆道镜的临床应用. 中华外科杂志，1985，23（6）：353-354.

［6］张宝善. 迎接内镜外科的新时代. 现代医学杂志，1992，2（5）：102-103.

［7］张宝善. 内镜外科技术的展望. 腹部外科杂志，1993，6（4）：145-146.

［8］张宝善. 肝内遗残结石の胆道镜治疗. 日本消化器内视学会雑誌. 1994，36（12）：2532.

［9］张宝善. 肝内胆管"彗星征"的临床评价. 中国实用外科杂志，1997，17（3）：182-183.

［10］张宝善. 普及内镜技术是时代的需要. 中国内镜杂志，1996，2（3）：1.

［11］张宝善. 胆道镜治疗疑难肝内结石. 中华临床外科杂志，2005，13（7）：36.

［12］范明明. Oddi括约肌运动的研究进展. 肝胆胰外科杂志，2010，22（3）：243-245.

第二十二章
胆管狭窄的内镜治疗

第一节　概　　述

以往关于胆管狭窄的观念，临床上认识不统一。有人认为只有肝外胆管有狭窄，没有肝内胆管狭窄，即使有也是相对狭窄。传统观点认为肝外胆管狭窄只是胆管的局部一段管状狭窄，长短不一；然而对于胆总管末端开口的狭窄导致胆总管扩张的现象，只认识到扩张却把胆管狭窄现象忽略了。

对于肝内胆管狭窄的认识，观点更加混乱。某些学者，包括某些大学者认为：肝内胆管无狭窄，即使有也是相对狭窄，没有绝对狭窄。因为肝内胆管正常解剖直径本身就很细，区分狭窄十分困难。

近年来，由于内镜技术的发展与应用，胆道镜可以直接进入肝内外胆管在直视下观察。可以看到左、右肝管开口处极度狭窄，状如针孔，当然是绝对狭窄。同样的胆道镜下连导丝都不能通过，严重者滴水不出，故肝内胆管的绝对狭窄肯定存在！

关于胆管狭窄形成的原因大部分为胆道手术损伤所致，特别是近年来腹腔镜胆囊切除术的广泛开展，使得胆管损伤病例增多。在胆管损伤大宗病例统计中，腹腔镜胆囊切除术约占75%。除此胆囊手术损伤因素以外，尚有其他肝、胰、胃、肠手术意外损伤；当然，也有腹部外伤引起的，但这部分所占比例甚少。胆管狭窄也有一部分为非手术损伤所致，是胆管内的炎症导致胆管黏膜糜烂、溃疡，其后瘢痕收缩所致，肝内胆管尤为常见。但其形状多为膜状狭窄，管状狭窄较少。

胆管狭窄疾病的治疗是胆道外科临床上近年来的常见病，这是内镜技术普及的结果。据北京大学第一医院的统计，自1978年至2006年收治肝内结石2321例，取石成功2297例，成功例高达98%。其中对1496例胆道术后残余结石的分析中，胆管狭窄450例，肝内胆管结石伴发狭窄的发病率最高，约为39%。全部胆管狭窄部位分布如表22-1-1。

其中肝内胆管结石所占比例最高。这也提示了肝内结石病理的复杂性和预后不佳的原因。

表 22-1-1　不同胆管部位胆管狭窄的发生率

胆管狭窄的部位	狭窄发生率
肝内胆管结石伴狭窄	38.77%（397/1024）
肝外胆管结石伴狭窄	9.11%（43/472）
肝内、外胆管结石伴狭窄	29.41%（440/1496）

胆管狭窄的治疗，与肝内胆管结石的治疗一样，是胆道外科临床的又一疑难课题。目前治疗方法主要为外科手术，其中包括各种胆肠吻合术或胆管缺损的修补术等。尽管手术方式几经改革，但其治疗效果至今不甚满意，甚至造成患者终身残废。另外，与内镜治疗方法相比，手术无疑创伤较大，破坏和废弃了胆总管开口处的Oddi括约肌功能，且并发症较多，死亡率较高，更重要的是吻合口发生再狭窄的机会很高。不少患者狭窄上端的胆管并不扩张，给胆肠吻合手术带来很大的困难，因而常需再次胆肠吻合而发生再次狭窄。如此致使术式做尽，术者陷于进退维谷的境地而患者处于绝望的境地，此类患者临床并非少见，临床急待解决。

然而，近年来由于内镜外科技术的进步，我们开展了内镜微创新技术——内镜内瘘术。它不需要再次手术，直接在内镜直视下，将狭窄部位扩张，放置支撑管，让狭窄处溃烂创面慢慢修复，长满胆管上皮细胞，待到黏膜上皮修复完全，方可撤除支撑管，狭窄则不会再发，如此每每收到了满意的效果，起到了外科手术所起不到的作用。

第二节　胆管狭窄的重新认识——命名、分类、分级

过去对于胆管狭窄的认识基于 T 管造影、ERCP、MRCP 等图像，而 CT、B 超等影像又比较抽象，因此均没有直视下看到狭窄的真实面貌。胆道镜技术的开展，可以直接到达胆管内部，不但看到狭窄的形状而且可以直视狭窄周围的胆管黏膜，有无充血、水肿、糜烂和脓液。还可以看到胆管狭窄是管状或是薄膜状狭窄，一目了然。然而肝内胆管的膜状狭窄在 T 管造影、ERCP、MRCP 及 CT、B 超检查中却很难查出。

一、胆管狭窄的命名

在胆道镜检查肝内胆管时，常常看到该处胆管黏膜开口极度狭窄，有胆汁或脓液流出，甚至透过开口可见到结石；而开口周围由一层薄膜连接胆管周边，将结石兜住。此时，将此薄膜撕开，流出胆汁、脓液和结石。当然，此种情况肯定有彗星征出现了。新的内镜观点将此种狭窄命名为膜状狭窄。这是新名词、新概念，为我国首创。狭窄的长度小于 1mm 即为膜状狭窄；若狭窄长度大于 1mm 称为管状狭窄（图 22-2-1）。

二、胆管狭窄的分类

为了更好地认识胆管狭窄，我们将胆管狭窄分为：

（一）以狭窄的形状而分类

1. 膜状狭窄　系指该处胆管内径狭窄长度小于 1mm，状如薄膜，中央有一狭窄开口，影响胆汁引流和结石的排出。此型多为炎性狭窄，占肝内胆管狭窄的绝大部分。不仅如此，常在一支胆管有多处狭窄，呈串珠状。肝内胆管多支胆管多处狭窄，常常伴随着肝内结石，成为肝内胆管结石手术效果不好的主要因素，也是肝内结石主要的病理生理特点，也是那些胆总管 Oddi 成形术、胆肠吻合术、肝门胆肠吻合术治疗肝内胆管结石失败的主要原因。因为此种手术没有解决肝内胆管的多处狭窄。此型胆道造影也很难发现，常被外科医生忽略，见图 22-2-1①。

2. 管状狭窄　即指该处胆管内径狭窄长度较长，大于 1mm，形成管状。此型多在肝外胆管，特别是在肝门部的肝总管和胆总管处，多为手术损伤所致。近年来随着腹腔镜胆囊切除术大潮的出现，加之手术者的水平参差不齐，肝外胆管损伤率有明显上升趋势。其他多为炎症、先天和肿瘤等因素引起，见图 22-2-1②。

（二）以狭窄的程度而分类

1. 相对狭窄　此型狭窄系指该部胆管的内径尚在正常解剖范围之内，而其远端的胆管内径相对扩张，如由于胆石嵌顿而引起的远端胆管扩张，因此胆石嵌顿的近端相对狭窄。临床上去除结石，解除嵌顿，胆管狭窄则自行治愈，见图 22-2-1③。

2. 绝对狭窄　即该处胆管内径绝对小于正常解剖数值。常见于肝门部胆管损伤所致胆管狭窄，胆总管末端的胆管狭窄和肝内胆管的膜状狭窄，是临床上常见且急需解决的问题，见图 22-2-1①、②。

（三）以狭窄的性质而分类

1. 良性狭窄　多为手术损伤或腹部外伤所致，或为炎症引起胆管黏膜糜烂、溃疡，而后溃疡愈合，瘢痕挛缩所致。也有少部分为先天性形成的狭窄。近年来最常见的胆管狭窄多为腹腔镜胆囊切除手术所引起，应该引起医生高度重视（图 22-2-2）。

2. 恶性狭窄　均由胆管内恶性肿瘤生长引起。此种狭窄临床难以早期发现，因为临床上常无症状，待到肿瘤组织生长完全充填管腔，出现黄疸，才被医生发现。因肿瘤的特性，多有远处转移，即使扩张治疗暂时解除梗阻，大都预后不好（图 22-2-3）。

三、胆管狭窄的分级

为了认识胆管狭窄的程度，有利于胆管狭窄的内镜治疗，我们将狭窄所在胆管的部位又分成 4 级（图 22-2-4）：

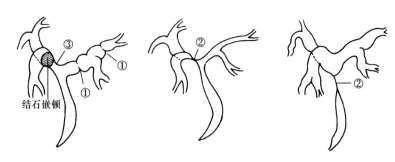

■ 图 22-2-1 胆管狭窄的命名示意图

①膜状狭窄；②管状狭窄，绝对狭窄；③相对狭窄

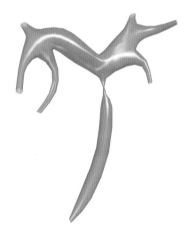

■ 图 22-2-2 肝门胆管良性狭窄示意图

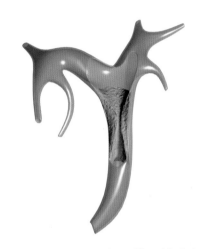

■ 图 22-2-3 肝门胆管恶性狭窄

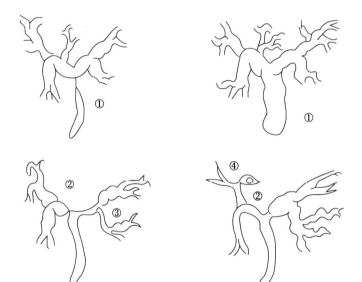

■ 图 22-2-4 胆管狭窄的分级

①Ⅰ级狭窄，发生在肝总管、胆总管；②Ⅱ级狭窄，发生在左、右肝管；③Ⅲ级狭窄，发生在三级胆管；④Ⅳ级狭窄，发生在四级胆管

Ⅰ级：狭窄发生在一级胆管，如肝总管、胆总管；临床常见，良恶性狭窄均可见，多有黄疸发生。

Ⅱ级：狭窄发生在二级胆管，如左、右肝管的开口处附近；临床常见，良恶性狭窄均可见，时有黄疸。

Ⅲ级：狭窄发生在三级胆管，如右肝管的前后支和左肝管的内外段分支；多伴有肝内结石。

Ⅳ级：狭窄发生在四级胆管，即三级胆管以外的分支；多伴有肝内结石、胆管炎。

第三节　胆管狭窄的内镜治疗

一、适应证、禁忌证、并发症

（一）适应证

各种胆管狭窄，包括手术损伤引起者、胆肠吻合口狭窄，或恶性肿瘤引起的管腔狭窄等。有胆道引流管者最好，可直接用胆道镜进行内镜内瘘术治疗；无胆道引流管者，可用 PTCD 和 PTCS 治疗，或用 ERCP、EST、ERBD 等方法治疗，或用胆道镜、十二指肠镜两镜联合治疗。

（二）禁忌证

无特殊禁忌证。唯心功能不全者和有出血倾向者暂不做。因为在扩张狭窄的过程中，有可能引起局部的渗血，凝血功能异常者，恐有出血不止的危险，故暂时不做。

（三）并发症

无严重并发症，更无死亡率。

外科手术治疗胆管狭窄常常施行狭窄段切除、胆管端端吻合、胆肠吻合或借其他组织修补术等方法。无疑，带来了吻合口的胆漏和肠漏的严重并发症，甚至伤及生命。然而，内镜内瘘术治疗胆管狭窄，不借其他器官组织，也不伤及其他器官，十分安全。况且无须住院、无须麻醉、无须禁食，门诊即可施行。常见并发症为术后一过性发热，多为低热，一般无须抗生素治疗；只要保持胆管引流通畅，发热大都自行消退。

如前所述，胆管狭窄的治疗是胆道外科领域中的疑难课题。以往治疗的方法主要为手术治疗。对于Ⅰ级胆管狭窄的治疗，大都是生硬地、被动地将狭窄部分切除或旷置，然后再将正常的肝总管或肝门部的胆管与空肠行各种方式的吻合术（如 Roux-en-Y 吻合术）。其中 Roux-en-Y 式的胆肠吻合术似乎最为合理，表面上解决了胆管反流的问题；但实际上，在胆道镜经胆肠吻合口检查时，仍然可见反流到肝内胆管的食糜和菜叶。不言而喻，一旦切断和旷置胆总管，那么胆总管的 Oddi 括约肌功能也就完全消失了。胆总管的复杂功能也就不存在了。这对患者调节胆道压力平衡、胆汁的肝肠循环具有重大的影响和打击。黄志强院士最近指出：胆总管的血管供应和走行方向是从胆总管末端向上、向肝门走行和分布。因此一旦切断胆总管，所保留的近端胆总管即发生明显的血供障碍、营养不良。故多数胆肠吻合术术后病例往往发生吻合口再狭窄，效果不好。胆管缺损的修补方法取材困难，效果更差。故尽管手术方式几经改革，但效果不佳。此时，外科医生术式做尽，进退维谷，无计可施；而患者处于绝望的境地。临床急需寻找更有效的治疗方法。

内镜技术的问世是医学史上的一次革命，具有划时代的意义。特别是近 30 年来开展的内镜内瘘术（endoscopic endoprosthesis），用来治疗肝内外胆管狭窄的病症，起到了外科手术所起不到的作用，收到了满意的效果。

二、所用设备

1. 纤维胆道镜，十二指肠镜，PTCD 用具及各种支撑支架，放射科 X 线设备等（胆道镜与十二指肠镜的构造和功能，在既往章节中详细介绍）。

2. 关于放置支架的种类

（1）记忆型合金支架：一般金属支架的内径较粗，直径为 0.5～1cm，不易阻塞。此种支架是由特殊记忆型合金金属丝制成的，在体温环境下可恢复自行膨胀，故称为记忆型合金支架（图 22-3-1，图 22-3-2）。此种支架多呈网状，一经放

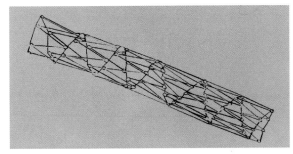

图 22-3-1　Z 字形金属支架

置，一般不能随意取出（但手术除外）；而且狭窄周围的肉芽组织和肿瘤组织仍可穿过网眼阻塞管腔，再次引起狭窄，此点为其缺点。

为克服此种缺点，研制了装有薄膜的金属支架，可防止肉芽或肿瘤组织穿过网孔梗阻管腔。临床上多用于晚期胆管肿瘤的患者。此种支架内腔直径较粗，不易阻塞，为其优点；但价格昂贵，多不能更换，为其缺点。

（2）塑料支架：一般用高分子材料制成，内径较细，1～3mm，易阻塞。为防止支架自行脱落，可制成倒刺状、猪尾巴状或圣诞树样支架。此种支架的管腔较细，容易阻塞，大约 3 个月需要置换一次。另有自制长形鼠尾外引流管或山川

引流管等（参见图 19-4-13）。此种引流管一端暴露于体外，一端通向胆管，犹如 T 管，所以更换容易；反之，其他引流管一端不通向体外，引流管更换需要在十二指肠镜下进行。

三、关于内镜内瘘术

根据胆管狭窄的部位、形状和目前患者是否带有胆道引流管，分别采取不同的内镜内瘘术治疗。对于带有胆道引流管者（T 管、U 管、蘑菇头引流管及直型管等肝内、肝外引流管）均可用胆道镜放置支架治疗；对无胆道引流管者，可经十二指肠镜进行 ERBD 支架治疗，也可用 PTCS 方法放置支架治疗。

所谓内镜内瘘术，如图 22-3-3 所示，系指在十二指肠镜或胆道镜直视下，行治疗性 ERCP 处理。即通过内镜用气囊或扩张子扩张狭窄部分，然后放置支架行支撑扩张长期治疗，使之形成一条内瘘管道。在等待狭窄部位被扩张后，狭窄局部的胆管黏膜溃疡形成瘢痕，上皮修复后，解除胆道梗阻，常可取得满意的效果。

（一）Ⅰ级胆管狭窄的治疗

此级胆管狭窄多发生在胆总管的肝门处及胆

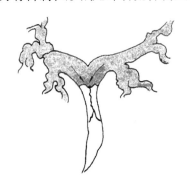
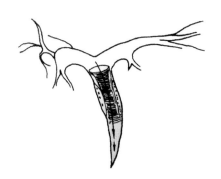

图 22-3-2　肝门胆管癌金属支架治疗

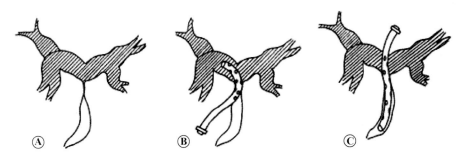

图 22-3-3　肝门胆管狭窄的内镜内瘘术（山川胆道引流管）

A. 肝门胆管良性狭窄；B. 经 T 管窦道胆道镜内瘘术；经 PTCS 内镜内瘘术

总管的任何部位，多为管状狭窄。大都有明显的胆道梗阻临床症状，急需治疗。如果患者带有胆道引流管，则可在术后 6 周即拔除引流管，经窦道在胆道镜直视下行内镜内瘘术。检查狭窄部位的具体情况，进行扩张，放置胆道支架支撑治疗。此种方法是真正的非手术内镜微创治疗，不需要住院，在门诊即可进行，十分安全方便。

如果患者目前已无任何胆道引流管，治疗起来则比较麻烦，因为胆道镜无从下手。可先行 PTCD，扩张穿刺窦道和创造通向胆道的径路，然后再行 PTCS 处理，即在胆道镜直视下放置各种支架，行内镜内瘘术治疗。

也可经口在十二指肠镜直视下，先行 ERCP 或 EST 切开乳头或用气囊导管扩张乳头开口，从胆总管的下方向上放置各种支架行内镜内瘘术治疗。即 ENBD 治疗或 ERBD 治疗（图 22-3-4）。如此，均不需要外科手术，同样也取得了满意的效果。这是近年来在胆道外科领域内新兴的内镜外科新技术，使患者真正免除了开刀之苦，为手术方法所不能比拟。

（二）Ⅱ级胆管狭窄的治疗

此型胆管狭窄常发生在二级或三级胆管内，且常遇有膜状狭窄，这是在内镜下的特殊发现，一般的胆道造影和 CT、B 超检查难以发现。

如果患者仍有胆道外引流管者（T 管引流或

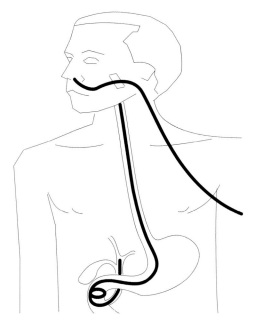

■ 图 22-3-4　ENBD 或 ERBD 治疗

肝内胆管外引流管），此时可在胆道镜直视下，用活检钳将其造成狭窄的薄膜撕破，解除狭窄或用胆道镜镜身直接扩张后再放置支架，行胆道镜内瘘术治疗。

如果患者已无任何胆道引流管，胆道镜无径路可进入胆道，此时可先行 PTCD，再行 PTCS 治疗。少数患者可行十二指肠镜的 ENBD 或 ERBD 治疗。

（三）Ⅲ级胆管狭窄的治疗

多见于肝内胆管结石伴有胆管狭窄，并且多为膜状狭窄。治疗方法是胆道镜下用活检钳撕破狭窄周围的薄膜，取出结石，不必放置支架。大致与Ⅱ级胆管狭窄的治疗相同。

（四）Ⅳ级胆管狭窄的治疗

Ⅳ级胆管多位于肝边缘，多见肝内胆管结石。因为靠近胆管边缘末梢，对于胆管引流影响不大，只要取净结石，局部也可以不予处理。

四、内镜内瘘术的分类和示意图

（一）胆道镜内镜内瘘术

如上述图 22-3-2 所示，肝门胆管癌金属支架治疗，可经 PTCS 或十二指肠镜完成。

如上述图 22-3-3 所示，肝门胆管狭窄内镜内瘘术。

（二）经胆肠吻合口内镜内瘘术

如图 22-3-5 及图 22-3-6 所示。

（三）经十二指肠镜内镜内瘘术（ENBD，ERBD）（图 22-3-7）

如上述图 22-3-4 ENBD 治疗。

内镜下放置不同支架及在内镜下表现如图 22-3-8～图 22-3-10 所示。

五、关于支架放置的时间

对于胆管的良性狭窄的支撑治疗，大都是采用塑料支架支撑。至于支撑的时间，乃由胆管狭窄部位的具体情况决定。如前所述，因为此类支架与周围胆管组织无明显粘连，取出容易，因此可以定期更换。它在能应用胆道镜检查的条件下，一定要看到狭窄部位的胆管黏膜完全修复方能取出（表现为肉芽消失，黏膜光滑）。放置或支撑时间，一般为 3 个月到 1 年，平均半年左右。当然，放置时间越长越好。

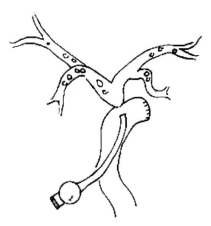

■ 图 22-3-5　经胆肠吻合口胆道镜取石

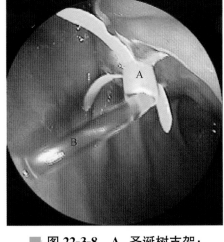

■ 图 22-3-8　A. 圣诞树支架；
B. 支架喷出胆汁

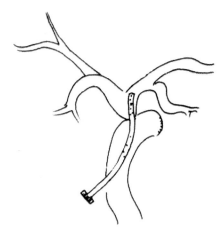

■ 图 22-3-6　经胆肠吻合口内镜内瘘术
（山川引流管）

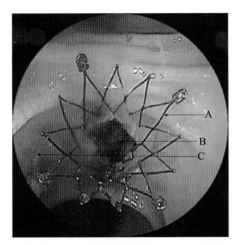

■ 图 22-3-9　A. 金属支架网；B. 胆总管开口；
C. 褐色为胆汁

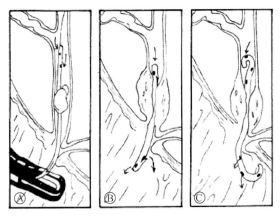

■ 图 22-3-7　经十二指肠镜内镜内瘘术
A. 因结石梗阻 ENBD 内瘘术；B. 胆总管肿瘤倒刺
支架内瘘术；C. 胆总管肿瘤猪尾巴支架内瘘术

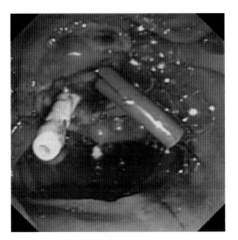

■ 图 22-3-10　肝门胆管肿瘤放置 3 支塑料支架

对于金属支架，一般不需要取出，长期支撑治疗。因为金属支架所治疗的胆管狭窄多为恶性狭窄，肿瘤的肉芽组织大都和支架长在一起，故难以取出，如果强行拔出，恐引起胆道出血。如果遇到金属支架阻塞的病例（图 22-3-11），可先行 ERCP 检查，发现阻塞，可行金属支架腔内用细胞刷或活检钳等工具清理、疏通，解除梗阻，常可收到较好的效果。也可在导丝的引导下，在其原有的金属支架内再放置一个支架（塑料支架也可），常可达到解除胆道梗阻、减轻黄疸、改善症状、延长寿命的目的。

因为金属支架更换困难或不能更换，长时间留在体内是一种异物，为其缺点。近年来美国科学家又发明了能够生物降解的可吸收支架（图 22-3-12），不用取出，不用更换；但价格昂贵，尚未普及。

六、内镜内瘘术实例介绍

病例 1：女性，28 岁，肝门胆管严重狭窄，胆囊切除术损伤所致。治疗前 T 管造影如图 22-3-13A 所示，在内镜下导丝引导下行气囊扩张治疗（图 22-3-13B），并放置山川导管支撑治疗（图 22-3-13C）。支撑 1 年后，狭窄解除，至今未犯（图 22-3-13D）。

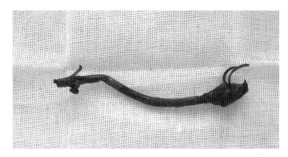

■ **图 22-3-11　陈旧堵塞的支架**

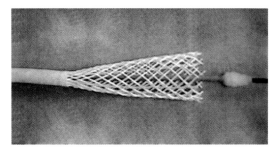

■ **图 22-3-12　生物可吸收支架**

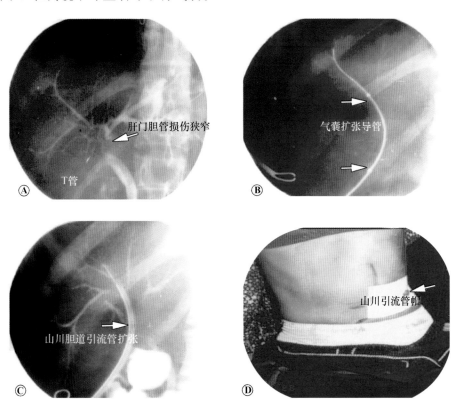

■ **图 22-3-13　经 T 管窦道，胆道镜下行塑料支架支撑内瘘术治疗**

A. T 管造影，肝门胆管严重狭窄；B. 胆道镜下在导丝引导下行气囊扩张治疗；C. 用山川导管支撑治疗；D. 患者支撑 1 年后，狭窄解除，至今未犯

病例 2：女性，70 岁，肝门胆管癌切除胆肠吻合术后，吻合口再度狭窄，黄疸再发。非手术在超声引导下，行 PTCD（图 22-3-14A），放置塑料支架治疗胆肠吻合术口狭窄（图 22-3-14B、C），术后梗阻、黄疸解除，收到良好效果。

病例 3：胆总管中段肿瘤所致梗阻性黄疸，经十二指肠镜放置金属支架治疗，狭窄消除，黄疸消退。操作如图 22-3-15 所示。

病例 4：女性，40 岁，胆囊切除术后肝门胆管狭窄，带有 T 管，经 T 管窦道胆道镜放置支撑狭窄两端困难，乃行胆道镜-十二指肠镜联合放置金属支架成功。操作如图 22-3-16 所示。

七、小结

总之，胆管狭窄一直是胆道外科临床的一项复杂和疑难课题。之所以疑难，是因为它的治疗效果不好，却又是胆道外科手术不能回避的问题。以美国为例，每年要做胆囊切除术约 50 万例，中国每年约有 300 万例，如此算来每年将有成千上万例胆管损伤发生。我国胆道外科大师黄志强院士大声呼吁：胆管损伤是胆道外科医生"永远的痛"！胆管损伤尤其常见于胆囊切除术，被称为胆囊切除术的致命弱点。然而，面对着如此庞大的疑难课题，外科手术治疗效果不甚满意。

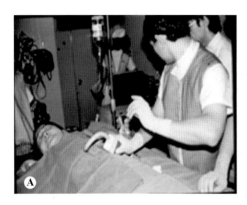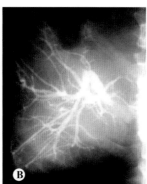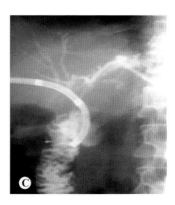

■ 图 22-3-14　经皮经肝胆道镜治疗胆肠吻合口狭窄

A. 超声引导下，行 PTCD；B. PTCD 窦道扩张后，胆道镜进入吻合口，扩张成功；
C. 用塑料支架（山川支架）长期支撑，黄疸消退

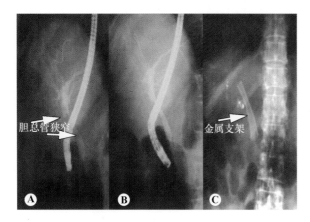

■ 图 22-3-15　经十二指肠镜内镜内瘘术放置金属支架治疗肝门胆管狭窄

A. ERCP 提示胆总管中段狭窄；B. 支架已经置入，等待释放；C. 支架完全释放

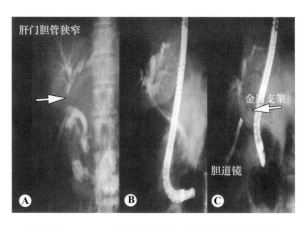

■ 图 22-3-16　胆道镜-十二指肠镜联合治疗胆总管狭窄

A. T 管造影提示肝门胆管狭窄；B. 经十二指肠镜放置金属支架，胆道镜监视下放置成功；C. 金属支架膨胀，引流通畅

所谓的胆管的端端吻合术、胆肠吻合术，吻合术后再次发生狭窄的发生率很高，而且胆总管横断后 Oddi 括约肌功能消失。故胆肠吻合手术方式做尽，往往是手术越做越大，效果越做越坏，外科大夫处于进退维谷的境地。此类患者大部分发展成胆道梗阻、胆汁性肝硬化，预后极差。

近 30 年来，内镜微创外科技术的出现，对于胆道外科的疑难课题做出了突出的贡献。它可以不用开刀或不用开大刀，就较好地解决了这一难题，避免了开刀带来的一系列的并发症和死亡率。它不会破坏 Oddi 括约肌功能，不需要切肝、切肠。同样，如果胆管狭窄已经发生，由于现代内镜外科技术的发展，可不去做胆道外科的 Whipple 手术，不去做各种胆肠吻合手术，不去破坏 Oddi 括约肌功能，不去借用其他器官的组织修补胆管狭窄；而是利用支架的内镜内瘘术，用非手术方法治疗胆道外科的疑难大症——胆管狭窄病，起到了外科手术所起不到的作用，同样也是具有划时代的意义。

（张宝善）

参考文献

[1] 张宝善. 经皮经肝胆道镜的临床应用. 中华外科杂志，1985，23（6）：353-354.

[2] 黄志强. 腹腔镜外科时代的胆管损伤问题. 肝胆外科杂志，1998，6（2）：65-66.

[3] 梁久银. 23132 例 LC 报告. 肝胆外科杂志，1998，6（4）：239-240.

[4] 于良. 腹腔镜胆囊切除致左右肝管及其汇合部损伤. 中国内镜杂志，2003，9（9）：1-3.

[5] 黄志强. 胆管损伤：肝胆外科永久的考题. 中华普通外科杂志，2001，16（6）：371-373.

[6] 张宝善. 胆管狭窄的纤维胆道镜治疗. 中华医学杂志，1991，71（5）：285-286.

[7] 张宝善. 胆管狭窄的内镜治疗. 现代医学杂志，1992，2：73-74.

[8] 张宝善. 肝内胆管"彗星征"的临床评价. 中国实用外科杂志，1997，17（3）：182-183.

[9] 张宝善. 纤维内镜在胆胰疾病诊治方面的应用现状. 中国现代普通外科进展，1999，1（2）：30-31.

[10] 张宝善. 疑难肝内结石的胆镜治疗. 中华肝胆胰杂志，2000，6（3）：168-169.

[11] 张宝善. 胆道镜治疗疑难肝内术后残余结石. 中国普外基础与临床杂志，2001，8（2）：111.

[12] 张宝善. 内镜技术在胆道外科中的应用, 中国医师进修杂志，2006，29（4）：1-3.

[13] 黄志强. 现代腹部外科学. 长沙：湖南科学技术出版社，1994：256-275.

[14] 李益农，陆星华. 消化内镜学. 北京：科学出版社，1995：621-625.

[15] 黄志强. 当代胆道外科学. 上海：上海科学技术文献出版社，1998：538-578.

[16] 刘国礼. 现代微创外科学. 北京：科学出版社，2003：441-457.

[17] 勾承月. 胆道支架介入治疗恶性胆道梗阻 136 例临床分析. 中国微创外科杂志，2010，10（5）：412-415.

[18] Ginsberg G，Cope C，Shah J，et al. In vivo evaluation of a new bioabsorbable self-expanding biliary stent. Gastrointest Endosc，2003，58（5）：777-784.

[19] Gouma DJ，Go PM. Bile duct injury during laparoscopic and conventional cholecystectomy. J Am Coll Surg，1994，178：229-233.

[20] Strasberg SM，Hertl M，Soper NJ. An analysis of the problem of biliary injury during laparoscopic cholecystectomy. J Am Coll Surg，1995，180（1）：101-125.

第二十三章
胆道肿瘤的微创治疗

第一节 胆道肿瘤的治疗现状

胆道肿瘤（tumor of biliary tract）主要是指发生在胆囊、胆囊管、肝外胆管的肿瘤，从部位上主要分为胆囊肿瘤和肝外胆管肿瘤，从性质上分良性和恶性两类。据肿瘤统计报道：2009年美国胆囊及肝外胆管恶性肿瘤新发病例为9760例，其中男性4320例、女性5440例；预期死亡3370例，其中男性1250例、女性2120例。良性肿瘤主要有乳头状瘤、腺瘤、纤维瘤、神经瘤等。恶性肿瘤主要是腺癌，分肝内胆管癌、肝门胆管癌、胆囊癌、胆总管下端癌，临床上常见的是胆囊癌和肝门胆管癌。近年来，胆道恶性肿瘤的发病率呈上升趋势，临床上出现梗阻性黄疸、胆绞痛、寒战发热、消化不良、体重减轻、胆道出血等表现时多为中晚期，患者丧失了手术根治的机会，预后不佳，随着影像学技术的发展，早期诊断、早期治疗成为可能。

胆囊良性肿瘤有真性与假性两类，常统称为胆囊息肉样病变，部分病变有恶变可能。胆囊的假性肿瘤有胆固醇性或炎症性息肉、腺肌性或腺瘤性增生、异位性胃黏膜或胰腺组织，以及炎性、纤维性黄色肉芽肿病等。真性肿瘤中则以源自上皮的腺瘤为常见，还包括血管瘤、脂肪瘤、平滑肌瘤、颗粒细胞瘤等，分乳头状和非乳头状两类；常呈多发，亦可单发，质软而不规则，常并发胆石和胆囊炎。临床上胆囊良性肿瘤可无症状，临床诊断困难，多经手术探查确诊。

胆囊癌是胆道系中常见的恶性肿瘤，约占胆道肿瘤的25%，占欧美胃肠道恶性肿瘤发病率的第5位，在我国则居消化道恶性肿瘤的第6位，且发病率呈上升趋势。此病见于胆囊切除标本的为1%～2%。胆囊癌有多种不同的组织类型，最多见为腺癌，约占90%，其他比较少见

的有鳞癌、燕麦细胞癌、未分化癌、腺鳞癌和类癌等。胆囊癌可经淋巴、静脉、腹腔内种植、神经、胆管等途径转移和直接侵犯周围器官组织，以淋巴转移常见。胆囊的淋巴首先引流至胆囊管淋巴结，然后向下沿胆总管至胆总管周围淋巴结，再经胰头后淋巴结到达腹主动脉和下腔静脉间淋巴结；另一条淋巴引流途径是包括门静脉后和右侧腹腔动脉淋巴结。胆囊癌还可经胆囊床直接侵犯肝，或经胆囊静脉沿胆囊颈而侵及肝方叶。如胆囊颈或Hartmann囊的肿瘤可直接浸润肝总管，其临床表现和放射影像学检查很难与胆管癌相鉴别。直至肿瘤晚期，方可见经血行远处转移及腹腔播散。

1997年美国肿瘤联合委员会（AJCC）第5版肿瘤分期手册中规定了胆囊癌的分期标准，此与治疗方法的选择及预后有密切关系。对于肿瘤仅局限于胆囊黏膜或黏膜下者（T_{1a}），一般系因胆石症行胆囊切除后病理证实发现，其5年生存率接近100%，故不需要再行扩大手术治疗。对于侵犯胆囊肌层（T_{1b}）或同时有区域性淋巴结转移者（Ⅱ～Ⅳa），应行扩大胆囊癌根治术，包括清除胆囊管淋巴结、胆总管周围淋巴结、门静脉后淋巴结、右腹腔动脉淋巴结和胰十二指肠后淋巴结。胆总管周围淋巴结较彻底的清除方法是切除胆总管再行胆肠吻合术。对于常见的肝实质受累者，除行胆囊癌扩大根治术外同时行肝切除，切除的范围需距离肿瘤边缘或术中B超可探测到的肿瘤边界2cm以上。较小的肿瘤可做肝楔形切除术，如肿瘤较大则需行规则性肝切除，以达到组织学检查肿瘤边缘无癌细胞为目的。目前胆囊癌的治疗对大多数病例如经组织学确诊不能手术切除者，只能选择非手术姑息性治

疗。如合并有梗阻性黄疸时，可经皮或内镜置入胆道引流管。胆囊癌的化疗效果甚差，部分缓解率为30％，中位生存期仅为8个月。此外，尚有应用外照射或术中照射疗法，疗效尚难肯定。

胆管癌是指发生于肝外胆管，包括左右肝管、肝总管、胆总管和胆囊管的癌。近年来临床上发现的胆管癌病例逐渐增多，以每年递增5％的速度上升，是消化道肿瘤中上升速度最快的肿瘤。在美国每年预期新发病例数为4000～5000例。胆管癌可发生在肝外胆管的各个部位，其中以肝门部胆管最多见，约占58％，中段、远段胆管分别占13％和10％，发生在胆囊管者占4％，另有7％为弥漫性发生。在欧洲每年近5万新发的原发性肝癌中胆管癌占了近1/5，年龄标化死亡率低于1.5人/10万人。由于男性原发硬化性胆管炎多见，故其胆管癌也多见。因地域差别，发病率有显著不同。大多数患者发病年龄超过65岁，发病的高峰在70岁。在西方发达国家，肝内胆管癌发病率明显增加。胆管癌的总体生存率非常低，5年的总体生存率低于5％，肝内胆管癌的中位生存期为18～30个月。肝门胆管癌的生存率略低一些，为12～24个月。仅早期做手术切除的患者能够达到治愈，手术后5年复发率为60％～90％。由于大多数病例初诊时已为进展期，不能手术根治，75％的患者于诊断后1年死亡。胆道梗阻导致的恶病质、肝衰竭和反复发作的胆管炎是主要死亡原因。尽管1年的生存率从1975—1979年的16％，上升到1995—1999年的28％，但5年生存率却无显著性改变。通常远段胆管癌手术达到治愈性切除的机会较多，其预后好于肝门胆管癌，手术切除是唯一可能获得治愈的治疗选择，包括部分肝切除在内，切缘阴性与预后明显相关。虽然远段胆管癌切除率达到70％，而高位胆管癌只有15％～20％，但只要根治性切除，肿瘤部位并不影响生存。有4个因素决定是否能够根治：肿瘤在胆道树中的浸润范围、血管是否侵犯、肝叶是否萎缩以及是否有转移。近期的研究显示：只有门静脉主干侵犯是不能根治性切除的独立预测指标，并且只有通过剖腹探查才能确定是否能够根治性切除。有时影像学检查并不能鉴别腹膜种植、小的肝转移或淋巴结转移病灶以及肿瘤的真实范围。有近

40％的患者只有通过手术探查才能确定不能根治性切除。由于近段胆管癌在诊断、治疗和预后上均与中远段胆管癌有明显不同，临床上一般将两者分别加以讨论。

一、肝门部胆管癌

肝门部胆管癌（hilar cholangiocarcinoma）是指发生于胆囊管开口近端的肝外胆管癌，故又称近段胆管癌（proximal bile duct carcinoma），其范围包括肝总管、左右肝管汇合部，以及左、右肝管，并常涉及尾状叶胆管开口。肝门胆管癌的治疗方式取决于肿瘤侵犯左、右肝管或胆总管的范围。外科切除的目的是完全切除肿瘤，获得阴性切缘，并重建胆道。扩大切除包括：胆管切除和包括肝尾状叶在内的部分肝切除。获得镜下切缘阴性的患者中位生存期能够超过60个月。在有胆道梗阻的患者中行肝切除，死亡率明显增加。双侧门静脉或对侧胆管受累时，不能手术切除。对于不能手术切除的肝门胆管癌，可以进行背驮式肝移植，放疗和化疗不是其标准的辅助治疗。对于手术探查不可切除的患者，可以进行内引流术。对于一般状况良好的患者可进行姑息性放化疗。对于没有远处转移的局部进展期肿瘤，适形放疗和灌注化疗可以控制其局部生长。根据肝门部胆管癌发生的部位和累及的范围可将其进一步分成若干临床类型，目前广泛采用的是1975年Bismuth提出的分型。Ⅰ型：肿瘤位于肝总管（图23-1-1）；Ⅱ型：肿瘤位于左右肝管汇合部（图23-1-2）；Ⅲ型：肿瘤位于右肝管（Ⅲa）或左肝管（Ⅲb）及其左右肝管汇合部（图23-1-3）；Ⅳ型：肿瘤累及肝总管、左右肝管汇合部，以及左、右肝管（图23-1-4）。

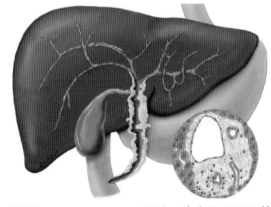

■ 图23-1-1　BismuthⅠ型：肿瘤位于肝总管

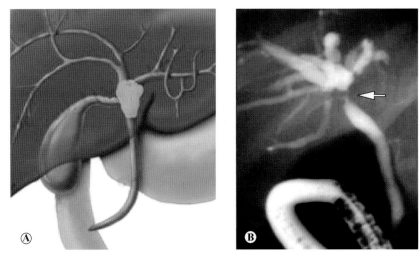

■ 图 23-1-2　Bismuth Ⅱ 型：肿瘤位于左右肝管汇合部
A. 模式图；B. 胆道造影 X 线片

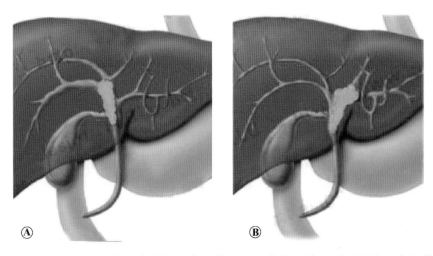

■ 图 23-1-3　Bismuth Ⅲ 型：肿瘤位于右肝管（A）或左肝管（B）及其左右肝管汇合部

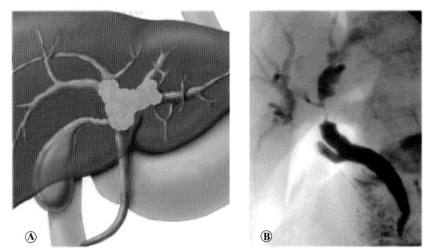

■ 图 23-1-4　Bismuth Ⅳ 型：肿瘤累及肝总管、左右肝管汇合部和左右肝管
A. 模式图；B. 胆道造影 X 线片

肝门部胆管癌的这一临床分型对手术方式的选择和预后的判断具有重要价值。Ⅰ型和Ⅱ型因较早出现梗阻性黄疸而得以较早诊断，手术切除率较高，因而预后较好；Ⅳ型由于侵犯的范围广，大多数不能切除，即使能够切除者也以姑息性切除为主，因而预后差；Ⅲ型首先引起一侧肝管梗阻，早期可不出现梗阻性黄疸，当肿瘤发展逐渐梗阻对侧肝管、左右肝管汇合部、肝总管时方出现黄疸，此时已非病理早期，故手术切除率亦不高。

肝门部胆管癌的治疗首先是针对肿瘤引起的胆道梗阻，其次才是治疗肿瘤本身，因为胆道梗阻引起的肝衰竭是患者的最早的致死原因。手术切除肿瘤是该病最理想的治疗方法，因为在切除肿瘤的同时也解除了胆道梗阻。当肿瘤无法切除时，单纯的胆道引流也是一种积极的治疗方法。它虽不能根治肿瘤，但可延长患者的生存期。传统的放疗和化疗在未行有效的胆道引流前无治疗意义，它们必须在胆道引流后实施，或作为手术切除后的辅助治疗施行。

二、中远段胆管癌

发生在胆囊管开口以远至进入十二指肠壁之前的胆管癌称为中远段胆管癌，实际上为胆总管癌。20％～30％的胆管癌为远段胆管癌，90％多的患者表现为进行性黄疸，主要行胰十二指肠切除术，90％病理切缘阴性的患者 5 年生存率达到29％。影响愈合的因素是切缘是否阴性和淋巴结状况。对于不能手术切除的患者，行胆肠吻合术能达到非常好的治疗效果。中远段胆管癌一经诊断，如无手术禁忌均应手术探查。与近段的肝门部胆管癌相比，中远段胆管癌由于黄疸出现较早因而发现较早，且解剖关系没有前者复杂，故手术切除率较高。如无广泛转移，90％以上可获得手术切除。但即使根治性切除，局部复发所致的胆道梗阻仍然是患者主要的死亡原因。

对于不可切除的胆管癌的治疗目的是维持生活质量，对于那些一般状况良好又不能手术切除的患者，化疗是一个选择。晚期肿瘤的最佳支持治疗也是一个选择。临床随机试验表明：胆管癌治疗没有最佳的药物或治疗方案。单用 5-氟尿嘧啶或联合亚叶酸钙的有效率能够达到 10％，但中位生存期只有 6 个月；每周应用 5-氟尿嘧啶或联合亚叶酸钙的中位生存率可达到 7 个月。联合 5-氟尿嘧啶的化疗能够增加客观缓解率，但也增加了毒性。在一个Ⅱ期临床试验中，5-氟尿嘧啶加皮下注射干扰素 α-2b，中位生存期达到 12 个月。吉西他滨联合卡培他滨治疗 45 例胆管癌和胆囊癌，有效率 31％，中位生存期 14 个月。其他试验证明紫杉醇、奥沙利铂、阿霉素单独或联合应用会有一定的效果。目前二线治疗没有有效方案。总之对于进展期的胆管癌没有标准的治疗方案，依据患者的一般状况、器官功能、意愿，可选择单用或联合化疗。回顾性的研究显示患者可能从辅助放疗、化疗或联合化放疗中受益，但由于样本数小，尚没有标准的治疗方案。前瞻性的研究未显示患者能够从单独化疗或放疗中有生存受益。美国国立综合癌症网络（NCCN）指南和一些大的医学中心推荐在临床上给予联合化放疗，尤其对于切缘阳性和淋巴结阳性的患者可能有益，但缺乏随机试验支持这一方案。

所以直至 20 世纪末，肝门部胆管癌手术只能治愈极少数的早期患者，无残留癌组织、无淋巴结转移是切除手术后长期生存的主要因素。对大多数患者，在确诊为胆管癌时已处于进展期，丧失了手术根治的可能，只有采取姑息治疗。因此姑息治疗在胆道恶性肿瘤的治疗中有着重要的作用，临床治疗的目的是减少并发症，缓解症状，提高生活质量，降低死亡率，延长生存时间。其中重要的是防止胆汁淤积导致的肝衰竭和梗阻性化脓性胆管炎的发生，因其是胆管癌的主要死亡原因。通常引流解除胆道梗阻有 3 种方式：①内镜治疗；②经皮经肝穿刺；③手术旁路。理想的姑息治疗应是有效的，能够很快地减轻黄疸，改善肝功能，并且持续时间应尽可能长，以降低死亡率和并发症。故各种内引流术、外引流术为主的胆道肿瘤的微创治疗发挥着重要的作用。

第二节 胆道肿瘤微创治疗技术的评价

一、胆管癌的光动力治疗

光动力治疗（photodynamic therapy，PDT）是将光敏剂输入人体内，使之在一定时间后较多地在肿瘤内积聚，然后以波长为 630nm 的激光对肿瘤进行照射，被肿瘤细胞所萃取的光敏剂会吸收激光。研究表明，光动力治疗对肿瘤的作用主要体现在 3 个方面：一是发生光化学反应，激活的分子发射荧光，最后分子成分转移其热量产生单线态氧，而单线态氧以及释放的前列腺素、淋巴因子、血栓素等能破坏肿瘤组织，对肿瘤细胞有直接杀伤作用；二是通过作用于肿瘤细胞的微血管造成血管完全封闭，使肿瘤组织缺氧和营养枯竭，从而导致肿瘤组织坏死；三是介导肿瘤特异性免疫反应，从而导致靶向破坏肿瘤细胞，由于穿透深度仅 4～4.5mm，周围正常组织细胞不受损伤。激光光纤沿导丝所能抵达的照射范围，均可行 PDT，因此在治疗胆道恶性梗阻时其主要的适应证为胆管癌。经照射后肿瘤坏死，能有效解决胆道梗阻（图 23-2-1）。其副作用主要为皮肤光过敏，应尽量避免日光照射。在一项 39 例 BismuthⅢ/Ⅳ期的患者治疗中显示，置入胆道支架并加用 PDT，比单用支架中位生存时间由 3.3 个月延长至 16.4 个月。Shim 等报道对 24 例肝门部胆管癌通过 PTCS 进行光动力治疗，用胆管内超声评价对肿瘤的作用，患者平均存活时间为 558±178.8 天。由于 PDT 创伤轻微，可重复治疗，靶向性高，故在姑息治疗中有一定的优势。

二、内镜下放射性粒子支架置入术

对现有的胆管塑料支架进行改良，用承载放射性粒子的塑料支架，联合腔内照射和支架引流治疗肿瘤，能够阻止肿瘤局部生长。主要的适应证为胆总管癌和胰头癌，适合一般状况差的患者。缺点是支架内径偏小，容易阻塞，可以通过置入双支架解决这一问题。

三、超声内镜引导下消化道-胆管造瘘术

治疗梗阻性黄疸时，对于 ERCP 胆管插管失败的患者来说，超声内镜引导下消化道-胆管造瘘术（endoscopic ultrasound-guided bilioenteric drainage）不失为一种较好的替代方法，其能将胆汁引流入胃肠道，因此较经皮经肝胆道引流术更符合正常生理。方法是超声内镜显示扩张的胆总管或左肝内胆管，然后经消化道进行穿刺并置入导丝，沿导丝进行气囊扩张，最后置入支架引流。此方法由于受技术限制，临床开展很少，因此其安全性及有效性尚需进一步验证。

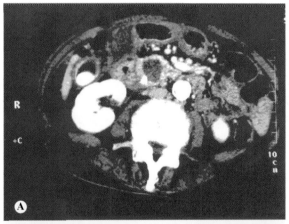
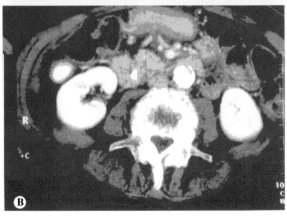

■ **图 23-2-1 光动力治疗壶腹周围癌**
A. 治疗前；B. 治疗后看见坏死液化病灶

四、内镜下局部切除十二指肠乳头肿瘤

随着内镜检查和 ERCP 的应用，十二指肠乳头肿瘤检出率越来越高，其中以腺瘤最为常见，约占 70%，其恶变率约为 30%，具有重要临床意义；而局部高度不典型增生、乳头癌、Brunner 腺瘤、炎症性息肉、类癌、错构瘤也有一定的发生率，应与腺瘤相鉴别（图 23-2-2）。在过去，十二指肠乳头病变可直接造成胆管、胰管的梗阻，表现为进行性黄疸加重，反复发作性胆管炎、胰腺炎，并且十二指肠乳头腺瘤及不典型增生有恶变可能，应该积极进行治疗。手术切除是十二指肠乳头腺瘤的标准治疗方法。胰十二指肠根治术虽然能完全切除病变，但其死亡率高达 2%～10%，术后复发率为 25%～33%；开腹经十二指肠局部切除术的复发率更是高达 50%。外科开腹手术，手术创伤大，患者恢复慢，医疗费用较高，而且相当一部分患者因为年龄较大、体质差及伴随其他疾病等情况而不能耐受麻醉或手术。自从 1989 年 Shemesh 等第一次报道了成功为 4 例手术后腺瘤复发的患者施行内镜腺瘤烧灼治疗后，内镜乳头切除术逐渐成为十二指肠乳头腺瘤的首选治疗方法。其方法是内镜下采用圈套器对十二指肠乳头病变进行电凝切除。部分患者切除后为防止胰管或胆管狭窄而放置内支架。切除后标本送病理检查，定期随访。治疗后黄疸短期内明显减轻，胰腺炎无复发，无严重并发症发生。内镜下十二指肠乳头切除术，对于十二指肠乳头腺瘤、局部不典型增生等良性肿瘤以及早期恶性肿瘤等疗效肯定，可以避免外科手术（图 23-2-3）。

五、内镜下胆道内支架成形术

1979 年德国医生 Soehendra 率先采用内镜胆道引流术或称内镜下胆道内支架成形术治疗胆道梗阻。内镜下胆道内支架引流术利用人体自然腔道，通过内镜导入支架。它是一种微创手术，避免了开腹手术造成的创伤，解除了胆道压力，使血清胆红素浓度减少，改善了肝的血流，使肝功能逐步改善。支架内引流恢复了胆汁的肝肠循环，有利于患者吸收营养，改善患者的免疫功能。

内镜胆道引流术主要分两种：塑料支架内引流术（即 ERBD）和金属支架内引流术（endoscopic metal biliary endoprosthesis，EMBE）。ERBD 无胆汁丢失，符合生理状态，且塑料支架价格较低，阻塞时可以重新更换，减轻了患者的经济负担。目前常用的塑料支架材料有聚乙烯、聚氨酯和聚四氟乙烯。支架内径有 7Fr、8Fr、10Fr 和 12Fr 不等。其中 10Fr 支架应用较为广泛，直径太细容易被胆泥堵塞。Double-layer 支架在双层塑料支架中央附金属网，内层覆以氟化材料，增加了塑料支架的光洁度和插入性。中央弯曲型（图 23-2-4）和下端弯曲型（图 23-2-5）支架不易堵塞，倒刺无侧孔支架使得内支撑管便于固定，不易滑落（图 23-2-6），特别适合于恶性胆管梗阻。国外报告 ERBD 操作的成功率接近 90%，引流成功率也近 90%。理论上聚四氟乙烯支架的摩擦系数最小，体外实验也证实其表面胆泥淤积量最少，明显优于聚乙烯和聚氨酯支架。

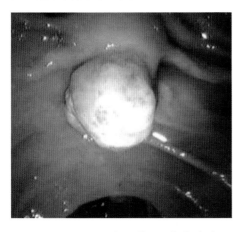

■ **图 23-2-2　十二指肠乳头腺瘤**

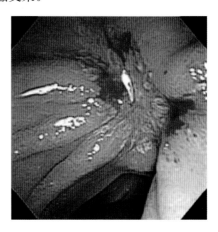

■ **图 23-2-3　十二指肠乳头肿瘤局部切除后**

内镜置入胆道支架已成为无手术条件和手术不能切除的恶性梗阻性黄疸患者有效的姑息性治疗方法。缺点是无法观察管道的通畅情况，内径较细，支架阻塞是最常见的并发症。支架阻塞的原因是细菌在支架表面黏附，随后胆红素钙和脂肪酸钙盐发生沉淀，最终形成胆泥，阻塞支架。塑料支架阻塞、移位、滑脱的发生率约3%，出现这种情况时应更换支架，一般12周后即需更换。如果支架露出乳头太长可能造成十二指肠壁溃疡或出血，操作时应予以各种带倒刺的塑料胆道支架（图23-2-6）。EMBE适用于无法行根治性手术，无其他器官功能障碍，预计生存期大于3个月以上且经济条件许可的恶性胆道梗阻患者。金属支架是由各种金属材料编织或盘绕而成的，分为两大类（图23-2-7）：一类是自膨式金属支架；一类是球囊扩张式。目前最普通的不锈钢金属内支架是Wallstent内支架。其不锈钢丝连续N形折叠成管状，压缩后送入胆道，自膨后呈管状，其最大直径可达1.2cm。镍钛形状记忆型合金支架具有自膨性，置入胆管后可恢复原伸展状态，其外形有条形和Y形两种，按结构分为网管状和螺旋管状，有多种型号，可根据胆管狭窄部位和范围选用。镍钛形状记忆型金属支架放入胆管释放后可恢复原伸展状态，完全膨开后直径达8～10mm，较塑料支架大3倍，而且为网状结构，可嵌入黏膜组织中，与胆汁及细菌接触面积小，不易形成胆泥，较塑料支架有更长的通畅时间，Schofl等报道金属支架平均通畅时间为297天。

内镜下多根胆道支架内引流术主要应用于Bimuth Ⅱ、Ⅲ、Ⅳ型肝门部肿瘤引起的胆管狭窄。内镜下多根胆道支架置入操作难度较大，通常先将一根导丝通过狭窄部置入左或右肝管，然后再插入一根导丝至另一侧肝管，最后分别沿导

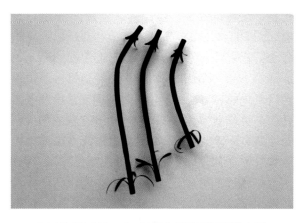

■ 图 23-2-4　中央弯曲型胆道塑料支架

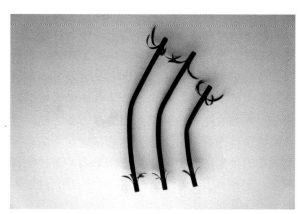

■ 图 23-2-6　倒刺无侧孔支架

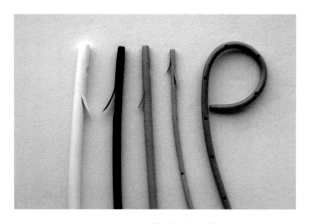

■ 图 23-2-5　下端弯曲型胆道塑料支架

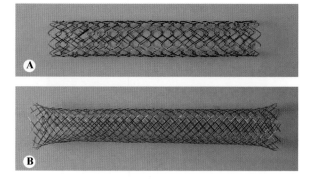

■ 图 23-2-7　金属支架

A. Wallstent内支架；B. 镍钛形状记忆型合金支架

丝置入胆道支架。肝门部恶性肿瘤经常侵及左、右肝管，单侧引流不完全，如果置入双管可能会增强引流效果（图 23-2-8）。有学者比较了肝门部胆管癌放置单根和双根内置管引流的疗效，结果 30 天内死亡率分别为 29% 和 9%，平均存活期为 513 个月和 615 个月，晚期死于败血症者分别为 46% 和 13%。金属支架的再梗阻一般是由于肿瘤组织通过金属支架网眼长入腔内或肿瘤生长超过金属支架两端造成的，所以一般金属支架两端均应超过肿瘤边缘 2cm 以上。十二指肠乳头壶腹部括约肌和胆总管下端括约肌长度平均为 1.5cm。当支架下沿压住括约肌时，患者治疗后会有明显不适感。所以当肿瘤下缘距乳头开口处大于 2.5cm 时，支架可全部放入胆管内，否则应伸到肠腔。

为防止肿瘤生长，也有采用覆膜金属支架（图 23-2-9）治疗恶性胆道狭窄者，使维持胆道通畅的时间更长；但覆膜金属支架很难置入胆道，置入胆道后也容易造成胆囊管和肝总管分支的阻塞。

金属支架虽无法取出，但堵塞后可通过内镜在金属管内再置入金属支架或塑料支架解决梗阻（图 23-2-10），也可采用 ENBD 和经皮经肝胆道引流术等方法。金属支架的缺点是价格昂贵且置入后难以取出。良性疾病应用金属支架会对胆管壁造成不可逆损伤，因此金属支架仅限应用于恶

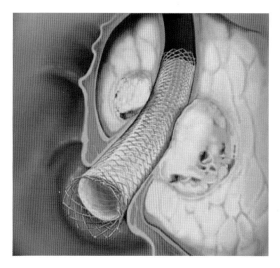

图 23-2-9 胆道覆膜金属支架

性胆道梗阻。恶性胆道狭窄患者采用支架治疗者多为晚期，生存时间可能不会太长。研究表明，金属支架对于生存期超过 6 个月的患者总花费及住院天数低于使用塑料支架者，而预计生存期不超过 6 个月者则应用塑料支架更合适。因此对于恶性胆道梗阻患者，选用金属支架要根据患者的生存期及经济情况决定。一个临床随机对照试验的研究显示：对于不能切除的远端的胆道恶性梗阻，覆膜支架的缓解率更高。同时多个临床研究显示覆膜支架压迫了胆囊管，使得胆囊炎的发生率升高了 5%。胆道支架广泛用于内镜或经皮经肝胆道引流，金属支架一般可维持胆道通畅 9 个月。

几个临床随机对照试验的研究比较了金属支架与塑料支架对胆道梗阻的作用：对那些预期生存超过 5 个月的患者使用金属支架性价比高，住院时间短，不用反复更换支架。在没有胆道感染的情况下，引流 25% 的肝组织，就能保证姑息治疗的效果。对于肝门胆管癌的临床随机对照试验研究显示：一侧胆道引流就能充分地缓解梗阻，与双侧引流相比，并发症、生存率没有差别。重要的一点是，对于肝门胆管癌的患者，30% 的患者由于支架阻塞，需要更换支架。

六、经皮经肝胆道引流术及经皮经肝胆道镜技术

1921 年，Muller 等对胆道造影术进行了报道。1952 年，Cartei 对经皮经肝穿刺胆道造影技

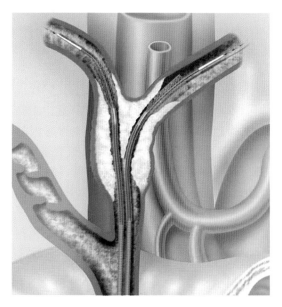

图 23-2-8 左右肝管双支架置入引流

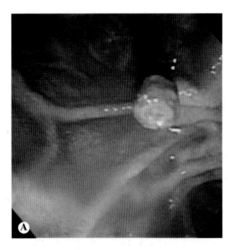
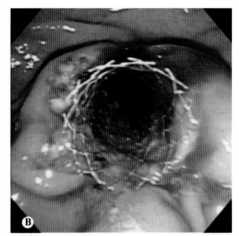

■ 图 23-2-10　塑料支架（A）和金属支架（B）置入后

术再次进行了报道，但受到设备条件所限未被人们广泛认识和使用。1966 年，放射学家 Seldinger 等对穿刺途径进行了改进，使用了右肋间途径进行了经皮经肝穿刺胆道造影。1969 年，日本的大藤又改进了穿刺针，采用了细长的 Chiba 穿刺针。这两次改进，使经皮经肝穿刺胆道造影成功率明显提高，并发症下降。Pereias 在 1978 年报道了采用经皮经肝穿刺放置胆道内支架技术进行胆汁内引流；1980 年 Martin 等又针对肝内胆管狭窄的扩张术及其疗效进行了研究和报道。此后，1988 Yuji Nimura 报道经皮经肝胆道镜治疗 198 例恶性胆道梗阻患者。1989 年 Coons 报道了将自膨式金属支架应用于胆道（图 23-2-11）。在这些报道和研究的基础上，胆道介入技术不断更新和改进。目前胆道介入不仅是非血管介入中最重要的一门介入技术，而且也是胆道疾病诊断和治疗中最重要的手段之一。

　　当内镜治疗失败，或不能采取内镜治疗时，PTCD 可以进行内引流、外引流，或两者兼而有之。外引流的缺点是丧失了大量的胆汁，破坏了肝肠循环，并且降低了患者生活质量。目前尚不明确 PTCD 和内镜胆道引流对患者生存时间的影响。通常来说，只有那些胆道完全梗阻的患者需要外引流。最近多中心回顾性研究显示 PTCD 成功率较高，胆管炎发生率低（图 23-2-12）。

　　对于影像学检查不能鉴别良恶性、有胆道梗阻需要 PTBD 治疗者适合采用 PTCS，根据镜下所见和组织活检进行诊断（图 23-2-13）。恶性胆道狭窄镜下黏膜发红，呈结节状或乳头状隆起，

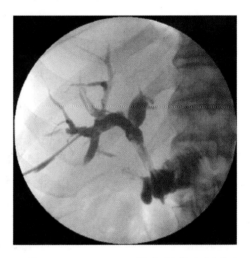

■ 图 23-2-11　PTCD 植入胆道金属支架

多数能观察到扩张、蛇行的肿瘤血管。Kim 等报道 PTCS 观察肿瘤血管对恶性胆道狭窄的敏感性为 61%、特异性为 100%。PTCS 直视下活检阳性率高（> 95%），明显优于 ERCP 刷检或活检的阳性率。神谷等报道 189 例胆管癌中 180 例（95.2%）PTCS 活检阳性。假阴性的原因与操作技术有关。对肝内胆管结石伴胆管狭窄者，MRCP 具有与 ERCP 相同的敏感性、特异性和正确性，但对肝内胆管结石伴胆管癌的诊断能力是有限的。Park 报道 66 例肝内胆管结石中 PTCS 诊断 6 例（9%）胆管癌，而 MRCP 均未疑诊胆管癌。

　　对胆管癌的浸润深度、侧方进展（表层进展和壁内进展）的判定，对是否适合手术和选择术式有重要的意义。胆管癌沿表层进展时诊断困

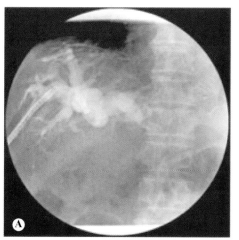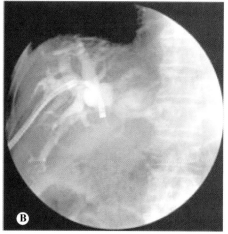

■ **图 23-2-12**　**A.** PTCS 胆道镜通过窦道进入肝内胆管；**B.** 探入导丝后胆道镜直视下通过梗阻部位

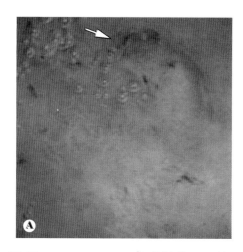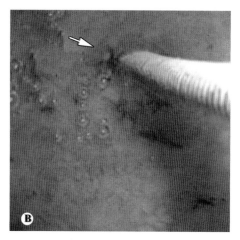

■ **图 23-2-13**　PTCS 胆道镜从胆总管近侧观察梗阻部位（A）并用导丝探查（B）

难。隆起型特别是来自黏膜内的乳头型胆管癌，容易沿表层进展；结节膨胀型胆管癌亦可以向邻近黏膜沿表层扩展。此外，黏液产生性胆管癌常有多发病灶、广泛的表层进展。表层进展在胆道镜下可见黏膜呈颗粒状或乳头绒毛状，与主病灶相连续。黏液产生性胆管癌手术治疗效果好，但由于大量黏液的影响，影像学检查难以确定病变部位。Sakamoto 等报道 11 例黏液产生性肝内胆管癌，ERCP 或经皮经肝穿刺胆道造影均未明确肿瘤部位和病变范围，通过 PTCS 检查确定肝内胆管肿瘤部位和范围，行肝段切除，10 例根治性切除。胆管内超声对胆管癌的局部进展度有较高的诊断率，对浆膜浸润和淋巴结转移的正确诊断率分别为 80%～93% 和 70%，水平方向进展的正确诊断率为 80%，两者相结合可提高临床

应用价值。

胆管癌不能手术切除、不能耐受手术，或手术切除后肝侧胆管断端癌复发，或金属支架术后肿瘤向支架内生长引起阻塞时，可采用 PTCS 下微波、激光和光动力治疗。体外和腔内照射联合治疗 1 年生存率为 40%～67%。乳头状增生性肿瘤特别是肝门部高分化乳头状腺癌，容易向金属支架内生长，放射线疗法又不敏感，很适合胆道镜下微波凝固疗法。胆管癌治疗前要先行胆管内超声检查，掌握肿瘤和周围血管的关系、肿瘤的范围以及有无浸润。病变中心部用 30～50W、照射 10～15s，近胆管壁或在胆管表面用 30W、照射 10s。治疗后镜下见胆管腔变白而光滑，胆管内超声显示密集强回声提示疗效较好。

第三节　胆道肿瘤的微创治疗

一、胆道内支架成形术

（一）适应证

1. 疑有肝门胆道肿瘤、硬化性胆管炎等诊断不明者。

2. 不能手术的中晚期胆道恶性梗阻者。临床引起胆管梗阻的常见肿瘤有壶腹周围癌、胆管癌、胰腺癌、肝门部肿瘤及疑有十二指肠乳头或壶腹部肿瘤。

3. 金属支架已被证实优于塑料支架，其主要适应证为：

（1）不能根治性切除的胆道恶性梗阻。

（2）引流胆系范围较广泛，占全肝胆系的40％以上，估计黄疸可消退或基本可消退者。

（3）无肝、肾等重要器官功能障碍。

（4）肿瘤无肝内或远处转移，估计患者至少可存活3个月。

（二）禁忌证

1. 严重的心、肺或肾功能不全者。

2. 急性胰腺炎或慢性胰腺炎急性发作。

3. 严重胆道感染。

4. 对碘造影剂过敏。

5. 凝血功能异常、精神病发作期。

6. 有上消化道狭窄、梗阻，估计内镜不可能抵达十二指肠降部者。

（三）术前准备

1. 术前常规检查肝、肾功能和凝血功能，并予保肝利胆和补充维生素 K_1 治疗。

2. 伴有胆道感染者予静脉滴注广谱抗生素。

3. 做碘造影剂过敏试验。

4. 器械准备　十二指肠镜、造影管、支架、电刀、注射器等。

5. 术前用药　哌替啶50mg肌内注射，可肌内注射丁溴东莨菪碱20mg。

6. 对危重患者术中加强心电监护。

（四）手术步骤

1. 采用纤维或电子十二指肠侧视镜，选用大活检孔道内镜，如 Olympus TJF-200、TJF-240 等，先行 ERCP。

2. 对插管困难者同步做乳头括约肌切开后，再插管，以提高胆管插管的成功率。

3. 经 ERCP 检查，结合临床症状、体征，以及其他影像学检查如 B 超、CT 等诊断为恶性胆道梗阻，且明确无手术指征者，如无法行根治性切除的恶性胆胰和壶腹部肿瘤，则行胆道塑料支架引流术或行内镜下胆道金属支架放置术。

4. 术中通过内镜将导丝穿过狭窄段至扩张最明显的胆管，再顺导丝插入扩张胆管的狭窄段，而后选择长度合适的胆道支架用推进管顺引导丝将支架推送至肿瘤梗阻部位以上胆管合适的部位（图 23-3-1）。

5. 支架长度必须超过病变两端各 10～20mm，以防止新生物短期内生长，堵塞两端而失去作用。支架肝内段不要完全遮挡对侧的胆管分支，以免主胆管引流不畅。十二指肠端最好不要跨过 Oddi 括约肌，避免肠液向胆道反流；而用于治疗胰头癌所致的梗阻性黄疸时，支架远端应留置在十二指肠乳头外至少5mm。

（五）术后处理

1. 常规观察患者的生命体征、腹部体征、体温、鼻胆管引流情况。

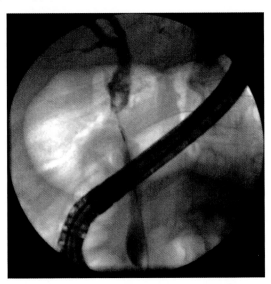

■ 图 23-3-1　十二指肠镜导入金属支架准备释放至合适位置

2.术后暂予禁食、补液，造影成功的患者常规应用抗生素 3 天，以防感染。

3.观察有无发热、腹痛，以及血常规、淀粉酶、肝功能的变化。

4.胰管造影者，术后 4～6h 及翌晨各测一次血、尿淀粉酶。升高者每天复查至正常为止。

5.术后 3 天摄腹部 X 线平片，确定支架位置及张开情况。

（六）并发症及其防治

1.支架移位 是支架取出或更换的重要原因。Chaurasis 等指出 90％的患者经多种内镜器械和操作技巧复位可获成功。复位操作法的选择与以下几个因素有关：胆管扩张程度、支架远端嵌入程度和移位支架远端胆管狭窄程度。对不能复位的移位支架，沿长轴置入另一个支架是最有效的替代疗法。

2.支架堵塞 可严重影响内置管治疗的效果。据报道塑料支架的平均通畅时间为 126 天，可膨式金属胆道支架为 169 天。塑料支架堵塞可经内镜拔出再置入新的塑料支架，或多个塑料支架进行引流。金属支架堵塞可用球囊导管扩张，造影管冲洗，也可在金属支架内再置入新的塑料支架（图 23-3-2），还可行微波固化治疗。如确认为肿瘤经支架网眼向腔内生长，可采用单极电凝电极或电热电极逆行肿瘤组织烧灼，实现金属支架再通。

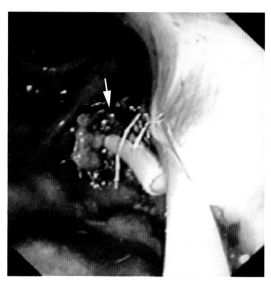

■ 图 23-3-2 金属支架胆泥堵塞后置入塑料支架进行引流

二、内镜下局部切除十二指肠乳头病变

（一）适应证

1.十二指肠乳头腺瘤 十二指肠乳头腺瘤根部是在缠头皱襞内侧壁黏膜上，通过乳头开口向外生长。直接对病变进行局部电烧灼等方法很难将腺瘤完全根除，内镜下局部切除十二指肠乳头病变能够完全彻底地将十二指肠乳头连同腺瘤一起切除，并解除胰胆管的梗阻。

2.十二指肠乳头早期癌 对于未侵犯到胰管和胆管的恶性肿瘤，可将肿瘤完整地切除。切除后将完整标本行病理检查非常关键。如果发现肿瘤侵犯较深而未能彻底切除，可进一步行外科根治术，不会因该治疗延误对患者的根治时机。

3.十二指肠乳头慢性炎症伴有中、重度不典型增生。

（二）禁忌证

1.严重的心、肺或肾功能不全者。

2.急性胰腺炎或慢性胰腺炎急性发作。

3.严重胆道感染。

4.对碘造影剂过敏。

5.凝血功能异常、精神病发作期。

6.有上消化道狭窄、梗阻，估计内镜不可能抵达十二指肠降部者。

7.十二指肠乳头病变巨大或基底过大，切除困难者。

8.严重黄疸或有出血倾向者。

（三）术前准备

同前胆道内支架成形术术前准备。如有条件在局部切除前行超声内镜检查，超声内镜可以评估十二指肠肿瘤侵犯的深度及其与胆管、胰管的关系。在有些病例可以避免常规的 ERCP 检查。

（四）手术步骤

1.内镜下仅通过十二指肠肿瘤的外观来确定病理类型十分困难。十二指肠肿瘤如 Brunner 腺瘤、炎症性息肉、类癌及错构瘤，都应通过活检与腺瘤相鉴别。

2.十二指肠壶腹是胰管和胆总管开口的重要部位，所以内镜乳头切除术在技术上不同于消化道其他部位的黏膜下切除。当活检标本显示高度异型增生或病理结果为可疑恶性肿瘤时，可以采取类似的结肠息肉的套扎切除。十二指肠肿瘤的内镜局部切除目前尚无标准的手术操作方法，故应由高年资、经验丰富的医师进行操作。

3. 对于局部明显隆起于肠腔的病变，可以直接套扎切除，对于扁平肿瘤的切除，可以采取黏膜下注射，使之突出于肠黏膜表面，然后顺行或逆行予以切除（图 23-3-3），对于较大的肿瘤可以分次予以切除（图 23-3-4）。

4. 电刀的设置上采用纯切电流或混合电流都是可行的。一般先用混合电流，使得预切除组织有一个灼痕，确定切除范围是否充分，然后用电切将病变整块切除。钬激光、氩离子凝固或球状电极进行创面止血，也可用于摧毁残余肿瘤组织或复发性腺瘤（图 23-3-5）。但要注意不能将胆胰管开口灼伤封闭，因乳头肿瘤切除有损伤 Oddi 括约肌的可能，故可行 Oddi 括约肌切开，或常规预防性置入胰管支架，以减少胰腺炎的发生，并可预防胰管开口狭窄。

5. 有临床研究表明，胰管支架可明显减少胰腺炎的发生率，但胆道支架与胆管炎的发生未证实明确相关。胆道引流不被常规推荐，除非考虑胆道有梗阻可能（图 23-3-6）。

（五）术后处理

1. 常规观察患者的生命体征、腹部体征、体温、黄疸情况。

2. 术后暂予禁食、补液，常规应用抗生素 3 天，以防感染。

3. 观察有无发热、腹痛，以及血常规、淀粉酶、肝功能的变化。

4. 胰管造影者，术后 4～6h 及翌晨各测一次血、尿淀粉酶。升高者每天复查至正常为止。

5. 术后 1 周复查腹部彩超确定十二指肠乳头肿瘤切除情况。

（六）并发症及防治

1. 内镜下十二指肠乳头肿瘤切除术的并发症包括胰腺炎、穿孔、出血及胆管炎。晚期并发症有胰管或胆道狭窄。发生率各不相同：胰腺炎 8%～15%，穿孔 0～4%，出血 2%～13%，胆管炎 2%，乳头狭窄 0～8%。

2. 在切除后创面可能有少量渗血，应局部电凝充分止血，并观察一段时间确认无活动性出血方可拔出十二指肠镜。

3. 该方法主要切除十二指肠乳头开口及缠头皱襞黏膜上的病变，对胰胆管的括约肌影响较小，一般不会引起穿孔，切除后胰胆管流出通畅。

4. 为防止胰胆管可能因电凝、电切损伤而形成瘢痕狭窄，切除后应常规放置胰胆管内支架以支撑开口。

5. 术后应每 3～12 个月进行十二指肠镜检查，以防止肿瘤复发。总的随访时间应根据病变的良恶性程度而不同，腺瘤也有潜在的恶变倾向，应定期进行复查。

文献报告比较适合内镜切除的病灶中位数大小为 27.5mm（范围为 8～50mm）。在 3 个月复查时内镜切除的成功率在 55% 左右。经过 71 个

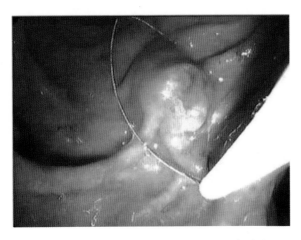

■ **图 23-3-3 十二指肠肿瘤予以局部电切**

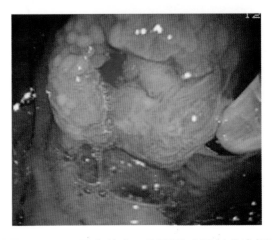

■ **图 23-3-4 巨大的十二指肠肿瘤予以分次切除**

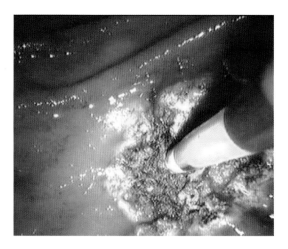

■ **图 23-3-5　病变局部切除后球状电极进行止血**

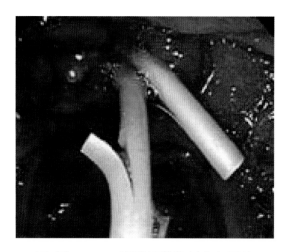

■ **图 23-3-6　胆胰双管塑料支架引流**

月中位随访期，约有 25% 局部复发，可能需要内镜再次处理或手术治疗。一般而言，较大的病灶更难以根治性切除，可予以分次切除。如果有 1/3 的病灶侵犯胆胰管应考虑手术切除。内镜切除的成功率为 46%～92%。目前治疗结果显示，内镜下十二指肠乳头病变局部切除术，是一种比

较安全且疗效肯定的方法。治疗后患者的黄疸、胰腺炎等临床症状很快得到明显改善，同时缩短了治疗时间，降低了医疗费用。

（金　斗）

参考文献

［1］张天泽，徐光炜. 肿瘤学. 2 版. 天津：天津科学技术出版社，2005：456-497.

［2］2008 American College of Radiology ACR Appropriateness Criteria ® 2008.

［3］Standards of Practice Committee. ASGE guideline：The role of endoscopy in ampullary and duodenal adenomas. Gastrointest Endosc，2006，63：570-80.

［4］Aljiffry M，Walsh MJ，Molinari M. Advances in diagnosis，treatment and palliation of cholangiocarcinoma：1990—2009. World J Gastroenterol，2009，15（34）：4240-4262.

［5］Yoon WJ，Ryu JK，Yang KY. A comparison of metal and plastic stents for the relief of jaundice in unresectable malignant biliary obstruction in Korea：an emphasis on cost-effectiveness in a country with a low ERCP cost. Gastrointestinal Endoscopy，2009，70（2）：284-289.

［6］Anderson C，Kim R. Adjuvant therapy for resected extrahepatic cholangiocarcinoma：A review of the literature and future directions. Cancer Treatment Reviews，2009，35（4）：322-327.

［7］Yang KY，Ryu JK. A comparison of the Niti-D biliary uncovered stent and the uncovered Wallstent in malignant biliary obstruction. Gastrointestinal Endoscopy，2009，70（1）：45-51.

［8］National Comprehensive Cancer Network，Inc. NCCN Clinical Practice Guidelines in Oncology. Hepatobiliary Cancers，2010，（1）：56-59.

第二十四章
肝移植术后胆道并发症及处理

自 1963 年美国 Starzl 成功施行第 1 例原位肝移植以来，肝移植发展迅速，现已成为终末期肝病的有效治疗手段；但胆道并发症仍然是肝移植的一大挑战。1976 年，Calne 就曾以"阿基里斯的足踝"来形容肝移植术中胆道重建这一环节的薄弱。肝移植术后胆道并发症是指具有临床表现或有影像学依据，需要介入治疗或手术治疗的胆道狭窄、梗阻、胆漏及胆栓或胆泥形成等。肝移植术后的胆道并发症可根据发病时间分为近期和远期两类。其中在肝移植术后 3 个月内发生者为胆道近期并发症；在肝移植术后 3 个月后发生者称为胆道远期并发症。目前胆道并发症的发生率为 10%～30%，病死率近 10%。胆道并发症主要有胆漏、胆道狭窄、胆道结石、胆道出血、Oddi 括约肌功能障碍等，其中胆道狭窄和胆漏占 70%，主要发生在肝移植术后早期，一般与胆道重建技术有关。随着临床肝移植技术的日臻完善，因吻合技术不当而造成的并发症呈下降趋势，而由于供肝的冷或热缺血时间、缺血再灌注损伤、胆道血供受损、免疫排斥反应及巨细胞病毒感染等因素引起的，以弥漫性或局灶性的移植肝胆管树狭窄、扩张、毁损和管型形成，伴有淤胆或纤维化为特征的移植物胆管病（graft cholangiopathies，GCP）则成为胆道并发症的主要原因。

目前，大多数肝移植中心都能使肝移植受体安全地渡过围术期。肝移植的重心也不再仅仅是提高近期生存率，更重要的是对影响患者生存质量和长期存活的胆道并发症等的预防、诊断及治疗。随着内镜技术的不断发展和完善，十二指肠镜与胆道镜在肝移植术后胆道并发症的诊断和治疗方面起到越来越重要的作用。

第一节　肝移植术后胆道并发症的病因

肝移植术后胆道并发症的原因很多，主要影响因素有：外科手术技术、冷缺血时间较长、动脉栓塞、巨细胞病毒感染、细菌感染、ABO 血型不匹配和受体原发疾病等。

一、解剖学与外科手术技术

（一）解剖学因素

胆道重建时对胆管血供造成破坏可导致并发症。肝解剖学研究显示，胆道的血供主要来自肝动脉，其十二指肠上段血供来自于胃十二指肠动脉、右肝动脉和胆囊动脉，有 8 支细小的动脉供应十二指肠上区域。其中最主要的是胆管的 3 点和 9 点钟轴动脉。在移植手术过程中，肝动脉重建常在胃十二指肠动脉水平，即常常切断胃十二指肠动脉，故胆道系统血供仅剩右肝动脉，因此肝动脉吻合质量就很重要，这是减少胆道并发症的最重要因素之一。左、右肝管及两者汇合部的动脉血供由围绕在胆管周围的动脉丛供应。动脉丛包括胃右动脉、胃十二指肠动脉、肝右动脉、肝左动脉及来自尾状叶和肝门板的动脉。术中将右肝管与尾状叶及肝门板分离后，右肝管的血供只剩肝右动脉的小分支，术中对肝右动脉分离过度或分离肝动脉和胆管之间的间隙，很容易造成胆管血管网的破坏，导致胆道并发症。

在活体肝移植时，由于移植物为部分肝，供肝切取时不可避免地出现两个甚至 3 个胆道开口，做肝管成形，形成一个吻合口。如胆管缺乏足够的长度或胆管与胆管之间距离过大及胆管间位置成锐角时，胆管成形会出现吻合口张力过大、缺血，导致术后胆漏或胆道狭窄的发生。且活体肝移植时，为防止损伤供体左肝管及充分地保留供体侧胆道血供，常在距离左右肝管汇合部

2～3cm处切断右肝管，导致右肝管的右前支与右后支分别断开，形成两个开口，同时有时供体手术中会将右前支误认为右肝管，结扎或遗留右后支胆管，导致肝移植后胆道并发症。

（二）手术因素

1. 肝移植术式 由于供肝缺乏，近年来开展活体部分肝移植、劈裂式肝移植、减体积式肝移植和背驮式肝移植。其中前两种术式术后胆道并发症发生率较高。儿童肝移植后胆道并发症的发生率比成人高。

2. 胆道重建方式与技术 原位胆道重建方式与胆道并发症的发生有一定关系。肝移植的早期，胆肠吻合是胆道重建的标准术式。而胆管-胆管端端吻合技术有明显缩短手术时间、保留了Oddi括约肌功能、预防肠道内容物污染等优势。但目前对两种胆道重建方式增加胆道并发症的发生率仍存在争议。

3. 肝动脉血栓 肝动脉通畅与否和胆道并发症关系密切。肝动脉血栓形成导致胆管缺血，早期致胆管壁缺血、坏死而发生胆漏；后期致肝内、外胆管狭窄。

4. 胆道重建后是否放置T管 胆道重建术中是否放置T管一直存在争议。有人认为，T管可减少吻合口瘘和吻合口狭窄的发生率，并且通过引流管观察胆汁性状，可间接观察和评价肝功能。同时在疑有胆道并发症时可通过T管进行胆道造影管或行胆道镜检查和治疗。但另一些人认为，T管引出胆道口处易形成胆汁漏，拔除T管后也可引起胆漏。但我们认为只要注意胆管的缝合及适当延长拔除T管的时间，胆管端端吻合术放置T管是安全有利的。

二、供肝的获取、保存及缺血再灌注损伤

胆道内残留胆汁会引起缺血状态下胆管上皮的损伤。研究表明，冷缺血时间在11.5h内时，胆管狭窄的发生率很小，而超过11.5h，则胆管狭窄或扩张的发生率可达33%。供肝缺血保存可直接损伤胆管上皮细胞，引起胆管狭窄或损害胆管血管丛的微循环，间接引起胆管坏死和狭窄。虽然活体肝移植供肝其热缺血时间可忽略不计，但肝移植术在完成肝腔静脉和门静脉的吻合后开放血流而使供肝再灌注复温，由于胆管的血供主要来自肝动脉而此时又尚未重建肝动脉的血供，因此可使胆道发生温缺血损伤。缺血保存直接损伤胆管上皮细胞或损害胆管血管网的微循环，间接引起胆管坏死和狭窄。

三、免疫损伤

（一）排异反应

急性排斥反应可引起胆管的炎症和损伤。慢性排斥引起肝动脉二、三级血管分支的慢性闭塞性病变，导致胆道缺血，引起肝内胆管进行性破坏，最终导致胆管消失综合征。

（二）ABO血型不合

由于受体体内的预存抗体导致胆道系统微循环血供破坏，引起胆管局灶性坏死，最终导致胆管狭窄或梗阻性胆管病变、闭塞性胆管炎和小胆管消失。

（三）细菌和病毒感染

细菌感染可激发宿主的天然免疫应答或激活获得性免疫反应，促进移植物排斥。巨细胞病毒感染可导致供肝抗原表达增加，使胆管树更易受到免疫攻击，或诱发抑制肝动脉内血栓形成，使血管硬化、狭窄。

（四）其他

肝移植术后胆道并发症的发生还与患者的原发疾病有关，原发因素如硬化性胆管炎，发生胆道狭窄的比例较其他疾病高4倍，且容易形成肝内、外胆道弥漫性狭窄。乳头功能紊乱的发生率约5%，表现为全胆道扩张，并发生轻、中度胆红素和肝酶谱升高，其发生与Oddi括约肌去神经支配和去血管化有关。

第二节 肝移植术后胆道并发症的预防

胆道并发症是影响肝移植术后预后的重要因素，预防应从其病因入手，在多个环节予以重视。

一、保证供肝质量

1. 尽量缩短肝冷、热缺血时间，采用门静脉

和腹主动脉双重冷灌注，快速切取肝。热缺血时间最长不超过 5min，冷保存时间控制在 3～9h。

2. 肝胆道充分灌洗，避免残留胆汁对胆道上皮的化学性损伤。

二、保护胆管血供

修肝时，尽量锐性分离，尽可能缩短供肝肝外胆管长度，避免电灼胆管周围组织，充分保护邻近组织的毛细血管网，尤其是胆管两侧 3 点、9 点的边缘血管。保留胃十二指肠动脉的完整性以保护胆管的近端血供。

三、改善胆道的重建方法

胆管端端吻合时，用 7-0 Prolene 线，后壁连续缝合，前壁间断缝合，缝线结均打在管腔外，并保证缝合时吻合口无张力，黏膜对端缝合，针距、边距合适。

四、保证肝动脉吻合口通畅

供肝修剪时应注意动脉变异，保护变异的动脉分支，必要时进行肝动脉的重建。使供、受体动脉管径一致。此外，娴熟的显微外科技术是保证肝动脉通畅的前提，吻合时保证对位良好、针脚均匀、内膜不受损伤。

五、重视免疫因素对胆道的影响

避免使用与受体 ABO 血型不符的供体，有效控制排异反应。

六、积极治疗胆管炎

有胆道梗阻者应尽快解除梗阻。积极查明病原体及时抗感染治疗。条件允许应积极行肝活检。更昔洛韦对巨细胞病毒感染疗效显著。

第三节　肝移植术后胆道并发症的微创治疗

胆道并发症的治疗应根据发病时间、病变类型、胆道树累及范围和严重程度、肝功能损害程度以及患者的全身状况来选择合理的治疗策略和方法。内镜治疗是当前肝移植术后胆道并发症的一线治疗方法。

一、十二指肠镜在肝移植术后胆道并发症的治疗作用

原位肝移植术后胆道并发症发生率为 10%～35%，较常见的胆道并发症有胆漏、胆管狭窄、胆管内胆栓形成、胆管结石、Oddi 括约肌功能障碍、胆道出血等，采用再次手术治疗，创伤大，处理困难。但由于在胆管重建时，常行胆道端端吻合术，所以胆道镜检查及治疗无法进行。ERCP 被认为是诊断胆道疾病的金标准，随着十二指肠镜技术的不断发展，及治疗越来越广泛地应用于肝移植术后胆道并发症的治疗，其创伤小，相对安全，有效，可重复，明显改善患者生存质量，降低再移植率，生存期延长。

（一）手术适应证

患者一般状况可以耐受十二指肠检查；辅助检查提示胆漏、胆管吻合口狭窄、胆管结石、胆栓、Oddi 括约肌功能障碍、胆道出血；有黄疸、发热等症状；胆红素升高（以直接胆红素升高为主），γ-谷氨酰转肽酶、碱性磷酸酶增高。

（二）术前准备

1. 术前全面了解患者手术情况及其他检查，除外排异反应及血管病变，常规行 MRCP 检查，初步了解胆道病变情况。

2. 手术器械　Olympus JF240、TJF240 电子十二指肠镜及相关附件，双腔造影管，十二指肠乳头切开刀，取石球囊，胆道柱状扩张气囊，胆道扩张探条，取石网篮，塑料胆道支架，导丝，鼻胆引流管。

3. 术前禁食 6～8h，预防性应用抗生素。

4. 术前口服消泡剂，咽部表面麻醉，肌肉注射东莨菪碱 15mg、地西泮 10mg。常规吸氧、心电、血氧饱和度、呼吸及血压监测。

（三）手术操作

可在静脉麻醉下或清醒状态下行 ERCP。患者俯卧位，当十二指肠镜到达十二指肠后，拉直镜身，找到十二指肠乳头开口，导丝引导电刀插管，或针刀预切开后插管，先行 ERCP，明确诊断。根据肝移植术后不同的并发症选择 Oddi 括

约肌切开术，网篮或气囊取石，球囊扩张，放置鼻胆引流管或塑料支架。

（四）术后处理

术后禁食24h，使用抗生素，抑酸，监测血淀粉酶水平，并应用抑制胰酶分泌药物如醋酸奥曲肽（善宁）等直至血淀粉酶正常。观察记录胆汁引流，生理盐水或药物冲洗。

（五）十二指肠镜对肝移植术后各种胆道并发症的治疗

1. 胆漏的治疗　由于正常胆管有100～150mmH$_2$O的压力，应用十二指肠镜行胆道引流可使胆道压力与肠道压力相等，胆汁充分引流后有利于胆漏愈合。而肝移植术后胆漏包括吻合口瘘，与吻合技术和吻合口血供不良有关，常见于术后早期。肝断面胆漏，则见于减体积、劈裂式和活体肝移植供肝断面，漏出量较少。T管拔除后胆漏，因移植后使用激素，妨碍窦道形成。ERCP造影后，仔细观察胆漏部位，同时观察有无胆道结石、胆栓、Oddi括约肌狭窄等情况，然后插入导丝，如果为胆总管狭窄，可超选到胆漏以上部位，退出造影导管或切开刀，放置左肝管或右肝管鼻胆管，或塑料支架，退出十二指肠镜，从鼻腔引出鼻胆管，接负压吸引。

2. 胆管狭窄的治疗　肝移植术后胆管狭窄包括吻合口狭窄，主要因胆管血供不良所致。可通过十二指肠镜定期气囊扩张，并放置塑料支架。肝内胆管狭窄的主要原因为肝动脉栓塞和供肝缺血损伤，也可以超选肝内胆管，行气囊扩张和支架支撑。但对于肝内胆管弥漫性狭窄的患者，ERCP的疗效较差，其诊断价值远高于治疗价值。

3. 胆管结石的治疗　胆道狭窄、胆管内异物、环孢素的应用、供肝灌注和保存造成胆管黏膜损伤等因素都可形成胆管结石。术中根据结石的位置，行Oddi括约肌切开术及网篮取石、鼻胆管引流。对于胆泥反复形成者，取石后可用肝素盐水经鼻胆管冲洗，可防止或延缓胆泥的再次形成。

一例肝移植患者术后胆总管结石的治疗前后，如图24-3-1、图24-3-2所示。

4. 胆管炎的治疗　肝移植术后胆管炎常见，主要表现为发热（特点为弛张热）、黄疸等。ERCP是有效的诊断、治疗手段，通过鼻胆管引流后可以迅速减轻胆管炎症状，另外通过胆汁培养可选择有针对性的抗生素。

5. Oddi括约肌功能障碍的治疗　十二指肠乳头功能紊乱是指在没有任何胆道机械梗阻的情况下，供、受体胆总管均呈弥漫性扩张现象，发生率占胆管端端吻合的5%。临床表现为胆管扩张、黄疸及胆红素升高（以直接胆红素升高为主），γ-谷氨酰转肽酶、碱性磷酸酶增高。在行ERCP示广泛的肝内、外胆管扩张，而无胆管狭窄，胆道造影剂排空延迟，则可诊断Oddi括约肌功能紊乱。据报道，80%～100%的患者经乳头括约肌切开或放置塑料支架即可取得成功。行Oddi括约肌切开术并取出结石，再放置鼻胆管。

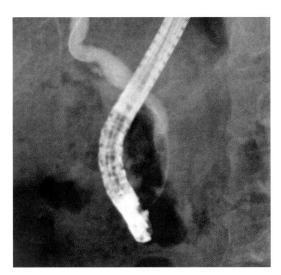

■ 图24-3-1　肝移植术后3个月，
ERCP示胆总管结石

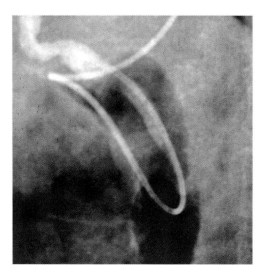

■ 图24-3-2　Oddi括约肌切开、
胆总管结石取石术后鼻胆管引流

6. 黏液囊肿的治疗 黏液囊肿是由于移植的肝缺乏神经支配，使胆汁分泌和胆管运动受到干扰所致。临床表现也为黄疸和胆酶异常，ERCP 是主要诊断手段。在行 ERCP 时如显示黏液囊肿和胆管相通，可使用导丝超选到囊肿内，置入鼻胆引流管充分冲洗，可有一定疗效。

7. 胆道出血的治疗 胆道出血往往伴有胆道梗阻，可通过十二指肠镜取出血块，同时放置鼻胆引流管，冲洗、给药并观察是否继续出血。

二、经皮胆道镜在肝移植术后胆道并发症的治疗作用

肝移植术后胆"结石"是较为严重的并发症，尤其是远期的胆道"结石"，造成反复的胆道感染；其结果是导致胆管吻合口狭窄、梗阻性黄疸、胆汁性肝硬化、肝衰竭，甚至肝移植失败，最终进行再次移植。此类"结石"成分为渗出的纤维素、脱落的胆管上皮细胞、坏死的炎细胞、胆汁酸盐等混合而成灌注于整个胆树，使形成的结石呈条索状、柱状、树枝状。这些"结石"不但位于肝外胆管，而且大多灌注于肝内胆管，手术难以取出、取净。

胆道镜技术的应用，可以很好地解决这一难题，不但使患者免于手术痛苦，而且可以取净结石，解除胆道梗阻，同时可以直观地观察胆管吻合口愈合程度，有无狭窄，直视下扩张胆道狭窄，还可以观察胆管黏膜的血运，间接了解肝动脉的供血情况。

（一）手术适应证

肝移植术后发热、黄疸、直接胆红素明显升高，胆道造影提示胆道异常（胆管内负影或显影不佳），胆道吻合口狭窄。同时需在肝移植术后 3～5 个月（至少 3 个月），因为肝移植术后 T 管窦道形成缓慢，过早胆道镜检查易造成窦道穿孔或断裂。

（二）术前准备

1. 窦道准备 肝移植术中一般放置 8～12Fr T 管，为能进行胆道镜操作，术后 2 个月开始，进行窦道扩张，直至 14～16Fr。

2. 仪器 纤维胆道镜及其配件；等离子碎石器；扩张气囊：气囊长度 3～4cm，有效直径 6～8cm，压力 4～12ATM。

（三）手术操作

1. 狭窄的处理 通过 T 管窦道，胆道镜进入胆管，通过镜身扩张吻合口狭窄，不能通过者行气囊扩张，每次扩张时间 10～15min，压力 4～6mmHg。气囊扩张后，胆道镜可顺利通过狭窄部位。取石术后放置支撑管（直径 0.5～0.6cm）。

2. 对于早期（3 个月内）的胆道结石，应用取石网篮，可以很顺利地将尚未完全形成的、较韧的结石取出，似有网篮托"柳絮"的感觉，而且清除较易，肝内的结石也容易随之脱出，梗阻能尽早解决。对于晚期（3 个月以上）的胆管结石，由于此时结石已经形成"铸型"灌注于胆道树，且肝内胆管扩张不明显，可以借助结石较韧的特点，通过胆道异物钳夹住结石外端，缓缓松动、提拉，可成功取出成条的结石。

3. 对于上述方法取石无效的结石，应用等离子碎石技术，在纤维胆道镜直视下，将结石击碎后冲洗，也可取得满意疗效。此外，我们还可用 XP20 胆道镜，其镜身外径 0.37cm，进入较细的肝内胆管，通过异物钳取出结石。

一例肝移植术后肝内胆管结石患者 MRCP 如图 24-3-3 所示，T 管造影如图 24-3-4 所示，胆道镜检查结果如图 24-3-5 所示，在内镜下取出的结石如图 24-3-6 所示，取出结石后胆道造影检查如图 24-3-7 所示。

4. 术后处理 可视患者情况给予抗生素治疗，保持 T 管引流通畅，并注意 T 管引流情况，必要时给予止血药。拔除 T 管时一定要仔细阅读胆道造影片，确认无胆道并发症，再行拔管。

目前，肝移植术胆管吻合后一般不放置 T 管，其理由是 T 管放置与否和胆管狭窄的发生率无明显差异，但对于肝移植术后出现梗阻和结石的客观因素无法完全控制。肝移植术后出现梗阻和结石的发生率较高，那么肝移植术肝管吻合后放置 T 管的作用远不只是支撑作用，它还为移植术后出现胆道并发症后胆道镜检查和治疗提供通道。我们建议，如供肝冷、热缺血时间过长，供肝脂肪变明显，供、受体血型不合，供、受体胆管口径相差较大时，需放置 T 管。

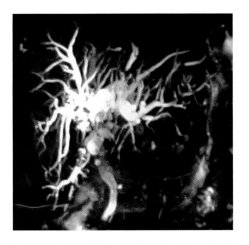

■ **图 24-3-3**　肝移植术后 6 个月，MRCP 示
肝内胆管扩张，肝内胆管结石，
胆总管吻合口狭窄

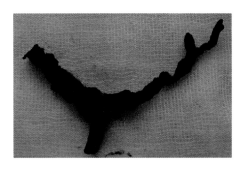

■ **图 24-3-6**　同一患者经胆道镜取出的
胆道铸型结石

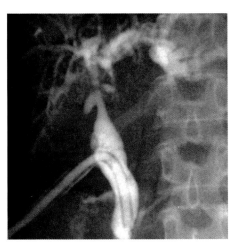

■ **图 24-3-4**　同一患者 T 管造影示肝总管
吻合口狭窄，肝内胆管显示不清

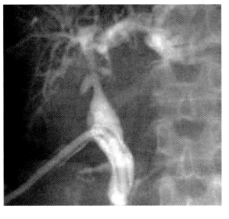

■ **图 24-3-7**　同一患者胆道镜取石术后胆道造影，
显示肝内胆管结石取净，肝总管吻合口狭窄

三、经皮经肝胆道镜技术在肝移植术后 胆道并发症的治疗作用

经皮经肝胆道镜技术临床应用始于 1972 年，该方法先行 PTBD，窦道逐步扩张至一定口径时，再置入胆道镜进行检查和治疗，国内由张宝善教授率先引进推广。近年来用于肝移植术后胆道并发症的治疗中。在 B 超引导下先行 PTBD，避开肝内血管，穿刺方向与目标胆管呈锐角，朝向肝门，利于胆道镜的操作，8Fr 导管置入肝内胆管。1 周后行胆道造影，仔细观察胆道内有无狭窄、结石、胆漏等，并用 12Fr 导管扩张。4

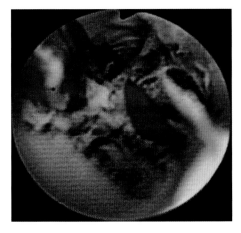

■ **图 24-3-5**　同一患者经胆道镜观察
肝内胆管铸型结石

周后再次扩张为16Fr。6周后胆道镜检查。具体操作见经皮胆道镜。术中注意肝内窦道较脆弱，操作更要轻柔，避免暴力导致窦道出血。

四、经皮胆肠吻合口胆道镜技术对肝移植术后胆道并发症的治疗

对于肝移植术行胆肠吻合的患者，可穿刺空肠输胆袢或局部麻醉切开找到输胆袢，造口距胆肠吻合口10cm以内，引流管经腹壁引出，建立内镜通道。2周后行胆道镜检查、治疗。拔除引流管，经窦道进入空肠输胆袢，直视下循腔进镜，仔细寻找胆肠吻合口，经吻合口进入肝内胆管，常规胆道镜检查、取石、扩张狭窄。

（冯秋实）

参考文献

［1］黄杰夫. 中国肝脏移植. 北京：人民卫生出版社，2008：271-289.

［2］严律南. 现代肝脏移植学. 北京：人民军医出版社，2004：412-423.

［3］郑树森. 肝脏移植围手术期处理. 北京：人民卫生出版社，2004：106-132.

［4］董家鸿. 肝移植的胆道并发症. 腹部外科，2008，21（3）：175-177.

［5］杨玉龙，谭文翔，吴萍，等. 肝移植术后纤维胆道镜的临床应用及诊治体会. 中华消化内镜杂志，2004，21（5）：344-345.

［6］杨玉龙，付维利，谭文翔，等. 利用纤维胆道镜诊断和治疗肝移植后胆道并发症六例. 中华器官移植杂志，2005，26（9）：561-562.

［7］杨玉龙，付维利，刘小北，等. 原位肝移植术后胆道结石的内镜治疗探讨. 中华消化内镜杂志，2005，22（3）：191-193.

［8］冯秋实，张宝善，魏九九. 疑难肝内结石的胆镜治疗. 中华肝胆外科杂志，2000，（3）：168-169.

［9］张宝善. 内镜技术在胆道外科中的应用. 中国医师进修杂志，2006，29（4）：87-89.

［10］Testa G，Malago M，Broelseh CE. Complication of biliary tract in liver transplantation ［J］. World J Surg，2001，25：1296-1299.

［11］Shah JN，Ahmad NA，Shetty K，et al. Endoscopic management of biliary complication after adult living donor liver transplantation. Am J Gastroenterol，2004，99（7）：1291-1295.

［12］SunYL，Gi YK，Dong IIG. et al. Living donor liver transplantation：complication in donor and interventional management. Radiology，2004，230：443-449.

［13］Heffron TG. Pillen T，Welch D，et al. Biliary complication after pediatric liver transplantation revisited. Transplant Proc，2003，35（4）：1461-1462.

［14］Kasahara M，Egawa H，Takada Y，et al. Biliary reconstruction in right lobe living-donor liver transplantion comparison of different techniques in 321 recipients. Ann Surg，2006，243：559-566.

［15］Atsuyoshi M，Yasuhiko H，Yuichi M，et al. Nonsurgical policy for treatment of bilioenteric anastomotic stricture after living donor liver transplantation. Transplantation Int，2008，21：320-327.

［16］Mata A，Bordas JM，Llach J，et al. ERCP in orthotopic liver transplanted patients. Hepatogastroenterology，2004，51（60）：1801-1804.

［17］Saab S，Martin P，Soliman GY，et al. Endoscopic management of biliary leaks after T-tube removal in liver transplant recipients：nasobiliary drainage versus biliary stenting. Liver Transpl，2000，6（5）：627-632.

［18］Park JS，Kim MH，Lee SK. et al. Efficacy of endoscopic and percutaneous treatment for biliary complication after cadaveric and living donor liver transplantation. Gastrointest Endosc，2003，57（1）：78-85.

索　引